U0297669

国家中医药管理局中医药国际合作基地（河南）支持项目

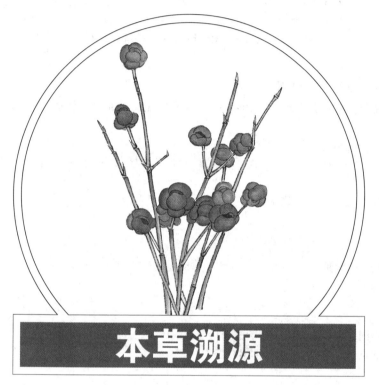

本草溯源

麻黄桂枝肉桂应用辑要

主编◎李成文

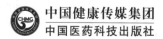

中国健康传媒集团
中国医药科技出版社

内 容 提 要

　　本书收录了 2000 年来 300 余部本草著作中有关麻黄、桂枝、肉桂的全部论述，内容涵盖本草药名、别名、来源、产地、道地药材、种植 / 养殖、收采或开采、炮制、加工、保藏、真伪鉴别、升降浮沉、性味、归经、功效、治病机理、主治、适应证、方药配伍、临床应用、剂量、煎煮方法、禁忌等。可为当代中医药科研、临床、教学、新中成药制剂开发以及植物学、动物学、矿物学、农业与种植 / 养殖、冶炼、地理、物候、化学、气象、食品等领域的研究与应用提供系统的文献支撑。

图书在版编目（CIP）数据

　　本草溯源：麻黄桂枝肉桂应用辑要 / 李成文主编 . — 北京：中国医药科技出版社，2020.10

　　ISBN 978-7-5214-1879-8

　　Ⅰ . ①本… Ⅱ . ①李… Ⅲ . ①麻黄 – 介绍②桂枝 – 介绍③肉桂 – 介绍 Ⅳ . ① R282.71

　　中国版本图书馆 CIP 数据核字 (2020) 第 104645 号

美术编辑　陈君杞
版式设计　古今方圆

出版　**中国健康传媒集团** ｜ 中国医药科技出版社
地址　北京市海淀区文慧园北路甲 22 号
邮编　100082
电话　发行：010-62227427　邮购：010-62236938
网址　www.cmstp.com
规格　710×1000mm $\frac{1}{16}$
印张　24 $\frac{1}{4}$
字数　380 千字
版次　2020 年 10 月第 1 版
印次　2020 年 10 月第 1 次印刷
印刷　三河市国英印务有限公司
经销　全国各地新华书店
书号　ISBN 978-7-5214-1879-8
定价　78.00 元

获取新书信息、投稿、为图书纠错，请扫码联系我们。

编委会

前言

一株小草改变世界，一缕药香保障健康，一册囊括本草精华，一书尽涵圣贤药论。

本草是中医治病的主要手段，明代著名医学家徐春甫云："不读本草，焉知药性？"然当今的中药类工具书、辞书、药典及《中药学》教材等，由于受篇幅限制，未能全面反映历代医药学家研究应用本草的成果，影响了中医学的发展与进步。

中华民族在生存繁衍及与疾病做斗争的过程中，发现许多具有防病治病功效的植物、动物与矿物等，经过长期反复的验证与再实践，终于在汉代编纂成我国第一部中药学专著《神农本草经》(简称《本经》)，首次总结了汉以前数千年用单一本草/单方治病用药经验，不仅为人类健康事业做出了巨大的贡献，而且还奠定了中药学的基础，成为中医四大经典之一。

《本经》问世后，受到众多医家青睐，有对《本经》进行专门发挥，如明清著名医家缪希雍、卢复、卢之颐、徐彦纯、张志聪、姚球、徐大椿、黄钰、陈修园、邹澍、叶志诜、顾观光等，基于《本经》成书秦汉，文辞古奥，义理难窥，在挖掘文献的基础上，结合自己的临床实践，辑佚《本经》药物，进行专门发挥，纂集《神农本草经疏》《本草发挥》《本草乘雅半偈》《本草崇原》《神农本草经百种录》《神农本草经读》《本草经解》《本经疏证》《本经续疏》《神农本草经赞》《本草经便读》《神农本草经会通》《神农本草经注论》等书，为后世学习研究应用《本经》，掌握药效，更好地指导临床用药提供了极大的帮助。又在《本经》基础上，深入阐发药性、归经、功效、主治、适应证、方药配伍、临床应用、使用禁忌、别名、产地、药材特征、种植或养殖技巧、采收时机、加工炮制、保藏方法、鉴别辨伪等，撰写了大量本草专著或本草专篇，对本草学的发展做出了巨大的贡献。

还有医家为便于学习本草或课徒需要，将本草内容进行高度概括，编成脍炙人口，易记不忘的三言歌诀、四言歌诀、七言四句歌诀、六言歌诀、七言八句歌诀及歌赋等，为传播中医做出重要贡献，并为中国古代诗词歌赋宝库增添了亦诗亦医、诗医一体的独特华章，还为相关专业研究提供了丰富的史学文献资料。

本草专著或篇多达三百多部/篇，记录了历代先贤们研究本草药名起源、别名、来源、产地、道地药材、种植、养殖、收采或开采、炮制、加工、保藏、真伪鉴别、性味、归经、功效、治病机理、主治、适应证、方药配伍、临床应用、剂量、煎煮方法、禁忌等几千年的历史经验与心得体会，是中药的精华之所在，也是中医学精华之所在，更是中医治病的最重要的手段与参考依据，还成为当今开发古代经方与名方新中成药制剂的最重要参考文献。

但是，由于历代本草著作众多，印量较少，流通有限，传播欠广，加之多按自然属性分类与当代《中药学》教材、中药工具书及辞书迥异，因而查找本草极为不便。这给中医药研究机构、高等院校、医院及诊所、新药研发和药企、中药流通与零售流域等系统研究、查找、利用单味本草文献带来了莫大的困难。

有鉴于此，我们团队十余年来广泛收集汉代至1949年之间的本草古籍文献，足迹遍及全国，深入挖掘，系统整理，以桂枝、麻黄、肉桂为纲，历史顺序为目，原文照录，原汁原味，标明出处，汇集历代医药学家药说要论、用药心得，纂为本书。

我们知道，李时珍《本草纲目》采录16世纪以前中国历代学者研究药用植物、动物、矿物及酒、醋发酵品及相关资料的巨量文献，因此受到中医药及海内外植物学、动物学、矿物学、冶炼、天文学、物候学、化学、气象学、食品等学科或领域研究者的高度重视，故而被翻译成多国文字传播到全世界，并产生了巨大的影响。本书不仅辑录《本草纲目》以前所有本草文献，并且是全文照录，而非部分摘节；还收录《本草纲目》之后（1587～1949年）近四百年的本草文献，较《本草纲目》文献更多、更为全面、更为系统。为当代中医药、植物学、动物学、矿物学、农业与种/养殖业、冶炼学、天文学、物候学、化学、气象学、食品等领域的研究与应用提供系统的文献学支撑。这对于全方位系统理解掌握中药知识，促进中药学术研究、提高临床疗效，发挥中医药保障人类健康的优势，进一步扩大中医药影响具有重要的价值。

本书汇集2000年来麻黄、桂枝、肉桂的300多种本草古籍，涵盖了历代医药学家研究应用本草的心得与经验。

本书得到了国家中医药管理局中医药国际合作基地（河南）、国家中医临床研究基地业务建设科研专项"基于肺病数据库的慢性阻塞性肺疾病及相关病症的证治规律研究（JDZX2012027）"及呼吸疾病诊疗与新药研发省部共建协同创新中心、河南省特色骨干学科中医学的大力支持，一并表示感谢。

本书第一章由李成文、姚波、崔艳超编写；第二章由路秀云编写；第三章由李肇进、徐向宇编写；史永恒、王云凯、王安娜、马梦舸、栗连杰、陈言核对全文；李成文通审全稿。

因中医古籍浩如烟海，收录文献或有遗漏，间有不当之处，敬请斧正。

河南中医药大学仲景学院各家学说教研室主任博士生导师
中国中医药研究促进会各家学说与临床研究分会会长
中华中医药学会名医学术研究分会名誉副主任委员
李成文　2019年初夏　再改于2020年夏

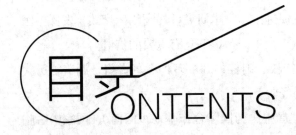

目录CONTENTS

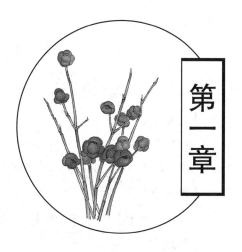

第一章

麻　黄

第一节　麻黄导读

【基原】

本品为麻黄科植物草麻黄 *Ephedra sinica* Stapf、中麻黄 *Ephedra intermedia* *Schrenk* et C. A. Mey. 或木贼麻黄 *Ephedra equisetina* Bge. 的干燥草质茎。

【别名】

龙沙（《本经》）。卑相、卑盐（《吴普本草》）。

【产地】

苗春生，至夏五月则长及一尺以来，梢上有黄花；结实如百合瓣而小，又似皂荚子，味甜，微有麻黄气，外红皮，里仁子黑；根紫赤色。俗说有雌雄二种：雌者于三月、四月内开花，六月内结子。雄者无花，不结子。至立秋后，收采其茎，阴干，令青。

生晋地及河东川谷。立秋採茎，阴干令青。今出青州、彭城、荥阳、中牟者为胜，色青而多沫。蜀中亦有，不好（《本草集注》）。郑州、鹿台及关中沙苑河旁沙洲上太多，其青徐者，今不复用（《新修本草》）。麻黄立秋采，阴干（《千金翼方》）。今近京多有之，以荥阳、中牟者为胜（《本草图经》）。

【炮制鉴别】

《本草时义》按今市肆所用有西麻黄、土麻黄之分，土麻黄远不及西麻黄。

【性味归经】

（1）性味：麻黄味苦，温（《本经》）。酸，无毒（《吴普本草》）。微温（《本草集注》）。味甘，平（《证类本草唐慎微》）。麻黄微苦而辛（《本草纲目》）。味微麻（《药物学》）。

（2）厚薄升降浮沉：麻黄气味俱薄，体轻清而浮升，阳也（《医学启源》）。气味俱薄，阳也，升也。甘热，纯阳（《汤液本草》）。气味俱薄，阳也，升也

（《本草集要》）。麻黄阴中之阳，升也；入手太阴经。通玄府，治伤寒血涩之身疼。开腠理，疗伤寒阳郁之表热。故能散荣中之寒，泄卫中之实，疗足太阳经无汗之表药也（《本草约言》）。麻黄性热而轻扬（《本草纲目》）。麻黄属纯阳，体轻中空，色绿。气微腥。能升能降，气轻而味薄（《药品化义》）。麻黄辛甘而温，气味俱薄，轻清上浮（《本草通玄》）。麻黄味苦辛，气热。其质轻扬，轻可去实，麻黄、葛根之属是也（《药性纂要》）。麻黄，轻扬上达，无气无味，乃气味之最清者，故能透出皮肤毛孔之外，又能深入积痰凝血之中。凡药力所不到之处，此能无微不至，较之气雄力厚者，其力更大（《神农本草经百种录》）。麻黄气味轻清，能彻上下内外，伸阳气于至阴中，不为盛寒所凝，表症无热恶寒及里病可使从表分消者，均能除之。在上则治咳逆头痛，在下则主癥坚积聚。轻扬无气无味，上达出入虚空，既透出皮肤毛孔之外，又深入积痰凝血之中，轻可去实，其用无穷（《研药指南》）。麻黄苦辛微温，气清达表（《国药体用笺》）。

归经：麻黄，发太阳、太阴经汗，肺经本药（《医学启源》）。手太阴之剂，入足太阳经。走手少阴经、阳明经药（《汤液本草》）。手太阴之药，入足太阳经、手少阴经、阳明经，荣卫药也（《本草集要》）。入手太阴经（《本草约言》）。麻黄入手足四经。手太阴经本经之药，阳明经荣卫之药，而又入足太阳经、手少阴经也（《本草蒙筌》）。入心、肺、膀胱、大肠（《药性辑要》）。

【功效】

麻黄发表出汗，去邪热气，止咳逆上气，除寒热；破癥坚积聚（《本经》）。

止好唾，疏伤寒头疼，通腠理，解肌，泄邪恶气，消赤黑斑毒。五脏邪气缓急，风胁痛，字乳余疾（《本草集注》）。

通九窍，调血脉，开毛孔皮肤，逐风，退热，御山岚瘴气（《日华子本草》）。通腠理，疏伤寒头疼，解肌，消赤黑斑毒（《蜀本草》）。

其用有四：去寒邪、发散风寒、去皮肤之寒湿及风。另去营中寒（《医学启源》）。

解少阴寒，散表寒、发浮热也（《汤液本草》）。

解肌，逐毛孔皮肤风（《药性要略大全》）。

麻黄发太阳、少阴经汗，出表上寒邪，泄卫实，去荣中寒（《本草便》）。

3

开窍，大泄肌表（《景岳全书》）。

泄卫中之风热（《药镜》）。

散赤目肿痛（《本草纲目》）。

麻黄禀天地清阳刚烈之气，故味苦气温。气味俱薄，轻清而浮，阳也，升也。无毒。手太阴之药，入足太阳经，兼走手少阴阳明经。轻可去实，故疗伤寒，为解肌第一（《冯氏锦囊秘录》）。

麻黄功专散邪通阳（《得宜本草》）。

功专散邪通阳，得射干治肺痿上气，得桂心治风痹冷痛（《本草撮要》）。

麻黄走太阳寒水之经，功先入肺；为发汗轻疏之剂，性则偏温；寒饮稽留，藉味辛而宣散；痰哮久痼，仗苦力以搜除（《本草便读》）。

【主治】

麻黄主中风伤寒头痛，瘟疟（《本经》）。

能治身上毒风，痛痹，皮肉不仁，主壮热，温疫（《十便良方》）。

治鼻窍闭塞不通、香臭不闻《（滇南本草》）。

水肿风肿，产后血滞（《本草纲目》）。

痰哮气喘，皮肉不仁，水肿风肿（《药性分类》）。

治风湿之身痛，疗寒湿之脚气。平疹瘰而去麻木，消斑毒而退痰哮。目赤肿痛之疾，水肿风肿之疴（《本草易读》）。

头痛，发热恶寒，身疼腰痛脊强（《顾松园医镜》）。

治风湿之身痛，疗寒湿之脚肿，风水可驱，溢饮能散。消咳逆肺胀，解惊悸心忡（《长沙药解》）。

【毒性】无毒

【用量】

轻用三分，重用八分至一钱（《实验药物学》）。

【应用方法】

先煮麻黄再沸，去上沫（《伤寒论》）。

凡使，去节并沫，若不尽，服之令人闷（《雷公炮炙论》）。

古方汤用麻黄，皆先煮去沫，然后内诸药。今用丸散者，皆不然也（《本草图经》）。

凡服麻黄，须避风一日（《本草易读》）。

【配伍应用】

《本草品汇精要》合桂枝、芍药、杏仁、甘草，治伤寒。合射干、厚朴，治肺痿上气。根末合牡蛎粉、粟粉扑之，止盗汗。

《医学入门》丹溪尝以人参佐用，表实无汗者一服即效。

《滇南本草》治伤风后，寒邪敛注于肺经，鼻塞不通，不闻香臭，鼻流浊涕，或成脑漏。麻黄五钱乳浸晒干、陈皮三钱、桔梗二钱、栀子二钱炒、川芎二钱、黑豆三钱去壳炒，共为细末，每服一钱，竹叶汤下。

《本草汇言》治乳汁不行。用麻黄一两，蜜水炒，天花粉、当归身各五钱，水煎服。

《本草思辨录》与麻黄相助为理之物，其最要者有六：曰杏仁，曰桂枝，曰芍药，曰石膏，曰葛根，曰细辛。得其故而后知彼知己，百战百胜矣。今具论如下：

杏仁者，所以为麻黄之臂助也。麻黄开肌腠，杏仁通肺络，麻黄性刚，杏仁性柔，麻黄外扩，杏仁内抑；二者合而邪乃尽除。如麻黄汤治风寒，麻黄杏仁薏苡甘草汤治风湿之类皆是。

桂枝者，所以补麻黄之不足也。麻黄泄荣卫之邪，桂枝调荣卫之气。桂枝得麻黄，不至羁汗，麻黄得桂枝，即能节汗。二者合而正不受仿。此麻桂并用之方皆然。盖有视证候之重轻，暨他药之离合以为权衡者矣。

芍药者，一方之枢纽也。一征之小青龙汤，外寒与内饮相搏，干呕发热而咳，是证之必然非或然。麻桂散外寒，辛夏蠲内饮，姜味止咳逆，甘草合诸药以和之。寒则以汗解，饮则随便去，惟麻黄入太阳而上行，膀胱之气亦因之而不下行，小便不利少腹满，固意中事。加芍药者，所以驯麻黄之性而使水饮得下走也。若小便本不利，则麻黄直去之矣。全方蠲饮重于散寒，故名之曰小青龙汤。再征之乌头汤，麻黄气轻，驱风寒在肌肤者多，乌头气重，驱风寒在脏腑者多。麻黄除湿，是湿随风寒而去，乌头除湿，是风寒外散而湿则内消。麻黄伸阳而不补，乌头补阳而即伸。此治历节不可屈伸疼痛，二物所以必并用之故。虽然二物皆出汗而少内心，关节之病，非可一汗而愈者，故又以芍药从而敛之，使宛转于肢节而尽去其疾。黄芪疏荣卫之气，则为芍药之前驱。甘草则培中土以和之者也。以其有芍药能使麻乌下达，故亦治脚气。举此二方，而他之用芍药者可推矣。

细辛与杏仁，皆所以为麻黄之臂助，而有大不侔者在。杏仁佐麻黄而横扩，是为一柔一刚；细辛佐麻黄而直行，是为一专一普。麻黄驱阴邪发阳气，不仅入少阴而用甚普。细辛则色黑入肾，赤入心，或云赤黑，或云深紫，紫即赤黑相兼之色也，一茎直上，气味辛烈，故共破少阴之寒凝，锐而能专。考仲圣方佐细辛以治上者不一：如小青龙汤治水饮，厚朴麻黄汤治咳逆，桂甘姜枣麻辛附子汤治气分，皆所易晓。独麻黄附子细辛汤，治少阴病用细辛，则此义尘封久矣。试详言之：少阴与太阳为表里，脏若中寒，必始得之，即吐利厥逆，不至发热。今有但欲寐之少阴证而反发热，是无少阴之里证而有外连太阳之表证，自应以麻黄发汗。脉沉者急温之，自应以附子温经。至细辛一味，柯韵伯谓散浮阳，邹氏谓无细辛为微发汗，则有细辛为大发汗，唐容川更以脉沉为阳陷，用细辛以升之。实于细辛性用，与仲圣因证制方之意，未经窥见。夫细辛与麻黄，同能彻上彻下，第麻黄中空轻扬，用以下行，非借他药之力不可。细辛无发表出汗之能，《本经》麻黄发表出汗，细辛无之，而于风寒之在上在下附于骨节九窍者，则专力以去之，绝不旁鹜。故防己黄芪汤，曰下有陈寒者加细辛，可见细辛散少阴经气之寒，厥有专长，非麻黄可及。然则麻黄附子甘草汤无细辛，而此何以有细辛，彼无里证，而此何尝有里证，仲圣用麻黄必曰取微汗，此岂堪取大汗，则当于始得之与得之二三日，及麻黄煎法之不同，详究其义矣。

《研药指南》麻黄气味轻清，能彻上下内外，伸阳气于至阴中，不为盛寒所凝，表症无热恶寒及里病可使从表分消者，均能除之。在上则治咳逆头痛，在下则主癥坚积聚。轻扬无气无味，上达出入虚空，既透出皮肤毛孔之外，又深入积痰凝血之中，轻可去实，其用无穷。

麻黄汤何以能由营通卫，桂枝汤何以能由卫通营，盖桂枝辛热，热为在天之阳，是为发于阳入于阴，且助以通营之白芍，则由阳和阴之用显；而麻黄苦温，苦为在地之阴，是为发于阴出于阳，又助以疏卫之杏仁，则由阴达阳之义精。

麻黄以寒药为佐、治外寒与身中水气相应，大青龙、续命汤与夫越婢、文蛤治风寒水气，麻黄以石膏为佐。桂枝芍药知母汤以及《千金》三黄主风寒风湿，麻黄与黄芩为朋。

麻黄之用，变化神奇，佐使为温药，有汗不得用者，恐因汗多亡阳；佐使为寒药，有汗仍用者，以阴阳相争，宜寒热分理而和之。无表症而用麻黄，以治风水、咳逆或心下悸而多效；有表症而用麻黄，则寒热、发黄与风寒水湿皆可施。

大青龙何以麻黄耦石膏，小青龙何以麻黄配辛甘，以前者为寒水之化聚于上，束胸中之阳为内热，后者为寒水之化聚于中，损胸中之阳为内寒。热比于实，治实宜急，麻黄倍用有以；寒比于虚，治虚宜缓，麻黄半之可观。当急者不急，则石膏增寒于内为患；当缓者不缓，则麻辛亡阳于外大难。

【现代研究】

一、成分

麻黄主要含生物碱类：左旋麻黄碱，右旋伪麻黄碱，左旋去甲基麻黄碱，右旋去甲基伪麻黄碱等；挥发油：左旋 -α- 松油醇，β- 松油醇，2,3,5,6- 四甲基吡嗪、L-α- 萜品烯醇等；黄酮类化合物：芹菜素，山萘酚，芹菜素 -5- 鼠李糖苷等。

二、药理

麻黄具有发汗、止咳平喘、肾上腺素作用、利尿作用、解热镇痛、镇静、抗炎抗过敏、抗菌抗病毒等作用。其中麻黄碱、伪麻黄碱、挥发油是主要有效成分。

1. 发汗作用

麻黄水煎剂、麻黄挥发油、麻黄碱给药后能引起动物汗腺分泌，且起效迅速、持久。不同炮制品的麻黄的发汗作用以生麻黄作用最强，主要有效部位是挥发油和醇提部位，进一步研究发现发汗的物质基础是生物碱组分。麻黄水煎液能使大鼠足跖部汗液分泌增加，配伍桂枝时发汗作用显著增强其发汗机制复杂，与 M 受体无关，可能与抑制汗腺导管对 Na^+ 的重吸收，造成汗腺导管水分潴留，或兴奋外周汗腺 α 受体和中枢神经系统有关。

2. 止咳、平喘作用

《神农本草经》记载麻黄能"止咳逆上气"。麻黄水煎剂或甲基麻黄碱灌胃，均可使氨水诱导的小鼠咳嗽潜伏期延长，咳嗽次数减少。麻黄能有效松弛支气管平滑肌，起效慢、持久。其中草麻黄生物碱对豚鼠离体气管的松弛作用强于中麻黄。麻黄碱、伪麻黄碱是其平喘的有效成分，麻黄碱的激动效果 (EC_{50}) 优于伪麻黄碱 (EC_{50})，麻黄碱对乙酰胆碱引起的豚鼠离体气管平滑肌收缩的解痉作用及组胺致喘豚鼠的延长引喘潜伏期作用均优于同浓度伪麻黄碱，麻黄碱临床用于预防支气管哮喘的发作和缓减轻症哮喘。近年发现挥发油 2,3,5,6- 四甲基吡嗪和 L-α- 萜品烯醇具有平喘作用。麻黄平喘作用机制比较复杂：直接激动支气管平滑肌上的 β_2 受体，松弛支气管平滑肌，同时激动 α 受体，减轻支气管黏膜肿胀，减轻气道阻力；促进肾上腺素能神经末梢儿茶酚胺释放，间接激动支气管平滑肌上的 β_2 受体；抑制过敏介质 5-HT、SRS-A 的释放，促进肺部 PGE 释放，使细胞内 cAMP 增加，松弛支气管平滑肌。

3. 肾上腺素样作用

麻黄有兴奋心脏、收缩血管的作用，麻黄碱是其主要有效成分。麻黄碱能兴奋肾上腺素能神经和直接兴奋心肌 β_1 受体，使心肌收缩力增强，心律加快，心排出量增加；同时兴奋血管平滑肌 α_1 受体，使血管收缩，血压升高。在整体情况下，由于血压升高，反射性减慢心率，抵消其直接加快心率的作用，故心律变化不大。麻黄碱升高血压的特点是作用缓慢、温和、持久、反复应用易产生快速耐受性，每日用药小于 3 次则快速耐受性一般不明显。产生耐受性的机制主要有两方面：连续用药后递质逐渐耗竭，受体逐渐饱和及亲和力明显下降。

4. 中枢兴奋作用

麻黄碱是麻黄中枢兴奋作用的主要有效成分，较大量可兴奋大脑和皮层下中枢，引起兴奋、不安和失眠等。麻黄碱能促进脑缺血再灌注损伤大鼠缺血周围区星形胶质细胞的增殖活化，并增加新生大鼠缺氧缺血性脑损伤后海马 bcl-2 蛋白表达，减少 bax 蛋白表达，提高远期学习记忆能力，麻黄碱和麻黄碱加纳洛酮能加速脑缺血损伤后大鼠运动功能的恢复速度，促进与神经重塑密切相关的 BDNF 表达，抑制缺血区神经细胞的凋亡，其机制可能与该剂量的纳洛酮能在脑缺血早期显著抑制缺血区神经细胞的凋亡，而与麻黄碱的正性作用形成协同作用而加速神经重塑有关。

5. 利尿作用

麻黄水煎液和生物碱组分能显著增加大鼠尿量和尿液电解质排泄，降低尿渗透压，其利尿作用的组分主要为生物碱，且发挥利尿作用的机制可能与降低 ADH 的水平和 AQP2 的表达有关。伪麻黄碱的作用最明显。静脉注射伪麻黄碱剂量为 $0.5 \sim 1.0mg/kg$，麻醉犬尿量可成倍增加；静脉注射伪麻黄碱剂量为 $0.2 \sim 1.0mg/kg$，家兔尿量增加，但当剂量增至 $1.5mg/kg$ 以上时尿量反而减少。其利尿作用机制可能与多巴胺相似，小剂量可能激动肾脏 D_1 受体，舒张肾血管而使肾血流量增加，肾小球滤过率也增加，而大剂量时兴奋肾血管的 α 受体，可使肾血管收缩，尿量减少。

6. 解热、镇痛作用

麻黄配伍桂枝灌胃 $13.5 \sim 27.0g/kg$ 可降低干酵母致发热模型大鼠肛温，作用强于阿司匹林，且能显著抑制大鼠下丘脑 PEG_2 和 cAMP 含量的升高，麻黄挥发油对多种发热模型动物有解热作用。伪麻黄碱及其水杨酸盐对醋酸致小鼠扭体反应有镇痛作用，还可提高小鼠电刺激的痛阈值，作用强于单独的水杨酸。

7. 抗炎、抗过敏及免疫抑制作用

麻黄水提取物、醇提取物及麻黄生物碱均有抗炎作用。麻黄的抗炎作用与其抑制花生四烯酸的代谢有关。伪麻黄碱水杨酸盐对二甲苯致小鼠耳廓肿胀、角叉菜胶致大鼠足趾肿胀和醋酸引起的血管通透性增加均有抑制作用。草麻黄补体抑制成分能够减轻大鼠急性脊髓损伤后的免疫炎症反应和补体系统的激活。另外，麻黄的挥发油也有免疫抑制作用麻黄多糖有能降低 T 细胞介导的迟发性过敏反应小鼠血清 IL-2、IL-4 水平，并显著地抑制血清中的 CD_4^+/CD_8^+ 比值。

8. 抗菌抗病毒作用

麻黄挥发油对金黄色葡萄球菌、甲型及乙型溶血性链球菌、流感嗜血杆

菌、肺炎双球菌、炭疽杆菌、白喉杆菌、大肠杆菌、奈瑟双球菌等均有不同程度的抑制作用；麻黄挥发油对感染甲型流感病毒的小鼠有一定的保护作用。麻黄水提液呼吸道合胞病毒穿入和吸附过程都有明显抑制作用。

三、毒理

麻黄毒性较小，麻黄水提物小鼠灌胃的 LD50 为 8g/kg，腹腔注射为 0.65g/kg。麻黄挥发油小鼠灌胃和腹腔注射的 LD50 分别为 2.79ml/kg、1.35ml/kg。麻黄碱、消旋麻黄碱、伪麻黄碱给动物的最小致死量 (MLD) 分别为：大鼠腹腔注射 0.35g/kg、0.31g/kg、0.31g/kg；兔静脉注射 0.05g/kg、0.07g/kg、0.13g/kg；犬静脉注射 0.07g/kg、0.10g/kg、0.13g/kg。麻黄碱和伪麻黄碱可能导致中枢兴奋导致的不安、失眠，晚间服用需加镇静催眠药。长时间滴鼻治疗，可产生反跳性鼻黏膜充血或萎缩。人口服过量麻黄碱（治疗量的 5～10 倍）可引起中毒，出现头晕、耳鸣、烦躁不安、心悸、血压升高、瞳孔散大、排尿困难等，甚至心肌梗死或死亡。

第二节　名家药论精选

📖 佚名《神农本草经》

麻黄　味苦，温。主中风、伤寒头痛，瘟疟；发表出汗，去邪热气，止咳逆上气，除寒热；破癥坚积聚。一名龙沙。生山谷。(《神农本草经·中品》)

📖 吴普《吴普本草》

麻黄

一名卑相，一名卑监。

神农、雷公：苦，无毒。扁鹊：酸，无毒。季氏：平。

或生河东。四月、立秋采。(《吴普本草》)

📖 雷敩《雷公炮炙论》

麻黄　雷公云：凡使，去节并沫，若不尽，服之令人闷。

凡修事，用夹刀剪去节并头，槐砧上用铜刀细锉，煎三、四十沸，竹片掠去上沫尽，漉出，晒干用之。(《雷公炮炙论·卷中》)

📖 陶弘景《神农本草经集注》

麻黄　味苦，温，微温，无毒。主治中风伤寒头痛，温疟，发表出汗，去邪热气，止咳逆上气，除寒热，破癥坚积聚。五脏邪气缓急，风胁痛，字乳余疾，止好唾，通腠理，疏伤寒头疼，解肌，泄邪恶气，消赤黑斑毒。不可多服，令人虚。一名卑相，一名龙沙，一名卑盐。生晋地及河东川谷。立秋采茎，阴干令青。厚朴为之使，恶辛夷、石韦。

今出青州、彭城、荥阳、中牟者为胜，色青而多沫。蜀中亦有，不好。用之折除节，节止汗故也。先煮一两沸，去上沫，沫令人烦。其根亦止汗。夏月杂粉用之。世用治伤寒，解肌第一。（《神农本草经集注·卷第四》）

📖 陶弘景《名医别录》

麻黄　微温，无毒。主治五脏邪气，缓急风胁痛，字乳余疾，止好唾，通腠理，疏伤寒头痛，解肌，泄邪恶气，消赤黑斑毒。不可多服，令人虚。一名卑相，一名卑盐。生晋地及河东，立秋采茎，阴干令青。厚朴为之使，恶辛夷、石韦。

【《本经》原文】麻黄，味苦，温。主中风伤寒头痛，温疟，发表出汗，去邪热气，止咳逆上气，除寒热，破癥坚积聚。一名龙沙。（《名医别录·中品》）

📖 徐之才《雷公药对》

麻黄　《本经》温，《别录》微温，雷公：苦，无毒。主出汗，下气，臣。厚朴、白薇为之使。（徐之才《雷公药对·卷之二》）

📖 苏敬《新修本草》

麻黄　味苦，温、微温，无毒。主中风伤寒，头痛，温疟，发表出汗，去邪热气，止咳逆上气，除寒热，破癥坚积聚。五脏邪气，缓急风胁痛，字乳余疾，止好唾，通腠理，疏伤寒头疼，解肌，泄邪恶气，消赤黑斑毒。不可多服，令人虚。一名卑相，一名龙沙，一名卑盐。生晋地及河东川谷。立秋采茎，阴干令青。

厚朴为之使，恶辛夷、石韦。今出青州、彭城、荥阳、中牟者为胜，色

12

青而多沫。蜀中亦有，不好。用之折除节，节止汗故也。先煮一两沸，去上沫，沫令人烦。其根亦止汗。夏月杂粉用之。俗用疗伤寒，解肌第一。

【谨案】郑州、鹿台及关中沙苑河旁沙洲上太多，其青徐者，今不复用。同州沙苑最多也。

凡汤中用麻黄，皆先别煮两三沸，掠去其沫，更益水如本数，乃内余药，不尔令人烦。

麻黄皆折去节，令理通，寸斩之。(《新修本草·草部中品》)

孙思邈《千金翼方》

麻黄 味苦，温，微温，无毒。主中风，伤寒头痛，温疟，发表出汗，去邪热气，止咳逆上气，除寒热，破癥坚积聚，五脏邪气，缓急风，胁痛，字乳余疾，止好唾，通腠理，疏伤寒头疼，解肌，泄邪恶气，消赤黑斑毒，不可多服，令人虚。一名卑相，一名龙沙，一名卑盐。生晋地及河东，立秋采茎，阴干令青。(唐·孙思邈《千金翼方·草部中品之上》)

麻黄，立秋采，阴。(《千金翼方·卷第一》)

日华子《日华子本草》

麻黄 通九窍，调血脉，开毛孔皮肤，逐风，破癥癖积聚，逐五脏邪气，退热，御山岚瘴气。(《日华子本草·草部上品之上》)

韩保升《蜀本草》

麻黄 味苦，温、微温，无毒。主中风伤寒头痛，温疟，发表出汗，去邪热气，止咳逆上气，除寒热，破癥坚积聚。五脏邪气缓急，风胁痛，字乳余疾，止好唾，通腠理，疏伤寒头疼，解肌，泄邪恶气，消赤黑斑毒。不可多服，令人虚。一名卑相，一名龙沙，一名卑盐。生晋地及河东川谷。立秋采茎，阴干令青。厚朴为之使，恶辛夷、石韦。

13

陶隐居云：今出青州、彭城、荥阳、中牟者为胜，色青而多沫。蜀中亦有，不好。用之折除节，节止汗故也。先煮一两沸，去上沫，沫令人烦。其根亦止汗，夏月杂粉用之。俗用疗伤寒，解肌第一。

《唐本注》云：郑州、鹿台及关中沙苑河旁沙洲上大多，其青徐者，今不复用。同州沙苑最多也。

《蜀本》云：白薇为使。（《蜀本草·草部中品之上》）

📖 卢多逊《开宝本草》

麻黄 味苦，温、微温，无毒。主中风伤寒头痛，温疟，发表出汗，去邪热气，止咳逆上气，除寒热，破癥坚积聚。五脏邪气，缓急风胁痛，字乳徐疾，止好唾，通腠理，疏伤寒头疼，解肌，泄邪恶气，消赤黑斑毒：不可多服，令人虚。一名卑相，一名龙沙，一名卑盐。生晋地及河东川谷。立秋采茎，阴干令青。厚朴为之使，恶辛夷、石韦。

陶隐居云：今出青州、彭城、荥阳、中牟者为胜，色青而多沫。蜀中亦有，不好。用之折除节，节止汗故也。先煮一两沸，去上沫，沫令人烦。其根亦止汗，夏月杂粉用之。俗用疗伤寒，解肌第一。

《唐本注》云：郑州、鹿台及关中沙苑河旁沙洲上大多，其青徐者，今不复用。同州沙苑最多也。

今注：今用中牟者为胜，开封府岁贡焉。（《开宝本草·草部中品之上》）

📖 苏颂《本草图经》

麻黄 生晋地及河东，今近京多有之，以荥阳、中牟者为胜。苗春生，至夏五月则长及一尺以来，梢上有黄花；结实如百合瓣而小，又似皂荚子，味甜，微有麻黄气，外红皮，里仁子黑；根紫赤色。俗说有雌雄二种：雌者于三月、四月内开花，六月内结子。雄者无花，不结子。至立秋后，收采其茎，阴干，令青；张仲景治伤寒有麻黄汤，及大、小青龙汤，皆用麻黄。治肺痿上气，有射干麻黄汤、厚朴麻黄汤，皆大方也。古方汤用麻黄，皆先煮去沫，然后内诸药。今用丸散者，皆不然也。《必效方》治天行一、二日者，麻黄一大两，去节，以水四升，煮去沫，取二升，去滓，着米一匙，及豉为稀粥，取强一升，先作熟汤浴淋头百余碗，然后服粥，厚覆取汗，于夜最佳。《千金方》：疗伤寒，雪煎以麻黄十斤去节，杏仁四升去两仁尖、皮熬，大黄一斤十三两金色者。先以雪水五硕四斗，渍麻黄于东向灶釜中，三宿后，内大黄搅令调，以桑薪煮之，得二硕汁，去滓，复内釜中，又捣杏仁，内汁中，复煮之，可余六七斗，绞去滓，置铜器中，更以雪水三斗合煎，令得二斗四升，药成，丸如弹子。有病者，以沸白汤五合，研一丸入汤中，适寒温服之，立汗出。若不愈者，复服一丸。封药，勿令泄也。（《本草图经·草部中品之上卷第六》）

寇宗奭《本草衍义》

麻黄 出郑州者佳，剪去节，半两，以蜜一匙匕，同炒良久，以水半升煎，俟沸，去上沫，再煎，去三分之一，不用滓。病疮疱倒靥黑者，乘热尽服之，避风，伺其疮复出。一法用无灰酒煎。但小儿不能饮酒者难服，然其效更速。以此知此药入表也。（《本草衍义·卷九》）

今人用麻黄，皆合捣诸药中。张仲景方中，皆言去上沫。序例中言先别煮三两沸，掠去其沫，更益水如本数，乃内余药，不尔，令人发烦。甚得用麻黄之意，医家可持此说。（《本草衍义·卷一》）

唐慎微《证类本草》

麻黄 味苦，温、微温，无毒。主中风伤寒头痛，温疟，发表出汗，去邪热气，止咳逆上气，除寒热，破癥坚积聚，五脏邪气，缓急风胁痛，字乳余疾，止好唾，通腠理，疏伤寒头疼，解肌，泄邪恶气，消赤黑斑毒。不可多服，令人虚。一名卑相，一名龙沙，一名卑盐。生晋地及河东。立秋采茎，阴干令青。厚朴为之使，恶辛夷、石韦。

陶隐居云：今出青州、彭城、荥阳、中牟者为胜，色青而多沫。蜀中亦有，不好。用之折除节，节止汗故也。先煮一、两沸，去上沫，沫令人烦。其根亦止汗，夏月杂粉用之。俗用疗伤寒，解肌第一。《唐本注》云：郑州鹿台及关中沙苑河旁沙洲上太多。其青徐者，今不复用。同州沙苑最多也。今注：今用中牟者为胜，开封府岁贡焉。臣禹锡等谨按《药性论》云：麻黄，君，味甘，平。能治身上毒风瘭痹，皮肉不仁，主壮热，解肌发汗，温疟，治温疫。根、节能止汗。方曰：并故竹扇杵末扑之。又，牡蛎粉、粟粉并根等分末，生绢袋盛，盗汗出即扑，手摩之。段成式《酉阳杂俎》云：麻黄，茎端开花，花小而黄，蔟生。子如覆盆子，可食。《日华子》云：通九窍，调血脉，开毛孔皮肤，逐风，破癥癖积聚，逐五脏邪气，退热，御山岚瘴气。

《图经》曰：麻黄，生晋地及河东，今近京多有之，以荥阳、中牟者为胜。苗春生，至夏五月则长及一尺以来。梢上有黄花，结实如百合瓣而小，又似皂荚子，味甜，微有麻黄气，外红皮，里仁子黑。根紫赤色。俗说有雌雄二种：雌者于三月、四月内开花，六月内结子。雄者无花，不结子。至立秋后，收采其茎，阴干令青。张仲景治伤寒，有麻黄汤及大、小青龙汤，皆用麻黄。治肺痿上气，有射干麻黄汤、厚朴麻黄汤，皆大方也。古方汤用麻黄，皆先煮去沫，然后内诸药。今用丸散者，皆不然也。《必效方》治天行一二日者，麻黄一大两，去节，以水四升煮去沫，取二升去滓，著米一匙及豉为稀粥，取强一升，先作熟汤浴淋头百余碗，然后服粥，厚覆取汗，于夜最佳。《千金方》疗伤寒，雪煎。以麻黄十斤去节，杏仁四升去两仁、尖、皮，熬大黄一斤十三两金色者，先以雪水五硕四斗，渍麻黄于东向灶釜中，三宿后纳大黄搅令调，以桑薪煮之，得二硕汁，去滓，复纳釜中，又捣杏仁内汁中，复煮之，可余六、七斗，绞去滓，置铜器中。更以雪水三斗合煎，令得二斗四升，药成，丸如弹子。有病者，以沸白汤五合，研一丸入汤中，适寒温服之，立汗出。若不愈者，复服一丸，封药勿令泄也。

雷公云：凡使，去节并沫，若不尽，服之令人闷。用夹刀剪去节并头，槐砧上用铜刀细锉，煎三四十沸，竹片掠去上沫尽，漉出，晒干用之。《伤寒类要》：张仲景《伤寒论》云：黄疸病，以麻黄醇酒汤主之。麻黄一把，去节，绵裹，以美酒五升，煮取半升，去滓，顿服。又治伤寒表热发疸，宜汗之则愈，冬月用酒，春宜用水煮之良。《子母秘录》：治产后腹痛及血下不尽。麻黄去节，杵末，酒服方寸匕，一日二三服，血下尽即止。泽兰汤服亦妙。

16

《衍义》曰：麻黄，出郑州者佳。剪去节，半两，以蜜一匙上同炒，良久，以水半升煎，俟沸，去上沫，再煎，去三分之一，不用滓。病疮疱倒靥黑者，乘热尽服之，避风，伺其疮复出。一法用无灰酒煎。但小儿不能饮酒者难服，然其效更速。以此知此药入表也。（《证类本草·卷第八》）

📖 王继先《绍兴校定经史证类备急本草》

麻黄 立秋采茎，阴干令青。（《绍兴校定经史证类备急本草·卷之七》）

📖 张元素《医学启源》

麻黄 气温，味苦，发太阳、太阴经汗。《主治秘要》云：性温，味甘辛，气味俱薄，体轻清而浮升，阳也。其用有四：去寒邪一也，肺经本药二也，发散风寒三也，去皮肤之寒湿及风四也。又云：味苦，纯阳，去营中寒。去根，不锉细，微捣碎，煮二、三沸，去上沫，不然，令人烦心。（《医学启源·卷之下》）

📖 郭坦《十便良方》

麻黄 味苦，温、微温，无毒。主中风伤寒头痛，温疟，发表出汗，去邪热气，止咳逆上气，除寒热，破癥坚积聚，五脏邪气，缓急风胁痛，字乳余疾，止好唾，通腠理，疏伤寒头疼，解肌，泄邪恶气，消赤黑斑毒。不可多服，令人虚。

陶隐居云：今出青州、彭城、荥阳、中牟者为胜，色青而多沫。蜀中亦有，不好。用之折除节，节止汗故也。先煮一两沸，去上沫，沫令人烦。其根亦止汗，夏月杂粉用之，俗用疗伤寒，解肌第一。

《药性论》云：麻黄，君。味甘，平。能治身上毒风，痹痹，皮肉不仁，主壮热，解肌发汗，温疟，治温疫，根节能止汗。方曰并故竹扇杵末，扑之。又牡蛎粉并根等末和，生绢袋盛，盗汗出即扑，手摩之。古方汤用麻黄皆煮去沫，然后内诸药，今用丸散者皆不然也。

《衍义》：麻黄，出郑州者佳，剪去节，半两，以蜜一匙匕同炒，良久以水半升煎，俟沸，去上沫，再煎去三分之一，不用滓。病疮疱倒靥黑者，乘热尽服之，避风，伺其疮复出。一法：用无灰酒煎。但小儿不能饮酒者难服，然其效更速，以此知此药入表也。（《十便良方·卷第二》）

📖 王好古《汤液本草》

麻黄 气温，味苦。甘而苦，气味俱薄，阳也，升也。甘热，纯阳。无毒。

手太阴之剂，入足太阳经。走手少阴经、阳明经药。

《象》云：发太阳、少阴经汗，去节，煮三二沸，去上沫。否则令人心烦闷。

《心》云：阳明经药，去表上之寒邪。甘热，去节，解少阴寒，散表寒、发浮热也。

《珍》云：去荣中寒。

《本草》云：主中风伤寒头痛，温疟，发表出汗，去邪热气。止咳逆上气，除寒热，破癥坚积聚。

《液》云：入足太阳、手少阴。能泄卫实发汗，及伤寒无汗，咳嗽。根、节能止汗。夫麻黄治卫实之药，桂枝治卫虚之药，桂枝、麻黄虽为太阳经药，其实荣卫药也。以其在太阳地分，故曰太阳也。本病者即荣卫，肺主卫，心主荣为血，乃肺、心所主，故麻黄为手太阴之剂，桂枝为手少阴之剂。故伤风、伤寒而嗽者，用麻黄、桂枝，即汤液之源也。

《药性论》云：君。味甘平，治温疫。

《本草》又云：厚朴为之使，恶辛夷、石韦。（《汤液本草·下卷》）

📖 李杲《雷公药性赋》

麻黄 臣。恶辛夷、石韦。凡用先煮三沸，去黄沫，否则令人烦闷。

麻黄味苦、甘，性温，无毒。升也，阴中之阳也。其用有二：其形中空，散寒邪而发表；其节中闭，止盗汗而固虚。(《雷公药性赋·卷二》)

麻黄表汗以疗咳逆，韭子助阳而医白浊。(《雷公药性赋·卷一》)

麻黄发散攻头痛，发汗用叶，止汗用根。(《雷公药性赋·卷三》)

📖 周天锡《图经备要本草诗诀》

麻黄 生晋地及河东，以荥阳、中牟者为胜。立秋采茎，阴干令青。厚朴为之使，恶辛夷、石韦。一名卑相，一名龙沙，一名卑盐。

先去根节，寸剉，令理通，别煮十数沸，掠去其沫，取出，碎剉过，焙干用。不尽，服之令人烦闷。如用急，只去根节亦得。

微温味苦是麻黄君，喘嗽坚癥治极良。

感冒风寒能发汗，调和血脉更通肠。(《图经备要本草诗诀·卷上》)

📖 佚名《增广和剂局方药性总论》

麻黄 味苦，温，微温，无毒。主中风伤寒头痛、温疟，发表出汗，去邪热气，止咳逆上气，除寒热，破癥坚积聚、五脏邪气，缓急风胁痛、字乳余疾，止好唾，通腠理，疏伤寒头疼，解肌，泄邪恶气，消赤黑斑毒。《药性论》云：君。能治身上毒风，痛痹，主壮热，解肌，发汗，温疟。根节能止汗。日华子云：通九窍，调血脉，开毛孔，御山岚瘴气。厚朴为之使。恶辛夷、石韦。(《增广和剂局方药性总论·草部》)

📖 徐凤石《秘传音制本草大成药性赋》

麻黄 发汗，消风散斑疹音枕，止头疼，仍破坚癥音徵，除咳逆；艾叶安胎，止血调月经，开郁结，并驱音区诸气作熏条。

麻黄；味甘、辛，性温，无毒。厚朴为之使。恶细辛、石韦。凡使去根节，单煮数沸，倾上沫，用火焙干，任合丸散煎汤，方不令人烦闷。冬月春初

可用，春深秋夏勿加。若蜜炒煎汤，主小儿疮疱。其根与节，止汗固虚。(《秘传音制本草大成药性赋·卷之三》)

📖 许兆桢《药准》

麻黄 味苦甘，气温。无毒。去根节，首煮二三沸，去上沫，晒干用，不则令人烦闷。主散寒邪，发表出汗，气味俱薄，轻清上浮，行头贯春，透表皮毛，开腠理，泄卫表实，去荣中寒，故能治足太阳头疼身痛，春强。手太阴咳嗽，气逆痰喘，又消赤黑斑毒及风毒，瘫痪不仁。若过发则汗多亡阳，凡有汗切不可用，根节能止汗。(《药准·卷下》)

📖 刘纯《医经小学》

麻黄 甘，苦，性微温，发汗除寒去节根；根节将来还可用，止虚盗汗作汤餐。

麻黄苦，为在地之阴也，阴当下行，何为发汗而升上？《经》云，味之薄者，乃阴中之阳，所以麻黄发汗而升上，亦不离乎阴之体，故入足太阳。(《医经小学·卷之一》)

📖 兰茂《滇南本草》

麻黄 味苦、辛，性温。入肺经。治鼻窍闭塞不通、香臭不闻，寒邪入于太阴肺经，肺寒咳嗽。药苗，散寒邪而发表汗。根节止汗，实表气，固虚，清肺气，消咽噎，即喉中梅核之气，咽不下，吐不出是也。麻黄，气虚弱者禁用，恐汗多亡阳。

【附方】治伤风后，寒邪敛注于肺经，鼻塞不通，不闻香臭，鼻流浊涕，或成脑漏。麻黄五钱乳浸晒干、陈皮三钱、桔梗二钱、栀子二钱炒、川芎二钱、黑豆三钱去壳炒，共为细末，每服一钱，竹叶汤下。(《滇南本草·麻黄》)

📖 熊宗立《增补图经节要本草歌括》

麻黄 去根、节，剉，煮十余沸，掠去沫，焙干用。味苦，温、微温，无毒。生晋地及河东。今近京多有之。以荥阳、中牟者为胜。春生苗，至夏则长及一尺，梢上有黄花。结实如百合瓣而小。立秋后收采，阴干。一名卑相、龙沙、卑盐。君。厚朴为之使。恶辛夷、石韦。

麻黄发汗攻头痛，表散风寒破积坚；治疟消斑除咳逆，若还止汗用其根。(《增补图经节要本草歌括·卷之一》)

📖 王纶《本草集要》

麻黄君 味苦、甘，气温。气味俱薄，阳也，升也。无毒。手太阴之药，入足太阳经、手少阴经、阳明经，荣卫药也厚朴为之使。恶辛夷、石韦。立秋采茎，阴干，令青。陈久者良。凡使，折去根节，用先煮一二沸，去沫，不则令人烦闷。主中风，伤寒头痛，温疟，发表出汗，去邪热气，止咳逆上气，除寒热，破癥坚积聚。发太阳、少阴经汗，出表上寒邪，泄卫实，去荣中寒。消赤黑斑毒。治身上毒风，瘭痹不仁。不可多服，令人虚。

根节能止汗。小儿疮疱倒黡黑者。去节半两，以蜜一匙，同炒良久，水半升，煎沸去沫。再煎去二分之一，乘热尽服之。避风，其疮复出。一法用无灰酒煎，效更速。(《本草集要·中部药品》)

📖 藤弘《神农本经会通》

麻黄 君也，厚朴为之使，恶辛夷、石韦。立秋采茎，阴干，令青，陈久者长。凡使折去根节用，先煮二三沸，去上沫，否则令人烦闷。根节，止汗故也。

味苦，气温，微温，无毒。《汤》云，气温，味苦，甘而苦，气味俱薄，阳也，升也，甘热纯阳。手太阴之剂，入足太阳经，走手少阴经，阳明经药。

《东》云，升也，阴中阳也。其形中空，散寒邪而发表，其节中闭，止盗汗而固虚。又云，表汗，疗咳逆。《珍》云，肺经本药。九窍开通，头疼发表，伤寒中风，咳逆上气，寒湿皮风。解少阴寒气，必去节为工。发汗追风去脑疼，通窍消斑开腠理。《本经》云，主中风，伤寒头痛，温疟，发表汗出，去邪热气，止咳逆上气，除寒热，破癥坚积聚，五脏邪气。缓急风，胁痛，孚乳余疾，止好唾，通腠理，疏伤寒头疼，解肌，泄邪恶气，消赤黑斑毒。不可多服，令人虚。立秋采茎阴干。《药性论》云，麻黄，君，味甘，平。能治身上毒风，痛痹，皮肉不仁。主壮热，解肌，发汗，温疟，治温疫。根节能止汗。方曰并故竹扇末，扑之。又牡蛎粉，粟粉并根等分，末，生绢袋盛，盗汗出，即扑手摩之。《日华子》云，通九窍，调血脉，开毛孔皮肤，逐风，破癥癖积聚，逐五脏邪气，退热，御山岚瘴气。《象》云，发太阳少阴经汗，去节，煮三二沸，去上沫，否则令人心闷。丹溪云，苦甘，阴中之阳，泄卫中实，去荣中寒。发太阳少阴之汗，入手太阴。根节，能止汗。《珍》云，去荣中寒。《液》云，入足太阳、手少阴，能泻卫实，发汗及伤寒无汗咳嗽。根节能止汗。夫麻黄治卫实之药，桂枝治卫虚之药。桂枝，麻黄虽为太阳经药，其实荣卫药也。以其在太阳地分，故曰太阳也。本病者即荣卫。肺主卫，心主荣，为血乃肺心所主。故麻黄为手太阴之剂，桂枝为手少阴之剂。故伤寒伤风而嗽，用麻黄桂枝，即汤液之源也。《衍》云，麻黄甘苦性微温，发汗除烦去节根；根节将来还可用，止虚盗汗作汤食。《局》云，麻黄发汗攻头痛，表散风寒破积坚。治疟消斑除咳逆，若还止汗用其根。麻黄，发散，攻头痛。发汗，用茎，止汗，用根。(《神农本经会通·卷之一》)

📖 刘文泰《本草品汇精要》

麻黄 出神农本经。主中风，伤寒头痛，温疟，发表出汗，去邪热气，止咳逆上气，除寒热，破癥坚，积聚以上朱字《神农本经》。五脏邪气，缓急风胁痛，字乳余疾，止好唾，通腠理，疏伤寒头疼，解肌，泄邪恶气，消赤黑斑毒。以上黑字名医所录。

【名】龙沙、卑相、卑盐。

【苗】[《图经》]曰，春生苗，至夏五月则长及一尺许，梢上有黄花，结实如百合瓣而小，又似皂荚子。味甘可啖，皮红仁黑，根紫赤色。俗云：有雌雄二种，雌者于三月、四月开花，六月结子；雄者无花而不结子。《酉阳杂俎》云，茎端开花，花小而黄，簇生，子如覆盆子，可食。

【地】[图经曰]生晋地及河东，今处处多有之。《唐本》注云，开封府郑州鹿台及关中沙苑河傍、沙洲上太多。

[道地]茂州、同州、荥阳、中牟者为胜。

【时】[生]春生苗。[采]立秋后取茎、根。

【收】阴干。

【用】茎、根。

【质】类小草而有节。

【色】青。[根]黄赤。

【味】苦。

【性】温，散。

【气】气味俱轻，阳也。

【臭】朽。

【主】解表发汗。

【行】手阳明经、少阴经、太阴经，足太阳经。

【助】厚朴、白薇为之使。

【反】恶辛夷、石韦。

【制】[《雷公》]云，用夹刀剪去节并头，槐砧上用铜刀细锉，煎三四十沸，竹片掠去上沫，尽，漉出，晒干用之。若不尽，令人心闷。[《图经》]曰，丸散内用皆不必煮。今用发汗，但去节。

【治】[疗]《药性论》云，茎，散毒风，痛痹，皮肉不仁，壮热，瘟疫。根，能止汗。《日华子》云，通九窍，调血脉，开毛孔皮肤，逐风退热，御山岚瘴气。

【合治】绵裹，酒煮服，治伤寒表热发疸。冬用酒，春用水。及产后腹痛，血下不尽。

合桂枝、芍药、杏仁、甘草，治伤寒。

合射干、厚朴，治肺痿上气。

去节合蜜炒，水煎，乘热服，疗病疮倒靥黑。

根末合牡蛎粉、粟粉扑之，止盗汗。

【禁】不可多服，令人虚。(《本草品汇精要·卷之十》)

📖 薛己《本草约言》

麻黄　味苦、甘，气温，无毒。阴中之阳，升也；入手太阴经。通玄府，治伤寒血涩之身疼。开腠理，疗伤寒阳郁之表热。故能散荣中之寒，泄卫中之实，疗足太阳经无汗之表药也。根节又有止汗之功。一物之性，有不同如此。

《珍珠囊》云：其形中空，散寒邪而发表。其节中闭，止盗汗而固虚。

惟在表，真有寒邪者，宜用汗之。其或寒邪在里，或表虚之人，或阴虚发热，或伤风有汗，或伤食等证，虽有发热恶寒，其不头痛身疼而拘急，六脉不浮紧甚者，皆不可用。虽可汗之症，亦不可过服。盖汗乃心之液，过汗则心家易涸，而心血亦为之动矣，或至亡阳，甚至衄血不止。丹溪尝以麻黄、人参同用，亦攻补法也。

凡用去节，煮二三沸，去上沫，否则令心烦闷。厚朴为之使，恶辛夷、石韦。

《汤液》云：麻黄泄卫实，桂枝治卫虚，二者虽太阳经药，以其在太阳地分耳，其本病实荣卫药也。肺主卫，心主荣，麻黄肺之剂，故冬月伤寒用麻黄，伤风而咳用桂枝，即汤液之源也。(《本草约言·卷之一》)

📖 佚名《医方药性》

麻黄　发散，发汗，阳症可用，阴症不用。(《医方药性·君臣药性》)

📖 李汤卿《心印绀珠经》

麻黄　味苦甘，性温，无毒。升也，阴中之阳也。其用有二：其形中空，散寒邪而发表；其节中闭，止盗汗而固虚。(《心印绀珠经·卷下》)

📖 郑宁《药性要略大全》

麻黄 君。

其用有二：其形中虚，散寒邪而发表；其节中闭，止盗汗而固虚。

《赋》曰：表寒邪而疗咳嗽。

《经》云：发太阳、少阴经汗。主中风伤寒，无汗头痛，咳嗽上气，温疟；去邪热，除寒热，破癥瘕坚积聚，泄五脏遍身邪恶气，缓急风胁痛，字乳余疾。消赤黑斑毒，治遍身毒风，皮肉不仁。不可多服，令人虚。

《碎金录》云：茎发汗，通九窍，通腠理，解肌，逐毛孔皮肤风。根节又能止汗。

东垣云：手太阴肺经之剂，桂枝为手少阴心经之剂，故伤寒伤风而嗽者，用麻黄桂枝。即汤液之源也。

味苦、甘，性温热，无毒。升也。阴中阳也。手太阴肺经之剂。入足太阳，走手少阴、阳明经药。厚朴为之使。恶辛夷、石韦。立秋采，阴干令青。陈久者良。

雷公云：凡用摘去节、根，先煮一二沸，去上沫，不则令人烦闷。

《提金》云：将热醋汤略浸片时，捞起阴干用。庶免大发汗。欲大发汗，生用，不须制。（《药性要略大全·卷之三》）

📖 万全《痘疹心法》

麻黄 味苦甘，气温。气味俱薄，阳也；轻清而浮升也。手太阴肺之药，入足太阳膀胱、手少阴心、阳明大肠经，荣卫药也。发散风寒，泄卫实，去荣中寒，又消赤黑斑毒。

《衍义》云：病疮疱倒靥黑者，麻黄去节半两，以蜜一匙同炒良久，以水半升煎，去上沫，再煎去三分之一，乘热尽服之。避风，伺其疮复出。一法用无灰酒煎，但小儿不能饮酒者难服，然其效更速。

择陈久者佳，摘去根节，先用沸汤泡过三次，晒干细切，又以蜜酒各半，浸良久，再晒干，用瓦器炒，令焦黑色。凡痘疹出迟，及痘子黑陷者，倒靥

者，并宜用之。(《痘疹心法·卷之十》)

📖 许希周《药性粗评》

寒邪闭汗，解肌须待于麻黄。

麻黄 一名龙沙，春生苗，如铁线大，有节长尺余，三四月稍上开小黄花，结实如白合瓣而小，又似皂荚子，外皮红而里仁黑。味甘，可食。其根紫赤色，有雌雄二种，雄者无花实。出河东诸郡原野，以荥阳、中牟者为胜。立秋后连根收采，阴干，今青色根亦入药。凡用出汗，去根节又先煮，掠去上沫，方入众药，不令人烦。厚朴为之使，恶辛夷、石韦。

味苦甘辛，性温，无毒。入手太阴肺经。主治中风伤寒，毛孔闭塞，九窍不利，头痛发热，温疟，咳逆。发汗解肌，疏通腠理。海藏云：麻黄治卫实之药，桂枝治卫虚之药，故麻黄为手太阴之剂，桂枝为手少阴之剂。愚谓太阴肺经主气，为卫少阴心经，主血为荣。寒伤血则卫实而孔闭，故用麻黄以开泄。风伤气则卫虚而自汗，故用桂枝以解和。仲景治伤寒用麻黄汤，伤风用桂枝汤，而风寒皆伤则用桂麻各半汤者此也。如欲止汗，则用根节。(《药性粗评·卷之一》)

📖 陈嘉谟《本草蒙筌》

麻黄 味甘、辛，气温。气味俱薄，轻清而浮，升也，阳也。无毒。青州、彭城并属山东俱生，荥阳、中牟并属河南独胜。恶细辛、石韦，宜陈久年深。凡欲用之，须依法制去根节；单煮数沸，倾上沫用火焙干。任合丸散煎汤，方不令人烦闷。以厚朴为使，入手足四经。手太阴经本经之药，阳明经荣卫之药，而又入足太阳经、手少阴经也。发汗解表，治冬月正伤寒如神；驱风散邪，理春初真瘟疫果胜。泄卫实消黑斑赤疹，去荣寒除身热头疼。春末温疟勿加，夏秋寒疫切禁。因时已变，温热难抵。剂之轻扬，仍破积聚癥坚，更劫咳逆、痿痹。山岚瘴气，亦可御之。若蜜炒煎汤，主小儿疮疱。患者多服，恐致亡阳。止汗固虚，根节是妙。

陈嘉谟按：东垣云：麻黄治卫实，桂枝治卫虚。虽俱治太阳之经，其实荣卫药也。肺主卫，心主荣。麻黄为手太阴之剂，桂枝为手少阴之剂。故冬月伤寒、伤风咳嗽者，用麻黄、桂枝，即汤液之源也。然麻黄又为在地之阴，阴当下行，何谓发汗而升上？《经》云：味之薄者，阴中之阳。麻黄属阴，气味俱薄，薄则阴中有阳可知矣，安得不为轻扬之剂升上而发汗乎？但入手太阴经，终亦不能离少阴之本体也。(《本草蒙筌·卷之二》)

方谷《本草纂要》

麻黄 味苦、甘，气温。气味俱薄，阳也，升也。无毒。手太阴经药，入足太阳经、手少阴经、阳明经。荣卫药也，主伤寒，有大发散之功，与紫苏、干葛、白芷等剂不同。盖麻黄苦为地中之阴，辛为发散之阳，故入太阳经，散而不止，能大发其汗，非若紫苏、干葛、白芷之轻扬，不过能解表而已也。伤寒之症必用麻黄，无麻黄不能尽出其寒邪。又麻黄配天花粉用治乳痈，下乳汁，以其辛能发散，辛通血脉故也。又曰：麻黄配半夏能治哮喘、咳嗽，以其气之闭者，宜以辛散之故也。抑又论之麻黄根亦能止汗，何也？根苦而不辛，盖苦为地中之阴也，阴当下行而麻黄之根亦下行，所以根能止汗者此也，又苗何以发汗而升上？经云：味之薄者乃阴中之阴，气之厚者乃阴中之阳。所以苗能发散而升上，亦不离乎阴阳之体也，故入足太阳。(《本草纂要·卷之二》)

黄惟亮《医林统要通玄方论》

麻黄味苦性温平，发汗追风去脑疼。
御瘴消斑开腠理，能通九窍有声名。(《医林统要通玄方论·卷之一》)

📖 李梴《医学入门》

麻黄

麻黄甘苦性微温，主中风邪治不仁；

伤寒表证及嗽喘，理瘴解疟消斑痕。

丛生如麻，色黄也。无毒。浮而升，阳也，手太阴之药。入足太阳、手少阴阳明经。泻卫实，去荣中寒之药也。主中风表证及风毒瘼痹不仁，伤寒初证头疼寒热、咳嗽喘逆上气，理岚瘴及瘟疟，消赤黑斑毒风疹，皆发汗而散也。丹溪尝以人参佐用，表实无汗者一服即效。多则令人虚，或衄血亡阳，惟伤风有汗及阴虚伤食者禁用。诸风药大同，兼破坚瘕积聚、黄疸，及小儿痘疮倒靥。发汗用身去节，水煮三沸去沫。止汗用根。厚朴为使；恶辛夷、石韦。（《医学入门·卷之二》）

📖 皇甫嵩《本草发明》

麻黄中品之上，臣。气温，味苦。无毒。气味俱薄，轻而浮，升也，阳也。手太阴药，入足太阳、手少阴、阳明经。荣卫药也

发明曰：麻黄是发表的药。《本草》主中风、伤寒头痛、温疟，除寒热，入太阳而发表也；止咳逆上气，通腠理，解肌，泄邪恶，发汗，手太阴肺药也；去荣中寒者，心主荣，寒伤荣，汗为心液，入手少阴经发汗以解寒也；云消赤黑斑毒，又治身表毒风瘼痹，皮肉不仁者，除太阳阳明之表热风湿也。既发表出汗，则诸经之寒邪、邪热风湿悉去矣。又主破癥坚积聚，五藏邪气缓急，风胁痛，字乳余疾，则不止泄卫实发表，又血荣中药也。要之，发表为专治。冬月伤寒，春初温疫；若夏月温热，病无寒邪。或寒邪入里，或表虚、阴虚发热，伤风有汗内伤、伤食等候，虽有可汗，不可过服，若汗多耗液亡阳，或至衄血不止，丹溪以麻黄、人参同用，攻补法也。洁古云：麻黄味苦，为在地之阴，阴当下行，何为升上而发汗？《经》云：味薄乃阴中之阳，故麻黄发汗升上，亦不离阴之体，故入手太阴也。

《汤液》云：麻黄泄卫实，桂枝治卫虚，二者虽太阳经药，以其在太阳地

分耳，其本病实荣卫药也。肺主卫，心主荣，麻黄肺之剂，桂枝心之剂，故冬月伤寒用麻黄，伤风而咳用桂枝，即汤液之源也。

根节能止汗，若发汗去根节，煮二三沸，去浮沫，入药同煎。不然令人烦闷。厚朴为之使。恶辛夷、石韦。（《本草发明·卷之二》）

📖 李时珍《本草纲目》

麻黄《本经》中品

【释名】龙沙《本经》，卑相《别录》，卑盐《别录》。时珍曰，诸名殊不可解。或云其味麻，其色黄，未审然否？张揖《广雅》云：龙沙，麻黄也。狗骨，麻黄根也。不知何以分别如此？

【集解】《别录》曰：麻黄生晋地及河东，立秋采茎，阴干令青。弘景曰：今出青州、彭城、荥阳、中牟者为胜，色青而多沫。蜀中亦有，不好。恭曰：郑州鹿台及关中沙苑河旁沙洲上最多，同州沙苑既多，其青、徐者亦不复用。禹锡曰：按段成式《酉阳杂俎》云：麻黄茎头开花，花小而黄，丛生。子如覆盆子，可食。颂曰：今近汴京多有之，以荥阳、中牟者为胜。春生苗，至夏五月则长及一尺以来。梢上有黄花，结实如百合瓣而小，又似皂荚子，味甜，微有麻黄气，外皮红，里仁子黑。根紫赤色。俗说有雌雄二种：雌者于三月、四月内开花，六月结子。雄者无花，不结子。至立秋后收茎阴干。时珍曰：其根皮色黄赤，长者近尺。

【附录】云花子。时珍曰：按葛洪《肘后方》治马疥，有云花草，云状如麻黄，而中坚实也。

茎

【修治】弘景曰：用之折去节根，水煮十余沸，以竹片掠去上沫，沫令人烦，根节能止汗故也。

【气味】苦，温，无毒。《别录》曰：微温。普曰：神农、雷公：苦，无毒。扁鹊：酸。李当之：平。权曰：甘，平。元素曰：性温，味苦而甘辛，气味俱薄，轻清而浮，阳也，升也。手太阴之药，入足太阳经，兼走手少阴、阳明。时珍曰：麻黄微苦而辛，性热而轻扬。僧继洪云：中牟有麻黄之地，冬不积雪，为泄内阳也。故过用则泄真气。观此则性热可知矣。服麻黄自汗不止者，以冷水浸头发，仍用扑法即止。凡服麻黄药，须避风一日，不尔病复作也。凡用须佐以黄芩，则无赤眼之患。之才曰：厚朴、白薇为之使。恶辛夷、石韦。

【主治】中风伤寒头痛，温疟，发表出汗，去邪热气，止咳逆上气，除寒热，破癥坚积聚《本经》。五脏邪气缓急，风胁痛，字乳余疾，止好唾，同滕理，解肌，泄邪恶气，消赤黑斑毒。不可多服，令人虚《别录》。治身上毒风疹痛痹，皮肉不仁，主壮热温疫，山岚瘴气甄权。通九窍，调血脉，开毛孔皮肤《大明》。去营中寒邪，泄卫中风热元素。散赤目肿痛，水肿风肿，产后血滞时珍。

【发明】弘景曰：麻黄疗伤寒，解肌第一药。颂曰：张仲景治伤寒，有麻黄汤及葛根汤、大小青龙汤，皆用麻黄。治肺痿上气，有射干麻黄汤、厚朴麻黄汤，皆大方也。杲曰：轻可去实，麻黄、葛根之属是也。六淫有余之邪，客于阳分皮毛之间，滕理闭拒，营卫气血不行，故谓之实。二药轻清成象，故可去之。麻黄微苦，其形中空，阴中之阳，入足太阳寒水之经，其经循背下行，本寒而又受外寒，故宜发汗，去皮毛气分寒邪，以泄表实。若过发则汗多亡阳，或饮食劳倦及杂病自汗表虚之证用之，则脱人元气，不可不禁。好古曰：麻黄治卫实之药，桂枝治卫虚之药，二物虽为太阳证药，其实营卫药也。心主营为血，肺主卫为气。故麻黄为手太阴肺之剂，桂枝为手少阴心之剂。伤寒伤风而咳嗽，用麻黄、桂枝，即汤液之源也。时珍曰：麻黄乃肺经专药，故治肺病多用之。张仲景治伤寒无汗用麻黄，有汗用桂枝。历代名医解释，皆随文傅会，未有究其精微者。时珍常绎思之，似有一得，与昔人所解不同云。津液为汗，汗即血也。在营则为血，在卫则为汗。夫寒伤营，营血内涩，不能外通于卫，卫气闭固，津液不行，故无汗发热而憎寒。夫风伤卫，卫气外泄，不能内护于营，营气虚弱，津液不固，故有汗发热而恶风。然风寒之邪，皆由皮毛而入。皮毛者，肺之合也。肺主卫气，包罗一身，天之象也。是证虽属乎太阳，而肺实受邪气。其证时兼面赤怫郁，咳嗽有痰，喘而胸满诸证者，非肺病乎？盖皮毛外闭，则邪热内攻，而肺气膹郁。故用麻黄、甘草同桂枝，引出营分之邪，达之肌表，佐以杏仁泄肺而利气。汗后无大热而喘者，加以石膏。朱肱

《活人书》，夏至后加石膏、知母，皆是泄肺火之药。是则麻黄汤虽太阳发汗重剂，实为发散肺经火郁之药也。腠理不密，则津液外泄，而肺气自虚。虚则补其母。故用桂枝同甘草，外散风邪以救表，内伐肝木以防脾。佐以芍药，泄木而固脾，泄东所以补西也。使以姜枣，行脾之津液而和营卫也。下后微喘者加厚朴、杏仁，以利肺气也。汗后脉沉迟者加人参，以益肺气也。朱肱加黄芩为阳旦汤，以泻肺热也。皆是脾肺之药。是则桂枝虽太阳解肌轻剂，实为理脾救肺之药也。此千古未发之秘旨，愚因表而出之。又少阴病发热脉沉，有麻黄附子细辛汤、麻黄附子甘草汤。少阴与太阳为表里，乃赵嗣真所谓熟附配麻黄，补中有发也。

一锦衣夏月饮酒达旦，病水泄，数日不止，水谷直出。服分利消导升提诸药则反剧。时珍诊之，脉浮而缓，大肠下弩，复发痔血。此因肉食生冷茶水过杂，抑遏阳气在下，木盛土衰，《素问》所谓久风成飧泄也。法当升之扬之。遂以小续命汤投之，一服而愈。昔仲景治伤寒六七日，大下后，脉沉迟，手足厥逆，咽喉不利，唾脓血，泄利不止者，用麻黄汤平其肝肺，兼升发之，即斯理也。神而明之，此类是矣。

【附方】旧五，新七。

天行热病初起一二日者。麻黄一大两去节，以水四升煮，去沫，取二升，去滓，着米一匙及豉，为稀粥。先以汤浴后，乃食粥，厚覆取汗，即愈孟诜《必效方》。

伤寒。雪煎麻黄十斤去节，杏仁四升去皮熬，大黄一斤十三两。先以雪水五石四斗，渍麻黄于东向灶釜中。三宿后，纳大黄搅匀，桑薪煮至二石，去滓。纳杏仁同煮至六七斗，绞去滓，置铜器中。更以雪水三斗，合煎令得二斗四升，药成，丸如弹子大。有病者以沸白汤五合，研一丸服之，立汗出。不愈，再服一丸。封药勿令泄气《千金方》。

伤寒黄疸表热者。麻黄醇酒汤主之。麻黄一把去节绵裹，美酒五升，煮取半升，顿服取小汗。春月用水煮《千金方》。

里水黄肿。张仲景云：一身面目黄肿，其脉沉，小便不利，甘草麻黄汤主之。麻黄四两水五升，煮去沫，入甘草二两，煮取三升。每服一升，重覆汗出。不汗再服。慎风寒。《千金》云：有患气虚久不瘥，变成水病，从腰以上肿者，宜此发其汗。

水肿脉沉属少阴，其脉浮者为风，虚胀者为气，皆非水也。麻黄附子汤汗之。麻黄三两水七升，煮去沫，入甘草二两，附子炮一枚，煮取二升半。每服八分，日三服，取汗张仲景《金匮要略》。

风痹冷痛，麻黄去根五两，桂心二两，为末，酒二升，慢火熬如饧。每服一匙，热酒调下，至汗出为度。避风《圣惠方》。

小儿慢脾风，因吐泄后而成，麻黄长五寸十个去节，白术指面大二块，全蝎二个，生薄荷叶包煨。为末。二岁以下一字，三岁以上半钱，薄荷汤下《圣惠方》。

尸咽痛痹，语声不出。麻黄以青布裹，烧烟筒中熏之《圣惠方》。

产后腹痛及血下不尽。麻黄去节，为末，酒服方寸匕，一日二三服，血下尽即止《子母秘录》。

心下悸病。半夏麻黄丸：用半夏、麻黄等分，末之，炼蜜丸小豆大。每饮服三丸，日三服《金匮要略》。

痘疮倒靥。寇宗奭曰：郑州麻黄去节半两，以蜜一匙同炒良久，以水半升煎数沸，去沫再煎去三分之一，去滓乘热服之，避风，其疮复出也。一法：用无灰酒煎，其效更速。仙源县笔工李用之子，病斑疮风寒倒靥已困，用此一服便出，如神。

中风诸病。麻黄一秤去根。以王相日乙卯日，取东流水三石三斗，以净铛盛五七斗，先煮五沸，掠去沫，逐旋添水，尽至三五斗，漉去麻黄，澄定，滤去滓，取清再熬至一斗，再澄再滤，取汁再熬，至升半为度，密封收之，一二年不妨。每服一二匙，热汤化下取汗。熬时要勤搅，勿令着底，恐焦了。仍忌鸡犬阴人见之。此刘守真秘方也《宣明方》。（《本草纲目·第十五卷》）

📖 张锡京《药性分类》

麻黄　发汗解表，去营中寒邪，疏通气血，利九窍，开毛孔。治伤寒头痛，恶寒无汗，咳逆上气，痰哮气喘，皮肉不仁，水肿风肿。

脉不浮紧者，忌用。

恶辛夷、石膏。（《药性分类·肺大肠门》）

麻黄

麻黄君，味苦甘，气温。气味俱薄，阳也，升也，无毒。手太阴之药，入足太阳经，手少阴经、阳明经，荣卫药也。恶辛夷、石韦。凡用先煮一二沸，去上沫，不则令人烦闷。

主中风伤寒，头痛，温疟，发表出汗，去邪热气，止咳逆上气，除寒热，破癥坚积聚。发太阳、少阴经汗，出表上寒邪，泄卫实，去荣中寒，消赤黑斑毒，不可多服，令人虚。

根节能止汗。（《本草便·卷一》）

方有执《伤寒论条辨》

麻黄　味苦，温，无毒，主伤寒头痛，温疟，发表，出汗，去邪热气，止咳逆上气，除寒热，通腠，理疏，解肌，泄邪恶气，消黑赤斑毒，不可多服，令人虚。

陶隐居云，用之折除节，节止汗故也，先煮一两沸，去上沫，沫令人烦，《药性论》：根节能止汗，日华子：通九窍，开毛孔皮肤。（《伤寒论条辨·本草钞》）

梅得春《药性会元》

麻黄　味甘，性温。升也，阴中之阳。无毒。恶辛夷、石韦，厚朴为使。入手太阳小肠经。

主治：其形中空，散寒邪而发表；其节中闭，止盗汗而固虚。表汗而止咳嗽，发散攻头痛。发汗用茎，止汗用根节。丹溪云：泄卫中湿，去荣中寒，发手太阳小肠、足太阳膀胱、手少阴心、足少阴肾经之汗。治中风、伤寒头痛，温疟、皮肤寒湿及风，通九窍，开毛孔，止嗽逆上气，除邪气，破坚积，消赤黑斑毒，身上毒风，癣痹不仁。多服令人表虚。治伤寒虽有发汗之功，冬

月可用。交春分后止，可用九味羌活汤，最稳。春夏用之，恐其汗倾身而来，势不能止，多致不救。(《药性会元·卷上》)

📖 龚信《本草定衡》

麻黄　味苦，温，微温，无毒。通九窍，调血脉，开毛孔皮肤，逐风破癥积，逐五脏邪气，退热，御山岚瘴气。

雷公云，凡使去节并沫，若不尽，服之令人闷。用夹刀剪去节并头块砭上，用铜刀细剉，服三四十沸，竹刀掠去上沫，尽漉出，熬干用之。

【附《子母秘录》】治产腹痛及血下不尽。麻黄去节。杵烂酒服，一日二、三服，血下尽即止，泽兰汤服，亦妙。(《本草定衡·卷之二》)

📖 杜文燮《药鉴》

麻黄　气温，味苦甘，气味俱薄，无毒。升也，阳也。手太阴之剂，入足太阳经，走手少阴阳明经药也。去根节者发汗，留根节者敛汗。惟在表真有寒邪者宜用之。若表无真寒邪，或寒邪在里，或表虚之人，或阴虚发热，或伤风有汗，或伤食等症，虽有发热恶寒，其不头疼身痛而拘急，六脉不浮紧甚者，皆不可汗。虽有可汗之症，亦不可过。盖汗乃心之液也，不可汗而汗，与可汗而过之，则心家之液涸，而心血亦为之动矣，或致亡阳，或致衄血不止，而成大患也，戒之。君羌活，能散风邪。佐独活，能消脚气。同杏仁，能去寒邪，兼理哮喘。臣甘菊，能清肺热，更明眼目。身能发汗，根主敛汗。风家用之多验者，何哉？盖风至柔也而善藏，麻黄性至轻也而善驱，内用气血药以托之，外用浮剂以散之，此以善藏始者，不得以善藏终矣。阴虚发汗者，鹿角四物汤加根节敛汗。汗多亡阳者，附子四君饮入根节回阳。痈疽方起者，行凉药中兼用之，即散无疑。寒邪战栗者，疏风药中兼用之，立止不谬。痘家初发热，及痘红紫稠密，皮厚不快者，多用于行凉解毒药中，则内托外散，正所谓开门放贼，而痘亦因之稀少矣。又能散胸膈泥滞之气，表虚则忌。(《药鉴·卷二》)

麻黄甘，为在地之阴也，阴当下行，何为发汗而上升？《内经》云，味之薄者，乃阴中之阳，所以发汗而上升，然而升上亦不离乎阳之体，故入乎太阳也。(《药鉴·卷一》)

体，故入乎太阴也。麻黄甘，为在地之阴也，阴当下行，何为发汗而上升？《内经》云：味之薄者，乃阴中之阳，所以发汗而上升，然而升上亦不离乎阳之体，故入乎太阴也。

张梓《新刻药证类明》

麻黄　发散风寒，去荣中寒洁古。

发散风寒，解见风门麻黄下，去荣中寒者，寒伤荣也。(《新刻药证类明·卷上》)

杨崇魁《本草真诠》

麻黄　主中风伤寒头痛，风毒瘘痹不仁，发表出汗，消斑毒风疹，止咳逆上气。(《本草真诠·卷之上》)

缪希雍《神农本草经疏》

麻黄　味苦，温、微温。无毒。主中风伤寒头痛，温疟，发表出汗，去邪热气，止咳逆上气，除寒热，破癥坚积聚，五脏邪气缓急，风胁痛，字乳余疾，止好唾，通腠理，疏伤寒头疼，解肌，泄邪恶气，消赤黑斑毒。不可多服，令人虚。

【疏】麻黄禀天地清阳刚烈之气，故《本经》：味苦，其气温而无毒。详其主治，应是大辛之药。《药性论》加甘，亦应有之。气味俱薄，轻清而浮，阳也，升也。手太阴之药，入足太阳经，兼走手少阴、阳明。轻可去实，故疗伤寒，为解肌第一。专主中风伤寒头痛，温疟，发表出汗，去邪热气者，盖以风寒湿之外邪，客于阳分皮毛之间，则腠理闭拒，荣卫气血不能行，故谓之实。

此药轻清成象，故能去其壅实，使邪从表散也。咳逆上气者，风寒郁于手太阴也。寒热者，邪在表也。五脏邪气缓急者，五缓六急也。风胁痛者，风邪客于胁下也。斯皆卫实之病也。卫中风寒之邪既散，则上来诸证自除矣。其曰消赤黑斑毒者，若在春夏，非所宜也。破癥坚积聚，亦非发表所能。洁古云：去荣中寒邪，泄卫中风热，乃确论也。多服令人虚，走散真元之气故也。

【主治参互】仲景治伤寒，有麻黄汤、大小青龙汤。治肺病上气，有射干麻黄汤、厚朴麻黄汤。同石膏、杏仁、桑白皮、甘草，治寒邪郁于肺经，以致喘满咳嗽。仲景治少阴病发热，脉沉，有麻黄附子细辛汤及麻黄附子甘草汤。同桂可治风痹冷痛。蜜炒麻黄，治冬月疮疱为风寒所郁，以致倒靥喘闷，一服立解。

【简误】麻黄轻扬发散，故专治风寒之邪在表，为入肺之要药。然其味大辛，气大热，性轻扬善散，亦阳草也，故发表最速。若夫表虚自汗，阴虚盗汗，肺虚有热，多痰咳嗽，以致鼻塞；疮疱热甚，不因寒邪所郁而自倒靥；虚人伤风，气虚发喘，阴虚火炎，以致眩晕头痛；南方中风瘫痪，及平日阳虚，腠理不密之人，皆禁用。汗多亡阳，能损人寿。戒之！戒之！自春深夏月，以至初秋，法所同禁。(《神农本草经疏·卷八》)

📖 张三锡《医学六要》

麻黄

【地道】今近汴京多有之，以荥阳、中牟者为胜。

【发明】弘景曰：麻黄，疗伤寒、解肌第一药。颂曰：张仲景治伤寒，有麻黄汤及葛根汤、大小青龙汤，皆用麻黄。治肺痿上气，有射干麻黄汤、厚朴麻黄汤，皆大方也。杲曰：轻可去实，麻黄、葛根之属是也。六淫有余之邪，客于阳分皮毛之间，腠理闭拒，营卫气血不行，故谓之实。二药轻清成象，故可去之。麻黄微苦，其形中空，阴中之阳，入足太阳寒水之经。其经循背下行，本寒而又受外寒，故宜发汗，去皮毛气分寒邪，以泄寒实。若过发则汗多亡阳，或饮食劳倦及杂病自汗表虚之证用之，则脱人元气，不可不禁。好古曰：麻黄治卫实之药，桂枝治卫虚之药，二物虽为太阳证药，其实营卫药也。心主营为血，肺主卫为气，故麻黄为手太阴肺之剂，桂枝为手少阴心之剂。伤寒伤风而咳嗽，用麻黄、桂枝，即汤液之源也。时珍曰：麻黄乃肺经专药，故治肺病多用之。张仲景治伤寒无汗用麻黄，有汗用桂枝。历代明医解释，皆随文附会，未有究其精微者。时珍常释思之，似有一得，与昔人所解不同云。津液为汗，汗即血也。在营即为血，在卫则为汗。夫寒伤营，营血内涩，不能外通于卫，卫气闭固，津液不行，故无汗发热而憎寒。夫风伤卫，卫气外泄，不能内获于营，营气虚弱，津液不固，故有汗发热而恶风。然风寒之邪，皆由皮毛而入。皮毛者，肺之合也。肺主卫气，包罗一身，天之象也。是证虽属乎太阳，而肺实受邪气。其症时面赤怫郁，咳嗽有痰，喘而胸满诸症者，非肺病乎？盖皮毛外闭，则邪热内攻，而肺气膹郁。故用麻黄、甘草同桂枝，引出营分之邪，达之肌表，佐以杏仁泄肺而利气。汗后无大热而喘者，加以石膏。朱肱《活人书》，夏至后加石膏、知母，皆是泄肺火之药。是则麻黄汤虽太阳发汗重剂，实为发散肺经火郁之药也。腠理不密，则津液外泄，而肺气自虚。虚则补其母，故用桂枝同甘草，外散风邪以救表，内伐肝木以防脾。佐以芍药，泄木而固脾，泄东所以补西也。使以姜、枣，行脾之津液而和营卫也。下后微喘者加厚朴、杏仁，以利肺气也。汗后脉沉迟者加人参，以益肺气也。朱肱加黄芩为阳旦汤，以泄肺热也。皆是脾肺之药。是则桂枝虽太阳解肌轻剂，实为理脾救肺之药也。此千古未发之秘旨，愚因表而出之。又少阴病发热脉沉，有麻黄附子细辛汤、麻黄附子甘草汤。少阴与太阳为表里，乃赵嗣真所谓熟附配麻黄，补中有发也。一锦衣夏月饮酒达旦，病水泻，数日不止，水谷直去。服分利、消导、升提诸药，则反剧。时珍诊之，脉浮而缓，大肠虚弩，复发痔血。此因肉食生冷茶水过杂，抑遏阳气在下，木盛土衰，《素问》所谓久风成飧泄也。法当升之扬之。遂以小续命汤投之，一服而愈。昔仲景治伤寒六七日，大下后，脉沉迟，手足厥逆，咽喉不利，唾脓血，泄利不止者，用麻黄汤平其肝肺，兼升发之，即斯理也。神而明之，此类是也。（《医学六要·本草发明切要》）

📖 李中立《本草原始》

麻黄 始生晋地及河东，今近汴京处有之。以荥阳、中牟者为最胜。苗春生，至夏五月则长及一尺已来。稍有黄花，结实如百合瓣而小，又似皂荚子，味甜，微有麻黄气。外皮红，里仁黑，根紫赤色。俗说有雌雄二种，雌者于三月、四月内开花；雄者无花，不结子。至立秋后收采其茎，阴干。或云气味麻，其色黄，故名麻黄。

麻黄 气味苦，温，无毒。

主治：中风、伤寒头痛，温疟。发表出汗，去邪热气，止咳逆上气，除寒热，破癥瘕积聚。五脏邪气，缓急胁痛，字乳余疾。止好唾。通腠理，解热，泄邪恶气，消赤黑斑毒。不可多服，令人虚。治身上毒风痹痹，皮肉不仁，主壮热瘟疫，山岚瘴气。通九窍，调血脉，开毛孔皮肤。去荣中寒邪，泄卫中风热。散目肿痛。水肿风肿。产后血滞。

麻黄《本经》中品。茎，茎类节节草，嫩青老黄。

修治：麻黄折去节，水煮十余沸，以竹片掠去上沫，沫令人烦，今人惟去根节，切用。（《本草原始·卷之二》）

📖 卢之颐《本草乘雅半偈》

麻黄 纤细虚中，宛如毛孔。故可对待满实之毛孔。合葛根石膏麻黄三种，则知仲景处房大局。仲景立方祖，三种为诸方始也。

气味苦温，无毒。主中风，伤寒，头痛，温疟，发表汗出，去邪热气，止咳逆上气。除寒热，破癥坚积聚。

【核曰】出荥阳、中牟、汴京者为胜。所在之处，冬不积雪。二月生苗，纤细劲直，外黄内赤，中虚作节如竹；四月梢头开黄色花，结实如百合瓣而紧小，又似皂荚子而味甜；根色紫赤，有雌雄两种，雌者开花结实。

修治：去根及节，煮十多沸，掠去白沫，恐令人烦。厚朴、白薇为之使。恶辛夷、石韦。

【参曰】表黄里赤，中虚象离，生不受雪，合辅心王，宣扬火令者也。主治寒风温疟，标见头痛之标经，侵淫部署之首，形层之皮，致毛孔满实，逆开反阖者，宣火政令，扬液为汗而张大之，八万四千毛孔，莫不从令，而去邪热气矣。但热非病反其本，得标之病，即寒风暴虐之气，使入毛孔毕直，皮肤闭而为热，劲切之性，仍未反乎本气之寒也。咳逆上气者，毛孔满闭，则不能布气从开，故上逆而咳。癥坚积聚者，假气成形，则不能转阖从开，故积坚而癥。盖不独本性不迁，即本气犹未变易，故仍可转入为出，易冬为春，否则妄汗亡液，败乱心王矣。(《本草乘雅半偈·第四帙》)

📖 罗必炜《青囊药性赋》

麻黄　味苦甘，性温，无毒。升也，阴中之阳也。其用有二：其形中空，散寒邪而发表；其节中实，止盗汗而固虚。(《青囊药性赋·卷之上》)

麻黄发散攻头痛，发汗用茎，止汗用根。……麻黄，味苦温，无毒。(《青囊药性赋·卷之中》)

📖 李中梓《雷公炮制药性解》

麻黄　味甘苦，性温，无毒，入肺、心、大肠、膀胱四经。主散在表寒邪，通九窍，开毛孔，破癥结，除积聚。去根节者，大能发汗；根节能敛汗。厚朴为使，恶辛夷、石韦。陈久者良。

按：麻黄专主发散，宜入肺部；出汗开气，宜入心与大肠、膀胱。此骁悍之剂也，可治冬月春间伤寒瘟疫，夏秋不可轻用，惟在表真有寒邪者可用。或无寒邪、或寒邪在里、或里虚之人、或阴虚发热、或伤风有汗、或伤食等症，虽发热恶寒，其不头疼身疼而拘急，六脉不浮紧者，皆不可用。虽可汗之症，不宜多服，盖汗乃心之液，若不可汗而汗，与可汗而过汗，则心血为之动矣，或至亡阳，或至衄血不止，而成大患。丹溪以麻黄、人参同用，亦攻补之法也。医者宜知之。

雷公云：凡使，去节并沫，若不尽，服之令人闷。用夹刀剪去节并头，槐砧上用铜刀细锉，煎三四十沸，竹片掠去上沫尽，漉出，晒干用。(《雷公炮

📖 缪希雍《炮炙大法》

麻黄 陈久者良。去节并沫，若不尽，服之令人闷。用夹刀剪去节并头，槐砧上用铜刀细剉，煎三四十沸，竹片掠去上沫尽，漉出晾干用之。厚朴、白薇为之使。恶辛夷、石韦。（《炮炙大法·木部》）

📖 倪朱谟《本草汇言》

麻黄 味苦、辛，气温，无毒。气味俱薄，轻清而浮，阳也升也。手太阴之药，入足太阳，兼走手少阴、阳明经。

陶隐居曰：麻黄生晋地及河东。今郑州鹿台及关中沙苑河旁沙州最多。其青州、徐州者不佳。蜀中出者亦不堪用。惟彭城、荥阳、中牟者为胜。所在之处，冬不积雪。夏五月则长及一尺。纤细劲直，外黄内赤，中空作节如竹。四月稍头开黄色花，六月结实如百合瓣而紧小。又似皂荚子而味甜，微有麻气。外皮色红，里仁色黑，根色紫赤。俗说有雌雄二种，雌者开花结子，雄者无花无子。至立秋后收茎阴干。修治：折去节根，水煮十余沸，以竹片掠去上沫用，恐令人烦。节、根又能止汗液也。

麻黄 □主伤寒，有大发散之功。专入太阳之经，散而不止，能大发汗。非若紫苏、前、葛之轻扬，不过能散表而已也。所以东垣云：净肌表，泄卫中之实邪；达玄府，去营中之寒郁。凡六淫有余之邪，客于阳分皮毛之间，腠理闭拒，营卫不通，其病为实。麻黄，其形中空，轻清成象，入足太阳寒水之经，以泄皮毛气分，直彻营分之寒邪，无麻黄寒邪不能尽出也。故《本经》主中风伤寒，头痛温疟，及咳逆上气诸病，悉属太阳卫实之邪，用此药为解表第一。推而广之，若瘖疹之隐见不明，恶疮之内陷不透，哮喘之壅闭不通，产乳之阻滞不行等证，悉用麻黄，累累获效。但此药禀阳刚清烈之气，味大辛，性大热，体轻善散，故专治风寒之邪在表，为入肺之要药，而发表最速也。若发热不因寒邪所郁而标阳自盛之证，或温疟不因寒湿瘴气而风暑虚热之证，或虚人伤风、虚人发喘，阴虚火炎，血虚头痛，以致眩晕，中风瘫痪；或肺虚发热，多痰咳嗽，以致鼻塞疮疱，及平素阳虚腠理不密之人，悉皆禁用。误用则汗多亡阳，损人元气，戒之慎之！

李时珍先生曰：仲景治伤寒无汗用麻黄，有汗用桂枝。王海藏谓麻黄治卫实，桂枝治卫虚。二物虽为太阳经药，其实营卫药也。心主营为血，肺主卫为气。故麻黄为手太阴肺之剂，桂枝为手少阴心之剂。似亦得其概要而未豁然。夫津液为汗，汗即血也。在营则为血，在卫则为汗。夫寒伤营，营血内涩，不能外通于卫。卫气闭固，津液不行，故无汗发热而憎寒。夫风伤卫，卫气外泄，不能内护于营。营气虚弱，津液不固，故有汗发热而恶风。然风寒之邪，皆由皮毛而入。皮毛者肺之合也。肺主卫气，包罗一身。是证虽属乎太阳，而肺实受邪气，其证时兼面赤怫郁，咳嗽有痰，喘而胸满，诸证非肺病乎？盖皮毛外闭，则邪热内攻，而肺气膹郁，故用麻黄、甘草，同桂枝引出营分之邪，达之肌表。佐以杏仁，泄肺而利气。又汗后无大热而喘者加以石膏。《活人书》夏至后加石膏、知母，皆是泄肺火之药。是则麻黄汤虽太阳发表重剂，又为发散肺经火郁之药也。如腠理不密，则津液外泄，而肺气自虚。虚则补其母，故用桂枝同甘草，外散风邪以救表，内伐肝木以防脾。佐以芍药，疏木而固脾，泄东所以补西也。使以姜、枣，行脾之津液而和营卫也。下后微喘者，加厚朴、杏仁，以利肺气也。汗后脉沉迟者，加人参以益肺气也。朱肱方加黄芩为阳旦汤，以泻肺热也，皆是脾肺之药。是则桂枝虽太阳解肌轻剂，实为理脾救肺之药也。此千古未发之秘旨，愚特表而出之。又少阴病发热脉沉，有麻黄附了细辛汤、麻黄附子甘草汤。然少阴与太阳为表里也，即前人所谓熟附配麻黄，补中有发之意云。又仲景治伤寒六七日，大下后，脉沉迟，手足厥逆，咽喉不利，唾脓血，泄利不止者，用麻黄汤，平其肝肺，兼升发之，即斯理也。神而明之，存乎人矣！

集方 下十一方出《方脉正宗》

仲景治伤寒有麻黄汤，有大小青龙汤。

治少阴病发热脉沉，有麻黄附子细辛汤，及麻黄附子甘草汤。

治肺病上气，有射干麻黄汤，厚朴麻黄汤。

治寒邪郁于肺经，以至喘满咳嗽。用麻黄、石膏、杏仁、桑皮、甘草。

治时行温疟，寒多拘急者。用麻黄、杏仁、桂枝、柴胡、生姜。

治风痹冷痛。用麻黄、桂枝、甘草。

治冬月痘疮为寒风所郁，以致倒靥喘闷。用麻黄、桂枝俱蜜水炒，杏仁、紫苏叶、葱头，一服立解。

治冬夏冷哮痰喘。用麻黄、半夏、苏子、皂角、白芥子，配二陈汤立验。

治痘瘄斑疹不起透。用麻黄、荆芥、牛蒡子、桂枝、前胡、甘草。

治乳汁不行。用麻黄一两蜜水炒，天花粉、当归身各五钱，水煎服。

治杨梅恶疮，毒气不起，疮脚冷停、不攻发者。用麻黄一两，蝉蜕、僵蚕、肉桂、当归、皂角刺、白芷、红花各五钱，羊肉汤煎服。(《本草汇言·卷之三》)

📖 张介宾《景岳全书》

麻黄 味微苦、微涩。气温而辛，升也，阳也。此以轻扬之味，而兼辛温之性，故善达肌表，走经络，大能表散风邪，祛除寒毒，一应瘟疫、疟疾、瘴气山岚，凡足三阳表实之证，必宜用之。若寒邪深入少阴、厥阴筋骨之间，非用麻黄、官桂不能逐也。但用此之法，自有微妙，则在佐使之间，或兼气药以助力，可得卫中之汗，或兼血药以助液，可得营中之汗；或兼温药以助阳，可逐阴凝之寒毒；或兼寒药以助阴，可解炎热之瘟邪。此实伤寒阴疟家第一要药，故仲景诸方以此为首，实千古之独得者也。今见后人多有畏之为毒药而不敢用，又有谓夏月不宜用麻黄者，皆不达可叹也。虽在李氏有云：若过发则汗多亡阳，若自汗表虚之人用之则脱人元气，是皆过用及误用而然。若阴邪深入，则无论冬夏，皆所最宜，又何过之有？此外如手太阴之风寒咳嗽，手少阴之风热斑疹，足少阴之风水肿胀，足厥阴之风痛目痛，凡宜用散者，惟斯为最。然柴胡、麻黄俱为散邪要药，但阳邪宜柴胡，阴邪宜麻黄，不可不察也。制用之法，须折去粗根，入滚汤中煮三五沸，以竹片掠去浮沫，晒干用之。不尔，令人动烦。(《景岳全书·大集》)

阴寒沉滞之邪，非此不能散，亦痘家之要药，而人多畏之，由不能察也。(《景岳全书·烈集》)

开窍，大泄肌表，妄用恐表虚气脱。(《景岳全书·烈集》)

📖 聂尚恒《医学汇函》

从生如麻，色黄也。无毒。浮而升，阳也。手太阴之药，入足太阳、手少阴、阳明经，泻卫实，去荣中寒之药也。主中风表证及风毒痿痹不仁，伤寒初症头疼寒热、咳嗽喘逆上气，理岚瘴及瘟疟，消赤黑斑毒风疹，皆发汗而败也。丹溪尝以人参佐用，表实无汗者一服即效。多则令人虚，或衄血亡阳，惟伤风有汗及阴虚伤食者禁用。诸风药大同，兼破癥坚积聚、黄疸及小儿痘疮倒靥。发汗用身去节，水煮三沸去沫。止汗用根。厚朴为使，恶辛夷、石韦。(《医学汇函·下册》)

📖 李中梓《医宗必读》

麻黄 味苦，温，无毒。入心、肺、膀胱、大肠四经。厚朴为使，恶辛夷、石韦。去根节，水煮去沫。专司冬令寒邪，头痛、身热、脊强。去营中寒气，泄卫中风热。

轻可去实，为发散第一药，惟在冬月，在表真有寒邪者宜之。或非冬月，或无寒邪，或寒邪在里，或伤风等证，虽发热恶寒，不头疼身疼而拘急，六脉不浮紧者，皆不可用。虽可汗之证，亦不宜多服。汗为心液，若不可汗而汗，与可汗而过汗，则心血为之动矣。或亡阳、或血溢而成大患，可不慎哉。麻黄乃太阳经药，兼入肺经，肺主皮毛；葛根乃阳明经药，兼入脾经，脾主肌肉。发散虽同，所入迥异。(《医宗必读·卷之三》)

📖 徐彦纯《本草发挥》

麻黄 成聊摄云：寒淫于内，治以甘热，佐以苦辛，以辛润之。麻黄之甘，以解少阴之寒。又云：麻黄、甘草之甘，以散表寒。

洁古云：麻黄，发太阳、少阴经汗，入手太阴。《主治秘诀》云：性温，味甘、辛。气味俱薄，轻清而浮，升阳也。其用有四：去寒邪一也，肺经本药二也，发散风寒三也，去皮肤寒湿及风四也。泄卫中实，去荣中寒。又云：麻黄苦为在地之阴，阴当下行，何谓发汗而升上？经云：味之薄者，乃阴中之阳，所以麻黄发汗而升上，亦不离乎阴之体，故入手太阴也。

东垣云：去表上之寒邪。甘缓，热，去节。用以解少阴经之寒，散表寒，散浮热。又云：麻黄主中风伤寒头痛，发表出汗，通九窍，开毛孔，治咳逆上气。

海藏云：麻黄入足太阳、手太阴。能泄卫实而发汗，及伤寒无汗，咳嗽。夫麻黄治卫实之药，桂枝治卫虚之药。桂枝、麻黄，虽为太阳经药，其实荣卫药也。以其在太阳地分，故曰太阳也。本病者即荣卫，肺主卫，心主荣，卫为气，荣为血，乃肺心所主，故麻黄为手太阴之剂，桂枝为手少阴之剂。故伤寒、伤风而咳者，用麻黄、桂枝，即汤液之源也。（《本草发挥·卷二》）

郑二阳《仁寿堂药镜》

麻黄 《图经》云：麻黄生晋地及河东，以荥阳、中牟者为佳。

气温，味苦，甘而苦，气味俱薄，阳也，升也。甘、热，纯阳。无毒。

手太阴之剂。入足太阳经，走手少阴经、阳明经药。

《本草》云：主中风，伤寒头痛，温疟，发表出汗，去邪热气。止厥逆上气，除寒热，破癥坚积聚。

《本草》又云：厚朴为之使。恶辛夷、石韦。去节煮三二沸，去上沫，否则令人心烦闷。

洁古云：麻黄发太阳、少阴经汗。入手太阴。《主治秘诀》云：性温，味甘、辛。气味俱薄，轻清耐浮，升，阳也。其用有四：去寒邪，一也；肺经本药，二也；发散风寒，三也。去皮肤寒湿及风，四也；泄卫中实，去荣中寒。又云：麻黄，苦为在地之阴，阴当下血，何谓发汗而升上？《经》云：味之薄者，乃阴中之阳。所以麻黄发汗而升上，亦不离乎阴之体，故入手太阴也。

东垣云：去表上之寒邪，甘缓热，去节用，以解少阴经之寒，散表寒，散烦热。又云：麻黄主中风伤寒头痛，发表出汗，通九窍，开毛孔，治咳逆上气。

44

海藏云：麻黄入足太阳、手太阴，能泄卫实而发汗，及伤寒无汗咳嗽。夫麻黄治卫实之药，桂枝治卫虚之药。桂枝、麻黄，虽为太阴经药，其实荣卫药也。以其在太阳地分，故曰太阳也。太阳病者，即荣卫。肺主卫，心主荣。卫为气，荣为血。乃肺、心所主，故麻黄为手太阴之剂，桂枝为手少阴之剂。故伤寒伤风而咳者，用麻黄、桂枝，即汤液之源也。

按：麻黄轻可去实，为发散第一药。惟在表真有寒邪者宜之。或无寒邪，或寒邪在里，或饮食劳倦，或阴虚困惫，或伤风有汗等症，虽发热恶寒，其不头疼身疼而拘急，六脉不浮紧者，皆不可用。虽可汗之症，亦不宜多服。汗乃心之液，若不可汗而汗，与可汗而过汗，则心血为之动矣。或亡阳，或血溢，而成大患，可不畏哉！丹溪以麻黄、人参同用，良有深心。

禹锡云：麻黄散遍身毒风，皮肉不仁，温疟瘟疫。根节能止汗。(《仁寿堂药镜·卷之十上》)

📖 李中梓《删补颐生微论》

麻黄 味辛甘苦，性温。无毒。入肺、膀胱二经。厚朴为使，恶辛夷、石韦。去根节，水煮一二沸，去沫用。主冬三月寒邪，头痛身热脊强，去营中寒邪，泄卫中风热。

按：麻黄轻可去实，为发散第一药。惟当冬月，在表真有寒邪者宜之。或无寒邪，或寒邪在里，或伤风有汗等症，虽发热恶寒，其不头痛身疼拘急，六脉不浮紧者，皆不可用。虽可汗之症，亦不宜多服。汗为心液，不可汗而汗，与可汗而过汗，则心血为之动矣。或亡阳，或衄血而成大患，可不慎哉！(《删补颐生微论·卷之三》)

📖 贾九如《药品化义》

麻黄 属纯阳，体轻中空，色绿。气微腥。味辛微苦。性温。能升能降。力发表。性气轻而味薄 入肺大肠胞络膀胱四经。

麻黄枝条繁细，细主性锐，形体中空，空通腠理，性味辛温，辛能发散，温可去寒，故发汗解表莫过于此。属足太阳膀胱经药。治伤寒初起，皮毛腠理寒邪壅遏，荣卫不得宣行，恶寒拘急，身热躁盛，及头脑巅顶、颈项、脊中、腰背，遍体无不疼痛，开通腠理，为发表散邪之主药也。但元气虚弱，及劳力感寒，或表虚者，断不可用，倘误用之自汗不止，筋惕肉瞤，为亡阳症，难以救治。至若春分前后，玄府易开，如患足太阳经症，彼时寒变为温病，量为减用，入六神通解散通解表里之邪，则荣卫和畅；若夏至前后，阳气浮于外，肤腠开泄，人皆气虚，如患足太阳经症，寒又变热病，不可太发汗，使真气先泄，故少用四五分入双解散，微解肌表，大清其里。此二者，乃刘河间《玄机》之法，卓越千古。若四时感暴风寒，闭塞肺气，为咳嗽声哑，或鼻塞胸满，或喘急痰多。用入三拗汤以发散肺邪。奏功甚捷，若小儿疹子，当解散热邪，以此同杏仁发表清肺，大有神效。（《药品化义·卷十一》）

📖 佚名《医方药性》

麻黄 发散，发汗，阳症可用，阴症不用。（《医方药性·草药便览》）

📖 蒋仪《药镜》

麻黄 去荣内之寒邪，泄卫中之风热。发表去节，敛汗连根节在内也。寒邪郁于肺经而咳逆者，宜咀。春深夏月秋初，寒或传于腠里者，禁用。厚朴为使，表实能泻，气闭以疏；花粉相和，痈乳能消，乳汁顿下。佐独活以瘳脚气，臣甘菊以亮目昏。蓓蕾之痈疽，行凉药内，用此即消；冰衿之寒颤，疏风散中，投之即止。痘家红紫稠密，皮厚不快者，内托解毒之剂，量人加入，自然稀朗。（《药镜·卷一》）

📖 浦士贞《夕庵读本草快编》

麻黄《本经》龙沙
《广雅》云：龙沙即麻黄也。其性麻，其色黄，所产之地，冬不积雪，以其能泄内阳也。

麻黄温苦而辛，中空而浮，升也，阳也。为手太阴、足太阳本药，兼行手少阴，阳明二经。凡六淫有余之邪客于阳分皮毛之间，腠理闭拒，营卫不行，故用此阴中之阳直入寒水，散其外邪，泄其表实。仲景治伤寒无汗用麻黄，有汗用桂枝。谓人身津液为汗，汗即血也，在营则为血，在卫则为汗。夫寒伤营，营血内涩，不能外通于卫，卫气闭固，津液不行，故无汗发热而憎寒也。夫风伤卫，卫气外泄，不能内护于营，营气虚弱，津液不固，故有汗发热而恶风也。虽然风寒之邪，皆由皮毛而入，皮毛者，肺之合也，症虽属于太阳而肺实受邪，其症时兼面赤拂郁，疼喘咳逆而胸满，岂非邪热内攻、肺气膹郁所致？因用麻黄、甘草、桂枝引出营分之邪达之肌表，佐以杏仁泄肺而利气也。此汤虽为太阳发汗之重剂，实散肺家火郁之药耳！若腠理不密则津液外泄而肺气自虚，虚则补其母，故用桂枝、甘草外散风邪以救表，内伐肝木以防脾，佐以芍药，使以姜、枣，行脾之津液而和营卫耳。此汤虽为太阳解肌之轻剂，亦援肺理脾之药也。二者皆未发之旨。李濒湖特表著之，可谓洞悉仲景立方之奥者矣。又有少阴证脉沉，用麻黄附子细辛汤或麻黄附子甘草汤者，盖以少阴与太阳为表里，故可引而用之。赵嗣真所谓熟附配麻黄，补中有发是尔。夫麻黄为冬月寒伤荣之圣药，而前哲又云：冬不用麻黄，夏不用桂枝，何哉？言冬主闭藏，不应疏泄；夏本炎热，岂可辛温？宁戒不用，以明时令之常虑轻用以伐天和也。病生冬月，寒邪在表，腠密无汗，便当舍时从症，劝必用者，发病机之理，虑遗用以夭折人命也。该通君子，宜熟察之。至于根节，反能止汗。物理之变，不可测度。凡诸风湿，虚温痰暑，亡阳柔痉等汗，并可随症加之，无有不验。如当归六黄汤内亦可加之，奏效更捷。盖其性能行周身肌表，引诸药达卫分而固腠理。甄权但知粉扑之法，未悟煎服更佳也。（《夕庵读本草快编·卷之二》）

📖 李中梓《本草通玄》

麻黄 辛甘而温，气味俱薄，轻清上浮，入手太阴、足太阳二经。去营中寒邪，泄卫中风热，通利九窍，宣达皮毛，消斑毒，破癥结，止咳逆，散肿胀。

按：麻黄轻可去实，为发表第一药。惟当冬令在表，真有寒邪者，始为相宜。虽发热恶寒，苟不头疼，身痛拘急，脉不浮紧者，不可用也。虽可汗之症，亦当察病之重轻、人之虚实，不得多服。盖汗乃心之液，若不可汗而误汗、虽可汗而过汗，则心血为之动摇，或亡阳、或血溢而成坏症。可不兢兢至谨哉？服麻黄，须谨避风寒，不尔复发难疗。去根节，煮数沸，掠去上沫。不去沫令人烦，根节能止汗故也。(《本草通玄·卷上》)

📖 郭佩兰《本草汇》

麻黄 甘辛，苦温。气味俱薄，轻阳也，升也，清而浮。手太阴之药，入足太阳经，麻黄，乃太阳经药，兼入肺经，肺主皮毛；葛根乃阳明经药，兼入脾经，脾主肌肉，发散虽同，所入迥异，兼走手少阴、阳明。

专司冬令寒邪，散发头疼脊强，去营中寒气，泄卫中风热，解肌，麻黄，疗伤寒解肌第一药发表，出汗，服麻黄而汗不止者，以水浸发扑法，即止。止咳，麻黄乃肺经专药，故治肺病多用之，定喘除风。《本经》主中风、伤寒头痛，温疟发表出汗，去邪热气者，盖以风、寒、湿之外邪，客于阳分皮毛之间，则腠理闭绝，荣卫气血不行，此药轻清成象，故能去其壅实，使邪从外散也。又治咳逆上气者，风寒郁于手太阴也。风胁痛者，风邪客于胁下也，斯皆卫实之病也，卫中风寒之邪散，则诸证自除矣。

按：麻黄治卫实之药，桂枝治卫虚之药，二物虽为太阳证药，其实营卫药也。果曰：轻可去实，麻黄、葛根之属是也。六淫有余之邪，客于阳分皮毛之间，腠理拒闭，营卫不行，故谓之实，二药轻清成象，故可去之。麻黄味苦，其形中空，阴中之阳，入足太阳寒水之经，其经循背下行，本寒而又受外寒，故宜发汗，去皮毛气分寒邪，以泄表实。若过发则汗多亡阳，或饮食劳倦，及杂病自汗表虚之证用之，则脱人元气，不可不禁。好古曰："心主营为血，肺主卫为气，故麻黄为手太阴肺之剂，桂枝为手少阴心之剂"。张仲景以伤寒无汗用麻黄，有汗用桂枝，医者未得其精微也，精液为汗，汗即血也，在营则为血，在卫则为汗，夫寒伤营，营血内涩，不能外通于卫，卫气闭固，津液不行，故无汗发热而憎寒，风伤卫，卫气外泄，不能内护于营，营气虚弱，津液不固，故有汗发热而恶风。然风寒之邪，皆由皮毛而入，皮毛者，肺之合也，是症虽属乎太阳，而肺实受邪气，其证，时兼面赤怫郁，咳嗽有痰，喘而胸满诸证者，非肺病乎。盖皮毛外闭，则邪热内攻，而肺气膹郁，故用麻黄、甘草同桂枝，引出营分之邪，达之肌表，佐以杏仁，泄肺而利气，汗后无大热而喘者，加以石膏，《活人书》夏至后加石膏、知母，皆是泻肺火之药。是则麻黄汤虽太阳发汗重剂，实为散解肺金火郁之药也。腠理不密，则精液外泄，而肺气自虚，虚则补其母，故用桂枝同甘草，外散风，外以救表，内伐肝木，以防脾，佐以芍药，泄水而固脾，泄东所以补西也，使以姜、枣，行脾之精液，而和营卫也。下后微喘者，加厚朴、杏仁，以利肺气也。汗后，脉沉迟者，加人参，以益肺气也。虽为发表第一药，惟当冬令，在表真有寒邪者宜之，或非冬月，或无寒邪，或寒邪在表，或伤风等证，虽发热恶寒，苟不头疼身痛拘急，六脉不浮紧者，皆不可用。虽可汗之证，亦当察脉之轻重，人之虚实，不得多服。盖汗乃心之液，若不可汗而汗，与可汗而过汗，则心血为之动摇，或亡阳，或血溢，而成坏症，可不慎哉！若表虚自汗，阴虚盗汗，肺虚有热，多痰咳嗽，以致鼻塞，及平日阳虚腠理不密之人，脉浮弦涩大，沉微细弱，及伏匿者，法所同戒。

凡服麻黄须谨避风，不尔，病复发难疗。产青州彭城属山东，而荥阳中牟者属河南独胜，宜用陈久者，去根节止汗故也，煮数沸，抹去上沫沫令人烦，焙干用。黄芩为之佐，厚朴、白薇为之使。恶辛夷。

麻黄根节　味甘，气平。

止诸虚盗汗、自汗，治亡阳、湿风、柔痉。

按：麻黄，其形中空，散寒邪而发表，其节中闭，止盗汗而固虚，以故盗汗自汗者，用竹扇杵末，同扑之。又牡蛎粉、粟粉，并麻黄根等分为末，生绢袋盛贮，扑手摩之，汗止效如影响，物理之妙，不可测度如此。当归六黄汤加麻黄根者，亦以止汗捷也。盖甘性能行周身肌表，故能引诸药外至卫分而固腠理。《本草》但知扑之之法，而不知服饵之功尤良也。（《本草汇·卷十一》）

📖 刘泽芳《名医类编》

麻黄　味辛，解表出汗，身热头疼，风寒发散。止汗用根。(《名医类

📖 沈穆《本草洞诠》

麻黄 味麻而色黄，故名。僧继洪云：中牟有麻黄之地，冬不积雪，为泄内阳也。

麻黄，苦，温，无毒。疗伤解肌第一药。《十剂》云：轻可去实，麻黄、葛根之属是也。六淫有余之邪客于阳分皮毛之间，腠理闭拒，营卫气血不行，故谓之实，二药轻清成象，故可去之。麻黄其形中空，入足太阳寒水之经，其经循背下行，本寒而又受外寒，故宜发汗，去皮毛气分寒邪以泄表实。若过发则汗多亡阳也，或饮食劳倦，及杂病自汗表虚之证，用之则脱人元气，不可不慎。

仲景治伤寒无汗用麻黄，有汗用桂枝，从来解释皆随文传会，未有究其精微者。王海藏谓麻黄治卫实之药，桂枝治卫虚之药，二物虽为太阳经药，其实营卫药也。心主营为血，肺主卫为气，故麻黄为手太阴肺之剂，桂枝为手少阴心之剂。似亦得其概矣，而未豁然。夫津液为汗，汗即血也，在营则为血，在卫则为汗。寒伤营，营血内啬，不能外通于卫，卫气闭固，津液不行，故无汗发热而憎寒；风伤卫，卫气外泄，不能内护于营，营气虚弱，津液不固，故有汗发热而恶风。然风寒之邪皆由皮毛而入，皮毛者肺之合也，肺主卫气，包罗一身，天之象也。是证虽属太阳，而肺实受邪气，其证时兼面赤怫郁、咳嗽痰喘、胸满诸证，非肺病乎？盖皮毛外闭则邪热内攻，而肺气膹郁，故用麻黄、甘草同桂枝引出营分之邪，达之肌表，佐以杏仁泄肺而利气。朱肱《活人书》夏至后加石膏、知母，皆泄肺火之药，是则麻黄汤虽太阳发汗重剂，实为发散肺经火郁之药也。腠理不密则津液外泄而肺气自虚，虚则补其母，故用桂枝同甘草，外散邪以救表，内伐肝木以防脾；佐以芍药，泄木而固脾，泄东所以补西也；使以姜枣，行脾之津液而和营卫。微喘者加厚朴、杏仁以利肺气也，脉沉迟者加人参以益肺气也。朱肱加黄芪为阳旦汤，以泻肺热也。是则桂枝虽太阳解肌轻剂，实则理脾救肺之药也，此千古秘旨，特表而出之。

又 少阴病发热脉沉，有麻黄附子细辛汤、麻黄附子甘草汤，少阴与太阳相表里，所谓熟附配麻黄，补中有发也。一锦衣夏月饮酒达旦，病水泄数日不止，水谷直出，服分利消导升提诸药则反剧。李濒湖诊之，脉浮而缓，大肠下弩，复发痔血，此因内食生冷，茶水过杂，抑遏阳气在下，水盛土衰，《素问》所谓久风成飧泄也，法当升之扬之，遂以小续命汤，一服而愈。昔仲景治伤寒六七日大下后，脉沉迟，手足厥逆，咽喉不利唾脓血，泄利不止者，用麻黄汤平其肝肺，兼升发之，即斯理也。

麻黄根节，甘，平，无毒。能止汗，以故竹扇杵末同扑之。夫麻黄发汗，驶不能御，而根节止汗，效如影响，物理之妙，不可测度如此。自汗有风湿、伤风、风温、气虚、血虚、脾虚、阴虚、胃热、痰饮、中暑、亡阳、柔痉诸证，皆可随证加而用之。当归六黄汤加麻黄根，治盗汗尤捷。盖其性能行周身肌表，故能引诸药外至卫分而固腠理也。本草但言杂粉扑之，而服饵之功亦良。凡服麻黄，须避风一日，以表虚风易入也。（《本草洞诠·第九卷》）

张志聪《医学要诀》

麻黄苦温主中风，伤寒头痛温疟同；
发表出汗去邪热，咳逆癥坚积聚通。

麻黄中通气薄，种植之地，冬不积雪，能泄阳气于阴中，太阳经之宣剂也。太阳之气，生于少阴，出于肤表，阳气宣发于外，则风寒自不能容。里气疏通，则癥积靡不解散矣。凡哮喘、胀满、水鼓有实证者，宜麻黄以开窍。盖外窍开，则里窍始撤。根节为末，杂粉扑之，大能止汗。

【眉批】：麻黄汤佐杏子以开里窍，盖里窍泄则外窍通。（《医学要诀·草诀》）

刘若金《本草述》

麻黄 之才曰：厚朴、白薇为之使，恶辛夷、石韦。

【核曰】出荥阳、中牟、汴京者为胜。所在之处冬不积雪，二月生苗，纤细劲直，外黄内赤，中虚作节如竹，五月梢头开黄色花，结实如百合瓣而紧小，又似皂荚子而味甜，外皮红，里仁子黑，根色紫赤。时珍曰：麻黄之地冬不积雪，为泄内阳也，故过用则泄真气。

时珍曰：凡服麻黄药，须避风一日，不尔病复作也。

【气味】苦，温，无毒。《别录》曰：微温。普曰：神农、雷公：苦，无毒，洁古曰：性温味苦而甘辛，气味俱薄，轻清而浮，阳也，升也，手太阴之药，入足太阳经，兼走手少阴、阳明。

【诸本草主治】三冬春初伤寒，头痛身痛，恶寒无汗，并除寒热及邪气咳逆，去营寒，泻卫实，并治中风头痛，风胁痛，治温虐及壮热温疫，能消冬春赤黑斑毒，治身上毒风疹痹，皮肉不仁，开毛孔，通腠理，调血脉，破癥瘕积聚，并治风肿水肿及赤目肿痛。方书主治咳嗽，喘，中风头痛，自汗盗汗，痹痛痹痉，疟，水肿心痛，胃脘痛，胁痛腰痛，行痹挛，前阴诸疾，胀满著痹，瘕疝眩晕，狂痫谵妄，卒中暴厥，发热恶寒，往来寒热，外热内寒，外寒内热，痰饮反胃，颈强痛，腹痛，身体痛悸，消瘅黄疸，泄泻滞下，大便不通，疝。以上从主治多寡为次。

东垣曰：轻可去实，麻黄、葛根之属是也。如外寒之邪复中于寒水之经，腠理闭拒，营卫气血不行，故谓之实，麻黄微苦，其形中空，阴中之阳，入足太阳寒水之经，取其轻清成象，能去其壅实，使邪从表散也．又曰：麻黄苦，为在地之阴也，阴当下行，何谓发汗而升上？经云味之薄者乃阴中之阳，所以麻黄发汗而升上，然而升上亦不离乎阴之体，故入手太阴。海藏曰：麻黄入足太阳、手太阴，能泄卫实而发汗，及伤寒无汗咳嗽。夫麻黄治卫实之药，桂枝治卫虚之药，桂枝、麻黄虽为太阳经药，其实营卫药也，以其在太阳地分，故曰太阳也。本病者即营卫，肺主卫，心主营，卫为气，营为血，乃肺心所主，故麻黄为手太阴之剂，桂枝为手少阴之剂，故伤寒伤风而咳者，用麻黄、桂枝，即汤液之源也。之颐曰：表黄里赤，中虚象离，生不受雪，合辅心王宣扬火令者也。主治寒风温疟，标见头痛之标，经侵淫部署之首，形层之皮，致毛孔满实，逆开反阖者，宣火政令，扬液为汗，而张大之八万四千毛孔莫不从令而去邪热气矣。咳逆上气者，毛孔满闭，则不能布气从开，故上逆而咳；癥坚积聚者，假气成形，则不能转闻从开，故积坚而癥。唯此味宣火政令，可便转入为出，易冬为春，此《日华子》所以谓其能开毛孔皮肤通九窍调毛脉者也。

希雍曰：麻黄禀天地清阳刚烈之气，故《本经》味苦，其性温而无毒，详其主治，应是大辛之药，《药性论》加甘，亦应有之，气味俱薄，轻清而浮，阳也，升也，手太阴之药，入足太阳经，兼走手少阴、阳明，主散在表寒邪，通九窍，开毛孔，破癥结，散积聚。去根节者大能发汗。根节能敛汗。

【愚按】麻黄既以主气名之，为手太阴之剂，然寒伤营者用之，营则属血也；桂枝既以主血名之，为手少阴之剂，然风伤卫者用之，卫则属气也。盖营在脉中，伤之则邪入深，是岂止营病，自并与卫而犯之，故张仲景先生用麻黄汤驱营中之寒邪，使之发越，自卫而出，勿俾营邪仍闭寒邪伤营，是已病于经矣，较之风伤卫者为深，乃懵工辄言为治皮毛表邪者何欤？卫在脉外，伤之则邪入犹浅，然风邪干于阳，阳气不固，是由卫气不能与营气和故耳，经曰阴者阳之守也，故仲景用桂枝汤散表分之那，引之与营气谐和，勿使卫邪得留。然麻黄何以由营而通卫？《本经》谓麻黄苦温，夫苦为在地之阴，是从阴而达阳者也，犹以杏仁助其达卫，然必至卫通而乃能达其阴之用，故曰寒伤营者用之；抑桂枝何以由卫而和营？《本经》谓桂辛热，夫辛为在天之阳，是从阳而和阴者也，犹以白芍导之和营，然必至营谐而乃能畅其阳之用，故曰风伤卫者用之。若然，麻黄本以治寒之伤营者，故即从阴中达阳而后营乃通，桂枝本以治风之伤卫者，故即从阳中召阴而后卫乃和。先生精诣至此，岂后人可能仿佛其万一哉？或曰：桂枝汤之从阳召阴以和卫者，其义易知也，唯是麻黄汤云为阴中达阳而后营乃通者，犹未能豁然也。曰：经云巨阳者诸阳之属也，但太阳之气本于寒水，寒水郁则太阳之气病，病则郁甚，由营至卫，其害有不可言者，然非即本于寒水中之真气不能达水之郁，非如麻黄本于在地至阴即水畅火，即火达水，却中虚象离，轻扬上泄，以透至阴中之真阳际于极上，恶能使血脉利，营气通，俾寒水之气得畅，而太阳之气得至于肺乎？即水畅火，即火达水，此二语乃精实语。盖太阳受寒水之郁，不独病于气也，乃寒水因太阳之郁而反穷于生化，于所谓人身血脉营气皆水化者，而其义不可思乎？是即从阴中达阳而后营乃通之说也。夫草木有实，乃其孕育真元以为生化者，如麻黄结实于夏，实之外皮色红，是皆达火气者，然其里仁子黑，此非火原于水之明征乎？火出水中，乃为元气，故能因火以达水。人身血脉营气皆水化也，故凡血脉病于重阴之郁者，俱可以此透之，宁独寒邪为病如伤寒乎？此所谓从阴达阳而营

乃通者也。粗工只谓其能散表邪，则亦未深研矣。（其一）

【愚按】先哲谓桂枝汤所治为营弱卫强，麻黄汤所治为营实卫虚，此说良然。故如桂枝汤，有桂枝以泄卫强，即有白芍助桂以和营虚；如麻黄汤，有麻黄以泄营实，而更有桂枝以撤卫邪。夫既云卫虚，奈何又重泄之？盖寒邪郁遏于营中，遂致卫气固闭，此即是卫虚耳，故必藉达卫之正剂以助之，不止借力于杏子也《经》曰：邪气并则实，精气夺贝少虚。风伤卫，故曰卫强，气之所病为血虚，故曰营弱；寒伤营，故曰营实，血之所并为气虚，故曰卫虚。若然，何故不全用桂枝汤而顿去白芍乎？盖麻黄汤以泄营实为主，用白芍恐其滋阴邪之郁也，是则麻黄一味，先生固专藉其导阴中之相以出耳。乃粗工漫曰解肌，不为语末而忘其本乎？更参大青龙所治，一治中风见寒脉，一治伤寒见风脉，是即风寒之两伤者，皆以寒故而忌白芍，明于白芍之以敛阴而犯忌，则知麻黄之以导阴而为主剂矣，犹可谓其功只在肌表乎？且如伤寒证，太阳头痛，发热身疼，腰痛，骨节疼痛，恶风无汗，脉阴阳俱紧者，乃为麻黄汤之的对，医类知之，且曰不如是脉证者，未可投也，讵知其犹有不如其证而亦必须者。丁酉冬腊，病于头痛恶风，鼻出清涕，兼以咳嗽痰甚，一时多患兹证，然用冬时伤风之剂而愈者固多，却有迥殊于兹治者亦不少也。盖是年君火在泉，终之气乃君火客气，为主气寒水所胜，经曰主胜客者逆，夫火乃气之主，故虽不等于伤寒之邪入经，然寒气已逆而上行，反居火位，火气不得达矣，所以患证虽同于风，投以风剂如羌独辈则反剧，盖恶其耗气而火愈虚也。至如桂枝汤之有白芍，固不得当，即桂枝仅泄表实，不能如麻黄能透水中之真阳以出也。故愚先治其标，用干姜理中汤佐五苓散，退寒痰寒水之上逆，乃治其本，用麻黄汤去杏仁，佐以干姜、人参、川芎、半夏，微微取汗，守此方，因病进退而少加减之，皆未脱麻黄，但有补剂，不取汗矣，病者乃得霍然寒冒乎火，非即在寒水中毕透真阳以出如麻黄，若止以姜、桂辈胜寒，能如是之直截中肯乎？就此证观之，如不悉兹味所长而漫云解肌，是谓粗工，即云治寒，非如正伤寒前证悉具俱不得投，若然，则如兹似风等证皆束手无措矣。是尽习于成说而不及致察之过欤，良可慨夫。（其二）

【愚按】麻黄，正足太阳之剂，盖从寒水中透出真阳，是气出水中之义乃为元气，但气由阴中所透之阳以能上际于天表，其主之在天者肺也，故方书诸证生治于咳嗽为最。更请悉之，先哲曰：在风寒暑湿之邪，先自皮毛而入，皮毛者肺之合也。即此绎之，则寒先侵于肺之合，而其气不能为之卫，使寒侵入于皮毛之合而为嗽，则由于寒水中之真阳不能透出于天表以为卫也，《经》所云卫出于下焦者，即此可绎矣。故还以兹味达阳而出为能际于天表者，治寒之侵肺而为嗽，舍此中的之剂不可也。此味于喘证又为要药，即以寒证言之，嗽者因水中之真阳弱，不能上为肺之卫，致清虚之脏为邪所客，不得宁静也。在喘者，则足太阳寒水之阳既郁冒而不能透，至郁冒之极，遂并邪气而上逆，入胃至肺以为上壅，肺之窍固主呼吸以行升降者，至受邪上壅则肺之关窍不通，有升无降，所谓呼吸不能行而为喘，是先哲所谓肺胀也，非此能透真阳于寒水中者，其何以散上壅寒邪为之对待乎？然须知此味非以对待寒邪也，要于寒水中能透真阳而上际，则寒邪自散耳。试观方书，亦用之治热嗽及喘者，似能为真气之开者枢，固在或寒或热之先矣。更阅方书之治病证如龙齿丹，多镇惊安神定志之剂，而入去节麻黄者，所以透真阳入心，俾为神志之助也，则兹味止取其能透真阳为功，举一可以类求矣。至中风及头痛证，乃用之亦不少者，盖风木即继寒水之后，寒水中真阳不透则风斯郁，阳透而风斯平矣。如头痛证，盖缘三阴不至于首，唯三阳乃得至之，更巨阳为诸阳之属，而头又为三阳之首也。即就寒邪以论斯证，三阳因寒水而郁，则巨阳所受之邪即附巨阳之郁气以上，至于头而为痛，非能透真阳于寒水中者，其何以对待之，而令巨阳之真气能破重锢而至于诸阳之首乎？第统绎以上数证，多属气分之证治，然亦未能离于血，盖寒水原宅于至阴之脏腑，而血乃真阴之化醇也，但如前数证治疗大要以气分为主耳。至于水肿痹证，痛痹，行痹，着痹，以及心与胃脘痛，胁及腰痛种种诸证，用之总亦不越于透真阳以善其主气之用，但时亦有取贵于血者，以真阳之透原不离于水中，故斟酌于血剂以和天气，尤宜加意耳《本经》主治首及中风，即是泄营实调血脉之义。盖风木举寒水而升，即为血藏，然必本于水中气先升，是所谓阳为阴倡也。虽然，能令真阳透出于天表，则在地之阴乃和，是谓各正其位也。盖阳固出地中，若不能际于天上者，即是真阳之病，而真阴之化育亦穷也，前段所谓必至卫通而乃达其阴之用者此耳风木继寒水之后，如水中之阳不透则风木之化原病矣，真阳透而真阴乃得行其化。厥阴风木固阴中之少阳，所谓以寒水为化原，必真阴得行其化而后风眚不作也。明于斯义，则于麻

黄之用善矣。（其三）

【附方】

中风诸病 麻黄一斤去根，以王相日乙卯日取东流水三石三斗，以净铛盛五七斗先煮五沸，掠去沫，逐旋添水尽至三五斗，漉去麻黄，澄定，滤去滓，取清再熬至一斗，再澄再滤，取汁再熬，至升半为度，密封收之，一二年不妨，每服一二匙，热汤化下，取汗。熬时要勤搅，勿令著底，恐焦了，仍忌鸡犬阴人见之。此刘守真秘方也。

前论风木继寒水之后云云，可悟独用麻黄以治中风之微义。时珍曰：一锦衣夏月饮酒达旦，病水泄，数日不止，水谷直出，服分利消导升提诸药则反剧。时珍诊之，脉浮而缓，大肠下弩，复发痔血，此因肉食生冷茶水过杂，抑遏阳气在下，木盛土衰，《素问》所谓久风成飧泄也，法当升之扬之，遂以小续命汤投之，一服而愈。

风痹冷痛 麻黄去根五两，桂心二两。

为末，酒二升慢火熬如饧，每服一匙，热酒调下，至汗出为度。避风。按：麻黄每同桂枝用，而此同桂心者，正治气而即为血地也。

里水黄肿，仲景云：一身面目黄肿，其脉沉，小便不利，甘草麻黄汤主之。

麻黄四两水五升煮，去沫，入甘草二两，煮取三升，每服一升，重覆汗出，不汗再服。慎风寒。《千金》云：有患风虚久不瘥，变成水病，从腰以上肿者，宜以此发汗。

水肿脉沉属少阴，其脉浮者为风，虚胀者为气，皆非水也，麻黄附子汤汗之。

麻黄三两水七升煮，去沫，入甘草二两，附子炮一枚，煮取二升半，每服八分，日三服，取汗。

按：麻黄之用以治水肿，得毋犹是寒水之义欤？曰：然先天之水乃气之元，后天之气乃水之主，能由足太阳而达于手少阴，则先天并后天以充矣，正经所谓通调水道，下输膀胱，水精四布，五经并行者也。即是，血脉得通，盖水化液，液化血，同一原也。

【修治】用之折去节根，水煮十余沸，以竹片掠去上沫，沫令人烦，去根

节者能止汗故也。(《本草述·卷之九上》)

顾元交《本草汇笺》

麻黄 枝条繁细，细主性锐；形体中空，空通腠理；微苦而辛，性热而轻扬。入足太阳寒水之经，其经循背下行。本寒而又外受寒邪，腠理闭拒，营卫不行，故宜发汗以泄皮毛气分之表实。麻黄禀清阳刚烈之气，故能去壅塞而行津液也。大抵有汗不得用麻黄，此为定法。

中牟有麻黄之地，冬不积雪，为泄内阳也，故过用则泄真气，惟伤寒无汗者乃用之。根节止汗，研成粉和牡蛎粉扑之。当归六黄汤加麻黄根治盗汗尤捷。其性能行周身肌表，引诸药外至卫分而固腠理也。《本草》但知扑法，不知兼有服饵之功。故用麻黄必去根节。又水煮去沫者，沫令人烦，根节性又相及也。(《本草汇笺·卷之三》)

张志聪《本草崇原》

麻黄 气味苦温，无毒。主治中风，伤寒头痛，温疟，发表出汗，去邪热气，止咳逆上气，除寒热，破癥坚积聚。

麻黄，始出晋地，今荥阳、中牟、汴州、彭城诸处皆有之。春生苗，纤细劲直，外黄内赤，中空有节，如竹形，宛似毛孔。

植麻黄之地，冬不积雪，能从至阴而达阳气于上。至阴者，盛水也，阳气者，太阳也。太阳之气，本膀胱寒水，而气行于头，周遍于通体之毛窍。主治中风伤寒头痛者，谓风寒之邪，病太阳高表之气，而麻黄能治之也。温疟发表出汗，去邪热气者，谓温疟病藏于肾，麻黄能起水气而周遍于皮毛，故主发表出汗，而去温疟邪热之气也。治咳逆上气者，谓风寒之邪，闭塞毛窍，则里气不疏而咳逆上气。麻黄空细如毛，开发毛窍，散其风寒，则里气外出于皮毛，而不咳逆上气矣。除寒热，破癥坚积聚者，谓在外之寒热不除，致中土之气不能外达，而为癥坚积聚。麻黄除身外之寒热，则太阳之气出入于中土，而癥坚积聚自破矣。(《本草崇原·卷中》)

📖 蒋介繁《本草择要纲目》

麻黄

【气味】苦温无毒。轻清而浮升，阳也。入手太阴足太阳经，兼走手少阴、阳明二经。

【主治】中风，伤寒头痛，发表出汗，通九窍，开毛孔，治咳逆上气。凡六淫有余之邪，客于阳分皮毛之间，腠理闭拒，荣卫气血不行，谓之表实，非麻黄之轻清，不可以散浊实。但太阳寒水之经，经脉循背下行，本寒而又受外寒，固宜发汗以泄表实。或饮食劳倦及杂病自汗表虚之症，用之则汗过亡阳，脱人元气，不可不禁。仲景治伤寒有汗用桂枝，无汗方用麻黄，伤寒伤风而咳嗽合用麻黄桂枝汤，其用意慎且重也。麻黄虽太阳发散重剂，为发散肺金火郁之药，其说何也？盖寒伤荣，荣血内涩，不能外通于卫，卫气闭固，津液不行，故无汗发热而憎寒，其症面赤怫郁。（《本草择要纲目·热性药品》）

📖 闵钺《本草详节》

麻黄 味苦，气温。气味俱薄，浮而升，阳也。春生苗，至夏长尺余，梢上有黄花，结实似皂荚子，皮红仁黑，根紫赤色。生荥阳、中牟者胜。肺经药，入膀胱经，兼走心、大肠经。厚朴为使，恶辛夷。凡使：发汗，用茎，去节，水煮三沸，去沫；止汗，用根、节。

主中风、伤寒头痛，营中寒邪、卫中风热，咳逆上气，瘟疫，瘴气，温疟，赤目肿痛，水肿，风肿，止好唾。

按：麻黄，轻可去实，为发表第一药。惟当冬令在表、真有寒邪者始为相宜；虽发热恶寒，苟不头疼、身痛拘急、脉不浮紧者，不可用也。虽可汗之症，亦当量病之轻重、人之虚实，不得多服，盖汗乃心液，若不可汗而误汗，与可汗而过汗，则心血为之动摇，或亡阳，或血溢，而坏症成矣。仲景治伤寒无汗用麻黄，以寒伤营，营血内涩，不能外通于卫，卫气闭固，津液不行，故无汗发热而憎寒；有汗用桂枝，以风伤卫，卫气外泄，不能内护于营，营气虚弱，津液不固，故有汗发热而恶风。然风寒之邪，皆由皮毛而入，肺主皮毛，其症时兼面赤、怫郁、咳嗽、痰喘、胸满诸症者，非肺病乎？皮毛外闭，则邪热内攻，而肺气膹郁，故麻黄汤同甘草、桂枝引出营分之邪，达之肌表，佐以杏仁，泄肺而利气。汗后无大热而喘者，加石膏、知母而泄肺火，是麻黄汤虽太阳发汗重剂，又实为发散肺经火郁之药也。腠理不密，则津液外泄，而肺气自虚，虚则补其母，故桂枝汤同甘草外散风邪以救表，内伐肝木以防脾，佐以芍药，泄木而固脾，使以姜、枣，行脾之津液，而和营卫也。下后微喘者，加厚朴、杏仁，利肺气也；汗后脉迟者，加人参，益肺气也；朱肱加黄芩，为阳旦汤，泻肺热也。皆是脾肺之药，是桂枝汤虽太阳解肌轻剂，又实为理脾救肺之药也。此《伤寒论》中开卷两大方，后人不可不知究心。（《本草详节·卷之二》）

📖 汪昂《本草备要》

麻黄 轻，发汗。

辛，温，微苦。僧继洪云：中牟产麻黄地，冬不积雪。性热，故过服泄真气。入足太阳膀胱，兼走手少阴、阳明，心、大肠，而为肺家专药。发汗解肌，去营中寒邪，卫中风热，调血脉，通九窍，开毛孔。治中风伤寒，中犹伤也。头痛温疟，咳逆上气风寒郁于肺经，《经》曰：诸气膹郁，皆属于肺。痰哮气喘，哮症宜泻肺气，虽用麻黄而不出汗，本草未载。赤黑斑毒胃热，一曰斑证，表虚不得再汗，非便闭亦不可下，只宜清解其热。毒风痹痹，皮肉不仁，目赤肿痛，水肿风肿。过剂则汗多亡阳，夏月禁用汗者心之液，过汗则心血为之动摇，乃骁悍之剂。丹溪以人参、麻黄同用，亦攻补法也。东垣曰：《十剂》曰"轻可去实"，葛根、麻黄之属是也。邪客皮毛，腠理闭拒，营卫不行，故谓之实。二药轻清，故可去之。时珍曰：麻黄太阳经药，兼入肺经，肺主皮毛；葛根阳明经药，兼入脾经，脾主肌肉。二药皆轻扬发散，而所入不同。王好古曰：麻黄治卫实，桂枝治卫虚，虽皆太阳经药，其实营卫药也。心主营为血，肺主卫为气。故麻黄为手太阴肺之剂，桂枝为手少阴心之剂。诸家皆以麻黄、桂枝为肺经药，谓伤寒传足不传手者，误也时珍曰：仲景治伤寒，无汗用麻黄，有汗用桂枝，未有究其精微者。津液为汗，汗即血也，在营则为血，在卫则为汗。寒伤营，营血内涩，不能外通于卫，卫气闭固，津液不行，故无汗发热而恶寒；风伤卫，卫气外泄，不能内护于营，营气虚弱，津液不固，故有汗发热而恶风。然风寒皆由皮毛而入，皮毛，肺之合也。盖皮毛外闭，则邪热内攻，故用麻黄、甘草同桂枝，引出营分之邪，达之肌表，佐以杏仁，泄肺而和气，汗后无大热而喘者加石膏。《活人书》夏至后加石膏、知母，皆泄肺火之药，是麻黄汤虽太阳发汗重剂，实散肺经火郁之药。腠理不密，则津液外泄而肺气虚，虚则补其母，故用桂枝同甘草，外散风邪以救表，内伐肝木以防脾。桂能平肝。佐以芍药泄木而固脾，使以姜枣行脾之津液而和营卫。下后微喘者加厚朴、杏仁，以利肺气也。汗后脉沉迟者，加人参以益肺气也。《活人书》加黄芩为阳旦汤，以泻肺热也。是桂枝汤虽太阳解肌轻剂，实为理脾救肺之药也。发汗用茎去节，煮十余沸，掠去浮沫，或用醋汤略泡，晒干备用，亦有用蜜炒者庶免太发。止汗用根节无时出汗为自汗，属阳虚；梦中出汗为盗汗，属阴虚。用麻黄根、蛤粉、粟米等分为末，袋盛扑之佳。时珍曰：麻黄发汗骏不能御，根节止汗效如影响，物理不可测如此。自汗有风湿、伤风、风温、气虚、血虚、脾虚、阴虚、胃热、痰饮、中暑、亡阳、柔痉等证，皆可加用。盖其性能行周身肌表，引诸药至卫分而固腠理。汗虽为心液，然五脏亦各有汗。《经》曰：饮食饱甚，汗出于胃；惊而夺精，汗出于心；持重远行，汗出于肾；疾走恐惧，汗出于肝；摇体劳苦，汗出于脾。厚朴、白薇为使。恶辛夷、石膏。（《本草备要·卷之一》）

📖 王逊《药性纂要》

麻黄《本经》中品

用茎，折去节根，水煮十余沸，竹片掠去沫，沫令人烦。根节止汗。有麻黄之地，冬不积雪。

味苦辛，气热。其质轻扬，轻可去实，麻黄、葛根之属是也。六淫有余之邪[批]实邪。客于阳分皮毛之间，腠理闭拒，营卫气血不行，此实邪也。二物轻清成象，故可去之。麻黄微苦，其形中空，阴中之阳，入足太阳寒水之经。其经循背下行，本寒而又受外寒，故宜发汗，去皮毛气分寒邪，以泄表实[批]宜汗。若过发，则汗多亡阳，或饮食劳倦及杂病自汗表虚之症用之，则脱人元气，不可不禁［批］自汗禁用。时珍曰：麻黄乃肺经专药，故治肺病多用之。张仲景治伤寒无汗用麻黄，有汗用桂枝。盖津液为汗，汗即血也，在营则为血，在卫则为汗。夫寒伤营，营血内涩，不能外通于卫，卫气壅闭，津液不行，故无汗，发热而憎寒。夫风伤卫，卫气分泄，不能内护于营，营气虚弱，津液不固，故有汗发热而恶风。然风寒之邪皆由皮毛而入，皮毛者，肺之合。肺主卫气，包罗一身，天之象也。是症虽属乎太阳，而肺实受邪气。其症时兼面赤怫郁，咳嗽有痰，喘而胸满。盖皮毛外闭，则寒邪内攻，而肺气膹郁，故用麻黄、甘草同桂枝，引出营分之邪，达于肌表。佐以杏仁，泄肺而利气。汗后无大热而喘者，加以石膏。朱肱《活人书》夏至后加以石膏、知母，皆是泄肺火之药，是则麻黄汤虽太阳发汗重剂，实为发散肺经火郁之药也。【批】婴儿痦子用麻黄、石膏，乃散肺经火郁，但有蜜炒及炒黑用之法。腠理不密，则津液外泄而肺气自虚。虚则补其母，故用桂枝同甘草，外散风邪以救表，内伐肝木以防脾。佐以芍药，泄木而固脾。使以姜、枣，行脾之津液而和荣卫也。下后微喘者，加厚朴、杏仁，以利肺气也。汗后脉沉迟者，加人参，以益肺气也。朱肱加黄芩为阳旦汤，以泻肺热也，皆是脾肺之药。是则桂枝虽太阳解肌轻剂，实则理脾救肺之药也。又少阴病，发热脉沉，有麻黄附子细辛汤、麻黄附子甘草汤。少阴与太阳为表里，乃赵嗣真所谓熟附配麻黄，补中有发也。一锦衣夏月饮酒达旦，病水泻，数日不止，水谷直出，服分利消导升麻诸药则反剧。时珍诊之，脉浮而缓，大肠下努，复发痔血。此因肉食，生冷茶水过杂，抑遏阳气在下，木盛土衰，《素问》所谓久风成飧泄也。法当升之扬之，遂投小续命汤，一服而愈。昔仲景治伤寒六七日，大下后，脉沉迟，手足厥逆，咽喉不利，吐脓血，泻不止者，用麻黄汤。平其肝肺，兼升发之，即斯理也。神而明之，此类是矣。（《药性纂要·卷二》）

📖 陈士铎《本草新编》

麻黄 味甘辛，气寒。轻清而凉，升也，阳也，无毒。入手足太阳经，手太阴经、阳明经，荣卫之药；而又入足太阴，手少阴经也。发汗解表，祛风散邪，理春间温病，消黑斑赤痛，去荣寒，除身热头疼，治夏秋寒疫。可为君，然未可多用，盖麻黄易于发汗，多用恐致亡阳。太阳营邪，麻黄即为君主，用之即邪自外泄。不必多用之者，盖麻黄少用，邪转易散，多用之不散邪而反散正矣。麻黄之所畏者，人参也，用麻黄而少用人参，则邪更外泄，而正又不伤，何至有过汗之虑？倘疑邪盛之时不宜人参，则惑矣！夫邪轻者反用人参，而邪重者最宜人参也。用人参于麻黄汤中，防其过汗亡阳，此必重大之邪，又何忌哉？麻黄误汗，以至亡阳，舍人参无他药救也。惟有人参补气，生气于无何有之乡，使气生血，而血生汗，可以救性命之垂绝，否则汗出不已，而阴亦亡矣。麻黄散荣中之邪也，见营中之邪即用麻黄，又何误用哉？凡伤寒头痛除而身热未退，即邪入营矣，便用麻黄，邪随解散，宁有发汗亡阳之虑哉？夫亡阳症，乃邪未入营，而先用麻黄以开营之门，而方中又不入桂枝，以解卫中之邪，复不入石膏以解胃中之火，所以邪两无所忌，汗肆然而大出也。偿合用桂枝、石膏、麻黄三味同入，必不至有亡阳之祸矣。

凡药单用则功专，同用则功薄，而麻黄单用则无避忌，专于发汗矣。苟与桂枝同用，则麻黄寒而桂枝热，两相牵制；若与石膏同用，则石膏重而麻黄轻，两相分别，而得以取效，虽汗出而不致亡阳，又何有暴亡之惨哉！

麻黄用之不当，虽少用而亦亡阳，在营之邪未散，身热而畏寒者是也。凡见伤寒之症，虽时甚久，身热未退又畏风寒，非前邪之未退即后邪之里入。宜仍用麻黄散之，但戒多用耳。再感之邪其势衰，邪盛者少用之而邪难出，邪衰者多用之而邪易变化也。麻黄未尝变也，人使之变耳。可见防变之道，不在麻黄之不汗，而在麻黄之过汗也。

麻黄气温而子曰寒，缪仲醇谓味大辛气大热，何者为是？曰：麻黄气寒而曰微温犹可，曰大热，则非也。盖麻黄轻散发扬，虽是阳药，其实气寒。若是大热，与桂枝之性相同，用桂枝散太阳寒邪，不必用麻黄散太阳热邪矣。惟其与桂枝寒热之不同，虽同入太阳之中，而善散热邪，与桂枝善散寒邪迥别。故桂枝去卫中之寒，而麻黄解营中之热，不可因桂枝之热，以散太阳之邪，而亦谓麻黄为大热也。

观仲景用麻黄汤，俱是治太阳邪气入荣之病，邪在卫为寒，邪入营为热。此仲景之训，谁敢背乎？此所以深信麻黄是寒，而断非热也。

麻黄发汗，而麻黄根节止汗者，此一种而两治者，犹地骨皮泻肾中之火，而枸杞子补精而助阳也，原无足异。惟是麻黄性善行肌表，引诸药至卫分，入腠理，则彼此恣之，故一用麻黄之梗发汗甚速，一用麻黄之根节止汗而亦闭邪也。

麻黄用至数两，此杀人之医也。麻黄易于发汗，多用未有不亡阳者，安能除病而得生哉？然其世人敢于多用者，必郁结之症有不可解之时，多用麻黄以泄其汗，则汗出而郁亦解犹可。倘是身热无汗，绝非郁症，而多用麻黄者，未有不汗出如雨，气喘而立亡者，可不慎哉！

麻黄发汗之药，制之太过则不能发汗，宜汗而制之使不汗，本欲制麻黄以救人死，非制麻黄以杀人乎？若遇不可不汗之症，而又防其大汗，少用麻黄，多用人参，同取煎服，更得汗之宜，而后无失汗之虑，则庶乎其可也。

王好古云："麻黄治荣实，桂枝治卫虚。是二物为荣卫之药也。"又云："心主荣为血，肺主卫为气。"故以麻黄为手太阴之剂，桂枝为手少阴之剂。即李时珍亦以麻黄为肺经之药，不以为太阴经之药，其论可为训乎？曰：不可也。盖桂枝入卫，而麻黄入荣，虽从皮毛而入，亦必从皮毛而出。但邪由皮毛而入于卫，是邪在太阳而不在肺也。传经伤寒，无由荣卫而入心者，若入于心，其立死矣。何能救乎？若二人之论，皆似是而实非，余不得不辨之以告世也。（《本草新编/本草秘录·卷三角集》）

📖 李熙和《医经允中》

麻黄 手太阴本药。能入足太阳，手少阴、阳明。厚朴、白薇为使，恶辛夷、石韦。去根水煮，去沫用。

苦，温，无毒。浮而升，阳也。主治伤寒，发汗解肌，消赤黑斑毒，去营中寒邪，泄卫中风热。麻黄，太阴、太阳发汗重剂。惟冬月春初，伤寒邪客在表，头痛身疼拘急，六脉浮紧者可用之。若虚人伤寒，或邪传在里，及脉浮芤涩大沉微细弱者，切不可用，恐致亡阳或致血溢，变成坏症也，虽可汗之症不宜多服。《经》云：汗者心之液，过汗则心血为之动摇矣。根节又为止汗固虚之剂。（《医经允中·卷之十八》）

汪昂《本草易读》

麻黄 去根节。厚朴、白薇为使，恶辛夷、石韦。凡服麻黄，须避风一日。

辛，温，微苦，无毒。入足太阳膀胱，手太阴肺。解伤寒头痛身热，止咳嗽上气喘息。去营中之寒邪，泄卫中之风热。治风湿之身痛，疗寒湿之脚气。理温疟而破癥结，开毛孔而通九窍，平疹痹而去麻木，消斑毒而退瘀哮。目赤肿痛之疾，水肿风肿之疴。有汗者勿用。

生晋地及河东，立秋采。郑州、鹿台，关中沙苑等处皆有之。梢端有黄花，结实如百合瓣而小。凡煎宜去上沫再煎。

常患吼喘。麻黄一钱，生军二钱，巴霜一钱，陈皮一钱五分，南星一钱五分，为丸豆大，每服三丸，水煎服。验方第一

半夏麻黄丸 半夏，麻黄。

丸服。治心下悸动，以伤寒邪未尽故也。诸方第一

麻黄汤 麻黄，桂枝，炙草，杏仁。

治伤寒身热头痛，恶寒无汗，身痛脉浮紧。第二

大青龙汤 麻黄汤原方，加石膏，姜，枣。

治发热头痛，恶寒无汗，身痛脉浮紧而烦躁者。第三

小青龙汤 麻黄，桂枝，白芍，炙草，半夏，五味，细辛，干姜。

治喘咳干呕，发热。第四

麻杏石甘汤 麻黄，杏仁，石膏，炙草。

治汗出而喘，身无大热。第五

麻附细辛汤 麻黄，细辛，附子。

治发热脉沉，少阴伤寒。第六

麻黄升麻汤 麻黄，升麻，萎蕤，石膏，知母，天冬，当归，黄芩，白术，桂枝，茯苓，甘草，干姜。

治咽不利，吐脓血，泻利不已者。第七

麻杏薏甘汤 麻黄，杏仁，薏仁，甘草。

治身痛寒热，日晡所剧者。第八

越婢汤 麻黄 石膏，甘草，姜，枣。

治浮肿身痛，脉浮，汗出恶风者。第九

麻附甘草汤 麻黄，附子，甘草。

治腰以下肿，脉沉小者。第十

小续命汤 麻黄，防己，人参，黄芩，桂心，白芍，甘草，川芎，杏仁，防风，附子，生姜。

治中风欲死，身体缓急，口目不正，舌强不言。诸风悉验。十一

续命汤 麻黄，桂枝，当归，人参，石膏，干姜，炙草，川芎，杏仁。十二

治中风口不能言，冒昧或拘急不转侧。又治咳逆上气，面目浮肿，不得卧。(《本草易读·卷四》)

冯兆张《冯氏锦囊秘录》

麻黄 禀天地清阳刚烈之气，故味苦气温。气味俱薄，轻清而浮，阳也，升也。无毒。手太阴之药，入足太阳经，兼走手少阴阳明经。轻可去实，故疗伤寒，为解肌第一。

麻黄，中风伤寒，头痛温疟，皮肉不仁，发汗解表，冬月正伤寒如神，春初真瘟疫并妙，泄卫热黑斑赤疹，去营寒头痛身热。春末温疟勿加，夏秋寒疫切禁，仍破积聚癥坚，更劫咳逆痿痹，痰哮气喘，并奏神功。凡寒邪深入，非麻黄不能逐，但在佐使之妙。兼气药助力，可得卫中之汗；兼血药助液，可得营中之汗；兼温药助阳，可逐阴凝寒毒；兼寒药助阴，可解炎热瘟邪。但患者多服，必致亡阳，盖气味轻清，升浮发表太过耳。根节止汗，效同影响，因有善行肌表之性，能引诸药直固腠理也。麻黄，其形中空，散寒邪而发表，其节中闭，止盗汗而固虚。

主治痘疹合参

泄卫实，去营寒，调血脉，通九窍，开毛孔，发汗解肌，消赤黑斑毒。痘疮倒靥黑陷者，用麻黄去根节半两，先用沸汤泡过，晒干细切，又以酒浸良久，瓦器炒令焦黑色，乃用水煎，乘热尽服。服后不得见风，其疮复出。若以酒煎，功效尤速，出迟者亦可用。至有冬月感冒大寒，而痘难出，发热恶寒

者，用之以散寒邪，一见点忌服。更有一种痘极硬，而不肯灌浆者，名为铁甲痘，用此令痘作烂，方有生机。然开窍走泄太甚，误用则表虚气脱。

按：麻黄，轻可去实，为发散第一药。惟当冬月，在表真有寒邪者宜之。如无寒邪，或寒邪在里，乃伤寒有汗等证，虽发热恶寒皆不可用。即可汗之证，亦不宜多服，盖汗为心液，误汗过汗，则心血为之动矣。或至亡阳，或至衄血，可不慎与？故麻黄治卫实之药，桂枝治卫虚之药也。（清·冯兆张《冯氏锦囊秘录·杂证痘疹药性主治合参》）

📖 张璐《本经逢原》

麻黄 苦温，无毒。去根节，汤泡去沫，洒干用。若连根节用，令人汗不绝，其根专能止汗。

《本经》主中风伤寒，头痛温疟，发表出汗，去邪热气，止咳逆上气，除寒热，破癥坚积聚。

发明 麻黄微苦而温，中空而浮。阳也，升也。入足大阳，其经循背下行。本属寒水而又受外寒，故宜发汗去皮毛气分寒邪，以泄寒实。若过发则汗多亡阳。或饮食劳倦，及杂病自汗表虚之证用之，则脱人元气，祸患莫测。麻黄治卫实之药，桂治卫虚之药，二物虽为太阳经药，其实荣卫药也。心主荣血，肺主卫气。故麻黄为手太阴肺经之剂，桂枝为手少阴心经之剂。伤寒、伤风而咳嗽，用麻黄汤、桂枝汤，即汤液之源也。麻黄乃肺经之专药，故治肺病多用之。仲景治伤寒，无汗用麻黄汤，有汗用桂枝汤。夫津液为汗，汗即血也，在荣即为血，在卫即为汗。寒伤营，营血不能外通于卫，卫气闭固，故无汗发热而恶寒。风伤卫，卫气不能内护于营，营气不固，故有汗，发热而恶风。是证虽属太阳而肺实受邪气，盖皮毛外闭，邪热内攻，肺气怫郁，故用麻黄、甘草同桂枝引出营分之邪，达之助表，佐以杏仁泄肺而利气，是麻黄汤虽太阳发汗重剂，实为发散肺经邪郁之药也。腠理不密则津液外泄，而肺气自虚，虚则补其母，故用桂枝同甘草，外散风邪以救表，内伐肝木以防脾。佐以芍药泄木而固脾，皆是脾肺之药。是则桂枝虽太阳解肌轻剂。实为理脾救肺之药也。又少阴证发热脉沉，有麻黄附子细辛汤，少阴与太阳为表里，所谓熟附配麻黄，补中有发也。《本经》治中风，是主缓风瘫痪而言，云温疟系湿疟，乃传写之误。破癥坚积聚者，表里兼治，非神而明之，难效其法也。（《本经逢原·卷一》）

📖 景东旸《嵩厓尊生全书》

麻黄　过用泄真气，有汗不入剂。（《嵩厓尊生全书·卷之三》）

📖 顾靖远《顾松园医镜》

麻黄辛苦热，入心、肺、膀胱三经。去根节煮去沫。主冬令之伤寒，惟冬令太阳正伤寒症无汗者，方可用之。开毛孔而出汗轻扬入肺而善散也。头痛发热恶寒顿蠲，身疼腰痛脊强皆安皆太阳经伤寒之症，发散则邪去而安。咳嗽能止，痰喘可除皮毛外闭则邪热内攻，入肺经而散火郁，则咳喘自除。其性轻扬，疗伤寒为发汗第一药。根节甘平，止汗如神。其性能行周身肌表，故引诸药，外至卫分，而固腠理也。又取为末，同牡蛎粉扑之甚良。加糯米粉尤效。非冬月伤寒及腠理不密之人皆禁用。汗多亡阳，能损人寿，戒之戒之。（《顾松园医镜·本草必用》）

📖 王如鉴《本草约编》

麻黄　辛而带苦，热而属阳，轻扬之能而气味俱薄，升浮之用而情性多清，行心与大肠之经，肺与膀胱之药。使则白薇、厚朴。恶则石膏、辛夷。发汗为功，解肌为用，散寒热而疏缓急，调血畅而和卫营，咳逆风中能平。温疟头疼可退，邪恶气伏者泄之，山岚瘴气者消之，积聚坚癥遇之而破，皮肤毛孔得之而开。阳旦汤泻肺蕴之热炎时珍曰，朱肱于麻黄桂枝汤中加黄芩为阳旦汤，以泄肺热也。续命汤止风久久飧泄泻又曰，一锦衣夏月饮酒达旦，病水泄，数日不止，水谷直出。服分利消导升提诸药则反剧。予诊之，其脉浮而缓，大肠下弩复发痔血。此因肉食生冷茶水过杂，抑遏阳气在下，木盛土衰，《素问》所谓久风成飧泄也。法当升之扬之。遂以小续命汤投之，一服而愈。伤寒之证，雪水作煎《千金方》：疗伤寒，雪煎以麻黄十斤去节，杏仁四升去皮熬，大黄一斤十二两。先以雪水五石四斗，渍麻黄于东向灶釜中三宿，后内大黄搅令调，以桑薪煮至二石，去滓，纳杏仁同煎至六、七斗，绞去滓，置铜器中，更以雪水三斗合煎，令得二斗四升，药成，丸如弹子。有病者，以沸白汤五合，研一丸服之，立汗出。不愈再服一丸。封药勿令泄气。急中之疴，东流用煮《宣明方》云，中风诸病，麻黄一秤去根。以旺相日、乙卯日，取东流水三石三斗，以净铛盛五七斗，先煮五沸，掠去沫，逐旋添水尽至三五斗，滤去麻黄，澄定，滤去滓，取清再熬至一斗，再澄再滤取汁再熬，至升半为度，密封收之，一二年不妨。每服一二匙，热汤化下取汗。熬时要勤搅，勿令着底，恐焦了。仍忌鸡犬阴人见之。此刘守真秘方也。取汁而米豉作粥，天行温病相宜《必效方》初起一、二日者，麻黄一大两，去节，以水四升煮去沫，取二升去滓，著米一匙及豉为稀粥，先以汤浴后，乃食粥，厚覆取汗，即愈。入醒而桂心熬膏，风痹冷痛为妙《圣惠方》云，麻黄去根五两，桂心二两，酒二升，慢火熬如饧。每服一匙，热酒调下，汗出为度，避风。黄疸之表热，则应醇酒之匡《千金方》云，伤寒黄疸表热者，麻黄醇酒汤主之。麻黄一把，去节绵裹，美酒五升，煮取半升，顿服，取小汗，春月用水煮。水肿之脉沉，则籍蜜甘之助仲景方云，一身面目黄肿，脉沉，小便不利。甘草麻黄汤主之。麻黄四两，水五升，煮去沫，入甘草二两，煮取三升。每服一升，重覆汗出，不汗再服，慎风寒。《千金方》云：有患风急久不瘥，变成水病，从腰以上肿者，即宜以此发汗。《金匮要略》云，水肿脉沉，属少阴。其脉浮者为气虚，虚胀者为气，皆非水也。麻黄附子汤汗之。麻黄三两，水七升，煮去沫，入甘草二两，附子炮一枚，煮取二升半。每服八分，日三服，取汗。佐以半夏，可定心悸《金匮要略》云，心下悸并，半夏麻黄丸。半夏、麻黄等分末之，炼蜜丸小豆大，每饮服三丸，日三服。佐以黄芩，可无赤目时珍曰，凡用麻黄，佐以黄芩，则无赤目之患。尸咽痛而语声不出，包清布而然火以熏。《圣惠方》云，尸咽痛痹，语声不出，麻黄以青布裹，烧烟筒中熏之。产后腹疼而恶露不清，研细末而调酒以服《子母秘录》云，产后腹痛及血下不尽。麻黄去节为末，酒服方寸匕，一日二、三服，血下尽即止。蜜炙而煎无灰酒，倒黡之痘可升宗奭曰，郑州麻黄去节，半两，以蜜一匙，同炒良久，以水半升煎数沸去沫，再煎去三分之一，

68

去滓。乘热尽服之，避风，其疮复出也。若用无灰酒煎，其效更速。仙源县笔工李用之子病斑疮，风寒倒靥已困，用此一服便出，如神。术配而偕蝥薄荷，慢脾之风自息《圣惠方》云，因吐泻后而成，麻黄长五寸十个去节，白术指面大二块，蝎二个，生薄荷叶包煨。为末。二岁以下一字，三岁以上半钱，薄荷汤下。然表虽实而过发，且惧泄本而阳亡。况表已虚而误投，必致伐元而气脱，煎不去沫，心则发烦，服不避风，病必复作。至于根节之为用，与夫茎梗而相违，性则具乎甘辛。功则固其腠理，杂夫粉而止汗于夏月弘景曰，止汗夏月杂粉扑之。甄权曰，麻黄根节止汗，以故竹扇杆末同扑之。配夫蛎而止汗于阴间古方云，治阴汗麻黄根、牡蛎，粉为末扑之亦治盗汗。自汗之虚，兼黄芪以丸飞面，而芨草文无之助，宜用于产娘《试验方》云，虚汗无度，麻黄根、黄芪等分为末，飞面糊丸梧子大，每浮麦汤下百丸，以止为度。《和剂局方》云，诸虚自汗，夜卧即甚，久则枯瘦。黄芪、麻黄根各一两，牡蛎米为泔浸洗煅为散，每服五钱，水二盏。小麦百粒煎服。时珍曰，自汗有风、湿伤风、风温、气虚、血虚、脾虚、阴虚、胃热、痰饮，中暑亡阳、柔痉等证，皆可随证加用。一方虚汗产妇。黄芪、当归各一两、麻黄根二两，每服一两煎汤下。盗汗之甚合椒目，以引清醪而扇灰乳汁之匡，应施于稚子《奇效良方》云，盗汗不止，麻黄根、椒目等分为末，每服一钱，无灰酒下。外以麻黄根故蒲扇末扑之。权曰，牡蛎、栗粉等分为末，生执袋盛，盗汗出即扑手摩之。时珍曰，加当归六黄汤内治盗汗尤捷。《古今录验方》云，小儿盗汗，麻黄根三分，故蒲扇灰一分为末，乳服三分，日三，仍以干姜三分同为末三分扑之。嗜鼻消障翳，加元麝归身《普济方》云，内外障翳，麻黄根一两，归身一钱同炒黑，入麝香少许为末，嗜鼻频用之。此南京相国寺东黑孩儿方也。传囊愈湿疮，入硫黄米粉《千金方》云，阴囊湿疮，肾有劳热，麻黄根，石硫黄各一两，米粉一合，共为末敷之。

麻黄辛苦热轻浮，脉紧寒深方可投；

发表解肌茎梗效，节根性反汗还收。（《本草约编·卷五》）

刘汉基《药性通考》

麻黄 味辛温，微苦。入足太阳膀胱，兼走手少阴、阳明、心、大肠，而为肺家专药。发汗解肌，去营中寒邪，卫中风热，调血脉，通九窍，开毛孔。治中风、伤寒头痛、温疟、咳逆上气、痰哮气喘、赤黑斑毒、胃热。一曰斑症表虚不得再汗，非便闭亦不可下，只宜清解其热毒。风疹、痹，皮肉不仁，目赤肿痛，水肿，风肿。过剂则汗多亡阳，夏月禁用。发汗用茎，去节，煮十余沸，掠去浮沫，或用醋汤略泡，晒干备用，亦有用蜜炒者，止汗用根节。厚朴、白薇为使，恶辛夷、石膏。然吐血之人忌用，气体虚弱之人并孕妇忌用，虽无时出汗，为自汗属阳虚，梦中出汗为盗汗，属阴虚，用麻黄根、蛤粉、粟米等分为末，袋盛扑之，汗自止矣。（《药性通考·卷五》）

📖 姚球《本草经解》

麻黄 气温，味苦，无毒。主中风伤寒头痛，温疟发表出汗，去邪热气，止咳逆上气，除寒热，破癥坚积聚去节，水煮去沫用。

麻黄气温，禀天春和之木气，入足厥阴肝经；味苦无毒，得地南方之火味，入手少阴心经。气味轻升，阳也。

心主汗，肝主疏泄，入肝入心，故为发汗之上药也。伤寒有五，中风伤寒者，风伤卫，寒伤营，营卫俱伤之伤寒也；麻黄温以散之，当汗出而解也。温疟，但热不寒之疟也，温疟而头痛，则阳邪在上，必发表出汗，乃可去温疟邪热之气，所以亦可主以麻黄也。

肺主皮毛，皮毛受寒，则肺伤而咳逆上气之症生矣；麻黄温以散皮毛之寒，则咳逆上气自平。寒邪郁于身表，身表者，太阳经行之地，则太阳亦病而发热恶寒矣；麻黄温以散寒，寒去而寒热除矣。癥坚积聚者，寒气凝血而成之积也，寒为阴，阴性坚；麻黄苦入心，心主血，温散寒，寒散血活，积聚自破矣。

根节气平，味甘无毒，入足太阳脾经、手太阴肺经，所以止汗也。

制方：麻黄同桂心，治风痹冷痛。同桂枝、甘草、杏仁、生姜、大枣，治伤寒营症。同白芍、甘草、炮姜、细辛、苏梗、北味，治肺寒而喘。麻黄根同黄芪、牡蛎末，小麦汤下，治自汗。（《本草经解·卷二》）

📖 王子接《得宜本草》

麻黄 入手太阴、足太阳经。功专散邪通阳，得射干治肺痿上气、得桂心治风痹冷痛。（清·王子接《得宜本草·中品药》）

📖 徐大椿《神农本草经百种录》

麻黄 味苦温。主中风伤寒，头痛温疟，发表出汗，去邪热气。

凡风寒之在表者，无所不治，以能驱其邪，使皆从汗出也。止咳逆上气，轻扬能散肺邪。除寒热，散营卫之外邪。破癥坚积聚。散脏腑之内结。

麻黄，轻扬上达，无气无味，乃气味之最清者，故能透出皮肤毛孔之外，又能深入积痰凝血之中。凡药力所不到之处，此能无微不至，较之气雄力厚者，其力更大。盖出入于空虚之地，则有形之气血，不得而御之也。（《神农本草经百种录·中品》）

📖 徐大椿《药性切用》

麻黄 辛温微苦，入足太阳，兼入手少阴、阳明，而为肺家专药。为发汗散邪，通关利窍，风寒表实者宜之。去节用，不可过剂。蜜炙，痰哮气喘，属邪实病痼者。

根节，独能止汗。（《药性切用·卷之一》）

📖 叶桂《本草再新》

麻黄 味苦，性温。无毒。入心肺二经。

发汗解表，疏通气血，利九窍。治伤寒头痛，恶寒无汗。

节止汗，散风。（《本草再新·卷二》）

71

📖 杨璇《伤寒温疫条辨》

麻黄 味辛，气温，气味俱薄，轻清而浮，升也，阳也。入心与大肠、膀胱，实肺家专药。发汗解表，治冬月正伤寒里胜，泻卫实去荣寒，利血脉通九窍，开毛孔除身热头疼，疗咳逆气喘。春夏温病最忌，秋燥疟疾切减。或醋泡，或蜜炙，陈久者良。根止汗固虚。

按：麻黄专主冬月伤寒，发汗解表，春夏秋不可妄用。即伤寒六脉不浮紧者，亦不可轻投。盖汗乃心之液，若不可汗而汗，与可汗而过汗，则心血为之动矣。或至亡阳，或至口、鼻、目出血，而成大患。丹溪以麻黄、人参同用，亦攻补兼施法也，当局者宜悟。

仲景有麻黄汤，又麻黄升麻汤。(《伤寒温疫条辨·汗剂类》)

📖 黄元御《长沙药解》

麻黄 味苦、辛、气温，入手太阴肺、足太阳膀胱经。入肺家而行气分，开毛孔而达皮部，善泻卫郁，专发寒邪。治风湿之身痛，疗寒湿之脚肿，风水可驱，溢饮能散。消咳逆肺胀，解惊悸心忡。

肝司营血，中抱阳魂，其性温暖而发散，肺司卫气，内含阴魄，其性清凉而收敛。卫气清敛，则孔窍阖而寒不能伤，泄之以风，窍开而汗出，卫气失其收敛之性，故病中风。营血温散，则孔窍开而风不能中，闭之以寒，窍合而汗收，营血失其发散之性，故病伤寒。但卫性收敛，风愈泄而卫愈敛，则遏闭营血而生里热，营性发散，寒愈闭而营愈发，则裹束卫气而生表寒。以营血温升，则化火而为热，卫气清降，则化水而为寒，营郁而发热，卫闭而恶寒者，其性然也。风伤卫而营郁，故用桂枝以泻营，寒伤营而卫闭，故用麻黄以泻卫。桂枝通达条畅，专走经络而泻营郁，麻黄浮散轻飘，专走皮毛而泻卫闭，窍开汗出，则营卫达而寒热退矣。

麻黄发表出汗，其力甚大，冬月伤寒，皮毛闭塞，非此不能透发。一切水湿痰饮，淫溢于经络关节之内，得之霍然汗散，宿病立失。但走泻真气，不宜虚家。汗去阳亡，土崩水泛，阴邪无制，乘机发作，于是筋肉瞤动，身体振摇，惊悸奔豚诸证风生，祸变非常，不可不慎！

盖肾主五液，入心为汗，非血不酿，非气不酝，非水不变，非火不化。鼎沸而露滴者，水热而气暖也，身劳而出汗者，火动而血蒸也。汗出而温气发泄，是以战栗而振摇。所谓夺汗者无血，夺血者无汗，以其温气之脱泄，非谓汗血之失亡。

阳者，阴之神魂，阴者，阳之体魄。体魄者，神魂之宫室，神魂者，宫室之主人。上士重其人而轻其宫，人存而宫亦修，下士贱其主而贵其室，主亡而室亦坏矣。

煮去沫用。

根节止汗，发表去其根节，敛表但用根节。（《长沙药解·卷三》）

吴仪洛《本草从新》

麻黄轻，发汗　辛苦而温。僧继洪云：中牟产麻黄地，冬不积雪，性热可知。入足太阳，膀胱，兼走手少阴、阳明，心、大肠，而为肺家专药。能发汗解肌，去营中寒邪，疏通气血，利九窍，开气孔。治伤寒头痛，恶寒无汗，东垣曰：十剂云：轻可去实，葛根，麻黄之类是也。邪客皮气，腠理闭拒，营卫不行，故谓之实，二药轻清可去之。时珍曰：麻黄太阳经药，兼入肺经，肺主皮气；葛根阳明经药，兼入脾经，脾主肌肉；二药皆轻扬升发。而所入不同。好古曰：麻黄汤治卫实，桂枝汤治卫虚，虽皆太阳经药，其实营卫药也。心主营为血，肺主卫为气，故麻黄为手太阴肺之剂，桂枝为手少阴之剂。时珍曰：仲景治伤寒，无汗用麻黄，有汗用桂枝，未有究其精微者。津液为汗，汗即血也，在营则为血。在卫则为汗。寒伤营，营血内涩，不能外通于卫，卫气固闭，津液不行，故无汗发热而恶寒；风伤卫，卫气外泄，不能内护于营，营气虚弱。津液不固，故有汗发热而恶风。然风寒皆由皮毛而入，皮毛，肺之合也，盖皮毛外闭则邪热内攻。故用麻黄、甘草同桂枝引出营分之邪达之肌表，佐以杏仁泄肺而利气，汗后无大热而喘者加石膏。《活人书》夏至后加石膏、知母，皆泄肺火之药。是麻黄汤虽太阳发汗重剂，实散肺金火郁之药。腠理不密则津液外泄而肺气虚，虚则补其母。故用桂枝同甘草外散风邪以救表，内伐肝木以防脾，佐以芍药泄木而固脾，使以姜、枣行脾之津液而和营卫。下后微喘者加厚朴，杏仁以利肺气也，汗后脉沉迟者加人参以益肺气也。有火者加黄芩为阳旦汤，以泻肺实也。是桂枝汤虽太阳解肌轻剂，实为理脾救肺之药也。温疟，咳逆上气，风寒郁于肺经。《经》曰：诸气膹郁，皆属于肺。痰哮气喘，哮证宜泻肺，然唯气实者可暂用。皮肉不仁，水肿风肿，唯冬月在表真有寒邪者宜之。若非冬月，或无寒邪，或寒邪在里，或伤风等证，虽发热恶寒，不头疼身疼而拘急，六脉不浮者，皆不可用。虽可汗之证，亦不可过剂汗为心液。过汗则心血为之动，或亡阳，或血溢，而成大患。丹溪以人参、麻黄同用，亦攻补法也。发汗用茎，去节，煮十余沸，掠去上沫。或用醋汤略泡，晒干，亦有用蜜水炒者庶免太发。止汗用根节随时出汗为自汗，属阳虚；梦中出汗为盗汗，属阴虚；用麻黄根，蛤粉，粟米等分为末，袋盛扑之佳。时珍曰：麻黄发汗，骏不能御；根节止汗，效如影响，物理不可测如此。自汗，有风湿、伤风、风温、气虚、血虚、胃热、痰饮、中暑、亡阳、柔痓等证，皆可加用。盖性能行周身肌表。引药全至卫分而固腠理也。汗虽为心液，然五脏亦各有汗。《经》曰：饮食饱甚，汗出于胃；惊而夺精，汗出于心；持重远行，汗出于肾；疾走恐惧，汗出于肝；摇体劳苦，汗出于脾。厚朴、白微为使。恶辛夷、石膏。（《本草从新·卷一下》）

📖 严洁等《得配本草》

麻黄 厚朴、白薇为之使。恶辛夷、石韦。

辛、微苦、温。入足太阳，兼手太阴经气分。气味轻扬，善通腠理，宣达皮毛，大能发汗，去营中寒邪，泄卫中风热。治伤寒头项痛，腰脊强，发热恶寒，体痛无汗，及咳逆斑毒，风水肿胀，是其所宜。余当审症施治。如妄用误汗，为害不浅。

得肉桂，治风痹冷痛。佐半夏，治心下悸病寒气泄也。佐射干，治肺痿上气寒气外包，火气不能达，故痿。使石膏，出至阴之邪火为石膏之使。

铁甲痘极硬不灌浆者，酒煮炒黑煎服，痘即烂，便有生肌。发汗用茎，折去根节，先煎十余沸，以竹片掠去浮沫。沫能令人烦，根节能止汗，故去之。或蜜拌炒用亦可。惟冬月在表真有寒邪者宜之。凡服麻黄药，须避风一日，不尔，病复作难疗。用麻黄汗不止，冷水浸头发，用牡蛎、糯米粉扑之。寒邪在里，脉不浮紧有力，伤风有汗，素有血症，真阴内虚，卫气不足，春时瘟疫，发热恶寒，无头疼身痛拘急等症，皆禁用。时症亦有头疼身痛拘急者，宜细察之。

根、节，甘，平。引补气之药外至卫分而止汗。

得黄芪、牡蛎、小麦，治诸虚自汗。配黄芪，当归，治产后虚汗。和牡蛎粉栗粉等分为末，生绢袋盛贮，盗汗即扑，手摩之。

夏月止汗，杂粉扑之。折去茎，不可和入同用。茎能发汗，故去之。

麻黄，惟身首拘急而痛，六脉浮紧有力，可用。盖北地霜降后，受严寒之正气，为真正伤寒，初起邪在太阳经，用此升散寒气，是其所宜。若但感冒寒湿，或时邪疫症，恶寒发热者，用之则卫气大伤，津液干燥，立毙而不可救。况骁悍之药，过汗则心血动，吐衄不止。过表则真气伤，汗出无了，猝成大患。惟寒水溢于肌肤遍身肿胀，用此发汗，使水气外泄，亦劫夺之一法也。（《得配本草·卷之三》）

黄宫琇《本草求真》

麻黄 隰草 【批】发寒入太阳膀胱无汗。

麻黄专入膀胱，兼入肺。辛温微苦，中空而浮，入足太阳膀胱足太阳为六经外藩，总经络而统营卫，其经之脉起目眥，上脑下项，循肩挟脊抵腰，行于身后。故凡寒入是经，其症必见头痛，发热恶寒，腰脊卒强，无汗，脉则尺寸俱紧，是为伤寒；若汗自出不止，及脉不紧不浮，其症或不恶寒而止恶风，是为伤风，兼入手太阴肺麻黄空虚似肺，故亦兼入肺经。仲景用此以治寒入太阳无汗，其意甚深，盖缘津液为汗，汗即血也。在营则为血，在卫则为汗，寒伤营，营血内涩，不能外通于卫，卫气固密，津液不行，故无汗发热而恶寒。方用麻黄、甘草同桂枝引出营分之邪达之肌表，佐以杏仁泄肺而利气，是麻黄虽太阳发汗重剂，实散肺经火郁之邪。其在十剂，有曰轻可去实，葛根、麻黄之属是也弘景曰：麻黄疗伤寒解肌第一药。时珍曰：麻黄乃肺经专药，故治肺病多用之。张仲景治伤寒无汗用麻黄，有汗用桂枝，未有究其精微者。时珍常思津液为汗，汗即血也，在营则为血，在卫则为汗。夫寒伤营，营血内涩，不能外通于卫，卫气闭固，津液不行，故无汗发热而恶寒，夫风伤卫，卫气外泄，不能内护于营，营气虚弱，津液不固，故有汗发热而恶风。然风寒之邪，皆由皮毛而入，皮毛者肺之合也。肺主卫气，包罗一身，天之象也。是证虽属乎太阳，而肺实受邪气，其症时兼面赤怫郁，咳嗽有痰，喘而胸满诸症，非肺病乎。盖皮毛外闭，则邪热内攻，而肺气膹郁，故用麻黄、甘草同桂枝引出营分之邪达之肌表。佐以杏仁泄肺而利气，汗后无大热而喘者，加以石膏。朱肱《活人书》夏至加石膏、知母者，是泄肺火之药，是则麻黄汤虽太阳发汗重剂，实为发散肺经火郁之药也。腠理不密，则津液外泄，而肺气自虚，虚则补其母，故用桂枝同甘草，外散风邪以救表，内伐肝木以防脾，佐以芍药，泄木而固脾，泄东所以补西也。使以姜、枣行脾之津液而和营卫也。下后微喘者，加厚朴、杏仁以利肺气也；汗后脉沉迟者，加人参以益肺气也。朱肱加黄芩为阳旦汤，以泄肺热也，皆是脾肺之药。是则桂枝虽太阳解肌轻剂，实为理脾救肺之药也。此千古未发之秘旨，愚因表而出之。又少阴病发热脉沉，有麻黄附子细辛汤、麻黄附子甘草汤，少阴与太阳为表里，赵嗣真所谓熟附配麻黄，补中有发也。是以风寒郁肺而见咳逆上气，痰哮气喘，则并载其能治。但用此之法，则在佐使之间，或兼气药以助力人参，可得卫中之汗；或兼营药以助液当归，可得营中之汗；或兼温药以助阳附子，可除寒凝之寒毒；或兼寒药以助阴黄芩、石膏、知母，可解炎热之瘟邪，此实伤寒阴疟第一要药。至或有载不宜多用，及夏月不宜用者，盖因过用则汗多亡阳，自汗表虚则耗人元气张仲景曰：阳盛阴虚者，不可发汗；尺脉迟者，不可发汗；咽燥喉干者，不可发汗；咳而小便利，若失小便者，不可发汗；下痢虽有表症，不可发汗；淋家不可发汗；衄血、亡血家不可发汗；疮家虽身疼痛，不可发汗；少阴病脉沉细数，不可发汗；少阴病但厥无汗，不可发汗；脉动数微弱，不可发汗；脉沉迟不可发汗；汗家不可发汗；腹中上下左右有动气，不可发汗，夏月阳气外泄，不宜再发以夺元气耳。然果春夏值有深寒内入，则又何不可用之有。至于手少阴心之风热斑疹，足厥阴之风痛目痛，审其腠理坚闭，病应用散，亦当审实以投。功与桂枝、柴胡、葛根、芍药同为一类，但桂枝则解太阳风邪伤卫王好古曰：心主营为血，肺主卫为气，故麻黄为手太阴肺之药，桂枝为手少阴心之药，葛根则解阳明肌热口渴；时珍曰：麻黄太阳经药，兼入肺经，肺主皮毛；葛根阳明经药，兼入脾经，柴胡则发少阳阳邪寒热往来，此则能发太阳阴邪伤营，不可不细辨也。

发汗用茎【批】麻黄茎，去节【批】麻黄节。止汗须用根节，并蛤粉、粟米等分为末，袋盛扑之。

时珍曰：麻黄发汗之气驶不能御，而根节止汗，效如影响，物理之妙，不可测度如此。自汗有风湿、伤风、风温、气虚、血虚、脾虚、阴虚、胃热、痰饮、中暑、亡阳、柔痓诸症，皆可随症加而用之。当归六黄汤加麻黄根，治盗汗尤捷，盖其性能行周身肌表，故能引诸药外至卫分而固腠理也。本草但知扑之法，而不知服饵之功尤良也。《宣明五气篇》曰：心为汗，则知汗出于心；《经脉别论》曰：饮食饱甚，汗出于胃；惊而夺精，汗出于心；持重远行，汗出于肾；疾走恐惧，汗出于肝；体摇劳倦，汗出于脾；《本病篇》曰：醉饱行房，汗出于脾。

厚朴、白薇为使。恶辛夷、石韦。（《本草求真·卷三》）

📖 沈金鳌《要药分剂》

麻黄 味苦，性温，无毒。禀天地清阳刚烈之气以生。升也，阳也。厚朴、白薇为。恶辛夷、石韦。

【主治】主中风。伤寒头痛，温疟，发表出汗，去邪热气，止咳逆上气，除寒热，破癥坚积聚《本经》。通腠理，解肌，泄邪恶气，消赤黑斑毒，不可多服，令人虚《别录》。通九窍，调血脉，开毛孔皮肤《大明》。主营中寒邪，泄卫中风热元素。

【归经】入肺、膀胱二经，兼入心、大肠二经。为发汗之品，肺家专药。

【前论】东垣曰：六经有余之邪，客于阳分皮毛之间，腠理闭拒，营卫气血不行，故谓之实。麻黄中空，阴中之阳，入膀胱经，其经循背下行，本寒而又受外寒，故宜发汗，去皮毛气分寒邪，以泻表实，若过发，则汗多亡阳，或饮食劳倦，及杂病自汗表虚之症，用之则脱人元气，须禁。海藏曰：麻黄治卫实，桂枝治卫虚，虽皆太阳经药，其实营卫药也。心主营为血，肺主气为卫，故麻黄为手太阴肺药，桂枝为手少阴心药。

【禁忌】《经疏》曰：诸虚有汗，肺虚痰嗽，气虚发喘，阴虚火炎、眩晕，南方中风瘫痪，平日阳虚腠理不密之人，均忌。

【炮制】《备要》曰：凡用发汗，取茎，去根节，煮十余沸，竹片掠去浮沫，或用醋汤略泡，晒干用，亦用蜜炒，若止汗，用根节。（《要药分剂·卷八》）

📖 1789年罗国纲《罗氏会约医镜》

麻黄 味苦辛，温，入心、肺、膀胱、大肠四经。厚朴为使。恶辛夷、石韦。去根节大表，留节微表。水煮去沫。

体轻扬，味辛温。生麻黄之地，冬不积雪。善达肌表，走经络体轻，除风邪，风属寒，祛寒毒，辛温，治表实无汗浮紧者正用，憎寒壮热，头痛身疼，太阳病，通九窍，开毛孔散肺邪，咳嗽风寒入肺，痰哮气喘哮喘宜泻肺气，服麻黄不出汗。即寒邪深入少阴、厥阴筋骨之间，亦能同肉桂以逐之。且兼气药以助力，可得卫中之汗；兼血药以助液，可得荣中之汗；兼温药以助阳，可逐阴凝之寒毒；兼寒药以助阴，可解炎热之疫邪。能善佐使，无往不利；寒伤实家第一要药也既受寒邪，四季皆可用，不得疑夏不用。

按：麻黄走表，虽可汗之证，不宜多服。若不当汗而汗，与可汗而过汗，或血溢，或亡阴，为害不小，可不慎哉。（《罗氏会约医镜·卷十六》）

📖 林玉友《本草辑要》

麻黄 辛，温，微苦。僧继洪云：中年产麻黄地，冬不积雪，性热，故过服泄真气。入手太阴、足太阳，兼走手少阴、阳明经。发汗解肌，去营中寒邪，卫中风热。调血脉，通九窍，开毛孔。治中风伤寒中，犹伤也。头痛，温疟，咳逆上气，风寒郁于肺经。《经》曰：诸气膹郁，皆属于肺。痰哮气喘，哮症宜泻肺气，虽用麻黄，而不出汗。赤黑斑毒，胃热，一曰斑症。表虚不得再汗，非便闭亦不可下，只宜清解其热。毒风疹痹，皮肉不仁，目赤肿痛，水肿风肿。过剂则汗多亡阳，夏月禁用汗者心之液，过汗则心血为之动摇，乃骁悍之剂。丹溪以人参、麻黄同用，亦攻补法也。

发汗用茎去节，煮十余沸，掠去浮沫，或用醋汤略泡，晒干备用。亦有用蜜炒者庶免太发。止汗用根节无时出汗为自汗，属阳虚；梦中出汗为盗汗，属阴虚。用麻黄根、蛤粉、粟米等分为末，袋盛扑之佳。时珍曰：麻黄发汗，驶不能御；根节止汗，效如影响。物理不可测如此。自汗有风湿、伤风、风温、气虚、血虚、脾虚、阴虚、胃热、痰饮、中暑、亡阳、柔痓等症，皆可加用。盖其性能行周身肌表，引诸药至卫分而固腠理。汗虽为心液，然五脏亦各有汗。《经》曰：饮食饱甚，汗出于胃；惊而夺精，汗出于心；持重远行，汗出于肾；疾走恐惧，汗出于肝；摇体劳苦，汗出于脾。

厚朴、白微为之使。得射干，治肺痿上气；得桂心，治风痹冷痛。恶辛夷、石膏。(《本草辑要·卷之三》)

龙柏《脉药联珠药性食物考》

麻黄温苦，专主肺经；

消斑发汗，泻卫通营；

膀胱大肠，兼入少阴；

解肌开窍，止汗节根。

水肿，咳逆哮喘，斑疹温疟，为伤寒正药也。

〔批〕表散用茎，止汗用根节，一物而主治悬殊，茎宜煎去白沫。(《脉药联珠药性食物考·卷四》)

黄钰《本草经便读》

麻黄

【气味】苦温。

【主治】发汗之剂，风寒头痛，咳逆上气，去邪热而已温疟，破癥坚而消积聚。(《本草经便读·神农本草经》)

📖 陈念祖《神农本草经读》

麻黄　气味苦、温，无毒。主中风，伤寒头痛，温疟，发表出汗，去邪热气，止咳逆上气，除寒热，破癥坚积聚去节根。

陈修园曰：麻黄气温，禀春气而入肝；味苦无毒，得火味而入心。心主汗，肝主疏泄，故为发汗上药。其所主皆系无汗之症。太阳证中风，伤寒头痛、发热、恶寒、无汗而喘系宜麻黄以发汗。但热不寒，名曰温疟，热甚无汗、头痛，亦宜麻黄以发汗。咳逆上气，为手太阴之寒证；发热恶寒，为足太阳之表证；亦宜麻黄以发汗。即癥坚积聚为内病，亦系阴寒之气，凝聚于阴分之中，日积月累而渐成；得麻黄之发汗，从阴出阳，则癥坚积聚自散。凡此皆发汗之功也。

根节古云止汗，是引止汗之药，以达于表而速效，非麻黄根节自能止汗，旧解多误。(《神农本草经读·卷之三·中品》

📖 吴世铠《本草经疏辑要》

麻黄　【批】去根节。蜜炙发汗，根节止汗，一物两性也。

味苦，温、微温。无毒。主中风，伤寒头痛，温疟，发表出汗，祛邪热气，止咳逆上气。除寒热，破癥坚积聚、五脏邪气，缓急风胁痛，字乳余疾，止好唾，通腠理，解肌，泄邪恶气，消赤黑斑毒。不可多服。

麻黄禀天地清扬刚烈之气，气味俱薄，轻清而浮，阳也，升也。手太阴肺经之药，入足太阳膀胱经，兼走手少阴心、手阳明大肠经。洁古云：去营中寒邪，泄卫中风热。轻可去实，疗伤寒，为解肌第一。多服令人虚，走散真元之气故也。仲景治伤寒有麻黄汤、大小青龙汤。治肺病有射干麻黄汤、厚朴麻黄汤。治少阴病发热，脉沉，有麻黄附子细辛汤、麻黄附子甘草汤。同石膏、杏仁、桑白皮、甘草，治寒邪郁于肺经，以致喘满咳嗽。同桂枝，可治风痹冷痛。蜜炒麻黄，治冬月痘疮为风寒所郁，以致倒靥喘闷，一服立解。其性轻扬善散，发表最速。若表虚自汗，阴虚盗汗，肺虚有热多痰，咳嗽，以致鼻塞、痘疮倒靥；不因寒邪所郁而因热甚，虚人伤风，气虚发喘，阴虚火炎，以致眩晕头痛；南方中风瘫痪，及平日阳虚腠理不密之人，皆禁用。汗多亡阳能损人寿，戒之！戒之！春深夏月以至初秋法所同禁。（《本草经疏辑要·卷四》）

📖 吴钢《类经证治本草》

麻黄 辛、苦，温。发营中寒邪，通九窍。治温疟，毒风，水肿，顽痹。司冬令寒邪，夏月禁用。士材曰：服后谨避风寒，不而复发难疗也。若是寒邪在里，或伤风亦恶寒发热，但不头痛，身痛而拘急及六脉不浮紧者，皆不可用。虽有当汗，中病即已。否则伤心液，或亡阳，或血溢，而成大患，可不谨乎？时珍曰：能治痘疮倒靥；退目翳，月水不断，脱肛。含之，止好唾。去根节用茎，煮汁十余沸，掠去浮沫。或用醋汤略泡，或蜜炙。厚朴、白微为使，恶辛夷、石膏。一种实心者，名云花子。（《类经证治本草·手少阴心脏药类》）

📖 张德裕《本草正义》

麻黄 苦，辛而温，轻升而扬。大散风邪寒毒、一切伤寒瘟疫、疟疾、山岚瘴气。凡足三阳经表实之证，皆所必用。若阴邪深入足少阴、厥阴、筋骨之间，非麻黄、官桂不能达。惟是用散之法，妙在佐使。气虚兼补气，可得卫中之汗；血虚兼补血，可得营中之汗。兼温以助阳，可逐阴寒之邪；兼凉以助阴，可解阳热之邪。运用无方，在于人耳，举散为例，余可类推。（《本草正义·卷上》）

📖 翁藻《医钞类编》

麻黄 辛，温，微苦。僧继洪云：中牟产麻黄，地冬不积雪，性热，故过服泄真气。入足太阳膀胱，兼走手少阴阳明心、大肠，而为肺家专药。发汗解肌，去荣中寒邪、卫中风热，调血脉，通九窍，开毛孔。治中风伤寒，头痛温疟，咳逆上气风寒入于肺经，《经》曰：诸气膹郁，皆属于肺，痰哮气喘哮证宜泄肺气，虽用麻黄，而不出汗，本草未载，赤黑斑毒胃热。一日斑证，表虚不得再汗，非便闭亦不可下，只宜清解其热，毒风瘾痹，皮肉不仁，目赤肿痛，水肿风肿。过剂则汗多亡阳，夏月禁用汗者心之液，过汗则心血为之动摇，乃骁悍之剂。丹溪以人参、麻黄同用，亦功补法也。东垣曰：十剂曰"轻可去实"，葛根、麻黄之属是也。邪客皮毛，腠理闭拒，荣卫不行，故谓之实。二药轻清，故可去之。王好古曰：麻黄治卫实，桂枝治卫虚，虽皆太阳经药，其实荣卫药也。心主荣为血，肺主卫为气，故麻黄为手太阴肺之剂，桂枝为手少阴心之剂。发汗用茎，去节，煮十余沸，掠去浮沫，或用醋汤略泡，晒干济用。亦有用蜜炒者庶免大发。止汗用根节无时出汗为自汗，属阳虚；梦中出汗为盗汗，属阴虚，用麻黄根、蛤粉、粟米等分为末，袋盛扑之佳。时珍曰：麻黄发汗，骎不能御；根节止汗，效如影响，物理不可测如此。自汗有风湿、伤风、风温、气虚、血虚、脾虚、阴虚、胃热、痰饮、中暑、亡阳、柔痉等证，皆可加用。盖其性能行周身肌表，引诸药至卫分而固腠理。

厚朴、白薇为使。恶辛夷、石韦。

[按]麻黄乃太阳药，兼入肺经，肺主皮毛。葛根及阳明经药兼入脾经，脾主肌肉。发散虽同，所入迥异。（《医钞类编·卷二十三》）

📖 杨时泰《本草述钩元》

麻黄 出荥阳、中牟、汴京者为胜，所在冬不积雪。二月生苗，纤细劲直，外黄内赤，中虚作节，五月梢头开黄花，结实如百合瓣而紧小，味甜，外皮红，里仁子黑，根色紫赤。

味苦而甘辛，性温，气味俱薄，轻清而浮，阳也，升也。手太阴之药，入足太阳经，兼走手少阴阳明。厚朴、白薇为之使。恶辛夷、石韦。去营寒，泻卫实，通九窍。主冬春伤寒头痛身痛，恶寒无汗，并除寒热，及邪气咳逆，治中风头痛、风胁痛、温疟，及壮热温疫，能消冬春赤黑斑毒，散身上毒风瘾痹，皮肉不仁。开毛孔，通腠理，调血脉，破癥瘕积聚，并治风肿水肿，及赤目肿痛。方书主治咳嗽，喘，中风头痛，自汗盗汗，痹痛痹瘃，疟，水肿，心痛治喘咳，痹挛痉疟，心痛，胃脘痛，腰痛，胁痛，行痹挛前阴诸疾胀满，着痹瘰疢，眩晕，狂痫，谵妄，卒中暴厥，发热恶寒，往来寒热，外热内寒，痰饮，反胃，颈强痛，腹痛，身体痛，悸，消瘅，黄疸，泄泻，滞下，大便不通，疝。

　　禀天地清阳刚烈之气，《本经》但云味苦，详其主治，应是大辛之药，洁古加甘，亦应有之仲淳。苦为在地之阴，阴当下行，何以麻黄发汗而升上？《经》云：味之薄者，乃阴中之阳，阳仍上行，所以麻黄上升发汗，而不离乎阴之体也东垣。轻可去实，麻黄、葛根之属是也。如外寒之邪中于寒水之经，腠理闭拒，营卫气血不行，故谓之实。麻黄微苦，其形中空，阴中之阳，入足太阳寒水之经，取其轻清成象，能去壅实，使邪从表散也。又　麻黄治卫实之药，桂枝治卫虚之药，桂枝、麻黄虽为太阳经药以其在太阳地分，故曰太阳其实营卫药也。肺主卫，心主营，卫营气血，乃肺心所主，然则麻黄为手太阴之剂，桂枝为手少阴之剂也海藏。表黄里赤，中虚象离，生不受雪，合辅心主，宣扬火令者也。主治寒风温疟，标见头痛之标，侵淫部署之首，形层之皮，致毛孔满实，逆开反阖者，此味宣火政令，扬液为汗，而张大之，则邪气去矣。咳逆上气者，毛孔满闭，则不能布气从开也。癥坚积聚者，假气成形，不能转阖从开也子由。生处冬不积雪，为泻内阳也，故过用则泄真气。凡服麻黄药，须避风一日，不尔病复作也濒湖。一人夏月饮酒达旦，病水泄数日，水谷直出，服分利消导升提诸药反剧，诊之脉浮而缓，大肠下弩，复发痔血，此因肉食生冷，茶水过杂，抑遏阳气在下，木盛土衰，所谓久风成飧泄也，法当升之扬之，遂投小续命汤一服而愈。

　　中风诸病。麻黄一斤，去根，以王相乙卯日，取东流水三石三斗，净铛盛五七斗，先煮五沸，掠去沫，旋添水，尽至三五斗，漉去麻黄，澄定，滤去渣，熬至一斗，再澄再滤，取汁再熬至升半为度，密封收之，一二年不妨。每服一二匙，热汤化下。取汁熬时，勤搅，勿令着底焦了，仍忌鸡犬阴人见之，守真秘方。按独用麻黄以治中风，义见论中风木继寒水之后云云。

　　风痹冷痛。麻黄去根五两，桂心二两，为末，酒二升，慢火熬如饧。每服一匙，热酒调下，汗出为度，避风。按麻黄每同桂枝用，此同桂心者，正治气而即为血地也。

　　里水，一身面目黄肿，其脉沉，小便不利。甘草麻黄汤主之。麻黄四两水五升，煮去沫，入甘草二两，煮取三升。每服一升，重覆汗出，不汗再服，慎风寒。《千金》云：有患风虚，久不瘥，变成水病，从腰以上肿者，即宜以此发汗。

水肿脉沉，属少阴，其脉浮者为风，虚胀者为气，皆非水也，麻黄附子汤汗之。麻黄三两水七升，煮去沫，入甘草二两，附子炮一枚，煮取二升半。每服八分，日三服，取汗。按麻黄用治水肿，犹是寒水之义，盖先天之水，乃气之元，后天之气，乃水之主，能由足太阳而达于手少阴，则先天并后天以充，通调下输，水精四布，五经并行，即是血脉得通也。

【论】《本经》谓麻黄苦温，苦为在地之阴，是从阴而达阳者也。本于在地至阴，即水畅火，即火达水，却又中虚象离，轻扬上泄，以透至阴中之真阳，际于极上，故能利血脉，通营气，俾寒水之气得畅，而太阳之气上至于肺寒水因太阳之郁而反穷于生化，于所谓人身血脉营气皆水化者，其义不可思乎？夫草木有实，乃其孕育真元以为生化者。如麻黄结实于夏，实之外皮色红，是皆达火气，然里仁子黑，非火原于水之明征乎。人身血脉营气，皆水化也，故凡血脉病于重阴之郁者，俱可以此透之，宁独寒邪为病如伤寒乎？此所谓从阴达阳而营乃通者也。粗工只谓其能散表邪，亦未深究矣。仲景用麻黄汤，驱营中之寒邪，使之发越，自卫而出并以杏仁助其达卫，必至卫通，而阴之用乃达，勿俾营邪仍闭。夫巨阳者，诸阳之属也，太阳之气，本于寒水，寒水郁则太阳之气病，病则郁甚，由营至卫，其害有不可言者。此非即本于寒水中之真气不能达水之郁，惟麻黄从阴中达阳而营乃通，与桂枝汤从阳中召阴，导之以芍药，而卫乃和者，正相对也。伤寒太阳证，头痛发热，身疼腰痛，骨节疼痛，恶风无汗，脉阴阳俱紧者，乃用麻黄汤，世且谓脉证苟不如是，未可妄投矣。讵知有不尽然者。凡遇君火在泉，终之气，乃君火客气，为主气寒水所胜，寒气逆而上行，反居火位，火气不得达，是时人病头痛恶风，鼻出清涕，兼咳嗽痰甚。所见患症，虽同于伤风，然投以风剂如羌独辈则反剧，盖恶其耗气而火愈虚也。即用姜桂胜寒泄表，亦不如麻黄直透水中之真阳以出，始为中肯，但须辅以补剂用干姜理中，佐五苓退寒痰，寒水之上逆乃治，其本用麻黄去杏仁佐以干姜、人参、川芎、半夏取微汗，余则因病进退而加减，意固不在取汗尔。盖寒冒乎火，非即在寒水中直透真阳以出，转为迁折，不可不知。麻黄正足太阳之剂，从寒水中透出真阳，乃火出水中之元气，而其主之在天者肺也。凡风寒之邪，侵入皮毛之合而为嗽，是由水中真阳不能透出天表以为卫也《经》所云卫出下焦即此可。故还以达阳而际于天表者，治寒之侵肺而为嗽。又于喘证为要药者，以喘由寒水之阳，郁冒而不能透，至郁冒之极，遂并邪气上逆，入胃至肺以为上壅，肺之窍固主呼吸以行升降者既受邪，上壅则肺之关窍不通，有升无降，所谓呼吸不能行而为喘，是先哲所谓肺胀也，非此透达真阳于寒水中者，何以散上壅寒邪，为之对待乎？然须知此味，非以对待寒邪也，特于寒水中，能透真阳而上际，则寒邪自散耳。试观方书，亦用以治热嗽及喘，则此味能为真气之开者枢，固在或寒或热之先矣。更阅方书治痫证如龙齿丹，多镇惊安神定志之剂，而入去节麻黄者，所以透真阳入心此味兼走手少阴，俾为神志之助也。又中风及头痛用之者，以风木即继寒水之后，寒水中真阳不透，则风斯郁，阳透而风斯平矣。夫巨阳为诸阳之属，而头又三阳之会也。巨阳所受之邪，附巨阳之郁气，上至于头而为痛，非能透真阳于寒水中者，何以令巨阳之真气，能破重锢而至于诸阳之首乎。至于水肿痹证，以及心与胃脘痛，胁及腰痛种种施治，总不越透真阳以善其主气之用，但有时取责于血者，以真阳之透，原不离于水中，故斟酌于血剂以和天气，尤宜加意耳。能令真阳透出于天表，则在地之阴乃和。盖阳出地中，若不能际于天上，即是真阳之病，而真阴之化育亦穷。前所谓必至卫通，而阴之用乃达者如此风木以寒水为化，原水中之阳不透，则风木之化原病矣。真阳透而真阴乃得行其化，必真阴得行其化，而后风眚不作也。明于斯义，则于麻黄之用善矣。

按：此味能透泄至阴之真阳，惟营气郁寒，血脉结聚者宜之，如或不当，能泻人真气，脱人元气。凡平日阳虚腠理不密之人，或肺虚有热，痰嗽鼻塞，及伤风气虚发喘，南方中风瘫痪，皆禁用。自春深夏月，以致初秋，法所同禁，仲淳。过用发汗，则亡阳，或饮食劳倦，及杂病表虚之证，用之则脱人元气，东垣。不可不禁虽可汗之证，亦不宜多服士材。

【修治】折去节根，水煮十余沸，竹片掠去上沫，沫令人烦后入他药。

根节 气味甘平。用专止汗。夏月杂粉扑之负白。内服尤良。方书治自汗盗汗，其性周行肌表，故能引诸药，外至卫分而固腠理濒湖。麻黄发汗，其气驶不能御，而根节止汗，效如影响，物理之妙，不可测度如此。又 自汗有风湿、伤风、风温、气虚、血虚、脾虚、阴虚、胃热、痰饮、中暑、亡阳、柔痉诸证，皆可随证而用之。又 当归六黄汤加麻黄根，治盗汗尤捷。

产后虚汗，黄芪、当归各一两，麻黄根二两，每服一两，煎汤下。

内外障翳，麻黄根一两，归身一钱，同炒黑色，入麝香少许，为末，嗅鼻频用。

【论】麻黄根节与茎，同是透阳而出之一物，却即有不凌节而出之妙存焉，易遇涣而受之以节，虽微物亦具斯义也。更如洗心之治，和节用之，其意不外于透阳，但有节次，俾阳之透者，仍有守尔。明此则去节用，与独用节，或和节用，均堪以意裁之矣。（《本草述钩元·卷九》）

📖 王世钟《家藏蒙筌》

麻黄 微苦而辛温，气味俱薄，轻清而浮，阳也，升也。手太阴之药，入足太阳经，兼走手少阴、阳明。其性辛温，故发汗解肌，去营中寒邪、卫中风热，走经络，通毛窍，治中风，伤寒头痛，温疟，咳逆上气，痰哮气喘。凡寒邪深入，非麻黄不能逐，但在佐使之妙，兼气药助力，可得卫中之汗；兼血药助液，可得营中之汗；兼温药助阳，可逐阴凝寒毒；兼寒药助阴，可解炎热瘟邪。但中病即止，不宜过用。

杲曰：轻可去实，麻黄、葛根之属是也。邪客于阳分皮毛之间，腠理闭拒，营卫气血不行，故谓之实，二药轻清成象，故可云之。时珍曰：麻黄，太阳经药，兼入肺经，肺主皮毛，葛根，阳明经药，兼入脾经，脾主肌肉，二药皆轻扬发散，而所入不同。王好古曰：麻黄治卫实，桂枝治卫虚，虽皆太阳经药，其实营卫药也。心主营，为血，肺主卫，为气，故麻黄为手太阴肺经之药，桂枝为手少阴心经之剂。景岳曰：柴胡、麻黄俱为散邪要药，但阳邪宜柴胡，阴邪宜麻黄。

麻黄根 止汗，宜同甘敛药煎服。时珍曰：麻黄发汗，根节能止汗，此物理之不可测也。（《家藏蒙筌·卷十五》）

📖 邹澍《本经疏证》

麻黄 味苦，温微温，无毒。主中风，伤寒，头痛，温疟，发表出汗，去邪热气，止咳逆、上气，除寒热，破癥坚积聚、五脏邪气，缓急风胁痛，字乳余疾，止好唾，通腠理疏，伤寒，头痛，解肌，泄邪恶气，消赤黑斑毒。不可多服，令人虚。一名卑相，一名龙沙，一名卑盐。生晋地及河东，立秋采茎，阴干令青。厚朴为之使，恶辛夷、石韦。

麻黄春生苗，至五月长及一尺，梢上有黄花，结实如百合瓣而小，又似皂荚子，味甜，外皮红，里仁黑，根皮黄赤色，长者近尺余《图经》。

麻黄之实，中黑外赤，其茎宛似脉络、骨节，中央赤外黄白。实者先天，茎者后天，先天者物之性，其义为由肾及心；后天者，物之用，其义为由心及脾肺。由肾及心，所谓肾主五液，入心为汗也；由心及脾肺，所以分布心阳，外至骨节肌肉皮毛，使其间留滞无不倾囊出也，故栽此物之地，冬不积雪，为其能伸阳气于至阴中，不为盛寒所凝耳。夫与天之寒，声相应，气相求者，于地为水，于人身为精血津液，故天寒则地中之水皆凝为冰而不流，人身亦然。精被寒凝，则阳气沸腾，鼓荡于外，为伤寒、温疟，邪热在表而无汗；津液被寒，则其质凝聚为水，而其中之气奔迸上迫，为咳逆上气；血被寒，则脉络不通为癥坚积聚。

麻黄气味轻清，能彻上彻下，彻内彻外，故在里则使精血津液流通，在表则使骨节肌肉毛窍不闭，在上则咳逆头痛皆除，在下则癥坚积聚悉破也。

昔人泥于《伤寒·脉法篇》脉浮而紧一节，遂谓寒必伤营，风仅中卫，附以"伤寒无汗，中风汗出"二语，以为麻黄、桂枝二汤方柄，至大小青龙二汤，则既不可隶之寒伤营，又不容隶之风伤卫，遂别立风寒两伤营卫一门，以为鼎峙，殊不知风则伤卫，寒则伤营，仲景之言也，风寒两伤营卫，非仲景之言也。夫寒非风何以能及人之身，风非寒何以能中入之卫，是风与寒，寒与风，一而二，二而一者也。柯韵伯曰："太阳中风，脉浮紧，不汗出而烦躁。阳明中风，脉弦浮大，不得汗。"合而观之，不得以无汗为非中风矣。"太阳病，或未发热，或已发热，必恶寒，体痛，呕逆，脉阴阳俱紧者，名曰伤寒。"而未尝言无汗。"太阳病，头痛，发热，身疼腰痛，骨节疼痛，恶风，无汗而喘者，麻黄汤主之。"此不冠以伤寒，亦不言恶寒，又"伤寒，脉浮，自汗出，微恶寒。"合而观之，不得以有汗为非伤寒矣。今人但据桂枝证之自汗，不究伤寒亦有自汗者，但以麻黄证之无汗，不究中风最多无汗者，谓伤寒脉浮紧，中风脉浮缓，不知伤寒亦有浮缓，中风亦有浮紧者。仲景之论变动不居，后人偏为分疆画界，致使执滞难通，伤寒中风之说拘，则麻黄、桂枝之用混，何如无汗不得用桂枝，有汗不得用麻黄，直捷了当也。善夫刘潜江之论麻黄桂枝二汤也，曰："麻黄既以主气名，然寒伤营者用之，营则属血也。桂枝既以主血，然风伤卫者用之，卫则属气也。"营在脉中，伤之则邪入深，是岂止营病，且并卫病矣，故麻黄汤驱营中之邪，使之发越自卫而出，卫在脉外，伤之则邪入犹浅，然风邪干阳，阳气不固，必由卫不与营和，斯汗出耳，故桂枝汤散表外之邪，引卫气与营气谐和。虽然麻黄何以能由营通卫，《本经》谓麻黄苦温，夫苦为在地之阴，是发于阴，出于阳矣，犹助以杏仁之疏卫，乃能遂其由阴达阳之用。桂枝何以能由卫和营，《本经》谓桂辛热，夫辛为在天之阳，是发于阳入于阴矣，且助以白芍之通营，乃能遂其由阳和阴之用。盖风寒既伤于外，营卫本皆乖戾，特伤之重者无汗，无汗则以麻黄从阴中达阳，营气乃通；伤之轻者有汗，有汗则以桂枝从阳中召阴，卫气乃和，谓桂枝不入营，麻黄不由卫，可乎！夫寒着人则水气郁，水气郁则由卫及营，其害有不仅至营而止者，非如麻黄之气味轻扬，出入无间，能使在地之水不凝，出地之阳亦不壅者，何以使血脉利营气通耶！是营卫之义，不可不明，麻黄桂枝之用，断不必泥于在营在卫。《脉法篇》所谓脉浮而紧，浮则为风，紧则为寒，风则伤卫，寒则伤营，营卫俱病，骨节烦疼，当发其汗者，不为虚设矣。

或谓麻黄治外寒固矣，然必谓外寒与身中水气相应为病，则不有佐使用寒药者乎？曰："凡用麻黄以寒药为佐使者，大青龙汤、麻黄杏仁甘草石膏汤、越婢汤、《古今录验》续命汤、文蛤汤，皆用石膏，麻黄升麻汤用知母、石膏、黄芩，桂枝芍药知母汤用知母，《千金》三黄汤用黄芩。然大青龙汤、《古今录验》续命汤、《千金》三黄汤治风寒，越婢汤治风水，文蛤汤治水气，桂枝芍药知母汤治风湿，仍系外寒水气交关为害，惟麻黄杏仁甘草石膏汤、麻黄升麻汤，外寒未尽，里已化热，绝不与水气相干，但一则曰："汗下后，不可更行桂枝汤，汗出而喘，无大热。"一则曰："大下后，手足厥冷，咽喉不利，吐脓血，泄利不止。"则皆已服他药。夫已服他药，何以知其发病时不系外寒与身中水气为病耶！且麻黄杏仁甘草石膏汤，冠以不可更行桂枝汤，麻黄升麻汤，冠以伤寒，则其始为外寒无疑矣，而服药后既已变证，仍不离乎伤寒、中风，此最当着眼者也。"

有汗不得用麻黄，斯言信矣，然麻黄杏仁甘草石膏汤、越婢汤二证，皆有汗出，汗出更用麻黄，独不畏其亡阳耶？虽然汗多亡阳，为佐使用温药者言耳。夫寒邪外着，热气腾沸，原因身中阴气痹阻，不与阳交，故麻黄、青龙等汤义，在使阴交于阳，阳气既和，遂和于外着之阴寒为汗，设服之过剂，则阳才外泄，阴即内争，此汗多亡阳之谓矣。兹二证者，既已有汗，阳犹甚盛，不与阴和，故或逼阴于外为汗，或逐阴于上为喘，或阳郁不宣为风水，或阻气于上为肺胀，故曰："汗下后，不可更行桂枝汤。若汗出而喘，无大热者，可与麻黄杏仁甘草石膏汤。"曰："风水，恶风，一身悉肿，脉浮，不渴，续自汗出，无大热，越婢汤主之。"曰："咳而上气，此为肺胀，其人喘，目如脱状，脉浮大者，越婢加半夏汤主之。"曰：《千金》用越婢加术汤治肉极热，则身体津脱，腠理开，汗大泄，厉风气，下焦脚弱。"可见皆阴与阳争，不能胜阳，阳结聚而阴散漫，阳上薄而阴不下输，如是而不用麻黄发其阳，阳终不能布，不用石膏泄阳通阴，阴终不能归，故两方者非特用麻黄，且多用（麻黄杏仁甘草石膏汤），且倍用焉（越婢汤），然终以阴阳不能相交，刻刻虑其阴胜阳负，故越婢汤下云："恶风者，加附子一枚。"其中仍有生姜三两，可见虽发其阳泄其阳，仍不忘夫亡阳矣。

然则大青龙汤用石膏倍麻黄，义莫比于此否？曰："大青龙汤与越婢汤对待，固可以知表气疏密；与小青龙汤对待，尤可以知里气虚实。"夫麻黄由表实而用，用麻黄弥重者表弥实，用麻黄至六两已矣，乃大青龙之不汗出，与越婢之续自汗出，固可同日而语欤！夫皮毛者，肺之合，肺主卫，卫者一身极外之捍卫也，故表气实者不聚于营卫皮毛，即聚于肺。心者，覆于肺下，表邪既聚于肺，心气无从发舒，故不汗出而烦躁者，大青龙主之，如盛寒之邪聚于皮毛营卫，虽至一身悉肿，在内之心气犹可发舒，故无大热，续自汗出者，越婢汤主之，聚于上则欲其通于营卫，为汗外泄耳。若在营卫皮毛为肿，则不必桂枝之通，毋庸杏仁之降，此大青龙、越婢之殊也。若小青龙寒水之化聚于中，与大青龙之聚于上，又适相对照，盖聚于上能束缚胸中之阳为内热，聚于中则侵损胸中之阳为内寒。内热则烦躁，内寒则喘咳、呕哕；烦躁故佐以石膏，内寒故佐以细辛、干姜，然热比于实，寒比于虚，实者治宜急，急者倍麻黄，不急恐石膏增寒于内；虚者治宜缓，缓者半麻黄，不缓恐麻黄、细辛亡阳于外，此又小青龙、大青龙所攸分也。

中风见寒脉，伤寒见风脉，此之谓风寒两伤营卫，主持是说者非一人。柯韵伯、尤在泾非之，今之说又与柯氏、尤氏所说者异，不合大青龙两条，比类而疏通之，则是说终为无据矣。大青龙扼要为寒水之化聚于上，寒水之化有风甚于寒者，有寒甚于风者。风性急疾，故脉紧急绞转；寒性凝重，故脉宛转不畅。风甚者，内侵亦甚，则不汗出而烦躁；寒甚者，障蔽亦甚，则身不疼而但重。充其类，风甚者能内为实热，寒甚者能外为肿胀，其源同则其治亦同，而其趋向少有不同，则其变必不能同，故急治之，急治之，故用麻黄至六两也。柯氏之说善矣，然于下条必增入"发热，恶寒，无汗，烦躁"句，其理始可通，尤氏之说亦甚当，然但疏加石膏，不及倍麻黄，于大青龙意义，终未为熨贴。今之说又遗却"无少阴证"句，亦未为全璧也，夫少阴证，非他，烦躁是也，烦躁，非少阴证。"伤寒一日，太阳受之，脉若静者为不传。颇欲吐，若烦躁，脉数急者为传。"是烦躁为太阳证矣。夫曰烦躁为传，烦躁乃多见于《少阴篇》，是以知烦躁者，实太阳、少阴两经接界证也。是上下两条者，皆针锋相对，无少渗漏，上条冠以"太阳中风，乃脉浮紧，发热，恶寒，不汗出而烦躁"，则与太阳中风应服桂枝汤者异。下条冠以"伤寒，乃脉浮缓，身不疼但重，且乍有轻时"，又与太阳伤寒应用麻黄汤者异，惟其病属麻黄，证见桂枝；病属桂枝，证见麻黄，斯合两方为一方矣。中风证不应烦躁而烦躁，是风性善生热，亟亟乎将入少阴，故不得不以石膏从阴通阳，从阳引阴，截于中道，使从太阳解，然不倍麻黄，则散发无力，恐阴既通阳，阳随阴化，热证未已，寒证复起，是适以害之也。伤寒证应烦躁而不烦躁，是寒性善凝聚，故身重而将入太阴，不得不倍麻黄以发其凝聚，然不加石膏则阴无所守，恐阳邪散阴亦随之以竭，是适以杀之矣。观乎《金匮要略》之论饮，曰："饮水流行，归于四肢，不汗出，身体疼重，谓之溢饮。"曰："病溢饮者，当发其汗，大青龙汤主之。"亦可思身重之所以矣。

麻黄非特治表也，凡里病可使从表分消者皆用之，如小续命汤、葛根汤之治风，麻黄附子细辛汤、麻黄附子甘草汤之治寒，麻黄加术汤、麻黄杏仁薏苡甘草汤之治湿，麻黄连轺赤小豆汤、麻黄醇酒汤之治黄，桂枝麻黄各半汤、桂枝二麻黄一汤、桂枝二越婢一汤、牡蛎汤之治寒热，则犹有表证，有表证者用麻黄，《本经》所谓"发汗，去邪热，除寒热"也。若乌头汤之治风，射干麻黄汤、厚朴麻黄汤之治咳，甘草麻黄汤、文蛤汤之治水，则无表证矣，无表证而用麻黄，则《本经》所谓"止咳逆上气，破癥坚积聚"者。然所谓从表分消者谓何？曰："咳而上气，喉中水鸡声。"曰："咳而脉浮。"是病聚于肺，肺者皮毛之合，从皮毛而泄之，所以分消肺病也。曰："里水。"曰："吐后，渴欲得水，脉紧，头痛。"是病仍在上及皮毛，与风寒不殊矣。惟心下悸一证，绝不见可用麻黄踪迹，主以半夏麻黄丸，其义最为难释，盖悸者水饮侵心，心气馁缩，固应半夏之治饮，然用麻黄通心，不用桂枝者，则以桂枝仅能通血脉，不能发舒心阳，然究病轻药峻，不宜急治，故止服如小豆者三丸，日三服以渐去之，于此见用麻黄，仍欲使之和缓有如此者。

凡用麻黄发汗治咳逆，皆可知其治肺矣。治心者，除半夏麻黄丸外，犹有可证者乎！然《伤寒》《金匮》除此却无明文，而在《千金》《外台》者可考也。《千金》治"心热满烦闷，惊恐，安心散，调心泄热"，治"心脉厥大，寸口小肠热，齿龋，嗌痛，麻黄汤"（十三卷），《外台》删繁疗"心劳，实热，好笑无度，自喜，四肢烦热，止烦，下气，麻黄汤"，删繁疗"脉极热，伤风，损脉，为心风。心风状多汗，无滋润，消虚热极，止汗，麻黄汤"（十六卷）。范汪疗"心腹积聚，寒中疗痛，又心胸满，胁下急，绕脐痛，通命丸"（十二卷），皆以麻黄为君，则麻黄之通心阳，散烦满可见矣。然则在肾，独无用麻黄者乎！是亦有之，《金匮》曰："病历节，不得屈伸，疼痛，乌头汤主之。"

《千金》有治"肾劳热，阴囊生疮，麻黄根粉方"，亦有治"精极，五脏六腑俱损伤，虚热遍身，烦疼，骨中痛痛，烦闷方"（十九卷），《外台》有删繁疗"劳热，四肢肿急，少腹满痛，颜色黑黄，关格不通，鳖甲汤"（十六卷），皆有麻黄，则麻黄之于肾，盖治气闭精凝，虚热内作之证矣，且过者，功之对也，用麻黄而过，在肺则有厥逆筋惕肉瞤；在心则有叉手自冒心，心下悸，欲得按；在肾则有脐下悸，循其过而稽其功，则前所谓麻黄下能通肾气，而上能发心液为汗，及除肺家欬逆上气者，为不虚矣。

《本经》谓麻黄除寒热，仲景亦有用麻黄治寒热之方，而治寒热主剂，实为柴胡，是则柴胡所治寒热，与麻黄所治寒热，当必有别矣。《伤寒论》曰：

"太阳病，八九日，如疟状，发热，恶寒，热多寒少，一日二三度发，脉微而恶寒，面有热色，身痒，宜桂枝麻黄各半汤。"曰："服桂枝汤后，形如疟，日再发者，宜桂枝二麻黄一汤。"曰："太阳病，发热，恶寒，热多寒少，脉微弱者，宜桂枝二越婢一汤。"夫柴胡所主之寒热，曰："往来寒热，休作有时。"则与麻黄所主之"寒热，一日二三度发，日再发者"有别矣，且此则曰恶寒，小柴胡证则曰外有微热，可见寒热彼此皆有休时，惟柴胡证则不恶寒但有微热，麻黄证则无热而但恶寒，知此则两证之异昭昭然无可疑矣。(《本经疏证·卷七》)

📖 佚名《本草分队》

麻黄 水煎去沫或醋泡或蜜炒则和，亦有生用。

苦辛，温。入心、肺、膀胱、大肠四经。专司令寒邪头痛，身热脊强，去管（疑为"营"误，编者注）中寒邪，泻卫中风热，轻可去实，为发散第一药。

麻黄为太阳经药，兼入肺经，肺主皮毛；葛根乃阳明经药，兼入脾经，脾主肌肉，发散虽同，所入迥异。疮证用生麻黄，与生甘草等分，或配犀角地黄汤或配竹叶石膏汤，或配大生地能令不出汗，使浓水走多，其愈乃速。误用熟地黄解之，一两解一钱。麻黄根节能止汗，其性表，能引诸药至解分，而固腠理。(《本草分队·肺部药队》)

📖 姚澜《本草分经》

麻黄 辛、苦，温。肺家专药。入膀胱兼走大肠、心经。发汗解表，去营中寒邪，疏通气血，惟冬月在表，真有寒邪者宜之。否则不可用。去根节，制用。

根节，止汗。(《本草分经·手太阴肺》)

📖 奎瑛《素仙简要》

麻黄 专入肺经，发汗散风，喘哮咳逆兼医。(《素仙简要·卷之一》)

何本里《务中药性》

麻黄

麻黄正入足太阳，少阴阳明心大肠；

肺家专药通九窍，发汗解肌散风寒；

痰哮气喘头疼痛，温疟咳嗽气上昂；

即当发汗不可过，止汗根节最为良。

时珍曰：麻黄微苦而辛，性热而轻扬，僧继洪云：中牟有麻黄之地，冬不积雪，为泄内阳也。故过服则泄真气，观此则性热可知矣。入足太阳膀胱经，兼走手少阴心经、手阳明大肠经，而为肺家专药。发汗解肌，去营中寒邪、卫中风热。调血脉，通九窍，开毛孔，治伤风伤寒，头痛温疟，咳逆上气，因风寒入干肺经。《经》曰：诸气膹郁，皆属于肺。痰哮气喘，切庵曰：哮证宜泻肺气，虽用麻黄而不出汗。赤黑斑毒者，乃胃热也。一曰斑证表虚者，不得再汗，非便闭亦不可下，只宜清解其热。又能治毒风痛痹，皮肉不仁，目赤肿痛，水肿风肿。不宜过剂，过服则汗多亡阳。汗者。心之液，过汗则心血为之动摇，乃骁悍之剂。丹溪曰：人参、麻黄同用，亦攻补法也。东垣曰：十剂云，轻可去实，葛根、麻黄之属是也。邪客皮毛，腠理闭拒，营卫不行，故谓之实，二药皆轻清，故可去之。时珍曰：麻黄太阳经药，兼入肺经，肺主皮毛；葛根阳明经药，兼入脾经，脾主肌肉，二药皆轻扬发散，而所入不同。好古曰：麻黄治卫实，桂枝治卫虚，虽皆太阳经药，其实营卫药也。心主营为血，肺主卫为气。故麻黄为手太阴之剂，桂枝为手少阴之剂。时珍曰：仲景治伤寒无汗用麻黄，有汗用桂枝，未有究其情微者。津液为汗，汗即血也。在营则为血，在卫则为汗。寒伤营，营血内涩，不能外通于卫，卫气闭固，津液不行，故无汗发热而恶寒，风伤卫，卫气外泄，不能内护于营，营气虚弱，津液不固，故有汗发热而恶风。然风寒皆由皮毛而入，皮毛肺之合也。盖皮毛外闭，则邪热内攻，故用麻黄、甘草同桂枝，引出营分之邪，而所入不同。好古曰：麻黄治卫实，桂技治卫虚，虽皆太阳经药，其达之肌表，佐以杏仁泄肺而利气。汗后无大热而喘者，加石膏。《活人书》夏至后加石膏、知母，皆泄肺火之药。是麻黄汤虽太阳发汗重剂，实散肺经火郁之药。腠理不密，则津液

93

外泄，而肺气虚。虚则补其母。故用桂枝同甘草，外散风邪以救表，内伐肝木以防脾；佐以白芍，泄木而固脾；使以姜、枣，行脾之津液而和营卫，下后微喘者，加厚朴、杏仁，以利肺气也汗后脉沉迟者，加人参，以益肺气也：《活人书》加黄节为阳旦汤，以泄肺热也，是桂枝汤虽太阳解肌轻剂，实为理脾救肺之药也。通明曰：麻黄发汗去根节，水煮十余沸，掠去浮沫，以免心烦，止汗则用根节。无时出汗为自汗，属阳虚；梦中出汗为盗汗，属阴虚汗出不止者，用麻黄根、蛤粉、粟米等分为末，袋盛扑之。时珍曰：麻黄发汗，骏不能御；根节止汗，效如影响。物理不可测度如此。自汗有风湿、伤风、风温、气虚、血虚、脾虚、阴虚，胃热、痰饮、中暑、亡阳、柔痓等证，皆可加用。盖其性能行周身肌表，引诸药至卫分而固腠理，汗虽为心液，然五脏亦各有汗。《经》曰：饮食饱甚，汗出于胃；惊而夺精，汗出于心，持重远行，汗出于肾；疾走恐惧，汗出于肝：摇体劳苦，汗出于脾，不可不知也。之才曰：厚朴、白薇为之使，恶辛夷、石韦。

发明：麻黄峻在温覆之议，盖麻黄汤，乃仲景开表逐邪发汗第一峻药也，庸工不知其制在温覆取汗，方书温覆二字，即今时俗言以棉絮被盖覆发汗也。麻黄若不温覆取汗，则不峻也。世谓麻黄专能发表，不治他病，不知麻黄汤合桂枝汤名麻桂各半汤，用以和太阳留连末尽之寒热。去杏仁，加石膏，合桂枝汤名桂枝二越婢一汤，用以解太阳热多寒少之寒热，若阳盛于内而无汗者，又有麻黄杏仁甘草石青汤，以散太阴肺之邪。若阴盛于内而无汗者，又有麻黄附于细辛甘草汤，以温散少阴肾家之寒：《金匮要略》以此方去桂枝，《千金方》以此方桂枝易桂，皆名还魂汤，用以治邪在太阴卒中暴厥，口噤气绝，下咽奏效，而皆不温覆取汗是知麻黄汤之峻与不峻，在温覆与不温覆，此伶景用方之心法，岂常人所能得而窥耶。（《务中药性·卷一》）

📖 赵其光《本草求原》

麻黄 气温，入肝肝主疏泄。味苦入心心主营，主汗。轻清入肺，皮毛为肺之合。故泄营气，通血脉，为太阳膀胱表症无汗之猛药血脉管气皆太阳寒水所化，营血病则太阳亦郁，而阴中之阳不能上合于肺。《本经》主中风肝血以寒水为化原，肝木举寒水以升，则血脉行而风息。伤寒头痛、恶寒发热皆真阳不透于表，致三阴不致于首之见症。温疟热甚无汗头痛，亦用之发汗，以真阳之透，原不离于水中也。止咳逆上气肺被寒郁，不能行其呼吸。破癥坚积聚此因阴寒之气凝结于阴分之中积累而成，汗之则从阴出阳，阳透而阴自散。寒胜火之时疫凡君火客气为主气寒水所胜，致寒上逆而火内郁，头痛恶风、鼻涕嗽痰，宜理中合五苓以先治寒水，次以麻黄汤去杏，加参、羌、芎、夏透阳于阴中。癫狂龙齿丹等用之透阳入心，为神志之助。水肿毛孔开，血脉通，则水化。诸痹、心、胃、腰、胁诸痛，毒风、风肿，皮肉不仁，目赤肿痛，皆阳郁阴中之病。赤黑斑毒，失汗所致，宜清热佐之。风寒冷食、遏抑成泄木盛土衰，宜升扬。

发汗，去节，煮十余沸，去浮沫，或蜜炒用免其太发。止汗，用根节，取其引止汗之药透达于表而仍有节守，非自能止汗出。自汗有虚实，虚者芪、归，加此尤捷。又麻黄根同蛤粉、米粉、白矾为末，袋盛扑之佳。汗虽心液，各经亦有之。《经》曰：饮食饱甚，汗出于胃；惊而夺精，汗出于心；持重远行，汗出于肾；疾走恐惧，汗出于肝；摇动劳苦，汗出于脾。

根节一两，归一钱，同炒黑，加麝嗜鼻，治内外障翳。寒伤营，营血不能外通于卫而无汗，故用麻黄从阴达阳，由营通卫，仍佐桂、杏以行肺卫，是开肺窍以透火郁，而寒水之上合于肺者乃畅也。风伤卫，卫不能内护于营而有汗，故用桂枝通利三焦之阳气以充达肌腠，仍佐白芍以和营，甘草以守中，姜、枣行脾之津液，是畅卫阳以和阴血，为理脾救肺之用也。同桂心为末，酒调下，治风痹冷痛。同附子、甘草、治水肿脉沉。（《本草求原·卷之三》）

吴其濬《植物名实图考》

麻黄 《本经》中品。肺经专药，根节能止汗。有一医至蒙古毡庐，见有病寒者，煎麻黄一握，服之即愈。盖连根节并用也。医家去其根节，以数分与服，几委顿不起。今江西南安亦有之，土人皆以为木贼，与麻黄同形、同性，故亦能发汗解肌。俚医用木贼，皆不去节，故误用麻黄，亦不至亡阳耳。

零娄农曰：麻黄茎发汗，节止汗，一物而相反，或者疑之，此盖未睹造物之大也。万物美恶，皆归于根，由根而干、而枝叶、而华荂、而实核。其去本也渐远，则其气越于外，其性亦漓于内。况自根及实，其形、其色、其味无同者；形色味不同，则性之不同宜矣。非独物也。黄帝之子二十五人，其得姓者十四人。同德则同姓，异德则异姓。以石碏为之父，而有石厚；以桓魋为之兄，而有司马牛。《传》曰：父不父，子不子，兄不友，弟不恭，不相及也。且天之生物，无不自相制也。果蕴虫而生蠹，豆同根而相煎，木伐薪为炭，而植根乃畏炭；人食物为积，而烧灰乃治积。五行之生也，子盛而母衰。生者，克之机也。五行之克也，贪合而忘雠；克者，生之端也。人之于声、色、臭、味，性也，君子不任性之自然，而知命以节性。其于父子、君臣、宾主，贤者天道命也，君子不听命之适然，而尽性以立命。《荀子》云：孰知夫士出死要节之所以养生，轻费用之所以养财，恭敬辞让之所以养安，礼义文理之所以养情。以自制为自养，则阴阳舒惨，必无过不及，而存之为中，发之为和，天地万物，可以一理贯之矣。（《植物名实图考·第十一卷》）

📖 叶志诜《神农本草经赞》

麻黄 味苦温，主中风伤寒头痛，温疟发表出汗，去邪热气，止咳逆上气，除寒热，破癥坚积聚，一名龙沙。

雄雌类办，根杂赤黄，暖无积雪，轻自浮阳，护营通卫，灭热含凉，推行尼止，理妙难量。

苏颂曰：麻黄有二种，雄者不结子，雌者结子。僧继洪曰：中牟有麻黄之地，冬不积雪，泄内阳也。张元素曰：气味俱薄，轻清而浮阳也。李时珍曰：其根皮色黄赤，内护于营，外通于卫，为发散火郁之药。孟浩然诗：绪风初减热。傅成赋：气冷冷以含凉。《易》：推而行之谓之通。《孟子》：止或尼之。李时珍曰：麻黄发汗，根节止汗，物理之妙，不可测度。（《神农本草经赞·卷二》）

📖 屠道和《本草汇纂》

麻黄 专入膀胱，兼入肺。辛温微苦，中空而浮。发汗解肌，去营中寒邪，卫中阴邪。治中风伤寒头痛，温疟，风寒郁肺，咳逆上气，痰哮气喘，除寒热，破癥坚积聚，五脏邪气，胁痛，乳疾，止好唾，泄邪恶气，消赤黑斑毒，身上毒风痹痹，皮肉不仁，壮热温疫，山岚瘴气。通腠理，利九窍，开毛孔皮肤，散赤目肿痛，水肿风肿。发汗用茎去节，止汗须用根节，并蛤粉、粟米等分为末扑之。过用则汗多亡阳，自汗表虚。夏月阳气外泄，不宜再发以夺元气；然果值有深寒，又宜酌用。麻黄汤乃仲景开表逐邪发汗第一峻药，庸工不知其制，在以被温覆始峻，不温覆则不峻也，如和太阳未尽之寒热，解太阳热多寒少之寒热，散太阴肺之邪，温少阴肾之寒，凡邪在太阴，卒中暴厥，口噤气绝，下咽奏效，皆不温服取汗，是麻黄之峻与不峻，在温覆与不温覆。仲景用方之心法，非庸工所能窥其藩篱，无怪其畏如鸩毒也。(《本草汇纂·卷一》)

📖 佚名《本草明览》

麻黄 味甘、辛，气温。气味俱薄，轻清而浮，升也，阳也。无毒。乃肺经本药，又走入阳明，又入心与膀胱。发表解肌，治冬月伤寒；祛风散邪，理春初瘟疫。泄卫实，消黑斑赤疹；去荣寒，除身热头疼。仍破积聚癥坚，更劫咳逆痿痹。温疟勿加，夏秋宜禁。患者误服，恐致亡阳。止汗固虚，根节尤妙。

按：东垣云：麻黄治卫实，桂枝治卫虚，虽同治太阳之分，其实荣卫药也。肺主卫，心主荣，以其在太阳地分，故曰太阳。麻黄为手肺太阴之剂，桂枝为手心少阴之剂，故冬月伤寒伤风咳嗽者，用麻黄、桂枝，即汤液之源也。然麻黄又为在地之阴，阴当下行，何为发汗而上升？《经》云：味之薄者，阴中之阳。麻黄属阴，气俱薄，薄则阴中有阳，安得不为轻扬之刻，升上而发汗乎？但入手太阴经，终亦不离乎阴之本体也。(《本草明览·卷一》)

📖 张仁锡《药性蒙求》

麻黄味苦，辛温发汗；

荣分寒邪，宣肺功擅。

入足太阳，兼走手少阴、阳明而为肺气专药。治咳逆上气，因风寒郁于肺经者，痰哮气喘，用以泻肺。然惟急实者可暂用。此药在冬月表分真有寒邪鼻塞者宜之，否则禁用。发汗用茎去节，有蜜水炒者制其上发之性。止汗则用根节。（《药性蒙求·草部》）

📖 翁藻《分经本草四种》

麻黄　本伤寒太阳表症药，邪入少阳阴，必须佐细辛领邪出乎表，详见《伤寒论》少阴症。当详究《尚论篇》及《条辨》，必少阴症悉具，而后可用细辛汤。设阳症而误用，杀人甚速。

麻黄，轻扬发汗，太阳为主，而兼及肺肾。表症中惟真伤寒用之，亦需先煎一、二沸，去其浮滞而后无害。麻黄汤中必用杏仁者，正恐误扬太过，肺气上翻也。（《分经本草四种·上卷》）

📖 陆懋修《本草二十四品》

麻黄　去节。苦、辛，温。入肺、膀胱、心、大肠。根，蜜炙。三、五分。止汗用根节。

发汗解表，去营中寒邪。

泻卫实，通九窍。治寒伤营症，头痛恶寒无汗；又治痰哮气喘，咳逆上气，水肿，风肿。羌活、防风可代。

非冬月寒邪在表者勿用。（《本草二十四品·分经解表》）

📖 闵钺《本草详节》

麻黄　味苦，气温。气味俱薄，浮而升，阳也。春生苗，至夏长尺余，梢上有黄花，结实似皂荚子，皮红、仁黑，根紫赤色。生荥阳、中牟者胜。肺经药，入膀胱经，兼走心、大肠经。厚朴为使，恶辛夷。凡使，发汗，用茎，去节，水煮三沸，去沫；止汗，用根、节。

主中风、伤寒头痛，营中寒邪、卫中风热，咳逆上气，瘟疫，瘴气，温疟，赤目肿痛，水肿，风肿，止好唾。

按：麻黄，轻可去实，为发表第一药。惟当冬令在表、真有寒邪者始为相宜；虽发热恶寒，苟不头疼、身痛拘急、脉不浮紧者，不可用也。虽可汗之症，亦当量病之轻重、人之虚实，不得多服，盖汗乃心液，若不可汗而误汗，与可汗而过汗，则心血为之动摇，或亡阳，或血溢，而坏症成矣。仲景治伤寒无汗用麻黄，以寒伤营，营血内涩，不能外通于卫，卫气闭固，津液不行，故无汗发热而憎寒；有汗用桂枝，以风伤卫，卫气外泄，不能内护于营，营气虚弱，津液不固，故有汗发热而恶风。然风寒之邪，皆由皮毛而入，肺主皮毛，其症时兼面赤、怫郁、咳嗽、痰喘、胸满诸症者，非肺病乎？皮毛外闭，则邪热内攻，而肺气膹郁，故麻黄汤同甘草、桂枝引出营分之邪，达之肌表，佐以杏仁，泄肺而利气。汗后，无大热而喘者，加石膏、知母而泄肺火，是麻黄汤虽太阳发汗重剂，又实为发散肺经火郁之药也。腠理不密，则津液外泄，而肺气自虚，虚则补其母，故桂枝汤同甘草外散风邪以救表，内伐肝木以防脾，佐以芍药，泄木而 固脾，使以姜、枣，行脾之津液，而和营卫也。下后微喘者，加厚朴、杏仁，利肺气也；汗后脉沉 迟者，加人参，益肺气也；朱肱加黄芩，为阳旦汤，泻肺热也。皆是脾肺之药，是桂枝汤虽太阳 解肌轻剂，又实为理脾救肺之药也。此《伤寒论》中开卷两大方，后人不可不知究心。（《本草详节·卷之二》）

凌奂《本草害利》

麻黄

【害】其性轻扬善散，发表最速，若表虚自汗，饮食劳倦杂病，自汗肺虚有热，多痰咳嗽，以致鼻塞，痘疮倒靥，不因寒邪所郁，而因热甚；虚人伤风，气虚、发喘，阴虚火炎，以致眩晕头痛，南方类中风瘫痪，及平日阳虚，腠理不密之人，皆禁用。汗多亡阳，能损人寿，戒之戒之！春深夏日，以至秋初，法同禁。惟冬月在表，真有寒邪伤营见证者宜之。若非冬月，或无寒邪，或寒邪在里，或风伤于卫等症，虽发热恶寒，不头痛身痛而拘急，六脉不浮紧者，皆不可用。虽可汗之症，亦不宜过剂。汗为心液，过汗则心血为之动，或亡阳，或血溢，而成大患。

中牟产麻黄，地冬不积雪，其性热可知。

【利】苦辛温，入心、肺、膀胱、大肠四经。专司冬令寒邪，头疼身热脊强，去营中寒邪，泄卫中风热，轻可去实，为发散第一药。麻黄乃太阳经药，兼入肺经，肺主皮毛。葛根乃阳明经药，兼入脾经，脾主肌肉。二药皆轻扬升发，而所入不同，疮家用生麻黄，与甘草等分；或配犀角地黄汤，或配竹叶石膏汤，或配大生地，能令人不出汗，使脓水走多，其愈乃速。误用者，熟地解之，一两解一钱。麻黄根节，能止汗，其性走表，能引诸药至卫，而固腠理。

【修治】今荥阳中牟者为胜，立秋后收茎阴干，其根皮色黄赤近尺者用之，折去节根，水煎十余沸，以竹片掠去沫。沫令人烦。或用醋泡，或蜜炙则和，亦有生用，须煎去沫。（《本草害利·肺部药队》）

📖 汪昂《本草备要》

麻黄 轻，发汗。

辛，温，微苦。僧继洪云：中牟产麻黄地，冬不积雪。性热，故过服泄真气。入足太阳膀胱，兼走手少阴、阳明心、大肠，而为肺家专药。发汗解肌，去营中寒邪，卫中风热，调血脉，通九窍，开毛孔。治中风伤寒中犹伤也，头痛温疟，咳逆上气风寒郁于肺经。《经》曰：诸气膹郁，皆属于肺。痰哮气喘哮症宜泻肺气，虽用麻黄而不出汗，本草未载。赤黑斑毒胃热，一曰斑证，表虚不得再汗，非便闭亦不可下，只宜清解其热。毒风疹痹，皮肉不仁，目赤肿痛，水肿风肿。过剂则汗多亡阳，夏月禁用汗者心之液，过汗则心血为之动摇，乃骁悍之剂。丹溪以人参、麻黄同用，亦攻补法也。东垣曰：《十剂》曰"轻可去实"，葛根、麻黄之属是也。邪客皮毛，腠理闭拒，营卫不行，故谓之实。二药轻清，故可去之。时珍曰：麻黄太阳经药，兼入肺经，肺主皮毛；葛根阳明经药，兼入脾经，脾主肌肉。二药皆轻扬发散，而所入不同。王好古曰：麻黄治卫实，桂枝治卫虚，虽皆太阳经药，其实营卫药也。心主营为血，肺主卫为气。故麻黄为手太阴肺之剂，桂枝为手少阴心之剂。诸家皆以麻黄、桂枝为肺经药，谓伤寒传足不传手者，误也。时珍曰：仲景治伤寒，无汗用麻黄，有汗用桂枝，未有究其精微者。津液为汗，汗即血也，在营则为血，在卫则为汗。寒伤营，营血内涩，不能外通于卫，卫气闭固，津液不行，故无汗发热而恶寒；风伤卫，卫气外泄，不能内护于营，营气虚弱，津液不固，故有汗发热而恶风。然风寒皆由皮毛而入，皮毛，肺之合也。盖皮毛外闭，则邪热内攻，故用麻黄、甘草同桂枝，引出营分之邪，达之肌表，佐以杏仁，泄肺而和气，汗后无大热而喘者加石膏。《活人书》夏至后加石膏、知母，皆泄肺火之药，是麻黄汤虽太阳发汗重剂，实散肺经火郁之药。腠理不密，则津液外泄而肺气虚，虚则补其母，故用桂枝同甘草，外散风邪以救表，内伐肝木以防脾。桂能平肝。佐以芍药泄木而固脾，使以姜枣行脾之津液而和营卫。下后微喘者加厚朴、杏仁，以利肺气也。汗后脉沉迟者，加人参以益肺气也。《活人书》加黄芩为阳旦汤，以泻肺热也。是桂枝汤虽太阳解肌轻剂，实为理脾救肺之药也。发汗用茎去节，煮十余沸，掠去浮沫，或用醋汤略泡，晒干备用，亦有用蜜炒者庶免太发。止汗用根节无时出汗为自汗，属阳虚；梦中出汗为盗汗，属阴虚。用麻黄根、蛤粉、粟米等分为末，袋盛扑之佳。时珍曰：麻黄发汗骏不能御，根节止汗效如影响，物理不可测如此。自汗有风湿、伤风、风温、气虚、血虚、脾虚、阴虚、胃热、痰饮、中暑、亡阳、柔痉等证，皆可加用。盖其性能行周身肌表，引诸药至卫分而固腠理。汗虽为心液，然五脏亦各有汗。《经》曰：饮食饱甚，汗出于胃；惊而夺精，汗出于心；持重远行，汗出于肾；疾走恐惧，汗出于肝；摇体劳苦，汗出于脾。厚朴、白薇为使。恶辛夷、石膏。(《本草备要·卷一》)

📖 黄钰《本草经便读》

麻黄

【气味】苦温。

【主治】发汗之剂，风寒头痛，咳逆上气，去邪热而已温疟，破癥坚而消积聚。(《本草经便读·神农本草经》)

1874 麻黄，专司冬令寒邪，头痛身热，脊强，去营中寒气，泄卫中风热。

苦温入心、肺、膀胱、大肠四经。去根节，水煮去沫。太阳经发散寒邪之重剂，误用则伤元阳血液。有汗者忌之。(《医学捷要·卷之三》)

📖 马培之《药性歌诀》

麻黄 味兼辛苦，性质温和。专行肺络膀胱，兼走大肠心部。解肌通窍，发汗之灵丹；逐表驱邪，伤寒之正药。中风气肿皆施，拌蜜则定喘除哮。(《药性歌诀·发散风寒药》)

📖 程曦等《医家四要》

麻黄 主疗伤寒，兼定喘哮咳逆。

【隰草】发汗用茎，去节；止汗用根节。或用醋汤略泡，晒干；亦有用蜜水炒者。入足太阳、手太阴。同桂心，治风痹冷痛；同桂枝、甘草、杏仁、姜、冬，治寒伤营；根同黄芪、牡蛎末，小麦汤下，治自汗。(《医家四要·卷四》)

📖 戴葆元《本草纲目易知录》

麻黄 辛温，微苦。入足太阳，兼入手少阴、阳明经，而为肺家尚药。发汗解肌，去营中寒邪，泄卫中风热，调血脉，通九窍，止好睡，开毛孔皮肤，治中风伤寒头痛，温疟，咳逆，上气痰喘，气喘，壮热，瘟疫，山岚瘴气，泄邪恶气，破坚癥积聚，消赤黑斑毒，毒风疹痹，皮肉不仁，散目赤肿痛、水肿风胀，产后血滞。过剂则汗多亡阳，夏月禁用，虚者蜜炒，去根节用。

伤寒黄疸表热者，麻黄醇酒汤。麻黄一把，绵裹，美酒五升，煮取半升，去滓，顿服。取小汗，春月用水煮。里水黄疸，一身面目黄肿，甘草麻黄汤。麻黄四钱，甘草二钱，煎服，重覆汗出，不汗再服。中风诸病，麻黄一秤去根，拣王相日乙卯日，取东流水煮，去滓再熬成膏，瓷瓶收藏，封之一二年不妨，每服一二匙，热汤化下取汗。熬时要勤搅，勿令着底，恐焦。仍忌鸡犬、妇人见之。刘守真方。小儿慢脾风，因吐泄后而成，麻黄长五寸十个去节，白术指面大二块，全蝎二个，生薄荷叶包煨，为末。二岁以下一字，三岁以上半钱，薄荷汤下。（《本草纲目易知录·卷一》）

📖 1885 年佚名《本草衍句》

麻黄_{苦辛温} 上达轻扬，最清气味。发太阳少阴之汗，入肺脏大肠之司。去营中之寒邪，泄卫中之表实。能深入积痰凝血之中《本经》破癥坚积聚，血脉兼调，故透出皮肤毛孔之外《本经》主发表出汗，去邪热气，孔窍通利。伤寒中风，咳逆上气，皮肤不仁，毒风痛痹，风肿，水肿皆宜发汗，解表第一。若遇汗多之症，须知亡阳所忌功专散邪通阳，得射干治肺痿上气，得桂心治风湿之冷痛。根节止汗，效如影响。有善行肌表之性，能引诸药直固腠理，凡盗汗自汗俱可加之。

水肿脉沉属少阴，其脉浮者为气虚。胀者为气，皆非水也。麻黄附子汤汗之。麻黄三两，水七升煮，入甘草二两，附子炮一枚，煎服取汗即效。

心下悸病，半夏麻黄丸。用半夏、麻黄末蜜丸，日三服。

盗汗不止，麻黄根、椒目为末，无灰酒下，外以麻黄根、故蒲煽为末，扑之。诸虚自汗，夜卧则甚，久即枯瘦，黄芪、麻黄根各一两，牡蛎泔洗，煅过为散，服五钱，水二盏，小麦百粒煎服。（《本草衍句》）

📖 钱雅乐《汤液本草经雅正》

麻黄_{中品}

【气味】苦，温。无毒。

【主】中风伤寒头痛，温疟，发表出汗，祛邪热气，止咳逆上气，除寒热，破癥坚积聚。

其味麻，其色黄，故名麻黄时珍。一名龙沙，阳之汗，以天地之雨名之《内经》，以此发汗，如龙能兴云而致雨也古愚。色青形直以圆，中虚象离，合辅心主，宣扬火令者也。主治寒风温疟头痛，侵淫部署之首，形层之皮，致毛孔满实，逆开反阖者，此味宣火政令，扬液为汗而张大之，则邪气去矣。咳逆上气者，毛孔满闭，不能布气从开也；癥坚积聚者，假气成形，不能转阖从开也子由。气味苦温，苦为在地之阴，是从阴而达阳也若金。又形如肺管以圆，轻扬上泄，以透至阴中之真阳际于极上若金，故能利血脉、通营气元素。俾寒水之气得畅，而太阳之气上至于肺，故凡血脉病于重阴之郁者，俱可以此透之。治寒之侵于肺而为嗽为喘，以喘由寒水之阳郁而不能透，遂并邪气上逆入胃至肺，上壅为喘，是即所谓肺胀也。非此寒水中透真阳而上际，则寒邪若金，皆从汗出也。乃气味之最清，故能透出皮肤毛孔之外，又能深入积痰凝血之中，无微不至灵胎。生处冬不积雪，为泄内阳也时珍，惟营气郁塞、血脉结聚者宜之若金，故过用则脱真气时珍。煮须掠去上沫，以其轻浮之气过于引气上逆也斗保。

根节止汗弘景，效如影响，以其性行肌表，故能引诸药外至卫分而固肌腠时珍。物理之妙，不可测理如此权。(《汤液本草经雅正·卷二》)

📖 陈蕙亭《本草撮要》

麻黄 味苦辛，入手太阴、足太阳经。功专散邪通阳，得射干治肺痿上气，得桂心治风痹冷痛。夏月禁用，过服亡阳。蜜炒稍缓。止汗用根。厚朴、白薇为使。恶辛夷、石膏。(《本草撮要·卷一》)

📖 张秉成《本草便读》

麻黄 走太阳寒水之经，功先入肺；为发汗轻疏之剂，性则偏温；寒饮稽留，藉味辛而宣散；痰哮久痼，仗苦力以搜除。

麻黄，其苗中空，味辛苦，气味俱薄，升也，阳也。专入肺家卫分，疏散风寒，达表由汗而出。麻黄本肺家卫分药，仲景治寒伤营用麻黄汤者，以内有桂枝领之入营也。宣肺发表，麻黄之能足以尽之，故一切咳嗽、宿哮等疾，凡属肺中有风寒痰饮者，皆可用之，不必拘拘乎麻黄之但能出汗也。足太阳主一身之表，故入之。大抵寒邪轻而从口鼻入者，则伤肺，寒邪重而从表入者，则伤经，故虽所伤不同，而其治则一也。麻黄之功，首先入肺，若肺中有寒痰，宿饮之疾，麻黄到肺，只能搜剔肺中痰饮，不能再发汗出表，犹用兵者，有一战之功，无再战之力也。（《本草便读·草部》）

📖 陈明羲《本草韵语》

麻黄 辛温微苦。入膀胱经，兼入心肺大肠经。

解肌发汗仗麻黄，荣卫风寒雨受伤去荣中寒邪，卫中风热。

血脉调和通孔窍，肺经疗治并膀胱；

头疼目赤资开散，气喘痰哮藉发扬喘逆上气，由风寒客于肺经，《经》曰诸气膹郁皆属于肺，哮证宜泻肺气，虽用麻黄而不出汗，本草未载。

斑毒疟邪风水肿，赤黑斑毒系胃热，一曰斑证表虚不得再汗，非便闭亦不可下，只宜清解其热，温疟及水肿、风肿均以汗解为大法，轻堪去实是良方。

过剂则汗多亡阳，夏日禁用汗者心之液，过汗则心血为之动摇，麻黄医悍之剂，丹参与人参同用，亦攻补法也。《十剂》曰轻可去实，葛根、麻黄之属是也。邪客皮毛，腠理闭拒，营卫不行，故谓之实。二药轻清，可以去之。时珍曰：麻黄太阳经药，兼入肺经，肺主皮毛；葛根阳明经药，兼入脾经，脾主肌肉。二药皆轻扬发散，而所入不同。王好古曰：麻黄治卫实，桂枝治卫虚，虽皆太阳经药，其实营卫药也。心主营为血，肺主卫为气。故麻黄为手太阴肺之剂，桂枝为手少阴心之剂。时珍曰，仲景治伤寒，无汗用麻黄，有汗用桂枝，未有究其精微者。津液为汗，汗即血也。在营为血，在卫为汗，寒伤荣荣血内涩，不能外通于卫，卫气闭则津液不行，故无汗发热而恶寒。风伤卫，卫气外泻，不能内护于荣，荣气虚弱，津液不固，故有汗发热而恶寒。然风寒皆由皮毛而入，皮毛肺之合也。盖皮毛外闭则邪热内攻，故用麻黄、桂枝同甘草引出荣分之邪。达之肌表佐以杏仁泻肺而利气，汗后无大热而喘者加石膏。《活人书》夏至后加石膏、知母皆泻肺火之药。是麻黄汤虽太阳发汗重剂，实散肺清火郁之药。腠理不密则津液外泻而肺气虚，虚则补其母，故用桂枝同甘草外散风邪以救表，内伐肝木以补脾，佐以芍药泄木而固脾，使以姜枣，行脾之津液而和荣卫。下后微喘者，加厚朴、杏仁以利肺气也，汗后脉沉迟者加人参以益肺气也。《活人书》加黄芩为阳旦汤，以泻肺气也。是桂枝汤虽太阳解肌轻剂，实为理脾救肺之药也。按：诸论义理精微，深得仲景立方之首，宜熟玩之。

僧继洪云：中牟有麻黄之地，冬不积雪，性热可知，故多服泄真气，发汗用茎去节，煮十余沸，掠去浮沫，或用醋汤略泡晒干备用，亦有用蜜炒者，免至太发。止汗用根节无时出汗为自汗，属阳虚，梦中自汗为盗汗，属阴虚，用麻黄根、蛤粉、粟米等分为末，袋盛扑之佳。时珍曰，麻黄发汗骏不能御，根节止汗，效如影响，物理不可测如此。自汗有风湿、伤风、风温、气虚、血虚、脾虚、阴虚、胃热痰饮、中暑亡阳、柔痓等证，皆可加用。盖其共性能行周身肌表，引诸药至卫分，而固腠理。汗虽为心液，然五脏亦各有汗。《经》曰饮食饱甚，汗出于胃；惊而夺精，汗出于心；持重远行，汗出于肾；疾走恐惧，汗出于肝；摇体劳苦，汗出于脾。厚朴、白微为使。恶辛夷、石膏。(《本草韵语·卷之上》)

庆恕《本草类要》

麻黄 味苦辛，气温。入手太阴肺、足太阳膀胱经。入肺家而行气分，开毛孔而达皮部，善泄卫郁，专发寒邪。治风湿之身痛，疗寒湿之脚肿，风水可驱，溢饮能散，消咳逆、肺胀，解惊悸心忡。煮去沫，发表去根节。止汗敛表，但用根节。(《本草类要·散药门》)

黄彝鬯《药性粗评全注》

麻黄 寒邪闭汗，解肌须待于麻黄。

麻黄一名龙沙，苦温无毒，手太阴经之药，入足太阴经，兼和少阴阳明。《本经》云：主中风伤寒头痛，温疟，发表出汗，去邪热气，止咳逆上气，除寒热，破癥坚积，去节用。麻黄根节，甘平无毒。宏景云：主止汗，夏月杂粉扑之。(《药性粗评全注》)

王象晋《本草撮要类编》

麻黄《得宜本草》云：功专散邪通阳，得射干治肺病上气，得桂心治风痹冷痛。

106

麻黄苦辛气温，肺经正药，并入手足太阳与手少阴阳明。功能发汗，去营中寒邪，力可疏风，治肺家咳喘，解寒热头疼，消水肿风肿。其性太发，如以蜜炙治肺风咳嗽并不发汗，若单用根节，转有止汗之功，表实有邪者宜之，卫虚气弱者禁用。

麻黄，发汗用茎，先煎去沫，或用醋汤略泡晒干，或用蜜水拌炒。厚朴、白薇为使，恶辛夷、石膏。(《本草撮要类编》)

📖 莫枚士《神农本经校注》

麻黄 味苦，温。主中风伤寒头痛，温疟，发表出汗，去寒热邪热气，止咳逆上气，除寒热，破癥坚积聚。一名龙沙沙，古"莎"字。

案："中风伤寒"一病名。麻黄乃躯壳及胸膈总治之药，向乎表而兼顾半表半里者。(《神农本经校注·卷中》)

📖 沈文彬《药论》

麻黄入肺 治伤寒头疼，疗中风温疟，赤黑斑毒能解，外邪厥逆如神。肺脏火邪内郁，以致喘促痰升不得眠，助以石膏、苏子；膀胱寒毒外拘，以致战栗头疼不得汗，佐以甘草、黄芩。配花粉，治乳痈，下乳汁，血脉全通；同半夏，定喘哮，止咳嗽，气闭堪散。秋冬表热为良，营卫虚弱莫投。(《药论·二散剂》)

📖 陈葆善《本草时义》

麻黄 气味苦、温，无毒。主中风伤寒头痛，温疟发表出汗，去邪热气，止咳逆上气，除寒热，破癥坚积聚。

按今市肆所用有西麻黄、土麻黄之分，土麻黄远不及西麻黄。(《本草时义》)

周岩《本草思辨录》

麻黄　邹氏疏麻黄云：麻黄之实，中黑外赤，其茎宛似脉络骨节，中央赤，外黄白。实者先天，茎者后天。先天者物之性，其义为由肾及心，后天者物之用，其义为由心及脾肺。由肾及心，所谓肾主五液，入心为汗也，由心及脾肺，所以分布心阳，外至骨节肌肉皮毛，使其间留滞无不倾囊出也。故栽此物之地，冬不积雪，为其能伸阳气于至阴中，不为盛寒所凝耳。

此论麻黄性用，致为精审，远胜诸家。

按：《灵枢·本藏》篇云："肾合三焦膀胱"。三焦膀胱者，腠理毫毛其应。麻黄虽入肾而中空轻扬，故为太阳伤寒泄表发汗之要药。肺之合皮毛，入太阳即入肺，入肺入心即入荣卫。麻黄茎并不白，邹氏谓其入肺而有意装饰之，未免蛇足。又叶天士、陈修园咸谓肝主疏泄，以麻黄发汗为疏泄为入肝，不知肝能下泄不能外泄，其亦武断之至矣。

与麻黄相助为理之物，其最要者有六：曰杏仁，曰桂枝，曰芍药，曰石膏，曰葛根，曰细辛。得其故而后知彼知己，百战百胜矣。今具论如下：

杏仁者，所以为麻黄之臂助也。麻黄开肌腠，杏仁通肺络，麻黄性刚，杏仁性柔，麻黄外扩，杏仁内抑；二者合而邪乃尽除。如麻黄汤治风寒，麻黄杏仁薏苡甘草汤治风湿之类皆是。

桂枝者，所以补麻黄之不足也。麻黄泄荣卫之邪，桂枝调荣卫之气。桂枝得麻黄，不至羁汗，麻黄得桂枝，即能节汗。二者合而正不受伤。此麻桂并用之方皆然。盖有视证候之重轻，暨他药之离合以为权衡者矣。

芍药者，一方之枢纽也。一征之小青龙汤，外寒与内饮相搏，干呕发热而咳，是证之必然非或然。麻桂散外寒，辛夏蠲内饮，姜味止咳逆，甘草合诸药以和之。寒则以汗解，饮则随便去，惟麻黄入太阳而上行，膀胱之气亦因之而不下行，小便不利少腹满，固意中事。加芍药者，所以驯麻黄之性而使水饮得下走也。若小便本不利，则麻黄直去之矣。全方蠲饮重于散寒，故名之曰小青龙汤。再征之乌头汤，麻黄气轻，驱风寒在肌肤者多，乌头气重，驱风寒在脏腑者多。麻黄除湿，是湿随风寒而去，乌头除湿，是风寒外散而湿则内消。麻黄伸阳而不补，乌头补阳而即伸。此治历节不可屈伸疼痛，二物所以必并用之故。虽然二物皆出汗而少内心，关节之病，非可一汗而愈者，故又以芍药从而敛之，使宛转于肢节而尽去其疾。黄芪疏荣卫之气，则为芍药之前驱。甘草则培中土以和之者也。以其有芍药能使麻乌下达，故亦治脚气。举此二方，而他之用芍药者可推矣。

伤寒太阳病将入阳明，则石膏为必用之药。大青龙汤中风二字，是与小青龙汤伤寒二字为互举之文。麻黄汤治伤寒，曰脉浮紧无汗，此亦浮紧无汗。大青龙别一条曰伤寒脉浮缓，浮缓有伤寒，浮紧岂反无伤寒。况伤寒一日太阳受之，脉若静者为不传，颇欲吐若躁烦脉数急者为传。此之烦躁，自因表实而邪不得泄，传入阳明所致。沈尧封以烦躁为内伏之暍热，不知阳明非腑实不至烦躁，安有内已腑实而外尚发热恶寒之理。以石膏治烦躁，谓之治太阳传入阳明之烦躁，与仲圣诸说无不吻合，复有何疑？且烦躁在心肾而治则在阳明者，非无谓也。太阳本寒标热，上与心下与肾为缘，太阳热闭，则合肾皆为之扰。太阳不治，则阳明亦所必传。是烦躁非心肾之自病，而阳明乃去路之宜肃。泄其热于表，清其热于里，则烦躁不治而自治。抑石膏者，泄肺即所以泄太阳也，太阳卫外之气，从皮毛而合肺，而石膏亦轻亦重，泄肺清胃，两擅其长，故独用治汗出之热，佐麻黄又治不汗出之热。若离太阳入阳明而成腑实之证，则石膏非所克任矣。

太阳将入阳明，葛根亦为必用之药。仲圣文义，多有参观互勘而后明者。葛根汤之证，曰太阳病项背强几几，无汗恶风。病云太阳，而方则以葛根标名。葛根者，太阳阳明交嬗药也。何以言之？阳明病身热多汗，而葛根治大热不治多汗，且更解肌出汗。虽出汗而非散太阳初入之寒，所以为治太阳将入阳明之药。大阳寒邪化热，热烁其液，则项背为强，葛根起阴气以滑泽之，则变强为柔，与麻黄治无汗恶风，可称伯仲。然则是证二物足了之矣，复以桂枝汤何为？盖汗出表必虚，以和阳化阴之药继其后，则即攻即补，元气不过伤而易复，此用药操纵之法，仲圣方类如是也。

细辛与杏仁，皆所以为麻黄之臂助，而有大不侔者在。杏仁佐麻黄而横扩，是为一柔一刚；细辛佐麻黄而直行，是为一专一普。麻黄驱阴邪发阳气，不仅入少阴而用甚普。细辛则色黑入肾，赤入心或云赤黑，或云深紫，紫即赤黑相兼之色也，一茎直上，气味辛烈，故共破少阴之寒凝，锐而能专。考仲圣方佐细辛以治上者不一：如小青龙汤治水饮，厚朴麻黄汤治咳逆，桂甘姜枣麻辛附子汤治气分，皆所易晓。独麻黄附子细辛汤，治少阴病用细辛，则此义尘封久矣。试详言之：少阴与太阳为表里，脏若中寒，必始得之，即吐利厥逆，不至发热。今有但欲寐之少阴证而反发热，是无少阴之里证而有外连太阳之表证，自应以麻黄发汗。脉沉者急温之，自应以附子温经。至细辛一味，柯韵伯谓散浮阳，邹氏谓无细辛为微发汗，则有细辛为大发汗，唐容川更以脉沉为阳陷，用细辛以升之。实于细辛性用，与仲圣因证制方之意，未经窥见。夫细辛与麻黄，同能彻上彻下，第麻黄中空轻扬，用以下行，非借他药之力不可。细辛无发表出汗之能《本经》麻黄发表出汗，细辛无之，而于风寒之在上在下附于骨节九窍者，则专力以去之，绝不旁鹜。故防己黄芪汤，曰下有陈寒者加细辛，可见细辛散少阴经气之寒，厥有专长，非麻黄可及。然则麻黄附子甘草汤无细辛，而此何以有细辛，彼无里证而此何尝有里证，仲圣用麻黄必曰取微汗，此岂堪取大汗，则当于始得之与得之二三日，及麻黄煎法之不同，详究其义矣。《经》云：逆冬气则少阴不藏，肾气独沉。肾气沉则脉无不沉，即仲圣所云脉微细、但欲寐之脉，亦未始非沉，此单言沉者，以其沉之甚耳。脉沉自系少阴病本象，兹不云少阴病脉沉反发热，而云反发热脉沉，盖少阴病不应发热而反发热，发热则当由太阳而外达矣，乃发热而兼脉沉，岂能无二三日变为里证之虞。于是以附子专温其经，细辛佐麻黄，锐师直入以散在经之邪，麻黄先煮减二升者，欲其气之下注，不加甘草者，恐其缓三物而中停；此发热脉沉始得时之治法。若至二三日而无里证，则不至或有里证，不当以细辛先开其隙，故以麻黄附子治发热脉沉，而以甘草易细辛，且先煮麻黄只一二沸，以节其入里之势，而和其散邪之气，此正合得之二三日之分际。彼不言无里证，此不言发热脉沉者，互举之文也。仲圣之斟酌病机，可谓精矣。

更以仲圣用麻黄、杏仁、石膏而治法迥异者言之，大青龙汤三物并用，为发汗之峻剂，麻杏甘膏汤亦三物并用，偏治汗出而喘无大热者何也？此节文义，是将汗出二字倒装在不可更行桂枝汤下。惟其汗出，疑可行桂枝不可行麻黄。不知汗出而喘无大热，非桂枝证之汗出而为发汗后表已解之汗出。表已解故无大热，喘则尚有余邪，桂枝汤不可行，而大青龙不变其法亦不可行。夫是故变峻为和，以麻黄四两、石膏倍之，俾麻黄之技不得逞，而余邪适因之而尽。且石膏倍用，不特制麻黄之悍，泄汗出之热，即杏仁亦必抑其外达之势，以下气而止喘。止喘非麻黄事耶，而汗出无大热之喘，则其喘为气逆多而表郁少，故麻黄减之而杏仁增之，信乎药物多寡之所关，非细故也。

石膏以两计者，与麻黄多寡易见，麻杏甘膏汤，石膏多麻黄一倍，核之治法正合。若大青龙汤石膏亦多于麻黄，则麻黄受制已甚，何至有汗多之虑。洄溪云：大青龙汤一剂，除大枣约共十六两，以今称计之，亦重三两有余，则发汗之重剂矣。虽少加石膏，终不足以相制也。夫所谓十六两者，已将石膏并计在内，所谓三两有余者，以古一两今二钱零计之，不知鸡子大一块，洄溪究作今称几何。余将石膏碎为鸡子大称之，总不在三两之下。而洄溪谓一剂共三两有余，真令人不解。王朴庄精于算学，谓伤寒方一两准今七分六厘，则更无洄溪二钱零之多。今姑即二钱零为一两计之，麻黄六两，亦不过有今称两半，而石膏鸡子大一块，则有今称三两，是多于麻黄一倍矣。恐鸡子大一块字，不免有误。世有博雅，盍考订之。(《本草思辨录·卷二》)

📖 刘鹗《要药分剂补正》

麻黄 味苦温。主中风伤寒头痛，温疟，发表出汗，去邪热气，止欬逆上气，除寒热，破癥坚积聚《本经》。微温，无毒。五脏邪气，缓急风胁痛，通腠理，解肌，泄邪恶气，消赤黑斑毒。不可多服，令人虚《别录》。身上毒风疹痹，皮肉不仁，壮热，山岚瘴疟等甄权。通九窍，调血脉，开毛孔皮肤《大明》。去营中寒邪，泄卫中风热元素。功专散邪通阳《得宜》。散赤目肿痛，水肿风肿时珍。

【附】根节 甘平无毒。止汗，夏月杂粉扑之宏景。

【经络】禀天地清阳刚烈之气而生。《本经》味苦，气温。详其主治，应是大辛之药。气味俱薄，轻清而浮升也，阳也。手太阴主药，入足太阳经，兼入手少阴阳明经《经疏》。入肺膀胱经，兼入心大肠经，为发汗之品芊绿。

【合化】《圣惠》曰：麻黄得桂心酒，治风痹冷痛。得白术、全蝎、以薄荷叶包煨，为末，治小儿因吐泄而成慢脾风者。《得宜》曰：得射干治肺痿上气。《和剂方》曰：麻黄根节得黄芪、牡蛎、浮小麦治诸虚自汗，夜卧即甚，久则枯瘦。《千金》曰：得石硫黄、米粉为末，傅阴囊湿疮。

【论说】东垣曰：六淫有余之邪，客于阳分皮毛之间，腠理开拒，营卫气血不行，故谓之实。麻黄微苦，其形中空，阴中之阳，入膀胱寒水之脏。其经循背下行，本寒而又受外寒，故宜发汗，去皮毛气分寒邪，以泄表实。若过发，则汗多亡阳，或饮食劳倦，及杂病自汗表虚之症，用之则脱人元气，不可不禁。好古曰：麻黄治卫实，桂枝治卫虚，虽皆太阳经药，其实营卫药也。心主营为血，肺主气为卫，故麻黄为手太阴肺药，桂枝为手少阴心药。时珍曰：仲景治伤寒，无汗用麻黄，有汗用桂枝，未有究其精微者。盖风寒由皮毛而入，皮毛外闭，邪热内攻，故用麻黄、甘草同桂枝，引出营分之邪，达之肌表，佐以杏仁，泄肺而和气。汗后无大热而喘者，宜加石膏，

《活人书》云：夏至后加石膏、知母，皆泄肺火之药。是麻黄虽太阳发汗重剂，实散肺经大郁之药也。

【禁忌】《经疏》曰：诸虚有汗，肺虚痰嗽，气虚发喘，阴虚火炎，眩晕，南方中风痛瘓，平日阳虚，腠理不密之人，一概宜忌。之才曰：厚朴、白薇为之使。恶辛夷、石韦。

【出产】《图经》曰：生晋地河东，以荥阳、中牟者为胜。春生苗，至夏五月则长及一尺。稍上有黄花，结实如百合瓣而小，又似皂荚子、加皮红、里仁子黑，根紫赤色。俗云有雌雄二种；雌者于三四月内开花，六月结子。雄者无花，立秋后采茎，阴干。

【炮制】雷公曰：凡使去节并沫，若沫不去尽，服之令人闷。宏景曰：用之切去节根，水煮汁十余沸，以竹片掠去上沫，根节能止汗故也。《备要》曰：或用醋汤略泡，晒干用，亦用蜜炒。（《要药分剂补正·卷八》）

📖 仲昂庭《本草崇原集说》

麻黄 气味苦，温，无毒。主治中风伤寒头痛，温疟，发表出汗，去邪热气，止咳逆上气，除寒热，破癥瘕积聚。

麻黄始出晋地，今荥阳、中牟、汴州、彭城诸处皆有之，春生苗，纤细劲直，

外黄内赤，中空有节，如竹形，宛似毛孔。

《崇原》植麻黄之地，冬不积雪，能从至阴而达阳气于上。至阴者，盛水也；阳气者，太阳也。太阳之气，本膀胱寒水而上行于头，周遍于通体之毛窍。主治中风伤寒头痛者，谓风寒之邪，病太阳高表之气，麻黄苦温，能导心气以逐风寒，而其质轻浮，又能起水气以利高表也。温疟病藏于肾，麻黄能起水气而周遍于皮毛，故主发表出汗，而去温疟邪热之气也。治咳逆上气者，谓风寒之邪，闭塞毛窍，则里气不疏，而咳逆上气。麻黄空细如毛，开发毛窍，散其风寒则里气外出于皮毛，而咳逆上气自止矣。除寒热破癥坚积聚者，谓在外之寒热不除，致中土之气，不能外达而为癥坚积聚，麻黄除在外之寒热，则太阳之气出入于中土，而癥坚积聚自破矣。

《经读》麻黄气温，禀春气而入肝；味苦无毒，得火味而入心。心主汗，肝主疏泄，故为发汗主药，其所主皆系无汗之症。太阳症中风伤寒，头痛、发热、恶寒、无汗而喘宜麻黄以发汗。但热不寒，名曰温疟，热甚无汗头痛，亦宜麻黄以发汗。咳逆上气，为手太阴之寒症；发热恶寒，为足太阳之表证；亦宜麻黄以发汗。即癥坚积聚为内病，亦系阴寒之气，凝聚于阴分之中，日积月累而渐成。得麻黄之发汗，从阴出阳，则癥坚积聚自散。凡此皆发汗之功也。

〔批〕经方用麻黄或取发汗，或不取发汗，如伤寒少阴篇麻黄附子细辛汤，非发汗法，乃交阴阳法，麻黄附子甘草汤变交阴阳法而为微发汗法，此处直云发汗，单就太阳麻黄症而言。

根节古云止汗，是引止汗之药，以达于表而速效，非麻黄根节自能止汗也，旧解多误。

仲氏曰：太阳以寒水为本，是六气中之一气，六经中之一经也。令韶曰：太阳主人身最外一层，谓太阳天水相连，环绕周身，运行出入，各经病气传变，由寒水受伤而起，故曰伤寒，《伤寒论》备六气，而寒为太阳本气，本病标亦病，恶寒发热头痛，得汗斯痊，时医虑麻黄发汗过猛，而以紫苏、薄荷代之，岂知二物芳香，欲发其表，反虚其里，决非《伤寒》太阳证所宜。(《本草崇原集说·卷中》)

王鸿骥《药性选要》

麻黄 麻黄苦温，头痛风寒；发表出汗，积聚症坚。入肝心。

麻黄，功在发汗。故所主皆系共汗之证。太阳证中。风伤寒头痛，发热恶寒，无汗而喘，宜麻黄以发汗。但热不寒之温疟，热甚无汗头痛，亦宜麻黄以发汗。咳逆上气为手太阴之寒证，发热恶寒为足太阳之表证，即癥坚积聚之内病，系阴寒之气凝聚阴分，得麻黄之发汗而自散。凡此皆发汗之功也。

根节，古云止汗。是引止汗之药以达于表而速效。非麻黄根节自能止汗也。旧解多误。（《药性选要·卷二》）

李震甲《本草须知》

麻黄 甘辛苦，温，无毒。气味俱薄，轻，阳也，升也，清而浮。手太阳之药，入足太阳经，兼走手少阴、阳明。黄芩为之佐，厚朴、白薇为百之使，恶辛夷。宜用陈久者。去根节煮数沸，去上沫，恐令烦，焙干用。专司冬令寒邪散发头疼脊强，去营中寒气，泄卫中风热解肌疗伤寒解肌肉第一药。表散风邪，驱除寒毒，瘟疫，疟疾，瘴气山岚，凡足三阳表实之症必宜用之，若寒邪流入少阴厥阴筋骨之间，非用麻黄官桂不能逐也。发表出汗服麻黄而汗不止者，以水浸发 法即止。定喘除风。

按：麻黄治卫实之药，桂枝治卫虚之药，二物总为太阳经药。其实营卫药也好古曰：心主营为血，肺主卫为气，故麻黄为手太阴之剂，桂枝为手少阴心之剂。仲景以伤寒无汗用麻黄，有汗用桂枝，医者未得其精微也。精液为汗，汗即血液，在营则为血，在卫则为汗。夫寒伤营，营血内涩，不能通外于卫，卫气闭固，津液不行，故无汗发热而增寒，风伤卫，卫气外泄，不能内护于营，营气虚热，津液不固，故有汗发热而恶风，然风寒之邪皆由皮毛而入，皮毛者，肺之合也，是症总属乎太阳而肺受邪气，其症时兼面赤怫郁，咳嗽有痰，喘而胸满，诸症者非肺病乎，盖皮毛外闭则邪热内攻，而肺气膹郁，故用麻黄、甘草同桂引出营分之邪达之肌表，佐以杏仁泄肺而利气，汗后无大热而喘者加以石膏，《活人书》夏至后加石膏、知母，皆为泻肺火之药，是则麻黄汤总太阳发汗重剂，实为散解肺金火郁之药也。腠理不密则精液外泄而肺气自虚，虚则补其母，故用桂枝同甘草外散风以救表，内阀肝木以防脾，佐以芍药泄水而固脾，泄东所以补西也，使以姜枣舒脾之精液而和营卫也，下后微喘加厚朴、杏仁以利肺气也。汗后脉沉加人参以益肺气也，总为发表第一药，惟当冬令在表真有寒邪者宜之，或非冬月，或无寒邪，或寒邪在表，或伤风等症，总发热恶寒，苟不头疼，身疼拘急，六脉不浮紧者，皆不可用虽可汗之症，亦当察脉之重轻、人之虚实，不得多服。盖汗乃心之液，若不可汗而汗与可汗而过汗则心血为之动摇，或亡阳、或血溢而成坏症。可不慎哉！若表虚自汗，阴虚盗汗，肺虚有热，多痰咳嗽，以鼻寒乃平日阳虚，腠理不密之人，脉浮弦涩大沉微细弱及伏匿者，发所同戒。凡服麻黄汤须谨避风，不尔病后复发难疗。（《本草须知·草部》）

徐燨《药性诗解》

麻黄　辛苦而温，入肺、心、大肠、膀胱四经，厚朴为使，恶辛夷、石膏，发汗去节，止汗用根节。

辛温味苦有麻黄，冬令伤寒用最良；

发汗解肌调血脉，头疼水肿服无妨。【眉批】轻发汗。（《药性诗解·草部》）

袁凤鸣《药性三字经》

麻黄　发汗药，是麻黄；用根节，止汗良。

注：本品性味辛、温、涩、苦。肺经专药。功能发汗解肌，去营中寒邪，卫中风热，调血脉，通九窍，开毛孔。治中风、伤寒等症。止盗汗用根节，发汗用茎。过用则汗多亡阳。

《伤寒论》方有麻黄汤，治发热、恶寒、头身痛、无汗而喘者。（《药性三字经·热性类》）

📖 佚名《药性四言赋》

麻黄肺心大肠膀胱 性温，解表发汗，身热头疼，散寒力悍。

去根节切用，病在霜降汲表分，前伤寒表多汗。疼痛如斧劈，身热火炽，当用君夏，妙问非疼痛发热，吾慢用焦及上阳衄血，伤筋之樊根止自汗，性最猛，每用只用一二分。（《药性四言赋·草部》）

📖 彭子益《圆运动的古中医学》

外感荣卫病。卫病收敛，以麻黄为主药，疏泄之力极大，凡皮肤、腠理、筋骨、关节，无所不到。虚人小儿老人，虽轻用亦不可。凡卫气闭束恶寒之病，可用薄荷、苏叶、荆芥、葱头以代麻黄，疏泻力小。非真麻黄汤证莫用麻黄。（《圆运动的古中医学·药性提纲篇》）

📖 何龙举《药性骊珠》

麻黄辛温主去寒，伤寒发表妙若仙；

所主皆系无汗证，并止咳逆破癥坚。

【专长】伤寒发汗。

【用药指南】麻黄冬不积雪，能使汗出，皮肤营中寒邪能除，卫中风热亦灶。若同杏仁、巴戟，鬼击昏死立苏。根止盗汗应如桴，物理真难测度。胃入即吐，生姜、半夏、陈皮；老人脾虚下利宜更药鹿茸相济。（《药性骊珠·卷上》）

📖 丁泽周《药性辑要》

麻黄 苦温之味，入心、肺、膀胱、大肠。

专司冬令寒邪，头疼身热脊强；

去营中寒气，泄卫中风热。（增补）

太阳伤寒为要药，发表出汗有殊功。

麻黄无毒，厚朴为使，恶辛夷、石韦，去根节，水煮去沫，发汗用茎，止汗用根节。

轻可去实，为发散第一药，惟在冬月在表真有寒邪者宜之。或非冬月，或无寒邪，或寒邪在里，或伤风等证，虽发热恶寒，不头疼身疼而拘急，六脉不浮紧者，皆不可用，虽可汗之症，亦不宜多服。汗为心液，若不可汗而汗，与可汗而过汗，则心血为之动矣。或亡阳，或血溢而成大患，可不慎哉！

按：麻黄乃太阳经药，兼入肺经，肺主皮毛；葛根乃阳明经药，兼入脾经，脾主肌肉，发散虽同，所入迥异。（《药性辑要·草部》）

📖 曹炳章《增订伪药条辨》

麻黄　始出晋地，今荥阳、汴州、彭城诸处皆有之。气味苦温，无毒。春生苗纤劲直，外黄内赤，中空有节，如竹形，宛似毛孔，故为发表出汗圣药。市肆有以蘼草伪充，气味既别，力量毫无，重症用之，不免贻误。

炳章按：麻黄，九、十月出新。山西大同府、代州、边城出者肥大，外青黄而内赤色为道地；太原陵坻县及五台山出者次之。陕西出者较细。四川渭州出者黄嫩，皆略次。山东、河南出者亦次。惟关东出者，细硬芦多不入药。若蘼草伪充，更为害人炙。（《增订伪药条辨·卷三》）

📖 郭敬纶《药性韵语》

麻黄

麻黄发表，味苦辛温；

入肺理气，旁光水行；

寒伤营血，闭塞皮毛；

恶寒无汗，汗泄云消；

风伤卫气，气郁血凝；

郁而生热，热郁身疼；

117

风热日增，藏府不宁；

泄发营卫，降逆为君；

风热相缚，汗出畏风；

营血愈郁，内热尢尢；

风水足肿，邪淫络经；

隧道自通，泄水金城；

寒水冲逆，心下水停；

喘咳痰饮，利湿疏通。

麻黄善祛经络关节宿寒，得之霍然汗出，宿病全除。解散皮毛风湿。中气不足者忌之。(《药性韵语·总序》)

📖 张锡纯《医学衷中参西录》

麻黄味微苦，性温。为发汗之主药。于全身之脏腑经络，莫不透达，而又以逐发太阳风寒为其主治之大纲。故《本经》谓其主中风伤寒头痛诸证，又谓其主咳逆上气者，以其善搜肺风，兼能泻肺定喘也。谓其破癥瘕积聚者，以其能透出皮肤毛孔之外，又能探入积痰凝血之中，而消坚化瘀之药可偕之以奏效也。且其性善利小便，不但走太阳之经，兼能入太阳之府，更能由太阳而及于少阴是以伤寒少阴病用之，并能治疮疽白硬，阴毒结而不消。

太阳为周身之外廓，外廓者皮毛也，肺亦主之。风寒袭人，不但入太阳，必兼入手太阴肺经，恒有咳嗽微喘之证。麻黄兼入手太阴为逐寒搜风之要药，是以能发太阳之汗者不仅麻黄，而《伤寒论》治太阳伤寒无汗，独用麻黄汤者，治足经而兼顾手经也。

凡利小便之药，其中空者多兼能发汗，木通、扁蓄之类是也。发汗之药，其中空者多兼能利小便，麻黄、柴胡之类是也。伤寒太阳经病，恒兼入太阳之腑膀胱，致留连多日不解，麻黄治在经之邪，而在府之邪亦兼能治之。盖在经之邪由汗而解，而在府之邪亦可由小便而解，彼后世自作聪明，恒用他药以代麻黄者，于此义盖未之审也。

受风水肿之证，《金匮》治以越婢汤，其方以麻黄为主，取其能祛风兼能利小便也。愚平素临证用其方服药后果能得汗，其小便即顿能利下，而肿亦遂消。特是其方因麻黄与石膏并用，石膏之力原足以监制麻黄，恒有服之不得汗者，今变通其方，于服越婢汤之前，先用白糖水送服西药阿斯匹林一瓦半，必能出汗，趁其正出汗时，将越婢汤服下，其汗出必益多，小便亦遂通下。

东人三浦博士，用麻黄十瓦，煎成水一百瓦，为一日之量，分三次服下，治慢性肾炎小便不利及肾脏萎缩，小便不利，用之有效有不效，以其证之凉热虚实不同，不知用他药佐之以尽麻黄之长也。试观《金匮》水气门越婢汤，麻黄辅以石膏，因其脉浮有热也脉浮故系有风，实亦有热，麻黄附子汤辅以附子，因其脉沉而寒也。通变化裁，息息与病机相符，是真善用麻黄者矣。

邹润安曰：麻黄之实，中黑外赤，其茎宛似脉络骨节，中央赤外黄白，节上微有白皮，实者先天，茎者后天，先天者物之性，其义为由肾及心；后天者物之用，其义为由心及脾胃，由肾及心，所谓肾主五液人心为汗也，由心及脾胃，所以分布心阳，外至骨节肌肉皮毛，使其间留滞无不倾囊出也。故栽此物之地，冬不积雪，为其能伸阳气于至阴之中，不为盛寒所遏耳。

古方中有麻黄，皆先将麻黄煮数沸吹去浮沫，然后纳他药，盖以其所浮之沫发性过烈，去之所以使其性归和平也。

麻黄带节发汗之力稍弱，去节则发汗之力较强，今时用者大抵皆不去节，至其根则纯系止汗之品，本是一物，而其根茎之性若是迥殊，非经细心实验，何以知之。

陆九芝谓：麻黄用数分，即可发汗，此以治南方之人则可，非所论于北方也。盖南方气暖，其人肌肤薄弱，汗最易出，故南方有麻黄不过钱之语。北方若至塞外，气候寒冷，其人之肌肤强厚，若更为出外劳碌，不避风霜之人，又当严寒之候，恒用七八钱始能汗者。夫用药之道，贵因时、因地、因人，活泼斟酌以胜病为主，不可拘于成见也。（《医学衷中参西录·麻黄解》）

📖 恽铁樵《论药集》

麻黄 苦温无毒，去根节汤泡去沫用，其根能止汗，若连根节服，令人汗出不止。《本经》主中风、伤寒头痛、温疟、发表出汗、去邪热气、止咳逆上气、除寒热、破癥坚积聚。《逢源》云，麻黄微苦而温，中空而浮，入足太阳，其经循背下行，本属寒水而又受外寒，故宜发汗去皮后毛气分寒邪，以泄寒实。若过发则汗多亡阳，或饮食劳倦及杂病自汗表虚之证用之，则脱人元气，祸患莫测。麻黄治卫实之药，桂枝治卫虚之药，二物虽为太阳经药，其实营卫药也。心主营血，肺主卫气，故麻黄为手太阴肺经之药，桂枝为手少阴心经之药。伤寒伤风而咳嗽用麻黄桂枝汤，即汤液之源也，麻黄乃治肺经之专药，故治肺病多用之。仲景治伤寒无汗用麻黄汤，有汗用桂枝汤。津液为汗，汗即血也，在营即为血，在卫即为汗。寒伤营，营血不能外通于卫，卫气闭固，故无汗发热而恶寒；风伤卫，卫气不能内护于营，营气不固，故有汗发热而恶风。是证虽属太阳，而肺实受邪气，盖皮毛外闭，邪热内攻，肺气拂郁，故用麻黄、甘草同桂枝引出营分之邪，达之于表，佐以杏仁泄肺而利气，是麻黄汤虽太阳发汗重剂，实为发散肺经邪郁之药也。腠理不密，则津液外泄而肺气自虚，虚则补其母，故用桂枝同甘草外散风邪以救表，内伐肝木以助脾，皆是脾肺之药，是则桂枝虽太阳解肌轻剂，实为理脾救肺之药也。又少阴证发热脉沉有麻黄附子细辛汤，少阴与太阳为表里，所谓熟附配麻黄，补中有发也。《本经》云治温疟，系湿疟，乃传写之误。按：麻黄能定喘，桂枝能强心。所以能定喘，因散肺中之外感；所以能强心，因固表血液不耗损。《逢源》说：麻黄手太阴经药，桂枝手少阴经药，此即指药位与定喘、强心之事实适合，可知旧说确有价值。凡学说但能与事实吻合，便放诸四海而准，所谓殊途同归也。虚则补其母数语，是本《内经》，但尚未能以学理证明其价值，是当存而不论，惟亦为吾侪所不可不知者。又麻黄附子细辛汤，极有探讨价值，其理稍颐，其说甚长，当于少阴篇细辛附子条详之。（《论药集·太阳证药第二》）

📖 何炳元《实验药物学》

麻黄 湿草类。发汗，取茎，去根节，煮十余沸，竹片掠去浮沫；治咳，带节蜜炙；若止汗，取根节。

味性微麻而温，体质中空而浮，外达皮毛，主治伤寒头痛。上宣肺经，专疗咳逆上气；下输膀胱，能通水肿、尿闭；中通脉络，亦破积聚癥坚。

按：麻黄为肺经专药，兼入内肾、膀胱二经。为发表出汗、宣肺通肾之药。轻用三分，重用八分至一钱。配桂枝，散营分寒邪；合石膏，泄卫分风热；配川贝、冰糖，止肺经伏寒久嗽；合附子、细辛，治胃经发热、脉沉；配归须、小茴、鼠矢，善破癥坚；合紫菀、泽泻、二苓，极通尿闭。总之，麻黄轻扬上达，气味最清，故能透出皮肤毛孔之外，又能深入积痰凝血之中。凡药力所不到之处，此能无微不至. 较之气雄力厚者，其力更大。

惟诸虚有汗、肺虚嗽气发喘、阴虚火灼咳嗽者，均忌。(《实验药物学·卷一》)

曹荫南《药性精髓》

麻黄 辛温，微苦。中空气薄，功峃发泄。走太阳之表，发荣分之邪。得附子、细辛能搜肾府寒邪，合杏仁、甘草、石膏能泄肺中之热，开毛孔，通九窍。厚朴、白薇为使，恶辛夷。(《药性精髓·草部》)

孙子云《神农本草经注论》

麻黄 气味苦温，无毒。主治中风伤寒头痛，温疟，发表出汗，去邪热气，止咳逆上气。除寒热，破癥坚积聚。

【注】麻黄，气味苦温，无毒。轻宣而辛，入太阳，开玄府。因其发表出汗，凡中风伤寒之头痛，及温疟之症皆治之。既能发表，则邪热气去，风寒所束之咳逆上气止，并除荣卫不和之寒热，破气道不宣所结之癥瘕积聚。

【附论】麻黄，气味实辛淡而温，微苦，无毒。经文则云，苦温无毒，而不曰辛，后人论者甚多，或疑经文错漏，或谓苦温即能发表，苦得辛而力大。麻黄散而不升，不曰辛，而曰苦，即示不升之意，二论皆有至理，故并保存之。(《神农本草经注论·中经上品》)

📖 秦伯未《药物学讲义》

麻黄

【气味】辛苦，温。无毒。

【归经】入肺、膀胱二经。

【主治】发汗，祛寒，宣肺。

【用量】三分至八分。

【杂论】性升属阳，为发汗之良品，散肺经壅遏之专药。凡寒邪客于皮毛之间，致腠理闭拒，荣卫气血不行者，功能解泄实邪，惟用时不宜过量，以防汗多亡阳。若诸虚有汗、肺虚痰嗽、气虚发喘、阴虚火炎、眩晕及类中瘫痪、平素阳虚、腠理不密、阴虚下元不固、伤风六脉不浮紧者，均忌。(《药物学讲义·下编》)

📖 章次公《药物学》

麻黄

【名称】学名 Ephedra unlgaris（注：今有 3 种麻黄供药用，分别为 Epheda sinica Stapl、Ephedra schrenk et C.A.Mey、Ephedra equisetima Bge.）。别名龙沙、卑相、卑盐。

【科属】麻黄科，麻黄属。

【品考及产地】《药徵》曰：本邦之产未闻，而亦有形状相似者，是木贼而非麻黄也。朱震亨、李时珍言其与麻黄同功，则学者试可乃已。甄权曰，根节止汗，试之无效也，不可从矣。仲景氏曰，先煮麻黄去上沫，今汉舶所载而来者，煮之无上沫，共诸药煮之而可也，剉用。《药物地道录》曰：山西大同府代州边城出者肥大，外青而内赤者道地。

【形态】《植物名实图考》曰：麻黄春生苗，至五月长及一尺，梢上有黄花，结实如百合瓣而小，又似皂荚子，外皮红，里仁黑，根皮黄赤色，以皮青粉黄，入口有麻性者佳。茎似木贼而细，其色淡绿，内部空虚，亦有稍充实者，根似木质，色黄，粗约如指。(《和汉药考》)

【药用之部】茎、根。

【修治】其茎生用，蜜炙，用均宜去节。

【性味】味微麻，有收敛性。

【成分】刘曜曦曰：长井氏于麻黄中发见植物盐基一种，名之曰爱弗特灵 ephedrin，为发汗药之最良品（《民国医学杂志》七卷四号）。郑志强曰：麻黄素为生于亚州麻黄之主要元素，在中国麻黄，除麻黄素以外之成分多种。

【用量】小童八分，中量钱半，大量三钱。

【作用】

（1）生理作用：在胃肠中能收缩胃肠之血管，以阻止其蠕动，人血中能致血压增高，心跳加速，内脏之血管，均被激而收缩，惟以肾脏之血管收缩为最甚，而外部皮下之微血管，因强力增其鼓出之力，使血液自然转运于外，故外部皮下之微血管，反被激而放大，而汗腺之分泌，遂此增多，支气管之抽搐，亦被激而松弛（《新中药》）。麻黄素之适当剂量，在动物试验中，得下列之作用：①增高血压。②放大瞳孔。③增加心脏之工作。④减轻气管之痉挛。⑤收缩子宫。⑥对于胃肠之蠕动，遏制性多于刺激性。以上各种作用，可用以刺激交感神经之肌与神经之连结处。此外神经节于某种情况时，亦能同受刺激，亦有谓麻黄素能刺激平滑肌者。适当分量之麻黄素，能增加血内之成分与糖分，但易致血糖过多。麻黄素能稍增加基本的新陈代谢，与体内氧之消费（《医学》创刊号）。

（2）药理作用：刘曜曦曰，麻黄内之"爱弗特灵"，能刺激神经末端，或瞳孔散大筋，故此麻黄又有散瞳之作用。此外佐藤氏又试之于慢性肾脏炎病者时，此麻黄又具一种利水作用。厥后天津久保田杜诸人，又详细研究之，其结果则谓就药理上言之，麻黄亦对于血管有收缩作用（能强心），对于平滑肌脏器，则刺激交感神经之末梢，对于一般之筋肉，则有麻痹作用。据近藤氏之解热力之研究，则谓此麻黄殊无任何解热作用之可言（《民国医学杂志》七卷四号）。夫"爱弗特灵"之主作用，在散大瞳孔，此为高桥三浦两氏所确定，猪子氏亦参预其实验者也，其作用因刺激瞳孔散大神经（颈部交感神经）之末端，或瞳孔开大筋。猪子氏与高桥氏共施行之于动物试验，云投小量之"爱弗特灵"，则散大瞳孔之外，不见特殊之作用。然与大量，则发全身之痉挛，此时血压太高。但"爱弗特灵"与"阿笃鲁欣"等相反，其毒性极少，故点眼之际，无中毒之虞（《化学实验新本草》）。刈米诺夫曰：在汉药麻黄之茎叶，用为发汗镇咳药，同时地下茎，则作为制汗药，用于结核患者之盗汗等，是则地上部与地下部之作用，即发汗与制汗，实相反对。《本草纲目》亦云："麻黄发汗之气，决不能御，而根节止汗，效如影响，物理之妙，不可测度"。近年医学博士藤井美知男，于麻黄地上部地下部作用之相反，已以动物试验证明之。（《自然界》）

【效能】

（1）《本经》：中风伤寒头痛，温疟，发表出汗，去邪热气，止咳逆上气，除寒热，破癥坚积聚。《别录》：五藏邪气缓急，风胁痛，字乳余疾，止好唾，通腠理，疏伤寒头痛，解肌，泄邪恶气，消赤黑斑毒，不可多服，令人虚。

（2）邹澍曰：麻黄非特治表也，凡里病可使从表分消者，皆用之（《本经疏证》）。周岩曰：与麻黄相助为理之物，其最要者有六：曰杏仁、曰桂枝、曰芍药、曰石膏、曰葛根、曰细辛，得其故而后知彼知己，百战百胜矣（《本草思辨录》）。张秉成曰：一切咳嗽宿哮等疾，皆属肺中有风寒痰者，皆可用之，不必拘拘乎麻黄之但能出汗也。

（3）《药徵》曰：主治喘咳水气也，旁治恶风恶寒，无汗身疼骨节痛，一身黄肿。《古方药品考》曰：麻黄解寒，逐湿去痰，与石膏之清降并用，则能利水湿，越婢汤、麻杏石甘之类是也。

（4）石原保秀曰：但自昨年经泰西诸家之研究，发表其对于喘息，有决定的价值以来，立即引起我临床家之注意，而应用者亦骤增，成为逆输入之势焉。夫爱弗特林不待言，即汉药麻黄中之主成分，而麻黄早为我汉医所用于中风伤寒头痛、温疟疾上气，痰哮气喘，皮肉不仁，赤黑斑毒，风疹痹，目赤肿痛，水肿风肿等，明言之，即早经汉医实验而证实也（《本草略解》）。西尾重氏曰：凡疾病要发汗者，如因感冒而发之急性鼻加答儿，急性咽喉加答儿，急性气管支加答儿，偻麻质斯，急性肾藏炎等，最宜用之（《化学实验新本草》）。

（5）丁福保曰：知足斋《永田德本遗稿》有荥阳汤（葛根八分，麻黄、桂枝、芍药、生姜各六分，附子、杏仁、甘草各四分，以水二合，煎为一合，一同服之），治肿满水肿膨胀，发汗利尿。荥阳汤与清济子（防己、白术、商陆、滑石、甘草各二钱，五味为散，每服一钱，一日三服）并用，则能利尿，盖荣阳汤有麻黄，清济子有商陆也。汉药中治感冒之普通药，为葛根汤，其主成分亦含麻黄（《化学实验新本草》）。邓志强曰：下列之病症中，用麻黄素后，曾收圆满之效果。①气管痉挛。②干草或花粉热。③百日咳。④气管炎。⑤因脊髓麻木而使血压降低。⑥消缩鼻黏膜液之浮肿。⑦抵抗麻醉药之作用。⑧于眼科检察时，用以放大瞳孔。麻黄素之力量，较肾上腺素（即副肾精）为弱，但其功用能持久（《医学》创刊号）。

【禁忌】表阳虚者忌服。

【编者按】近世畏麻黄不啻猛虎，而尤以上海为甚，问其理由，莫不以麻黄发汗之力太悍，不慎将汗出不止而死。此等谬说，吾不欲剪辟，姑引吉益东洞麻黄辨误以纠正之，其言曰：吾闻之，麻黄能发汗，多服之则洒洒汗出不止，是以不敢用焉，恶是何言也？譬怯者之于妖怪，足不尝踏其境，而言某地真出妖怪也，为则尝试麻黄之效，可用之证而用之，汗则出焉，虽当夏月，而无洒洒不止之患。仲景氏言服麻黄后覆取微似汗，宜哉，学者勿以耳食而饱矣。麻黄本身发汗之力，诚亦平常，如得佐药，而其功乃著。如恶寒、无汗、发热之证，恶寒多佐以桂枝，发热甚佐以葛根。又恶风寒关节痛颇甚，可以配附子，若与石膏同用，则灵妙更不可名状。近世医工一见表寒行将化热，喘渴并见，虽知必用麻黄解表，而顾忌其辛温，于是连翘、桑、菊、大豆卷、冬瓜子，摇笔即来，渠等所谓辛凉清解，或凉解表邪者，轻者尚效，重者必传阳明无疑。吾以若以麻黄、石膏并进，麻黄解其郁热，石膏平其烦渴，麻黄之辛温，得石膏之甘寒调剂之，更何不可用之有。东国喜多村与曰：石膏与麻黄同用，则有走表驱热，以发郁阳之功，以发郁阳四字，盖深得仲景方义者。又麻黄与石膏同用，有时可作强心剂用之，盖钙能增加心脏之紧张力，麻黄能亢进血压之故也。麻黄除发汗外，定喘亦为主要功用，近世陈克恢博士，从麻黄中提出有效成分爱非特林（亦名麻黄精），主要功用亦为气管支喘息之妙药，按气管支喘息之原因，虽有种种，然不论其原因如何，主证候总不外乎气管支之痉挛，爱非特林能使痉挛之气管支弛缓，气管支弛缓之后，则腔径开大，而气喘自平。吾友张伯瑜医师，述近日德意志医界，不特赏用麻黄之治气管支喘息，并有人能用华方者。其师某，当任职上海宝隆医院时，即有手订治疗气喘之华方，且将药品储诸西式药瓶，以备不时之用，就中麻黄，并知恪遵古法，先煎去沫，亦趣闻也。方如下：麻黄先煎去沫八分、白果三粒去壳打碎、炒苏子钱半、炙款冬钱半、姜夏钱半、杏仁钱半、制小朴一钱、炙紫菀钱半、甘草八分。

小儿之顿咳，俗名虾蟆咳，即西籍所谓百日咳，始则黏膜发炎，终则入于痉挛期，有特异痉挛性咳嗽发作。古方治此病，亦有用麻黄者，如鸬鹚涎丸。古人谓本病因于风寒伏肺，麻黄能宣利肺气，故治之。实则麻黄之治此病，亦不外弛缓痉挛而已。或曰：麻黄之用在弛缓气管痉挛，谨闻命矣，小儿痧子后每见气急鼻扇，麻杏石甘汤是要方，则小儿痧子后气急鼻扇，亦属之气管痉挛乎？答曰：非是。小儿痧子后气急鼻扇，是卡答性肺炎现象，凡肺炎，以呼吸困难为特征，呼吸之所以困难，乃因肺循环每多郁血，因肺之呼吸面积为之缩小，故鼻乃从而扇动。西医恒用强心剂疗治，使肺循环郁血减退，则肺炎自能缓解，而呼吸困难亦能畅顺，麻黄有亢进血压之效，能除祛血行障碍，其作用与毛地黄阿特列那林同，故应用于肺炎，亦能消除肺郁血，减退肺之炎症，呼吸因之畅利，且因能亢进血压之故，肺炎时随发之心脏衰弱，亦得以恢复。《大论》汗出而喘，无大热者，可与麻黄杏仁甘草石膏汤。近贤恽铁樵氏《伤寒辑义按》，以为麻杏石甘总非有汗之病可服，本条经文，似当作无汗而喘，大热者，则无疑义矣。按恽氏此说可商，自汗出身无大热之喘息，吾人平日临证，不时遇之，审为肺循环郁血，或气管支喘息，总以麻黄为主药，而以他药副之，病无不愈。宗人太炎先生论肺炎之治，咳嗽发热，喘息不甚者，无汗宜小青龙加石膏汤，有汗宜麻杏石甘汤，何尝以有汗而禁绝麻黄不用，故凡以有汗、无汗定麻黄去取，殊不尽麻黄之用，其失盖与恽氏同矣。麻黄又可以应用于肺气肿，肺气肿者，非原发病，多由慢性气管支炎续发，咯出之痰为白沫，多气泡，呼吸困难，往往不能平卧，国医浑称为痰喘，或痰饮，或咳逆。麻黄有强心作用，故用之有效。周身浮肿所起之呼吸困难，国医名曰喘肿。盖浮肿时胸腔积有水分，压迫肺脏，致发生呼吸困难。此时用麻黄亦有效，因麻黄具有利尿作用，小溲通畅而浮肿减退，肺部无所压迫，则呼吸困难自除矣。例如受孕至末期，孕妇恒多呼吸困难症状，此亦因腹部膨胀，子宫腔上升，肺部受其上升之压迫，而发生呼吸困难，一俟分娩，呼吸即平，其理一致也。

（章次公《药物学·卷一》）

张寿颐《本草正义》

麻黄 《本经》味苦温。主中风伤寒头痛，温疟，发表出汗，去邪热气，止咳逆上气，除寒热，破癥坚积聚。《别录》：微温。主五藏邪气缓急，风胁痛，字乳余疾，止好唾，通腠理，疏伤寒头疼，解肌，泄邪恶气，消赤黑斑毒。不可多服，令人虚。

【正义】麻黄质轻而清，专泄气分，而性微温，故为疏散风寒外感之主药。《本经》主中风伤寒头痛，发表出汗。《别录》通腠理，疏伤寒头疼解肌。仲景《伤寒论》方麻黄、葛根、大小青龙等汤皆是也。然其性微温；非大温大热之比，但专以轻疏见长，则不独泄散风寒，而亦可泄散风热。《本经》又主温热，去邪热气，除寒热。《别录》谓主五藏邪气，泄邪恶气。盖轻清之质，专行于肌表，凡寒热之邪，尚在表分者，麻黄能疏以达之。主咳逆上气者，疏通肺气之功也。主风胁痛者，疏泄风邪而宣达肝胆经络之滞也。破瘀结积聚，消赤黑斑毒，则宣通其气机而瘀积亦得渐通，血热亦从而泄化矣。不可多服者，疏泄太过，则正气耗散于无形耳。惟《别录》谓主字乳余疾，则指新产乳子之时，然气血既虚，殊不宜于泄散。恐有讹误，不敢望文生义，强作解人。

【广义】甄权治毒风痹痹，皮肉不仁，及壮热温疟，山岚瘴气。洁古谓祛营中寒邪，泄卫中风热。濒湖谓散赤目肿痛，水肿风肿。景岳谓轻扬之性，善达肌表，治风寒温疫，岚瘴表实之证。兼温药以助阳，则逐阴凝之寒结，兼凉药以助阴，则解炎热之温邪。手太阴之风寒咳嗽，手少阴之风热斑疹，足少阴之风水肿胀，足厥阴之风痛目痛，苟宜疏散，惟此为最。

寿颐按：风水肿胀，法宜轻疏发汗者，是肺为风壅而皮毛郁遏不宣，故可用麻黄之类。若曰足少阴病而为肿胀，则肾水上泛，岂有麻黄泄表之理，介宾此语，大有误会。

【发明】麻黄质轻而空疏，气味俱薄，虽曰性温，然淡泊殊甚，故轻浮上升，专泄肌腠。凡风寒温热之邪，自外感而来，初在肌腠者，无不治之。虽古今皆以为发表之药，仲景列之于太阳篇中，然表即皮毛之部，而皮毛即合于肺。总之外来之邪，皆自外入，伤于皮毛，则曰表病，触于口鼻，则为气病。而皮毛合于肺，口鼻通于肺，肺又专主气之出纳，故外感之第一步，皆气分先受其病，无论风寒温热之邪，肺家首当其冲。表病即气病，气病即肺病。寒邪则鼻塞身重，凛寒发热；温邪则鼻燥气浊，肌肤灼热，且必多兼咳嗽。寒邪则咳声不扬，温邪则咳痰不滑，又皆感邪犯肺伤气之明证。是以治外感之病，第一要著即在轻泄肺邪，疏达气分，无不立解。惟麻黄轻清上浮，专疏肺郁，宣泄气机，是为治感第一要药。虽曰解表，实为开肺；虽曰散寒，实为泄邪。风寒固得之而外散，即温热亦无不赖之以宣通。观于《本草经》主中风伤寒，去邪热气，除寒热之说，及后人并治风热斑疹，热痹不仁，温疟，岚瘴，其旨可见。而俗人犹以为专主表寒之猛剂者，误矣。且仲景麻黄汤之专主太阳病寒伤营者，以麻黄与桂枝并行，乃为散寒之用。若不与桂枝同行，即不专主散寒发汗矣。抑麻黄之泄肺，亦不独疏散外来之邪也。苟为肺气郁窒，治节无权，即当藉其轻扬，以开痹著，如仲景甘草麻黄汤之治里水黄肿，《千金》麻醇汤之表热黄疸，后人以麻黄治水肿气喘，小便不利诸法，虽曰皆取解表，然以开在内之闭塞，非以逐在外之感邪也。又凡寒邪郁肺，而鼻塞音哑；热邪窒肺，而为浊涕鼻渊，水饮渍肺，而为面浮喘促；火气灼肺，而为气热息粗，以及燥火内燔，新凉外束，干咳嗌燥等证，无不恃以为疏达肺金，保全清肃之要务，较之杏、贝苦降，桑皮、杷叶等之遏抑闭塞者，功罪大是不侔。而庸俗畏之，几如蛇蝎，岂真古今人之不相及耶？盖皆耳食之误，而未尝体验之耳。李濒湖《本草纲目》麻黄发明一条，极言其为肺经专药，申明仲景麻黄汤之功用，本不专为散寒发汗而设，谓伤寒无汗之用麻黄汤，虽治太阳，实即治肺。盖汗为津液所化，汗即血也。其在营则为血，在卫则为汗。寒邪伤营，则营血内濇，而气不能外通于卫，卫气闭塞，津液不行，故无汗发热而憎寒。风邪伤卫，则卫气外泄，而不能内护其营，营气虚弱，津液不固，故有汗发热而恶风。然风寒之邪，皆由皮毛而入。皮毛者，肺之合也。肺主卫气，包罗一身，是其证虽属太阳，而肺实受其病。其证必兼面赤怫郁，咳嗽有痰，喘而胸满，非皆肺病之明验乎？盖皮毛外闭，而邪热内攻，则肺气膹郁，故以麻黄、甘草同桂枝引出营分之邪，达之肌表，佐以杏仁泄肺而利其气。汗后无大热而喘者，则加石膏；朱肱《活人书》夏至后加以石膏、知母，是皆泄肺火之药，则麻黄汤虽曰太阳发汗重剂，而实为发散肺金火郁之药，其说极是。于此可见麻黄汤之发汗，更重在桂枝，而麻黄之治，则其主在肺而不在表，尤彰彰明矣。

【正讹】麻黄性质最轻，气味又淡，本草虽曰苦温，亦因其功用而悬拟之，不过言其温和升发之义耳。乃流俗畏之，几以为大温大热药，则李濒湖《纲目》性热一言误之也。甚且谓其出产之地，冬不积雪，而缪氏《经疏》更为过甚之词，竟有味大辛气大热之说。又谓自春深以至初秋，法所同禁。今试取麻黄而细嚼之，辛味何在？考古今各家本草，《别录》谓微温，则轻浮体质，必禀春升温和之气，最为有据。惟张洁古称其性温味苦甘辛，然亦谓其气味俱薄。不知缪氏何忽一变而为大辛，且加以大热二字，似此危词耸听，最足骇人，实属荒谬已极。而俗人闻声却步，大率为此谬说所累。不知麻黄发汗，必热服温覆，乃始得汗，不加温覆，并不作汗，此则治验以来，凿凿可据者。且亦惟寒邪在表，乃宜少少取汗，以解表邪之寒热。若用以泄肺开喑，亦且无取乎得汗，而奏效甚捷。何况轻扬之性，一过无余，亦必不能大汗濒仍，留恋药力，酿为巨患。景岳已谓今人畏为毒药而不敢用，又有谓夏月不宜用麻黄者，皆可哂也。濒湖又谓凡服麻黄药，须避风一日，不则病恐复作，亦是臆说，皆不足徵。但性质甚轻，不可重用耳。

麻黄根

【发明】麻黄发汗，而其根专于止汗。昔人每谓为物理之奇异，不知麻黄轻扬，故走表而发汗。其根则深入土中，自不能同其升发之性。况苗则轻扬，根则重坠，一升一降，理有固然。然正惟其同是一本，则轻扬走表之性犹存，所以能从表分而收其散越，敛其轻浮，以还归于里，是固根荄收束之本性，则不特不能发汗，而并能使外发之汗敛而不出，此则麻黄根所以有止汗之功力，投之辄效者也。凡止汗如糯稻根、瘪桃干、小麦、枣仁之类，皆取其坚凝定静之意，以收散失之气，其旨皆同。夫岂麻黄与根，同出一本，而其性顾乃背道相驰耶？防风发汗，其根止汗，亦是此义。（《本草正义·卷之三》）

📖 孟继元《药物学》

麻黄《本经》中品 隰草 轻剂 散寒

【别名】龙沙。《广雅》云：龙沙，麻黄也，狗骨，麻黄根也。

【产地及形状】古产晋地，今则河南郑州中牟及川省均有之。直径丛生，茎头开花，花少而黄，结实如百合瓣而小，味甜而苦辛，皮红仁黑。立秋后采茎，阴干入药，去根节，用时煮十余沸去沫，沫令人烦心。

【气味】苦，温，无毒。张元素曰：性温，味苦而甘辛，气味俱薄，轻清而浮，阳也，升也。手太阴、足太阳之药，入膀胱经，兼肺。为发汗之品。

【主治】中风伤寒头痛，温疟，发表出汗，去邪热气，止咳逆上气，除寒热，破癥坚积聚。

【学说】张隐庵曰：植麻黄之地，冬不积雪，能从至阴而达阳气于上。至阴者，盛水也。阳气者，太阳也，太阳之气本膀胱寒水而上行乎头，周遍于通体之毛窍。主治中风伤寒头痛者，谓风寒之邪，病太阳高表之气，而麻黄能治之也。温疟发表出汗去邪热者，谓温疟病藏于肾，麻黄能起水气而周遍于皮毛，故主发表出汗而去温虐邪热之气也。治咳逆上气者，谓风寒之邪，闭塞毛窍，则里气不疏而咳逆上气，麻黄空细如毛，开发毛窍，散其风寒，则里气外出于皮毛，而不咳逆上气矣。除寒热癥坚积聚者，谓在外之寒热不除，致中土之气不能外达，而为癥坚积聚，麻黄除身之外寒热，则太阳之气出入于中土，而癥坚积聚自破矣。

苏颂曰：张仲景治伤寒有麻黄汤及葛根汤、大小青龙汤皆用麻黄。治肺痿上气，有射干麻黄汤、厚朴麻黄汤，皆大方也。

李杲曰：轻可去实，麻黄、葛根之属是也。六淫有余之邪，客于阳分皮毛之间，腠理闭拒，营卫气血不行，故谓之实。二药轻澄成象，故可去之。麻黄微苦，其形中空，阴中之阳，入足太阳寒水之经，其经循背下行，本寒而又受外寒，故宜发汗去皮毛气分寒邪以泄表实，若过发则汗多亡阳。或饮食劳倦及杂病，自汗表虚之证用之，则脱人元气，不可不禁。

王好古曰：麻黄治卫实之药，桂枝治卫虚之药，二物虽为太阳证药，其实营卫药也。心主营为血，肺主卫为气，故麻黄为手太阴肺之剂，桂枝为手少阴心之剂。伤寒伤风而咳用麻黄、桂枝，即汤液之源也。

按：麻黄因仲圣治伤寒用之，故诸医家议论颇多。无汗用麻黄，有汗用桂枝，风伤卫有寒，寒伤营无汗，此易知者也。盖卫外而营内，即卫浅营稍深。营主血，卫主气，风缓而寒急，寒伤营，营血内涩，不能外通于卫，卫气闭固，津液不行，故无汗发热而憎寒也。风伤卫，卫气外泄，不能内护于营，营气虚弱，津液不固，故有汗发热而恶风也。由是言之，卫气闭固即表实，卫气外泄即表虚，表实应发汗。故经文特揭出发表出汗四字，可知汗应出而不出者，应用此为斩关夺门之将，经所谓开鬼门也。若有汗不必用，即无汗而非寒水之邪所固邪者，亦不得用也。

【宜忌】厚朴、白薇为之使。恶辛夷、石韦。佐臣黄芩则无赤眼之患，夏月需加石膏、知母，服麻黄者，须避风一日，否则复作。

【用量】每次单服不过二钱。

【处方】合酒服，名黄醇酒，治伤寒黄疸表热者。麻黄一把，去节绵裹，美酒五升，煮取半升，顿服取小汗，春月用水煮《千金方》。

合桂心熬服，治风痹冷痛。麻黄去根五两，桂心二两，为末，酒二升，慢火熬如饴，每服一匙，热酒调下，汗出为度《圣惠方》。

专末服，治产后腹痛及血下不尽。麻黄去节为末，酒服方寸匕，日二三服，血下尽即止《子母秘录》。

合半夏制丸，名半夏麻黄丸，治心下悸病。半夏、麻黄等分为末，炼蜜丸小豆大，每饮服三丸，日三服。

麻黄根节

【气味】甘，平，无毒。

【主治】止汗，夏月杂粉扑之。

【学说】甄权曰：麻黄根节止汗，以故竹扇杵末扑之，又牡蛎粉、粟粉、并麻根等分为末，生绢袋盛贮，盗汗出即扑手摩之。

李时珍曰：麻黄发汗之气驶不能御，而根节止汗效如影响，物理之妙如此。自汗有风湿，伤风风温，气虚血虚，脾虚阴虚，胃热痰饮，中暑亡阳，柔痓诸证皆可随证加而用之。当归六黄汤加麻黄根治盗汗尤捷，盖其性能行周身肌表，故能引诸药外至卫分而固腠理也，本草但知扑之之法，而不知服饵之功尤良也。

【处方】合牡蛎粉扑盗汗阴汗。麻黄、牡蛎等分为末，扑之《经验方》。

合黄芪等末服，治诸虚自汗，夜卧即甚，久服枯瘦。黄芪、麻黄根各一两，牡蛎米泔浸洗过一两，为末，每服五钱，水二盏，小麦汤送下《和剂局方》。

合当归等煎服，治产后虚汗。当归、黄芪各一两，麻黄根二两，每服一两，煎汤服《千金方》。

合硫磺等末，敷阴囊湿疮，肾有劳热。麻黄根、石硫磺各一两，米粉一合，为末敷之《千金方》。

合当归嗅鼻，治内外障翳。麻黄根一两，当归身一钱，同炒黑色，入麝香少许，为末，频用嗅鼻，甚效《普济方》。(《药物学·卷一》)

📖 王一仁《分类饮片新参》

净麻黄

【形色】梗细青黄，中心红赤者佳，灰黑色无性。

【性味】麻涩，辛温。

【功能】入肺发汗，治伤寒，定喘利尿。

【分量】三分至一钱。

【用法】生用发汗，炙用治痰喘。

【禁忌】汗多，及虚喘者忌用。(《分类饮片新参·上篇》)

📖 郑守谦《国药体用笺》

麻黄 隰草类　苦辛微温，气清达表。由人身营血之部而发出卫分，治风寒与水气相交为害而患寒热无汗、咳逆上气等疾。表虚者仍禁用之。

麻黄汤证曰，身疼痛恶风无汗而喘，是表实而风寒在上者也。麻黄附子细辛汤证曰，少阴病恶寒甚而无汗者，是风寒传入下焦，仍使从表而解者也。

外寒与本脏水气相应为病者小青龙汤，其夹热邪者，则转而为大青龙、越婢等方矣。有汗不得用麻黄，然麻黄杏仁甘草石膏汤、越婢汤二证皆有汗出，独不畏麻黄。犯多汗亡阳之戒者，盖重在无大热三字，且佐使石膏之凉药，以泻肺胃实邪耳。

麻黄非仅治表。凡里病之可使从表分清除者，皆得而用之。如小续命汤、葛根汤之治风，麻附细辛及麻附甘草汤之治寒，麻黄加术及麻杏苡甘汤之治湿，麻黄连翘赤小豆汤、麻黄醇酒汤之治黄疸，桂麻各半汤、牡蛎汤之治寒热，则皆兼表里而治者，是《本经》所谓发汗、去邪热、除寒热也。若乌头汤之治风，射干麻黄汤、厚朴麻黄汤之治咳，甘草麻黄汤、文蛤汤之治水，则全无表证而用麻黄矣。无表而用之者，则又《本经》所谓止咳逆上气、破癥瘕积聚者也。盖咳在肺，则从皮毛而泄之，里水吐后而渴，病仍在上及皮毛之间，与风寒无殊，故亦从肺而泄之也。至乌头汤之用麻黄治历节痛不得屈伸，则又如麻附细辛之例，兼治肾寒，而内通阳气矣。（《国药体用笺·寒药类之一》）

📖 张宗祥《本草简要方》

麻黄 主治发汗，调血脉，开毛孔，通腠理，利九窍，痰哮，气喘，黄胆，水肿风肿，妇人产后血滞腹痛。此为肝经发表要药。服过量则令人表虚气亏。麻黄升麻汤：麻黄、升麻各一两五六铢。水一斗。先煎麻黄一二沸，去上沫，纳诸药煎取三升，去滓，分温三服。相去如炊三斗米顷。令尽，汗出愈。治伤寒六七日大下后寸脉沉而迟，手足厥逆，下部脉不至，咽喉不利，吐脓血节：红枣一二枚。水二钟。煎至八分。空腹服。治风寒暑湿流注足太阳经，腰足挛痹，关节重痛，行步艰难，憎寒发热，无汗恶寒，或自汗恶风，头痛眩晕，及附骨疽生在腿后面，属足太阳膀胱经者，自汗去麻黄，加肉桂芍药。重者加白术、陈皮。无汗减桂加杏仁、泽泻。

麻杏石甘汤。麻黄二升，温表里俱热无汗自汗，头痛身疼，身重多眠，鼻鼾艰语，烦渴恶热，脉浮者。若脉浮弱沉紧缩，恶寒，自汗，而不渴者。禁用此方。凡肺有实热或小儿疹发不透、气喘脉实者皆可用。

麻黄定喘汤。麻黄、苏木、升麻、神曲各五厘，红花少许，全蝎一枚。分二服。水一大盏煎至七分。食远温服。微汗效。治小儿寒郁而喘，喉鸣腹坚，满鼻流清涕，脉沉急而数，服后忌风寒。

麻黄汤。麻黄蜜酒炒、升麻酒炒、牛蒡子炒、蝉蜕、甘草各一钱。剉细，加腊茶一钱。水煎服。治小儿疹子出迟。烦渴加石膏末四钱。

按：凡用此药发汗者宜去节，盖节实止汗也，用以定喘者。非二以上不为功且宜与桂枝相偕，方能收效。（《本草简要方·卷之三》）

📖 冉雪峰《大同药物》

麻黄

苦，温。主中风伤寒，头痛，温疟，发表出汗，去邪热气，止咳逆上气，除寒热，破癥瘕积聚《本经》中品，《别录》谓主五脏邪气缓急，止好唾，通腠理。

【选注】

（一）贾九如曰：麻黄枝条繁细，形体中空，辛能发散，温可祛寒，故发汗解表莫过于此。治伤寒初起，皮毛腠理寒邪壅遏，营卫不得宣行，恶寒拘急，身热燥甚，及头脑巅顶，颈项脊中，腰膝遍体，无不疼痛。开通腠理，为发表散邪之主药。但元气虚弱，及劳力感寒，或表虚者，不可用。误用自汗不止，筋惕肉瞤，为亡阳也。

（二）徐灵胎曰：麻黄轻扬上达，无气无味，乃气味之最清者，故能透出皮肤毛孔之外，又能深入积痰凝血之中，凡药力所不到之处，此能无徵不至，较之气雄力厚者，其力更大。盖出入于空应之地，则有形之气血，不得而御之也。

（三）张山雷曰：麻黄质轻而空疏，气味俱薄，虽曰性温，淡泊殊甚，清轻上升，专走气分。凡外感之病，第一要着，即在轻泄肺邪，疏达气分。麻黄清轻上浮，专疏肺郁，宣泄气机，是为治感第一要药。世俗以为，专主表寒之猛者，误也。盖仲景麻黄汤之主太阳病，以麻黄与桂枝并行，乃为散寒之用，若不与桂枝同行，即不专主散寒发汗矣。且麻黄之泄肺，亦不独疏散外来之邪也。苟为肺气郁滞，制节无权，即当借其清扬，以开痹着。如仲景甘草麻黄汤之治里水黄肿，《千金》麻黄醇酒汤之治里热黄疸。后人以麻黄治水肿气喘，小便不利诸法，虽曰皆取解表，然以开在内之闭塞，非以逐在外之感邪也。李时珍《纲目》麻黄发明一条，极言其为肺经专药，申明仲景麻黄汤之功用，本不专为散寒发汗而设。盖风寒之邪，皆由皮毛而入，皮毛者，肺之合也，肺主卫气，包罗一身，是其证虽属太阳而肺实受其病，其证必兼鼻鸣咳嗽，或痰喘喘胸满，非皆肺病之明验乎。皮毛外闭，邪热内攻，则肺气膹郁，故以麻黄、甘草同桂枝，引出营分之邪，达之肌表，佐以杏仁，泄肺而利其气，则麻黄汤虽太阳发汗重剂，而实为发散肺金火郁之药，其说极是。于此可见麻黄汤之发汗，更重在桂枝，而麻黄之治，则主在肺而不在表尤彰彰矣。

参考：

（一）陈存仁《药学辞典》曰：麻黄成分，药学博士长井长义，曾发现麻黄中有一种植物盐基，名曰爱泛特林。其效能开腠理，发汗，利小便，行水，用为止利之收敛药，近时用为醉麻性之镇咳驱痰药，又治急性支气管炎。其作用在胃肠中，能收缩胃肠之血管，以阻止其蠕动。入血中能致血压增高，心跳加速，内脏之血管均被激而收缩，惟以肾脏之血管收缩为最甚，而外部皮下之微血管，因强心增其鼓出之力，使血液自然转运于外，故外部皮下之微血管，反被激而放大，而汗腺之分泌，遂因之增多，气枝管之抽搐，亦被激而松弛，故能平喘止咳。

（二）《同德医药学》载袁淑范曰：麻黄有收敛性之味，与一种醉麻性之香气，旧用为发汗要药，近新医界用含有麻黄之制剂，为镇咳驱痰，及喘息治疗药。其制法先将麻黄用颜色酸性水浸出之后，浓缩其漫液，再加石灰，使干燥成粉末。用酒精浸出时，爱泛特林即移行于此浸液中矣，再依普通之植物盐分离法处置之，其盐基盐现为无水透映针状之结晶。

【冉雪峰】曰：麻黄系发汗确实优越药，为中外学者所共认。其利尿镇咳定喘，亦中西学者所不争。惟止利放大瞳孔属西医学理，中医向无此等解说。然在病理上，治疗上，二者亦可会通。经日医学博士大津久保田、高桥西尾重各氏历历实验，麻黄各项效能均已证明，惟主治正文发汗及利尿二项，虽经试验，功效确实。（冉雪峰《大同药物·卷二》）

📖 王含阳《鉴戒药性》

麻黄性温味辛苦，太阳膀胱少阴主。

阳明肺金为专药，发汗追风解肌肤。

能开腠理通九窍，中风伤寒止咳哕。

温疟痰哮气喘呼，赤黑癜毒并消肿。

此药乃峻散太阳头痛于巅顶之风寒，为发表邪风之魁，取汗之主，又治风肿水肿、目痛红肿及皮肉不仁。生用则发大汗宜去节，蜜炙则发微汗。忌油腻。用根反止汗，喜肉炖。凡内伤元虚者切戒，禁服。伤寒入里者尤忌，服之即死。

厚朴、白薇为使，恶石膏、辛夷。然此药多忌，凡春温夏湿，及一切疮溃、妇人产后、虚痨咳血，悉皆忌用，误服则危剧。

[附方3] 如肺中有沉寒，咳吐痰涎者，用麻黄根一二两，煨猪心肺服即愈。麻茸，则入太阴脾宫，专治脾寒，气虚者加泡参同服即妙。（《鉴戒药性·药物分类》）

📖 何舒《研药指南》

麻黄

【经文便读】麻黄苦温，发汗之剂，风寒头疼，咳逆上气，去邪热而已温疟，破癥坚而消积聚。

【气味功能】气味轻清，能彻上下内外，伸阳气于至阴中，不为盛寒所凝，表症无热恶寒及里病可使从表分消者，均能除之。

【特效】麻黄之气味轻扬，出入无间，能使在地之水不凝，出地之阳亦不壅滞，专主外寒与身中，水气相应为病。

【主治】咳逆上气，伤寒温疟，邪热在表无汗，癥坚积聚。麻黄能彻上下内外，故在里则使精血津液流通在，表则使骨节肌肉毛窍不闭，在上则咳逆头痛皆除，在下则癥坚积聚悉破。

【比较】麻黄以主气名，然寒伤营者用之，营则属血，桂枝以主血名，然风伤卫者用之，卫则属气，盖风寒既伤于外，营卫本皆乖戾，特伤之重者无汗，无汗则以麻黄从阴达阳，营气乃通，伤之轻者有汗，有汗则以桂枝从阳召阴，卫气乃和，无汗不用桂枝，有汗不用麻黄。

麻黄汤　驱营中之邪使之发越自卫而出麻黄苦温，夫苦为在地之阴，是发于阴出于阳矣，犹助以杏仁之疏巨，乃能遂其由阴达阳之用。

桂枝汤　散表外之邪，引卫气与营气谐和。桂枝辛热，夫辛为在天之阳，是发于阳入于阴矣，且助以白芍之通营，乃能遂其由阳和阴之用。

【用法举例】

（1）麻黄以寒药为佐者，治外寒与身中水气相应为病

以治风寒　大青龙汤以石膏为佐，古今录验续命汤亦佐石膏，千金三黄汤以黄芩为佐。

以治风水　越婢汤以石膏为佐。

以治水气　文蛤汤以石膏为佐。

以治风湿　桂枝芍药知母汤以知母为佐。

（2）有表症用麻黄者

治风　小续命汤、葛根汤。

治寒　麻附细辛及麻附甘草汤。

治湿　麻黄加术及麻杏薏甘汤。

治黄　麻轺赤豆及麻黄醇酒汤。

治寒热　桂枝麻黄各半汤、桂枝二麻黄一汤、桂枝二越婢一汤、牡舫汤。

（3）无表症用麻黄者

治风　乌头汤。

治咳　射干麻黄汤、厚朴麻黄汤。

治水　甘草麻黄汤、文蛤汤。

治心下悸　半夏麻黄丸悸为水饮侵心，心气馁缩，故用半夏治饮，麻食通心，

（4）有汗仍可用麻黄者　麻杏石甘汤、越婢汤。二症既已有汗，阳犹甚盛，不与阴和，故或逼阴于外为汗，或逐阴于土为喘，或阳郁不宣为风水，或阻气于上为肺胀，可见皆阴与阳争，不能胜阳，阳结聚而阴散慢，阳上薄而阴不下输，如是而不用麻黄发其阳，阳终不能布，不用石膏泻阳通阴，阴终不能归。

（5）用麻黄之功过

善用之功　在肺能除咳逆上气，在肾能通肾气，治气闭精凝、虚热内作之症，在心能发心液为汗。

误用之过　在肺则有厥逆、筋惕肉瞤，在肾则有脐下悸，在心则有叉手

自冒心、心下悸。

【维摩法语】

麻黄气味轻清，上下内外能通，不为盛寒所凝，伸阳气于至阴之中，故在里则使精血津液流行，在表则开骨节毛孔肌肉，在上则治咳逆头痛，在下则主癥坚积聚。轻扬无气无味，上达出入虚空，既透出皮肤毛孔之外，又深入积痰凝血之中，轻可去实，其用无穷。

里病可从外解，表病无热恶寒，举凡外寒与身中水气相应为病，统以麻黄治之即安。

无汗不用桂枝，有汗不用麻黄，然桂枝名为主血，而治卫为风扰，麻黄名为主气，而治营为伤寒，盖伤之轻者有汗，故宜桂枝和卫，从阳召阴，伤之重者无汗，则用麻黄通营，从阴达阳。

麻黄汤何以能由营通卫，桂枝汤何以能由卫通营，盖桂枝辛热，热为在天之阳，是为发于阳入于阴，且助以通营之白芍，则由阳和阴之用显；而麻黄苦温，苦为在地之阴，是为发于阴出于阳，又助以疏卫之杏仁，则由阴达阳之义精。

麻黄以寒药为佐、治外寒与身中水气相应，大青龙、续命汤与夫越婢、文蛤治风寒水气，麻黄以石膏为佐。桂枝芍药知母汤以及《千金》三黄主风寒风湿，麻黄与黄芩为朋。

麻黄之用，变化神奇，佐使为温药，有汗不得用者，恐因汗多亡阳；佐使为寒药，有汗仍用者，以阴阳相争，宜寒热分理而和之。无表症而用麻黄，以治风水、咳逆或心下悸而多效；有表症而用麻黄，则寒热、发黄与风寒水湿皆可施。

大青龙何以麻黄耦石膏，小青龙何以麻黄配辛甘，以前者为寒水之化聚于上，束胸中之阳为内热，后者为寒水之化聚于中，损胸中之阳为内寒。热比于实，治实宜急，麻黄倍用有益；寒比于虚，治虚宜缓，麻黄半之可观。当急者不急，则石膏增寒于内为患；当缓者不缓，则麻辛亡阳于外大难。(《研药指南·上卷之一》)

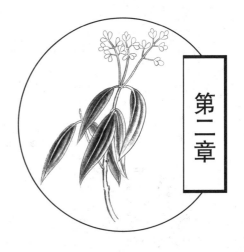

第二章

桂　枝

第一节　桂枝导读

【基原】

本品为樟科植物肉桂 Cinnamomum cassis 的干燥嫩枝。

主产于广西、广东、福建。

【别名】

柳桂（《本草新编》）。

【产地与采收】

桂枝：乃枝上细皮，其嫩小枝皮一名柳桂，非谓出于柳州者也。（《宝庆本草折衷》）

桂之枝条皮也，出交广及桂阳、桂岭、衡湘诸山，高二三丈，叶似柏，凌冬不凋，与令以家？植，八九月开黄？花，可嗅者不同，二八月采皮，阴干不见火，可无所畏。凡用取厚者，刮去粗皮。（《药性粗评》）

枝干而体微薄者谓之桂枝。（《本草纂要》）

桂枝乃细薄而嫩者。（《医学入门》）

枝条轻薄者为桂枝。（《本草便》）

其在嫩枝四发者，曰桂枝。（《雷公炮制药性解》）

桂枝即桂之枝条轻薄者。（《炮炙大法》）

乃肉桂之稍也，其条似柳，故又曰柳桂。（《本草新编》）

【药势性味与归经】

1. 气味厚薄与升降浮沉

桂枝取其轻薄而能发散。《医学启源》

用枝气薄能开表。（《医经小学》）

浮而升，阳也。气味俱轻。入足太阳经，故能上行头目，发散表邪。凡伤风伤寒有汗者，用以微解表邪，邪去而汗自止，非固表止汗之谓也。（《医学入门》)。

柳桂皮薄而嫩，桂枝枝条细软，二者气薄味淡，能治上焦头目，兼行手臂肢节，调荣血，和肌表，止烦，出汗，疏邪散风。《经》云：气薄则发泄，是也。(《本草发明》)

仲景《伤寒论》发汗用桂枝，桂枝者，枝条非身干也，取其轻薄而能发散。(《伤寒论条辨》)

气之薄者桂枝也，气之厚者肉桂也。气薄则发泄，桂枝上行而发表；气厚则发热，肉桂下行而补肾；此天地亲上亲下之道也。故谓之曰：劳伤须肉桂，敛汗用桂枝。俱可行经破瘀。(《药性会元》)

气味俱薄，轻清而上行，浮而升，阳也。(《本草汇》)

2. 四气五味

桂枝 气热，味辛甘。《医学启源》

桂枝 味甘、辛，热，有小毒。治伤寒表虚，取其轻而能发散。亦宜入治上焦药。(《宝庆本草折衷》)

味辛，性大温，无毒。(《秘传音制本草大成药性赋》)

气之薄者，桂枝也……气薄则发泄，桂枝上行而发表。(《心印绀珠经》)

味甘、辛，气大热，浮也，阴中之阳，有小毒。(《本草新编》)

3. 归经

桂枝入足太阳经。(《汤液本草》)

专入肺经。(《雷公炮制药性解》)

桂枝气温，禀天春和之木气，入足厥阴肝经。(《本草经解》)

桂枝 专入肌表，兼入心、肝。系肉桂枝梢，其体轻，其味辛，其色赤故入心。(《本草求真》)

桂枝为心经专药，兼入膀胱、阳维二经，为温经通脉、行血发汗之药。(《实验药物学》)

【功效】

其用有四：治伤风头痛一也，开腠理二也，解表三也，去皮肤风湿四也。(《医学启源》)

治伤寒表虚，取其轻而能发散。(《宝庆本草折衷》)

141

解表风寒治头痛，引导阳气开腠理，除皮肤风湿，兼治奔豚。(《神农本经会通》)

温中利气，发散风邪，宣通血脉，和解肌表，止虚汗，实毛孔。(《药性粗评》)

温经通脉，发汗解肌，调和营卫。(《药性分类》)

张元素止咳嗽，朱丹溪去肢节间风痛之药也。(《本草汇言》)

无汗能发，有汗能止。主心腹痛，皮肤风。横行为手臂之引经，直行为奔豚之向导。(《删补颐生微论》)

止烦，去皮肤风湿，泄奔豚，散下焦蓄血，利肺气，疗痛风，横行手臂。(《本草择要纲目》)

利关节，补中益气。久服通神，轻身不老。(《本草经解》)

温中行血，健脾燥胃，消肿利湿。(《本草再新》)

止唾。(《要药分剂》)

力善宣通，能升大气，即胸之宗气，降逆气，如冲气肝气上冲之类，散邪气，如外感风寒之类。(《医学衷中参西录》)

【主治病证】

治头痛，除皮肤风湿，兼治奔豚。(《神农本经会通》)

主治风邪冷疾、霍乱转筋、咳嗽、头疼、奔豚、气疾、秋冬时疫。(《药性粗评》)

治伤寒自汗。(《药性分类》)

能开腠理，解肌表，去皮肤风湿，泄奔豚。入上焦，能横行手臂，领诸药至痛处，止痛及风，并止表虚自汗。桂虚能补，此大法也。仲景救表用此，非表有虚以桂补之。卫有风邪故病自汗，此以发其邪，卫和则表密而汗自止。亦非桂枝能收而用之也。是故《内经》以其"辛甘发散"之义，凡治伤寒，春分后当忌之。(《药性会元》)

桂枝主风寒头腰痛，风痹，骨挛脚软，中风失音，四肢逆冷。(《本草真诠》)

理心腹之痛，散皮肤之风。横行而为手臂之引经，直行而为奔豚之向导。(《医宗必读》)

胁痛，及上气咳逆，结气喉痹。(《本草详节》)

下焦蓄血。(《本草约编》)

治手足发冷作麻，筋抽疼痛。(《本草再新》)

鼻衄。(《要药分剂》)

亦治手足痛风、胁风，痛风有风痰、风湿、湿痰、瘀血、气虚、血虚之异。桂枝用作引经。胁风属肝，桂能平肝。(《务中药性》)

【配伍应用】

常与麻黄相为表里。头痛发热，汗出恶风，宜桂枝汤之类，应解表而用桂枝者。头痛发热，无汗，恶寒，宜麻黄汤之类，应解表而用麻黄者。(《药性粗评》)

同白芍、甘草、饴糖、生姜、大枣、黄芪，名黄芪建中汤，治阴血不足。(《本草经解》)

得茯苓，御水气之上犯以保心。得龙骨，使肾邪由经脉以出表。配黄芩，转少阳之枢。佐人参，发阴经之阳。佐干姜，开阳明之结。使石膏，和表邪之郁。(《得配本草》)

和羌、半而肩背之酸痛遂瘳，助灵仙而手足之麻痹能济。解肌发汗，当合麻、杏；温经通脉，须配归、芎。(《药论》)

配桑枝、络石，善治手足痛风；合松节、秦艽，能舒骨节拘挛；配通草、细辛，能温肝经肢厥；合滑石、通草，极通膀胱溺道。(《实验药物学》)

【用量】

五分、一钱。(《本草二十四品》)

轻用三分至五分，重用八分至一钱。(《实验药物学》)

五分至钱半。(《药物学讲义》)

【毒性与禁忌】

无汗不得服桂枝恐表得之而愈实。(《药性粗评》)

阴虚之人，一切血症，不可误投。(《药性分类》)

若体热血妄行者，切宜禁忌。畏石脂，妊妇戒用。(《药鉴》)

若痰多咳嗽，咽痛音哑，血燥血热及血崩孕妇，并宜禁之。(《冯氏锦囊秘录》)

湿热症忌用。(《分类饮片新参》)

【现代研究】

一、成分

桂枝主要含挥发油：桂皮醛，桂皮酸，莰烯，苯甲醛，β- 榄香烯，β- 荜澄茄烯，菖蒲烯，香豆素，丁香醛；甾体类：β- 谷甾醇，5α，8α- 过氧化麦角甾醇，6β- 羟基 -4 烯 -3- 豆甾酮，胡萝卜苷等。

二、药理

本品有发汗、解热、镇痛抗炎、抗过敏、镇静、抗惊厥、抗病原微生物、改善心功能与微循环等作用。

1. 发汗、解热及镇痛作用

桂枝水煎剂发汗作用的主要成分为桂皮醛、桂皮酸钠，灌胃后能明显增加大鼠足趾汗腺着色点数及足趾汗腺分泌量，表现出发汗作用。桂枝对体温有双向调节作用，桂枝水煎剂对酵母性发热大鼠灌服有解热作用，对伤寒、副伤寒菌苗致热的家兔有解热降温作用，其解热和降温作用可能与桂皮酸的发汗作用有关；对安痛定所致低温大鼠有升温作用。桂枝煎剂、桂枝水提物加总挥发油的混合物灌服小鼠，对热刺激引起的疼痛反应有明显抑制作用。

2. 抗炎、抗过敏作用

桂枝抗炎作用主要成分为挥发油。桂枝煎剂、总挥发油对过敏性炎症、化学性炎症、病毒性炎症和细菌性炎症等多种炎症有明显抑制作用。桂枝水煎剂连续灌胃 3 周后能明显减轻 Ⅱ 型胶原诱导所致的免疫性关节炎模型大鼠的关节指数，下调血清 TNF-α 和 IL-6 水平。桂枝对柯萨奇病毒 B1 诱导的豚鼠多发性肌炎，用药后能改善豚鼠的炎性症状，降低肌酸磷酸激酶和乳酸脱氢酶的含量。桂枝挥发油能抑制或拮抗核因子 κB/IκB 信号通路的过度表达，显著降低大肠杆菌内毒素所致的急性肺损伤模型大鼠肺组织中 NF-κB P65、磷酸化 IκB-α、TNF-α 和 IL-β 水平，抑制肺组织蛋白酪氨酸激酶的异常增高。桂皮醛为桂枝挥发油的主要成分，具有较好的抗炎活性，其抗炎机制可能与抑制

TLR4，从而下调 NF-κB 的活性相关，能显著抑制二甲苯所致小鼠的耳廓肿胀和醋酸致小鼠腹腔毛细血管通透性亢进，外涂能显著抑制大鼠耳廓炎性肿胀桂枝去油水煎液与乙酸乙酯萃取部位能显著抑制 DNCB 诱导的小鼠迟发型超敏反应和组胺、5- 羟色胺诱导的小鼠皮肤毛细血管通透性增高模型，在体外中 0.5g/ml 浓度时能显著抑制透明质酸酶，其中缩合类单宁为桂枝抗过敏的主要组分。

3. 改善心血管系统的作用

桂枝有改善微循环的作用，桂枝煎剂 20g/kg 灌胃能扩张小鼠耳廓微静脉，对寒凝血瘀型小鼠的耳廓微循环的血流速度有恢复作用。桂枝乙醇提取物能松弛血管平滑肌，作用机制与抑制 L 型钙通道钙离子内流，抑制肌醇三磷酸介导的钙离子从肌浆网中的释放有关。桂枝乙醇提取物能舒张大鼠离体胸主动脉环，具有非内皮依赖性特点，机制与抑制血管平滑肌细胞内质网储存钙的释放有关。桂枝挥发油对心脏缺血再灌注损伤有保护作用，可降低再灌注室颤发生率，改善心功能，增加心肌摄氧量。

4. 抗病原微生物作用

桂枝抗细菌、真菌作用与肉桂相似，其主要有效成分为桂皮醛和桂皮酸。桂枝水煎液对金黄色葡萄球菌、白色葡萄球菌、绿脓杆菌、变形杆菌、甲型链球菌、乙型链球菌有抑制作用。桂皮醛体外对黄曲霉、烟曲霉，白色念珠菌、热带念珠菌、克柔念珠菌和结核杆菌，及牙周常见菌牙卟啉单胞菌、微小消化链球菌、中间普氏菌、具核梭杆菌，以及微荣球菌、丙酸杆菌、颊纤毛菌、变形链球菌和黏性放线菌等均有较好的抑制作用。桂皮醛和桂皮酸对金黄色葡萄球菌、大肠杆菌、沙门氏菌及炭疽杆菌 4 种致病菌有明显抑菌作用。桂枝挥发油和桂皮醛在鸡胚内均能抗流感病毒，在体外能明显抑制甲型流感病毒在狗肾传代细胞中的增殖，在体内能保护流感病毒株感染的小鼠，机制可能与激活 TLR7 信号通路、活化 IRAK-4 和诱导 INF-β 的高表达有关。此外，桂皮醛及其代谢产物桂皮酸有抗柯萨奇病毒 B3（CVB3）的作用，其机制与抑制 TLR4/NF-κB 信号传导有关。

5. 镇静作用

桂枝总挥发油、水提物及其有效成分桂皮醛可使小鼠自主活动减少，协同巴比妥类药的催眠作用，对抗甲基苯丙胺所致中枢神经系统过度兴奋，并能延长士的宁所致小鼠强直性惊厥的死亡时间，减少烟碱引起的强直性惊厥及死亡的发生率，还可抑制小鼠听源性惊厥等。大鼠高架十字迷宫实验、旷场实验及戊巴比妥钠诱导睡眠实验表明，桂枝水煎液灌胃 5g/kg、12g/kg、30g/kg 具有显著的镇静、抗焦虑作用，且呈剂量依赖表现。

三、毒理

桂枝毒性小。桂枝（配方颗粒）小鼠灌胃 LD50 大于 10g/kg；分别以 5g/kg、2.5g/kg、1.25g/kg 剂量大鼠连续灌胃 30 天，对大鼠体重、进食量、血常规、血液生化均无明显影响，病理组织学观察未见异常改变。

第二节 名家药论精选

张元素《医学启源》

桂枝 气热，味辛、甘。仲景治伤寒证，发汗用桂枝者，乃桂条，非身干也，取其轻薄而能发散。今又有一种柳桂，乃桂枝嫩小枝条也，尤宜入治上焦药用也。《主治秘要》云：性温，味辛甘，气味俱薄，体轻而上行，浮而升，阳也。其用有四：治伤风头痛一也，开腠理二也，解表三也，去皮肤风湿四也。(《医学启源·卷之下》)

陈衍《宝庆本草折衷》

桂枝 乃枝上细皮，其嫩小枝皮一名柳桂，非谓出于柳州者也，味甘、辛，热，有小毒。治伤寒表虚，取其轻而能发散。亦宜入治上焦药。

续说云：夫众论名状之异同而无定者，莫甚于桂也。细观桂有三等：其卷沓而转如筒者，名箇桂；其肉少而平如板者，名牡桂。寇氏皆汰之矣。惟半卷而多脂者，单名桂。陶隐居谓其入药最多，方书所用，当是此等正一字桂也。仲景又用桂枝者，盖取枝之散张远扬，由干气之所舒，故能透达腠理而解散风气也。《局方》养胎保生元及李知先疗妊妇伤寒，有不可阙桂者，遂炒桂以制其性。今更宜炙少甘草，佐而用也。(《宝庆本草折衷·卷第十二》)

徐凤石《秘传音制本草大成药性赋》

桂枝 乃牡桂枝柯小条，薄皮。味辛，性大温，无毒。(《秘传音制本草大成药性赋·卷之二》)

📖 刘纯《医经小学》

官桂味辛热有毒，堕胎止汗补劳伤，用枝气薄能开表，用肉生温补肾良。（《医经小学·卷之一》）

📖 藤弘《神农本经会通》

桂枝　枝条轻薄者，非身干也。

味甘辛，气大热，有小毒。《汤》云，入足太阳经。

《珍》云，解表风寒治头痛，引导阳气开腠理，除皮肤风湿，兼治奔豚。《丹》云，仲景救表用桂枝，非表虚以桂补之，表有风邪，故病自汗，以桂发其邪，微和则表密，汗自止，非桂枝能敛汗而用之。今《衍义》乃谓仲景治表虚误矣。《本草》止言出汗，正《内经》辛甘发散之意，后人用桂止汗，失《经》旨矣。曰官桂者，桂多品，取其品之高者而名之，贵之之辞也。曰桂心者，桂之肉厚去其粗皮而无味者，止留近水一层，而味辛甘者，而名之心，美之辞也。（《神农本经会通·卷之二》）

📖 李汤卿《心印绀珠经》

桂　味辛，性热，有毒。浮也，阳中之阳也。气之薄者，桂枝也；气之厚者，肉桂也。气薄则发泄，桂枝上行而发表；气厚则发热，肉桂下行而补肾。此天地亲上亲下之道也。（《心印绀珠经·卷下》）

📖 万全《痘疹心法》

桂　味辛甘，气热，气味俱薄，体轻而上行，浮而升阳也。入手少阴经，桂枝入足太阳经。

通荣卫，开腠理，和气血，散风寒。痘疮不起发，不光壮，非此不可，乃发表要药也。

择薄而味厚者佳。刮去粗皮用。手足痘子发不透者宜此引经，若疮痒塌，寒战咬牙者，宜加用之。若内虚腹胀，用厚而味辛者，刮取内肉，名桂心。惟妊妇出疮不可用，能堕胎故也。（《痘疹心法·卷之十》）

📖 许希周《药性粗评》

桂枝 救表赖桂枝之力。桂枝桂之枝条皮也，出交广及桂阳、桂岭、衡湘诸山，高二三丈，叶似柏，凌冬不凋，以令人家所植，八九月开黄？花，可嗅者不同，二八月采皮，阴干不见火，可无所畏。凡用取厚者，刮去粗皮。味甘辛，性大热，有小毒，上行荣卫之间，主治风邪冷疾、霍乱转筋、咳嗽、头疼、奔豚、气疾、秋冬时疫。温中利气，发散风邪，宣通血脉，和解肌表，止虚汗，实毛孔，常与麻黄相为表里。张仲景药评云：头痛发热，汗出恶风，宜桂枝汤之类，应解表而用桂枝者。头痛发热，无汗，恶寒，宜麻黄汤之类，应解表而用麻黄者。又云：无汗不得服桂枝恐表得之而愈实，有汗不得服麻黄，恐表得之而愈虚，此类可见春夏二季，人气发舒，不宜用桂枝，故易老有九味羌活汤之制。所以代桂于春夏之用。妊妇伤寒用者炒过不损胎气，所谓桂不堕胎，请验安，常之语者是也。（明·许希周《药性粗评·卷之一》）

📖 方谷《本草纂要》

官桂 味甘、辛，气大热，有毒。入足少阴肾经。能补肾温中，阳中之阳。治小腹腰痛，四肢厥逆，助阳益阴，行血敛汗，破积堕胎，逐冷回阳之神药也。然而此剂有二用焉，体薄者谓之官桂，体厚者谓之肉桂，枝干而体微薄者谓之桂枝，此三剂所用固不同也。若以官桂言之，旁达四肢，横行直往，如手膊冷痛，足膝酸疼，非此不能行气以通血也。又或恶露不行上攻心呕，或痈肿已溃未溃护心托里，或跌蹼损伤破血去积，非此不能行血以调气也。至如肉桂一剂，乃温中之药，若阴虚不足而忘阳厥逆，若心腹腰痛而吐利泄泻，若心肾久虚而痼冷怯寒，无此亦不能温中以回阳也。至若桂枝一剂，可以实表，可以助汗，且如伤风之症，未表而汗自行，此表虚也，设若再汗则亡阳必矣，须用甘辛之药实表之虚而托邪之出，使寒去而汗敛也，非谓此剂可以实表而敛汗也。至若自汗盗汗之症，概而与之，则又取祸。大抵桂为猛励之药，其性最劣，不可多服。古方配二陈用，则行气之功大；配四物用，则行血之功速也。（《本草纂要·卷之三》）

📖 李梴《医学入门》

桂枝辛甘热且浮，微解风寒汗自收；

一样嫩枝名柳桂，善治上焦热不留；

薄桂专行肢节滞，横行肩臂必须求。

桂，犹圭也，为诸药之先聘也。木叶心皆一纵理，独桂有两纹，形如圭。诸家论桂不同，惟陈藏器云：箘桂、牡桂、桂心，同是一物。出交趾、南海、桂林、桂岭、桂阳、柳州、象州者佳。箘桂正圆，如竹卷二三重，味烈肉厚者，即今肉桂。箘，竹名，言其卷如竹筒，故又名筒桂。半卷多脂者，名板桂，即今铁板桂也。牡乃老桂，味稍淡，皮薄少脂，乃桂品中之最高者，故又名官桂。桂心，即牡桂去皮一半，取中心近里味辛者。桂枝乃细薄而嫩者。薄桂比桂枝稍厚，柳桂比桂枝更薄。桂枝有小毒。浮而升，阳也。气味俱轻。入足太阳经，故能上行头目，发散表邪。凡伤风伤寒有汗者，用以微解表邪，邪去而汗自止，非固表止汗之谓也。柳桂，乃小枝嫩条，尤善行上焦，补阳气，虚人服之使不生热也。薄桂，乃细薄嫩枝，入上焦，横行肩臂，治痛风，善行肢节凝滞，兼泻奔豚。凡使略刮去粗皮。（《医学入门·卷之二》）

📖 皇甫嵩《本草发明》

柳桂皮薄而嫩，桂枝枝条细软，二者气薄味淡，能治上焦头目，兼行手臂肢节，调荣血，和肌表，止烦，出汗，疏邪散风。《经》云：气薄则发泄，是也。故入足太阳之府，忌生葱。

注云：桂辛热小毒，然亦从类化，若与芩、连为使，小毒何施？与乌、附为使，全得热性；与参、麦、甘草同用，能调中益气，实卫护荣；与柴胡、

150

紫石英、干地黄同用，却主吐逆；与巴豆、干漆、穿山甲、水蛭、虻虫毒类用，则小毒化为大毒。春夏禁用，秋末与冬宜服，治寒月下部腹痛非此不止。

按：桂性一也，《本经》谓桂能止烦，出汗。仲景治伤寒乃曰：无汗不得用桂枝；又云：汗过多者桂枝甘草汤是，又用之闭汗，与经义相反，岂一药二用软？此正所谓一阖一辟之妙用，而殊途同归也，盖桂能通血脉。《经》言：桂止烦出汗者，非谓开腠理而发出汗也，以之调其荣血则卫气自和，邪无容地，遂自汗出而解矣。仲景言：汗多用桂枝者，非谓闭腠理而止住汗也，盖卫有风邪，故病自汗，以之调和荣卫，则邪从汗出，邪去则表密，而于自敛，非桂枝能收汗而用之也。若不明出汗、止汗之意，凡病伤寒便用桂枝汤，幸遇太阳伤风自汗者固效，倘系太阳伤寒无汗及夏月湿热病亦用之，为害岂小？犹有谓仲景之治表虚而一概用敛汗者，此又大失经旨矣。（《本草发明·卷之四》）

张镐京《药性分类》

桂枝　辛甘而温。温经通脉，发汗解肌。治伤风头痛，伤寒自汗，调和营卫。

阴虚之人，一切血症，不可误投。（《药性分类·肾膀胱门》）

张懋辰《本草便》

桂枝　枝条轻薄者为桂枝，宜入治头目，发表散风寒。身干厚实者为肉桂，宜入治脏，补肾气及下焦寒冷，秋冬下部腹痛，非此不除。刮去粗厚用近里者为桂心，又有嫩小枝条为柳桂，味淡，尤宜入治上焦药，及横行手臂。（《本草便·卷二》）

方有执《伤寒论条辨》

桂枝　味甘辛，大热，有小毒，主温中，利肝肺气，霍乱转筋，头痛出汗，止烦，坚骨节，通血脉，理疏不足，宣导百药无所畏。

《神农本经》，有牡桂箘桂，辛温无毒，无桂枝。桂，《别录》以下有桂，上文钞者是，皆无桂枝，别说云。仲景《伤寒论》发汗用桂枝，桂枝者，枝条非身干也，取其轻薄而能发散。

愚按：诸家本草，桂虽云辛甘大热，《本经》则言辛温，皆无发散之说，经于发汗，曰宜麻黄汤，曰宜桂枝汤云云者，以例言也。出汗不出汗，有权在经。深思"宜"之一字，则有所宜者，必有所不宜者在，宜于此者，必有不宜于彼者在，此《经》之言外意，读者要当潜心察识，然后可以用《经》之权，而能神《经》之妙矣。苟徒泥于发散，发汗云云，此成无己所以凿发散之谬注也。后此，人人遂皆自然其说而以为说，殊不思人之用桂，大率皆皮，而无用枝者。《经》于桂枝，凡用皆云去皮，去皮者，非谓去其枝上之皮也，以桂之用皆皮。惟《经》用枝，故有去皮云耳。《经》既去皮而用枝，则是去人之所用于不用，而用人之所不用以为用，用不与人同，而意正与人相反可知矣，岂取发散云乎哉？不在此也，然则所取何，曰：用不与人同而意正与人相反，则是枝必桂中奇才妙用，人虽皆未及知，而《经》则独知之深者，以其从阳而敏于走卫也。得之者，惟主理疏不足，宣导百药无所畏是也。（《伤寒论条辨·本草钞》）

📖 **梅得春《药性会元》**

桂枝

按：气之薄者桂枝也，气之厚者肉桂也。气薄则发泄，桂枝上行而发表；气厚则发热，肉桂下行而补肾。此天地亲上亲下之道也。故谓之曰：劳伤须肉桂，敛汗用桂枝。俱可行经破癖。

桂枝入足太阳经，治伤寒头痛，能开腠理，解肌表，去皮肤风湿，泄奔豚。入上焦，能横行手臂，领诸药至痛处，止痛及风，并止表虚自汗。桂虚能补，此大法也。仲景救表用此，非表有虚，以桂补之。卫有风邪，故病自汗。此以发其邪，卫和则表密，而汗自止。亦非桂枝能收而用之也。是故《内经》以其"辛甘发散"之义，凡治伤寒，春分后当忌之。（《药性会元·卷中》）

📖 杜文燮《药鉴》

桂枝 其在嫩枝最薄者曰桂枝,伤寒伤风之有汗者宜用之,以解微表也,非固表也。惟有汗者,表虚邪微,故用此气薄辛甘之剂,以轻散之。则汗自止,岂有辛甘之剂能固表哉? 痘家于活血药中,少佐薄桂一二分,则血行而痘自通畅矣。又能治冷气肚疼。若体热血妄行者,切宜禁忌。畏石脂,妊妇戒用。(《药鉴·卷二》)

📖 杨崇魁《本草真诠》

桂枝 主风寒头、腰痛,出汗,风痹,骨挛脚软,中风失音,四肢逆冷。(《本草真诠·卷之上》)

📖 罗必炜《青囊药性赋》

桂 味辛,性热,有毒。浮也,阳中之阳也。气之薄者,桂枝也;气之厚者,肉桂也。气薄则发泄,桂枝上行而发表;气厚则发热,肉桂下行而补肾。此天地亲上、亲下之道也。(《青囊药性赋·卷之上》)

📖 李中梓《雷公炮制药性解》

桂枝 其在嫩枝四发者,曰桂枝,专入肺经,主解肌发表,理有汗之伤寒。

按:桂枝四发,有发散之义,且气、味俱轻,宜入太阴而主表。丹溪曰:仲景救表用桂枝,非表有虚而用以补也。卫有风寒,故病自汗,以此发其邪,则卫和而表密,汗自止耳。《衍义》乃谓仲景治表虚,误也。(《雷公炮制药性解·卷之五》)

📖 廖希雍《炮炙大法》

桂枝　即桂之枝条轻薄者。(《炮炙大法·木部》)

📖 倪朱谟《本草汇言》

桂枝　李濒湖曰：桂有四等，曰牡桂、箘桂、桂心、桂枝之分。同是一种牡桂，出合浦、交趾、广州、象州、渊州、桂岭诸处。生必高山之巅，旁无杂树，自为林类。叶色四时常青，凌冬不凋，如枇杷叶，边有锯齿，中心有纵文两道，宛如圭形。四月放花，无实。木皮紫赤坚厚，臭香，气烈味重者为最。枝皮为桂枝，干皮之薄者为桂皮，厚者为肉桂、为桂心。

桂枝　散风寒，逐表邪，发邪汗，张元素止咳嗽，朱丹溪去肢节间风痛之药也。御医门吉生稿《字韵》云：枝，指也。从本干而分支，致四末也。气味虽不离乎辛热，但体属枝条，仅可发散皮毛肌腠之间，游行臂膝肢节之处，故能散风寒，逐表邪，自内出外。辛以散之，甘以和之，热以行之。又能入血分，利肝肺气，止烦止咳，兼除风痹，肢节挛痛，专取其气薄轻扬，上浮达表，出汗而通腠理也。仲景书用以治冬月伤风寒即病，邪在表者。蔻、成两氏论之详矣。

前贤寇氏曰：桂，辛甘大热。《素问》云：辛甘发散为阳。故仲景氏用桂枝汤治伤寒表虚，皆需此药，正合辛甘发散之意。《本草》三种之桂，不用箘桂、牡桂者，此二种性止于温，不可以治风寒之病也。然神农皇氏只言桂，仲景氏又分桂枝者，特取枝上皮也。王氏曰：或问《本草》言桂，能止烦出汗，而张仲景治伤寒有当发汗凡数处，皆用桂枝汤。又云：无汗不得用桂枝，汗家不得重发汗。若用桂枝，是重发其汗。汗多者，用桂枝甘草汤，此又用桂枝闭汗也。一药二用，与《本草》之义相通否乎？曰：《本草》言桂，辛甘大热，能宣导百药，通血脉，止烦出汗，是调其血而汗自出也。仲景云：太阳中风，阴弱者，汗自出，卫实营虚，故发热汗出。又云：太阳病，发热汗出者，此为营弱卫强，阴虚阳必凑之。故皆用桂枝发其汗，此乃调其营气，则卫气自和，风邪无所容，遂自汗出而解，非桂枝真能开腠理，发出其汗也。汗多用桂枝者，以之调和营卫，则邪从汗出而汗自止，非桂枝能闭汗孔也。昧者不知出汗、闭汗之意，一遇伤寒无汗者，即用桂枝，误之甚矣。言桂枝发汗，发字当认作出字，风散营卫和，则汗自然出，非若麻黄大开腠理，发泄其汗也。其治虚汗，亦当逆察其意可也。

成氏曰：桂枝，本为解肌者。太阳中风，腠理致密，营卫邪实，津液禁固，其脉浮紧，发热汗不出者，不可与此，必也。皮肤疏泄，自汗出，脉浮缓，风邪干于卫气者，乃可投之。发散以辛甘为主，桂枝辛热，故以为君，而以白芍药为臣，甘草为佐者，风淫所胜，平以辛苦，以甘缓之，以酸收之也。以姜、枣为使者，辛甘能发散，而又用其行脾胃之津液，而和营卫，不专于发散也。故麻黄汤，不用姜、枣，专于发汗，不待行其津液而后汗也。

集方　仲景方治伤寒太阳病，头痛发热，汗出恶风者。用桂枝、白芍药、生姜各二两，甘草一两，大枣十二枚。水五升，微火煎至二升。徐徐服。《方脉正宗》治伤风冷咳嗽。用桂枝五钱，防风、半夏各三钱，干姜一钱，北五味子、北细辛各五分，水煎服。《外科正宗》治四肢骨节间风痛。用桂枝、当归、白术、防风、羌活各二钱，姜黄、秦艽、红花、川芎、黄柏、甘草各一钱。水煎服。（《本草汇言·卷之三》）

聂尚恒《医学汇函》

桂枝辛甘热且浮，微解风寒汗自收；
一样嫩枝名柳桂，善治上焦热不留；
薄桂专行肢节滞，横行肩臂必须求。

桂，犹圭也，为诸药之先聘也。木叶心皆一纵理，独桂有两纹，形如圭。诸家论桂不同，惟陈藏器云：箘桂、牡桂、桂心，同是一物，出交趾、南海、桂林、桂岭、桂阳、柳州、象州者佳。箘桂正圆，如竹卷二三重，味烈肉厚者，即今肉桂。菌，竹名，言其卷如竹筒，故又名筒桂。半卷多脂者，名板桂，即今铁板桂也。牡乃老桂，味稍淡，皮薄少脂，乃桂品中之最高者，故又名官桂。桂心，即牡桂去皮一半，取中心近里味辛者。桂枝乃细薄而嫩者。薄桂比桂枝稍厚，柳桂比桂枝更薄。桂枝有小毒。浮而升，阳也。气、味俱轻。

入足太阳经，故能上行头目，发散表邪。凡伤风伤寒有汗者，用以微解表邪，邪去而汗自止，非固表止汗之谓也。柳桂，乃小枝嫩条，尤善行上焦，补阳气，虚人服之使不生热也。薄桂，乃细薄嫩枝，入上焦，横行肩臂，治痛风，善行肢节凝滞，兼泻奔豚。凡使，略刮去粗皮。（《医学汇函·下册》）

📖《医宗必读》

入肺、膀胱二经。无汗能发，有汗能止。理心腹之痛，散皮肤之风。横行而为手臂之引经，直行而为奔豚之向导。（《医宗必读·卷之四》）

📖《颐生微论》

入肺、膀胱二经。无汗能发，有汗能止。主心腹痛，皮肤风。横行为手臂之引经，直行为奔豚之向导。

按：桂枝即顶上细枝，又名薄桂，故治上焦。王好古云：本草言桂发汗，而仲景治伤寒，有当汗凡数条，皆用桂枝。又云无汗不得服桂枝，汗多者用桂枝甘草汤，此又用桂闭汗。一药二用，何也？《本草》言桂辛甘能通脉出汗者，是调其血而汗自出也。仲景云：太阳中风，阴弱者汗自出，卫实营虚，故发热汗出。又云：太阳病发热汗出者，此为营弱卫强，阴虚阳必凑之，故皆用桂枝发汗。乃调其营，则卫自和，风邪无所容，遂自汗而解，非桂枝能开腠发汗也。汗多用桂枝者，以之调和营卫，则邪从汗出而汗自止，非桂枝能闭汗也。昧者不知其意，遇伤寒无汗者亦用桂枝，误甚矣。（《删补颐生微论·卷之三》）

📖 蒋仪《药镜》

桂枝 辛散投肺，甘温悦脾。暖荣卫，发伤寒之风邪，邪祛表密而汗自止；开腠理，散皮肤之风湿，湿去头清而痛自除。轻浮上焦，以泄奔豚；横行手臂，以止麻木。又追痛风于肩背，更逐疝气于膀胱。痘家活血药中，少加薄桂一二分，则血行而痘自通畅。盖桂枝治邪客表分之药也。气薄者桂枝，上行而能发表；气厚者肉桂，下逮而补肾虚。总之，桂为阳中之阳，壮年火旺，并体热妊妇忌服。惟命门火衰，不能生土，完谷不化，及产后虚弱，是圣药也。（《药镜·卷二》）

郭佩兰《本草汇》

桂枝 甘辛，微热。气味俱薄，轻清而上行，浮而升，阳也。入手太阴、足太阳经。

主伤风头痛，调营散邪，无汗能发，有汗能止，散皮肤之风，理心胁之痛。横行为手臂之引经，直行为奔豚之向导。

按：桂有四等，在下最厚者曰肉桂，主治下焦；去内外皮者，即为桂心；在中次厚者，曰官桂，主治中焦；此桂枝，即顶上细枝条去粗皮，用其最薄者。味淡体轻，主上行头目，透达营卫，散风邪而解肌又有一种柳桂，乃桂之嫩小枝条，尤宜入上焦药用，《经》云"气薄则发泄"是矣。惟伤风有汗者，用以微解表耳，未有辛甘之剂而能固表者也丹溪曰："仲景救表用桂枝，非表有虚而用以辅也，卫有风寒故病自汗，以此发其邪，则卫和而表密，汗自止耳，《衍义》乃谓仲景治表虚，误也"。王好古云：《本草》言桂能止烦出汗，而仲景治伤寒当汗者皆用桂枝，又云无汗不得用桂枝，汗多者用桂枝甘草汤，此又用桂枝闭汗也。一药二用，其义何居？"《日本草》言"桂辛甘，能通脉出汗，是调其血而汗自出也。"仲景云："太阳中风，阴弱者汗自出，卫实营虚，故发热汗出。"又云："太阳病，发热汗出者，此为营弱卫强"，阴虚阳必凑之，故皆用桂枝发汗，乃调其营则卫自和，风邪无所客，遂自汗而解，非桂枝能开腠发汗也。汗多用桂枝者，卫有风邪则病自汗，以之调和营卫，则邪从汗出而汗自止，非桂枝能闭汗孔也。昧者不知出汗、闭汗之意，遇伤寒无汗者亦用桂枝，误之甚矣。桂枝汤下发汗"发"字，当作"出"字，汗自然发出，非若麻黄能开腠发汗也。亦有表虚里虚之辨，医者须宜详辨麻黄遍彻皮毛，故专于发汗而寒邪散，桂枝透达营卫，故能解肌而风邪去。夫热病自汗，风伤卫气，腠理疏泄，其脉浮缓而病尚浅，必用为君，佐以芍药、甘草，助阳敛表，不致风邪凌犯营血之分，不汗而解，表虚法也。阳脉涩，阴脉弦，法当腹中急痛，必以芍药为君，佐以桂枝、甘草，补中救里，不致寒毒扰乱中气，里虚法也。故桂枝汤、小建中汤，二药各主其用。成无己曰："桂枝本为解肌，若太阳中风，腠理致密，营卫邪实，脉浮紧，发热汗不出者，不可与也，必皮肤疏泄，自汗，脉浮缓，风邪干卫，乃可投耳。"然发散药中，又以姜、枣为使者，辛甘能发散，而又用其行脾胃之津液而和营卫，不专于发散也，故麻黄汤不用姜、枣，专于发散，不待行其津液耳。（《本草汇·卷十五》）

📖 李中梓《本草通玄》

桂枝 在上枝条为桂枝，亦名薄桂，亦名柳桂。好古云：或问仲景治伤寒当汗者，皆用桂枝汤。又云：无汗不得用桂枝。甘草汤一药二用，其义何也？曰：仲景云：太阳中风，阴弱者，汗自出，卫实营虚，故发热汗出。又云：太阳病发热汗出者，此为营弱卫强，阴虚阳凑之，故皆用桂枝发汗。此调其营气，则卫气自和，风邪无所容，遂从汗解，非桂枝能开腠发汗也。汗多用桂枝者，以之调和营卫，则邪从汗去而汗自止，非桂枝能止汗也。昧者不知其意，遇伤寒无汗者亦用桂枝，误之甚矣。桂枝汤下发汗"发"字，当作"出"字，汗自然出。非若麻黄能开腠，出其汗也。（《本草通玄·卷下》）

📖 蒋介繁《本草择要纲目》

桂枝

【气味】辛温无毒。体轻而上行，浮而升阳也。入足太阳经即取木桂之最薄者。去其粗皮是也。

【主治】伤风头痛。开腠理，解表，止烦，发汗，去皮肤风湿，泄奔豚，散下焦蓄血，利肺气，疗痛风，横行手臂，或曰《本草》言桂枝能止烦出汗，故张仲景治伤寒有当发汗之症，凡数处皆用桂枝汤，此与本草之义甚相符合，又云无汗不得用桂枝，汗家不得重发汗，则桂枝又所禁用，而仲景伤寒有汗多之症，凡数处每用桂枝甘草汤，此又似用桂枝以闭汗也，其说何以辨之，盖太阳中风，阴弱而汗自出，此为卫实荣虚，故发热汗出也，又太阳病非中风，而发热汗出者，此为荣弱卫强，而阴虚阳必凑之也，皆用桂枝汤以发其汗，乃调其荣气，则卫气自和，风邪无所容，遂自汗而解，非桂枝能开腠理发出其汗也，然则桂枝汤下发汗之发字，当认作出字，汗自然发出，非若麻黄症，必以麻黄开发腠理而出其汗也，则凡仲景之用桂枝汤以发汗者，其症必皮肤疏泄，自汗脉浮缓，风邪干于卫气者，为对症之剂，其汗多而用桂枝甘草汤者，盖腠理不密，则津液外泄，而肺气自虚，虚则当补其母，用桂枝同甘草，外散风邪以救表，内伐肝木以防脾，佐以芍药，泄土中之木而固脾，使以姜枣以通行脾之津液，如是而荣卫无不调和矣，荣卫既和，则邪从汗出，而汗自止，非桂枝能闭汗孔也，明乎此，而仲景之治伤寒有汗，用桂枝不令重发其汗者，是解肌之妙用也，若太阳中风，腠理致密，荣卫邪实，津液禁固，其脉浮紧，发热而汗不出者，则属麻黄症，不可以桂枝为能发散解肌利关节而误用之也。（《本草择要纲目·热性药品》）

📖 闵钺《本草详节》

桂枝 主伤风头痛，调荣解表，去皮肤风湿，横行治手臂痛风、心痛、胁痛及上气咳逆、结气喉痹。

按：桂枝，气薄则发泄，故上行而发表。桂肉，气厚则发热，故下行而补肾，此天地亲上亲下之道也。仲景治伤寒当汗者用桂枝，又云汗多者用桂枝，一物而二用者，以太阳中风，阴弱者汗自出，卫实营虚，故发热汗出。又云太阳病发热汗出，此为营弱卫强，阴虚阳必凑，故皆用桂枝发汗，调其营气，则卫气自和，风邪无所容，遂自汗而解，非桂枝能开腠理发出其汗也。汗多用桂枝者，以之调和营卫，则邪从汗出而汗自止，非桂枝能止汗也。以姜枣为使者，辛甘能发散，又以行脾胃之津液而和营卫，不专于发散也。麻黄汤不用姜枣，专于发汗，不待行其津液也。（《本草详节·卷之五》）

📖 汪昂《本草备要》

桂枝 轻，解肌，调荣卫。

辛甘而温，气薄升浮。入太阴肺、太阳膀胱经。温经通脉，发汗解肌能利肺气。《经》曰：辛甘发散为阳。治伤风头痛无汗能发，中风自汗有汗自止。中，犹伤也，古文通用。自汗属阳虚，桂枝为君，芍药、甘草为佐，加姜、枣名桂枝汤，能和营实表。调和营卫，使邪从汗出，而汗自止。亦治手足痛风、胁风痛风有风痰、风湿、湿痰、瘀血、气虚、血虚之异，桂枝用作引经。胁风属肝，桂能平肝。东垣曰：桂枝横行手臂，以其为枝也。又曰：气薄则发泄，桂枝上行而解表；气厚则发热，肉桂下行而补肾。王好古曰：或问桂枝止烦出汗，仲景治伤寒发汗，数处皆用桂枝汤。又曰：无汗不得用桂枝，汗多者桂枝甘草汤，此又能闭汗也。二义相通否乎？曰：仲景云太阳病发热汗出者，此为营弱卫强，阴虚阳必凑之，故以桂枝发其汗，此乃调其营气则卫气自和，风邪无所容，遂自汗而解，非若麻黄能开腠理，发出其汗也。汗多用桂枝者，以之调和营卫，则邪从汗出而汗自止，非桂枝能闭汗孔也。亦惟有汗者宜之。若伤寒无汗，则当以发汗为主，而不独调其营卫矣。故曰：无汗不得服桂枝，有汗不得服麻黄也。《伤寒例》曰：桂枝下咽，阳盛则毙；承气入胃，阴盛则亡。(《本草备要·卷之三》)

📖 陈士铎《本草新编》

桂枝　味甘、辛，气大热，浮也，阳中之阳，有小毒。乃肉桂之稍也，其条似柳，故又曰柳桂。能治上焦头目舌疾，行手臂，调荣和血，和解肌囊，止烦出汗，疏邪散风，入足太阳之府乃治伤寒之要药。但其中有宜用不宜用之分，辨之不明必至杀人矣！夫桂枝乃太阳经之药，邪入太阳，则头痛发热矣。凡遇头痛自热之症，桂枝当速用以发汗，汗出则肌表和矣。夫人身有荣卫之分，风入人身，必先中于卫，由卫而入荣，由荣卫而入腑，由腑而入脏，原有次第，而不可紊也。太阳病，头痛而身热，此邪入于卫而未入于荣。虽是太阳经之药，但能祛卫中之邪，不能祛荣中之邪也。凡身热而无头痛之症，即非太阳之症，不可妄用桂枝！即初起头痛身热，久则头不痛而身尚热，此又已离太阳，不可妄用桂枝矣！且桂枝乃发汗之药也，有汗宜止，无汗宜发，此必然之理也。然而有汗之时仍可发汗，无汗之时不可发汗者，亦不可不辨之。伤寒汗过多者，仍用他药所发汗，以致汗出过多，而太阳头痛尚未解，故不可不仍用桂枝以和解。非恶桂枝能闭汗也。伤寒无汗正宜发汗，而竟至无汗，此外邪尽解，不止太阳之邪亦解也。故不可轻用桂枝，以再疏其腠理，非防桂枝能出汗也。知其宜汗不宜汗之故，辨其可汗不可汗之殊。用桂枝祛邪，自然残错，又何去杀人也！桂枝解表之药，非亡阳之药也，用桂枝汤而亡阳者，乃不宜解表而妄用桂枝以表散，遂至变症蜂起，于桂枝何咎哉？

太阳之经，阳经也；桂枝，热药也。寒气初入于太阳，邪犹未甚，少用桂枝以祛邪，则太阳之火自安，而寒邪畏热而自解。多用桂枝，则桂枝过于热，转动太阳之火，热以生热，反助胃火之炎，而寒邪乘机入于表，寒且变为热而不得解，而太阳之本症仍在也。故用桂枝者，断不可以生变，惟宜少用以祛邪也。

用桂枝汤，必须冬日之伤寒，而多热、头痛、项强者，才是伤卫之伤寒。若不是冬天发热，又不头痛项强。皆非伤寒入卫之症，安得不变为阳之祸？非桂枝汤之过也。

夫寒伤卫而不速用桂枝以散表，致邪入于里，自应急攻其里。头痛项强如故，此邪犹留于卫也。虽其病热，似乎变迁之不定，然正喜其邪留于太阳之经，在卫而不尽在里，仍用桂枝汤，而少轻其分量，多加其邪犯何经之药，则随手奏功也。不可因日数之多，拘拘而专攻其里之邪一经耳。

识得阴阳之颠倒，寒热之异同，始可用药立方，以名神医也。夫人身荣卫之不同也，邪入卫则寒，邪入荣则热，正不可谓荣卫俱为太阳混看，而不分别也，桂枝祛卫中之寒，麻黄祛荣中之热，桂枝、麻黄合用，祛荣卫寒热之半，又何疑乎？惟邪将入于荣，未离于卫，或寒多而热少，或寒少而热多之间，倘分析未清，治疗之未当，恐不能速于解邪，转生他变耳。然在仲景桂枝、麻黄合用立方未尝不奇而且神也。

桂枝散卫中之寒，吾虑其正有余并非不足，用桂枝汤治邪入于荣者，非桂枝之不足以散卫中之邪，乃邪已入荣中，桂枝将奈何哉？此伤寒之病，所以贵疗于早也。

治伤寒而不知病，用药未有不误者！古仲景未尝不论脉，无如世人之昧脉也，读伤寒之书，亦何至首先用桂枝汤而有误者乎？喻嘉言论伤寒卓识明眼，近人未有其并，但其中少有同异，余不再为辨论，庶可免错误之失。（《本

📖 汪昂《本草易读》

桂枝　辛，温，无毒。入足厥阴、太阳膀胱经。开腠理而解肌，通经络而敛汗。去皮肤之风湿，止上气之咳逆，散下焦之蓄血，退手臂之风痛。能止奔豚，更除气结。

九种心痛，桂心为末，每酒下二钱，桂枝亦可。验方第一。

心腹胀痛气短，肉桂二两，水煎分服。第二。

心痛厥逆，桂心末，每酒下一钱。第三。

产后心痛症痛，桂末酒下。第四。

桂枝汤　桂枝、白芍、甘草、大枣、生姜。治头痛发热，汗出脉缓。诸方第一。

桂枝人参汤　桂枝、人参、炙草、白术、干姜。治因数下后，下利，心下痞硬。第二。

桂枝甘草汤　桂枝、甘草。治发汗过多，叉手自冒心，心下悸欲得按者。第三。

柴胡桂枝汤　柴胡、黄芩、半夏、甘草、白芍、桂枝、生姜、大枣。治心下支结，微呕，肢节烦痛。又治心腹卒痛。第四。

桂甘麻附汤　桂枝、甘草、麻黄、附子、细辛、生姜、大枣。治心下坚如盘，症脉虚者。第五。

桂枝茯苓丸　桂枝、白芍、丹皮、桃仁、茯苓。治妊娠宿有症病，胎动漏血。第六。

桂芍知母汤　桂枝、白术、知母、防风、白芍、生姜、麻黄、甘草、附子。治肢节疼痛，脚肿头眩欲吐。第七。（《本草易读·卷七》）

📖 冯兆张《冯氏锦囊秘录》

桂枝　气薄上行而发表，又能横行手臂，凡初起重感风寒，并在秋冬之

时及手足疮不起发者宜用。若痰多咳嗽，咽痛音哑，血燥血热及血崩孕妇，并宜禁之。（《冯氏锦囊秘录·杂证痘疹药性主治合参》）

📖 张璐《本经逢原》

桂枝 辛甘微温，无毒。

发明 麻黄外发而祛寒，遍彻皮毛，故专于发汗。桂枝上行而散表，透达营卫，故能解肌。元素云：伤风头痛，开腠理，解肌发汗，去皮肤风湿，此皆桂枝所治。时珍乃以列之牡桂之下，误矣。

按：仲景治中风，解表皆用桂枝汤。又云，无汗不得用桂枝，其义云何。夫太阳中风，阳浮阴弱，阳浮者热自发，阴弱者汗自出，卫实营虚，故发热汗出，桂枝汤为专药。又太阳病发热汗出者，此为营弱卫强，阴虚阳必凑之，皆用桂枝发汗。此调其营，则卫气自和，风邪无所容，遂后汗解，非桂枝能发汗也。汗多用桂枝汤者，以之与芍药调和营卫，则邪从汗去，而汗自止，非桂枝能止汗也。世俗以伤寒无汗不得用桂枝者，非也。桂枝辛甘发散为阳，寒伤营血，亦不可少之药。麻黄汤、葛根汤未尝缺此，但不可用桂枝汤，以中有芍药酸寒收敛表腠为禁耳。若夫伤寒尺脉不至，是中焦营气之虚不能下通于卫，故需胶饴加入桂枝汤，方取稼穑之甘，引入胃中，遂名之曰建中。更加黄芪，则为黄芪建中，借表药为里药，以治男子虚劳不足。《千金》又以黄芪建中换入当归为内补建中，以治妇人产后虚羸不足，不特无余邪内伏之虞，并可杜阳邪内陷之患，非洞达长沙妙用难以体此。详桂枝本手少阴血分药，以其兼走阳维，凡伤之邪无不由阳维传次，故此方为太阳首剂。昔人以桂枝汤为太阳经风伤卫之专药，他经皆非所宜，而仲景三阴例中阴尽复阳靡不用之，即厥阴当归四逆，未尝不本桂枝汤也。桂附各具五体，各有攸宜。肉桂虽主下元，而总理中外血气。

桂心专温脏腑营血，不行经络气分。牡桂性兼上行，统治表里虚寒。薄桂善走胸胁，不能直达下焦。桂枝调和营卫，解散风邪而无过汗伤表之厄，真药中之良品，允为汤液之祖也。《本经》之言牡桂兼肉桂、桂心而言，言筒桂兼桂枝而言也。其他板桂、木桂仅供香料、食料，不入汤药。（《本经逢

📖 顾靖远《顾松园医镜》

桂枝 即顶上细枝薄皮者。辛甘微热，入肺膀胱二经。主冬令之风寒仲景治冬日发热汗出为太阳伤风，用以解肌表之风，治发热无汗为太阳伤寒，麻黄汤中用以驱营分之寒。散下焦之蓄血故桃仁承气汤用之。横行手臂而为治痛风之引经，风化为火忌用。直达小腹而为泄奔豚之向导。

桂性偏阳，不可轻试。温热中暑燥病、及阴虚内热之人，并一切失血之症，均为大忌，误投则祸不旋踵，慎之慎之。（《顾松园医镜·卷二礼集》）

📖 王如鉴《本草约编》

桂枝 最薄为枝，嫩小为柳，甘辛而微热，升浮而上行，性阳入于膀胱，体轻主乎发表，补中益气，能横行于四肢，通脉温筋，善解开夫腠理，逐皮肤之风湿，泄咳逆之奔豚，结气舒而吐吸得平，关节利而闷烦皆息。治伤寒以出汗，营卫调和好古曰，或问本草言桂能止烦出汗，而张仲景治伤寒有当发汗凡数处，皆用桂枝汤；又云，无汗不得服桂枝，汗家不得重发汗，若用桂枝是重发其汗，汗多者用桂枝甘草汤，此又用桂枝闭汗也。一药二用，与《本草》之义相通否乎？曰，《本草》言桂辛甘大热，能宣导百药，通血脉，止烦出汗，是调其血而汗自出也。仲景云，太阳中风，阴弱者汗自出，卫实营虚故发热汗出。又云，太阳病发热汗出者，此及营弱卫强。阴虚阳必凑之，故皆用桂枝发其汗。此乃调其营气，则卫气自和，风邪无所容，遂自汗而解，非桂枝能开腠理，发出其汗也。汗多用桂枝者，以之调和营卫，则邪从汗出而汗自止，非桂枝能闭汗孔也。昧者不知出汗、闭汗之意，遇伤寒无汗者亦用桂枝，误之甚矣。桂枝汤下发汗字，当认作出字，汗自然发出，非若麻黄能开腠理发出其汗也。其治虚汗，亦当逆察其意可也。驱风邪以解肌，肺脾兼理时珍曰，麻黄遍彻皮毛，故专于发汗而寒邪散，肺主皮毛，辛走肺也。桂枝透达营卫，故能解肌而风邪去，脾主营，肺主卫，甘走脾，辛走肺也。成无己曰：桂枝本为解肌。若太阳中风，腠理致密，营卫邪实，津液禁固，其脉浮紧，发热汗不出者，不可与此必也。皮肤疏泄，自汗，脉浮缓，风邪干于卫气者，乃可投之。发散以辛甘为主，桂枝辛热，故以为君。而以芍药为臣、甘草为佐者，风淫所胜，平以辛苦，以甘缓之，以酸收之也。以姜、枣为使者，辛甘能发散，而又用其行脾胃之津液而和营卫，不专于发散也。故麻黄汤不用姜、枣，专于发汗，不待行其津液也。和营卫，不专于发散也。故麻黄汤不用姜枣，专于发汗，不待行其津液也。下焦蓄血。去而不留成无已曰，泄奔豚，散下焦蓄血利肺气。头脑伤风，散而不作元素曰，去伤风头痛，开腠理，解表发汗，去皮除风湿。

微热辛甘名桂枝，伤寒发表善开肌。

湿筋通脉为良剂，营卫调和自得宜。（《本草约编·卷十一》）

📖 刘汉基《药性通考》

桂枝 味甘辛，气大热，浮也。阳中之阳。有小毒。乃肉桂之梢，其条如柳，故又曰"柳桂"。能治上焦头目兼横行于臂，调荣血，和肌表，止燥出汗，疏邪散风。入足太阳之腑。乃治伤寒之要药，但其中有宜用、不宜用之分，辨之不明必至杀人。夫桂枝乃太阳经之药，邪入太阳则头痛发热，凡遇头痛身热之症，即当速用桂枝以发汗，汗出则肌表和矣。人身有营卫之分，风入人身必先中于卫，由卫而入营，由营卫而入腑，由腑而入脏，原有次第不可紊也。太阳病头痛而身热，此邪入于卫，桂枝虽是太阳经之药，但能祛入卫之邪，不能祛入营之邪也。凡身热而不头痛，即非太阳之症，不可妄用桂枝，即初起身热头痛，久则头不疼而身尚热，此又已离太阳，亦不可妄用桂枝。且桂枝发汗之药也，有汗宜止，无汗宜发，此必然之理也。然有有汗之时，乃可发汗，无汗之时，不可发汗者，又不可不辨。伤寒汗过多者，乃用他药以发汗至于过多，而太阳头痛尚未解，故不可不仍用桂枝以和解，非恶桂枝能闭汗也。伤寒无汗，正宜发汗，乃发汗而竟至无汗，此外邪尽解，不止太阳之邪亦解也，故不可轻用桂枝以再疏其腠理，非防桂枝能出汗也。知其宜汗不宜汗之故，辨其可汗不可汗之殊，用桂枝祛邪自无舛错，何至动即杀人。

或谓：桂枝发汗亦能亡阳，何仲景张公全然不顾，凡有表症未散者，俱用桂枝汤，吾甚惧之而不敢多用也。曰：桂枝解表之药，非亡阳之味，用桂枝汤而亡阳者，乃不宜解表，而妄用桂枝以表散，遂至变症蜂起，于桂枝何咎哉。

或谓：伤寒治卫之品，必须桂枝，凡身热而有头痛、项强之症，用桂枝汤仍然未除，反加沉重者，又何说也？曰：此多用桂枝以致此耳。夫太阳之经，阳经也。桂枝热药也，寒气初入于太阳，寒犹未甚，少用桂枝以祛邪，则太阳之火自安，寒邪畏热而易解。若多用桂枝则味过于热，转动太阳之火热以生热，反助胃火之炎，而寒邪趁机亦入于胃，寒亦变为热而不可解，而太阳之本症仍在也，故用桂枝者不可多用也。

或疑：桂枝汤之治伤寒，以热散寒也。祛寒出外，非祛汗出外也，何以有亡阳之虑，想非伤寒而误用桂枝尔。夫用桂枝汤必须冬日之正伤寒，而又兼头痛、项强者，乃是寒伤卫之正伤寒，若不是冬天发热，即发热而不头痛、项强，皆非伤寒入卫之症，安得不变为亡阳之祸哉。

或疑：桂枝汤宜用而不用，以致传入各经。而头痛、项强如故，不识桂枝汤仍可用否？曰：寒伤卫而不速用桂枝以散表，致邪入于里，自应急攻其里矣，但头痛、项强如故，此邪犹留于卫也，虽病势似乎变迁不定，然正喜其邪留于太阳之经，在卫而不尽入于里，仍用桂枝汤而少轻其分两，多加其邪犯何经之药，则随手奏功也，不得因日数之多，拘拘专攻其入里之一经尔。

或疑：桂枝性热，麻黄性又寒，何以各解太阳之经，而仲景张公且有合用之以出奇乎？曰：人身营卫之不同也。邪入卫则寒，邪入营则热，正不可谓营卫俱属太阳混而视之也。桂枝祛卫中之寒，麻黄祛营中之热，桂枝、麻黄合用，祛营卫之寒热又何疑乎？惟邪将入于营，未离于卫，或寒多而热少，或热多而寒少之间，倘分晰之未清，治疗之未当，恐不能速于解邪，转生变故耳。

或疑：桂枝散寒邪，散卫中之邪也。一用桂枝宜卫中之寒邪皆散矣，何以又使其入于营中，似桂枝不能尽散卫中之邪也，不知犹别有他药佐桂枝之不足乎？曰：桂枝散卫中之寒，吾尚虑其有余也，用桂枝而邪入于营者，乃迟用之而邪先入也，非桂枝不足以散卫之邪，此伤寒贵治之早也。（《药性通考·卷二》）

📖 姚球《本草经解》

桂枝　气温，味辛，无毒。主上气咳逆，结气喉痹吐吸，利关节，补中益气。久服通神，轻身不老。

桂枝气温，禀天春和之木气，入足厥阴肝经；味辛无毒，得地西方润泽之金味，入手太阴肺经。气味俱升，阳也。

肺为金脏，形寒饮冷则伤肺，肺伤则气不下降，而病上气咳逆矣；桂枝性温温肺，肺温则气下降而咳逆止矣。

结气喉痹吐吸者，痹者闭也，气结于喉，闭而不通，但吐而不能吸也；桂枝辛温散结行气，则结者散而闭者通，不吐而能吸也。辛则能润，则筋脉和而关节利矣。

中者脾也，辛温则畅达肝气，而脾经受益。所以补中益气者，肺主气，肺温则真气流通而受益也。

久服通神，轻身不老者，久服则心温助阳，阳气常伸而灵明，阳盛而身轻不老也。

制方：桂枝同白芍、甘草、生姜、大枣，名桂枝汤，治中风。同白芍、甘草、饴糖、生姜、大枣、黄芪，名黄芪建中汤，治阴血不足。(《本草经解·卷三》)

📖 王子接《得宜本草》

桂枝　味辛温，入足太阳经。功专温经通脉、去风止汗。得芍药、甘草能和营卫，得雄鸡肝治小儿遗尿。(《得宜本草·上品药》)

📖 徐大椿《药性切用》

川桂枝　辛甘微温，入手少阴而温营散表，发汗祛寒，为伤寒、中风营分散寒专药。

按：肉桂虽主下元，总理中外气血；桂心专温脏腑营血，不行经络气分；

牡桂性兼上行，统治表里虚寒；官桂善走胁肋，不能直达下焦；桂枝调和营卫，解散风寒为异。(《药性切用·卷之三》)

📖 **叶桂《本草再新》**

桂枝味甘辛，性温，无毒，入心脾二经。温中行血，健脾燥胃，消肿利湿，治手足发冷作麻，筋抽疼痛，并外感寒凉等症。(《本草再新·卷四》)

📖 **黄元御《长沙药解》**

桂枝 味甘、辛，气香，性温，入足厥阴肝、足太阳膀胱经。入肝家而行血分，走经络而达营郁，善解风邪，最调木气，升清阳脱陷，降浊阴冲逆，舒筋脉之急挛，利关节之壅阻，入肝胆而散遏抑，极止痛楚，通经络而开痹涩，甚去湿寒，能止奔豚，更安惊悸。

桂枝，辛温发散，入肝脾而行营血。风伤卫气，卫闭而遏营血，桂枝通达经络，泻营郁而发皮毛，故善表风邪。

肝应春，而主生，而人之生气充足者，十不得一。即其有之，亦壮盛而不病，病者，皆生气之不足者也。盖木生于水而长于土，水温土燥，阳气升达，而后生气畅茂。水寒土湿，生气失政，于是滞塞而克己土，以其生意不遂，故抑郁而作贼也。肝病则燥涩堙瘀，经脉亦病。木中孕火，其气本温，温气存则郁遏而生风热，温气少则风热不作，纯是湿寒。其湿寒者，生气之衰，其风热者，亦非生气之旺，此肝病之大凡也。

桂枝温散发舒，性与肝合，得之脏气条达，经血流畅，是以善达脾郁。经脉荣舒而条风扇布，土气松和，土木双调矣。土治于中，则枢轴旋转而木气荣和，是以既能降逆，亦可升陷，善安惊悸，又止奔豚。至于调经开闭、疏木止痛、通关逐痹、活络舒筋，噎塞痞痛之类，遗浊淋涩之论，泄秽、吞酸、便血之属，胎坠、脱肛、崩中带下之条，皆其所优为之能事也。大抵杂证百出，非缘肺胃之逆，则因肝脾之陷，桂枝既宜于逆，又宜于陷，左之右之，无不宜之，良功莫悉，殊效难详。凡润肝养血之药，一得桂枝，化阴滞而为阳和，滋培生气，畅遂荣华，非群药所能及也。

去皮用。(《长沙药解·卷二》)

吴仪洛《本草从新》

桂枝轻。解肌，调营卫。

辛甘而温。气薄升浮，入太阴肺、太阳膀胱经。温经通脉，发汗解肌能利肺气。《经》曰：辛甘发散为阳。治伤风头痛，无汗能发，伤寒自汗，有汗能止。桂枝为君，芍药、甘草为佐，加姜、枣，名桂枝汤，能和营实表调和营卫，使邪从汗出而汗自止王好古曰：或问桂枝止烦出汗，仲景治伤寒发汗，数处皆用桂枝汤。又曰：无汗不得用桂枝，汗多者，桂枝甘草汤，此又能闭汗也，二义相通否乎？曰：仲景云：太阳病发热汗出者，此为营弱卫强，阴虚阳必凑之，故以桂枝发其汗。此乃调其营气，则卫气自和，风邪无所容，遂自汗而解，非若麻黄能开腠理，发出其汗也。汗多用桂枝者，以之调和营卫，则邪从汗解而汗自止，非桂枝能闭汗孔也。亦唯有汗者宜之。若伤寒无汗，则当以发汗为主，而不独调其营卫矣。故曰：无汗不得服桂枝，有汗不得服麻黄，以桂枝汤中有芍药故也。亦治手足痛风，胁风痛风有风痰、风湿、湿痰、瘀血、气虚、血虚之异，桂枝用作引经。胁风属肝，桂枝能平肝。东垣曰：桂枝横行手臂，以其为枝也。又曰：气薄则发泄，桂枝上行而解表；气厚则发热，肉桂下行而补肾。李士材曰：肉桂乃近根之最厚者，桂心即在中之次厚者，桂枝即顶上细枝。肉桂在下，主治下焦；桂心在中，主治中焦；桂枝在上，主治上焦。此本乎天者亲上，本乎地者亲下之道也。桂性偏阳，阴虚之人，一切血证最能动血，不可误投。木犀花，辛，温，同百药煎、孩儿茶作膏饼噙，生津辟臭化痰，治风虫牙痛。同麻油蒸熟，润发及作面脂。桂叶，捣碎浸水洗发，去垢除风。(《本草从新·卷七》)

📖 严西亭《得配本草》

桂枝 辛、甘、微热。入足太阳，兼手太阴经气分。通血脉，达营卫，去风寒，发邪汗，为内热外寒之圣剂，治肩臂诸药之导引。

得茯苓，御水气之上犯以保心。得龙骨，使肾邪由经脉以出表。配黄芩，转少阳之枢。佐人参，发阴经之阳。佐干姜，开阳明之结。使石膏，和表邪之郁。

勿经铁器，甘草汁浸，焙干用。

阴血虚乏，素有血症，外无寒邪，阳气内盛，四者禁用《伤寒论》曰：桂枝下咽，阳盛则毙。（《得配本草·卷之七》）

📖 黄宫绣《本草求真》

桂枝 专入肌表，兼入心、肝。系肉桂枝梢，其体轻，其味辛，其色赤故入心。有升无降，故能入肺而利气，入膀胱化气而利水，且能横行于臂，调和营卫，治痛风胁风痛风其在《灵枢》谓之贼风；《素问》谓之痹症；《金匮》谓之历节，后世又更其名曰白虎历节，且有别名曰箭风、箭袋，然总谓之行痹。其症则有因风、因湿、因寒、因痰、因瘀、因虚之异，须用桂枝以为向导。胁风本属于肝，凡治胁风之症，当用桂枝入肝以平。止烦出汗，驱风散邪，为解肌第一要药时珍曰：麻黄遍彻皮毛，桂枝透达营卫。故书皆言无汗能发，有汗能收，然其汗之能发，止是因其卫实营虚，阴被阳凑，故用桂枝以调其营，营调则卫气自和，而风邪莫容，遂自汗而解，非若麻黄能开腠理以发其汗也。其汗之能收，止因卫受风伤，不能内护于营，营气虚弱，津液不固，故有汗发热而恶风，其用桂枝汤为治，取其内有芍药入营以收阴，外有桂枝入卫以除邪，则汗自克见止，非云桂枝能闭其汗孔。昧者不察桂枝发汗止汗是何意义，徒以顺口虚喝，其失远矣经曰：脉浮紧发热无汗者，不可与，脉紧为伤寒，与之则表益实，而汗愈难出矣。伤寒例曰，桂枝下咽，阳盛则毙。承气入胃，阴盛以亡。周扬俊曰：风既伤卫，则卫气疏，不能内护于营而汗自出矣。汗者血之液也。苟非用血药以桂枝和营散邪，以芍药和营固里，则不但外邪不出，且入而为里患矣。

然后知和营则外邪出，外邪出则卫自密，更不必用固表之药而汗自止矣。王好古曰：或问桂枝止烦出汗。仲景治伤寒发汗，数处皆用桂枝汤。又曰：无汗不得用桂枝，汗多者桂枝甘草汤。此又能闭汗也。二义相通否乎？曰，仲景云：太阳病发热汗出者，此为营弱卫强，阴虚阳必凑之，故用桂枝发其汗。此则调其营气，则卫气自和，风邪无所容遂自汗而解，非若麻黄能开腠理，发出其汗也。汗多用桂枝者，以之调和营卫，则邪从汗出而汗自止，非桂枝能闭汗孔也。

【批】入卫表以除风邪。（《本草求真·卷三》）

📖 沈金鳌《要药分剂》

桂枝 味辛甘，性温，无毒。

主治 主利肝肺气，头痛，出汗，止烦，止唾，咳嗽，鼻衄瘻，理疏不足，表虚自汗，风痹骨节挛痛（《本经》）。主温经通脉，发汗解肌。治伤寒头痛，中风自汗，调和营卫，使邪从汗出而汗自止。亦治手足痛风，胁风（《备要》）。

归经 入肺、膀胱二经。

为上行发表之品兼轻剂。能行肺气，散血分寒，横行肩臂。（《要药分剂·卷十》）

📖 罗国纲《罗氏会约医镜》

桂枝 味辛、甘，气温；入膀胱、肺二经。味薄体轻，升浮树巅，故上行头目，横行手臂。治伤寒寒热无汗调和荣卫，邪无所容，遂自汗而解，亦惟有汗者宜之。若无汗，当以发汗为主。故曰：无汗不得服桂枝、有汗不得服麻黄也，中风自汗此属阳虚，用之为君，佐以白芍、甘草，加姜枣为桂枝汤，能和荣实表，非桂枝能闭汗孔也。疗手足痛风痛风有风痰、风湿、湿痰、湿热、瘀血、气虚、血虚之异，随证立方，加桂枝作引经，胸胁疼痛胁属肝，桂能平肝。

按：桂性偏阳，不可误投。如阴虚及一切血证无表寒者，均当忌之。（《罗氏会约医镜·卷十七》）

📖 林玉友《本草辑要》

桂枝 辛、甘，温。入手太阴、足太阳经。温经通脉，发汗解肌能利肺气。《经》曰：辛甘发散为阳。治伤风头痛，无汗能发。中风自汗，仲景桂枝汤用之，调和营卫，使邪从汗出，而汗自止也。亦治手足痛风、胁风痛风有风痰、风湿、湿痰、瘀血、气虚、血虚之异。桂枝用作引经。胁风属肝，桂能平肝。东垣曰：桂枝横行手臂，以其为枝也。又曰：气薄则发泄，桂枝上行而解表；气厚则发热，桂肉下行而补肾。此天地亲上亲下之道也。

得雄鸡肝，治小儿遗尿。(《本草辑要·卷之五》)

📖 吴钢《类经证治本草》

桂枝 辛、甘，温，入肺、膀胱。温经通脉，发汗解肌。治伤风头痛，中风自汗，和营卫。亦治手足胁风。士材曰：理心腹疼，散皮肤风，行手臂，治奔豚，凡阴虚血症及有热者，均忌之。时珍曰：解钩吻、芫青毒。叶长如枇杷叶，坚硬有毛及锯齿。花白，皮多脂。一种叶如柿叶而尖狭光净，有二纵文，无锯齿，花有黄有白，皮薄而卷，名箇桂。商人所货，皆此二桂。但以卷者为箇桂，半卷及板者为牡桂。产岭以南桂岭、桂林，柳、象州等处。酒炒用。(《类经证治本草·足阳明胃腑药类》)

📖 张德裕《本草正义》

桂枝 辛，甘而热，气轻而扬。散寒邪，调营卫，治伤寒、伤风、疟疾，发邪汗，助阳又能止阴汗，为扶阳调营发表之药。枝之细者为桂枝，粗者为桂木，盖其轻扬之性在枝，用木者远其散之义也。(清·张德裕《本草正义·卷上·发散类》)

📖 翁藻《医钞类编》

桂枝 系肉桂枝梢。其体轻，其味辛，其色赤故入心，有升无降，故能入肺而利气，入膀胱化气而利水。且能横行手臂，调和荣卫，治痛风胁风，止烦出汗，驱风散邪，为解肌第一要药时珍曰：麻黄遍彻皮毛，桂枝透达荣卫。故书言无汗能发，有汗能收。然其汗之能发，止是因其卫实荣虚，阴被阳凑，故用桂枝以调其荣，荣调则卫气自和，而风邪莫容，遂自汗而解，非若麻黄能开腠理，以发其汗也；其汗之能收，只因卫受风伤，不能内护于荣，荣气虚弱，津液不固，故有汗发热而恶风。其用桂枝汤为治，取其内有芍药，入荣以收阴；外有桂枝，入卫以除邪，则汗自克见止，非云桂枝能闭其汗孔也。(《医钞类编·卷二十四》)

📖 杨时泰《本草述钩元》

桂枝 即桂树之嫩细枝条。薄桂，又细嫩枝条之极薄皮。其性轻扬，能行上焦头目，通手臂肢节，调营血，和肌表，除伤风头痛，肢节痛风，去皮肤风湿，散下焦蓄血。直行为奔豚之先导奔豚为肾气，肾气出膀胱。横行为手臂之引经。世医不悟桂枝实表之义，几以此味为能补卫而密腠理，若然，何以不用参芪耶？夫四时之风，因于四时之气，冬月寒风，卫为所拼，不能为营气之固而与之和，故汗出。惟桂枝辛甘，能散肌表寒风，又通血脉，故合于白芍，由卫之固以达营，使其相和而肌解汗止也。芍药酸收，即出地之风木。风木为阴中之阳，阴出地，真阳藏于地，桂能导引真阳而通血脉，故合于芍以和营卫。能去下焦蓄血。大抵上焦蓄血，多因热气上逆，血不循经而致。然若下焦蓄血，则是寒气冰凝，血不流行而蓄也。故散以桂枝辛热之气，仲景桃仁承气汤中用之《类明》。薄桂和营之力，似不及枝。薄桂轻薄飘扬，横行手臂，能引南星、苍术等以治痛风。《类明》。(《本草述钩元·卷二十二》)

📖 王世钟《家藏蒙筌》

桂枝 辛甘而温，气薄而升，浮也。入太阴肺、太阳膀胱。温经通脉，发汗解肌，治伤风头痛，中风自汗。调和营卫，使邪从汗出而汗自止，非若麻黄能开腠理，发出其汗也。

按：官桂味薄，宜用以温散内寒。肉桂味厚，宜用以温补真火。桂枝性轻，宜用以表散外邪。(《家藏蒙筌·卷十五》)

📖 佚名《本草分队》

桂枝　甘辛而温。入肺、膀胱。温经通脉，发汗解肌；无汗能发，有汗能止，亦治手足痛风，胁风，为手臂之引经。故烈于温肝。用桂枝发汗，乃调其营则卫自和，风邪无所容，遂自汗而解，故用治风邪咳嗽有奇功。非桂枝能发汗也。汗多用桂枝者，调和营卫则邪从汗解而汗自止，非桂枝能闭汗也。桂枝发汗发字当作出字，汗自然出。非若麻黄之开腠发汗也。肉桂在下，主治下焦。桂心在中，主治中焦。桂枝在上，主治上焦，亦称桂木。(《本草分队·肝部药队》)

📖 姚澜《本草分经》

桂枝　辛、甘，温。入肺、膀胱。温经通脉，发汗解肌，调和营卫。使邪从汗出，而汗自止。性能横行手臂，平肝而动血。

桂花，辛，温。治牙痛，润发。

桂叶，洗发去垢。(《本草分经·手太阴肺》)

📖 何本立《务中药性》

桂枝辛温和营卫，太阳膀胱太阴肺；

伤风自汗头疼痛，发汗解肌风邪闭；

横行手臂治胁风，温经通关血脉利；

寒实脉紧汗不出，兼与阳盛两般忌。

桂枝辛甘而温，气薄升浮，入太阴肺、太阳膀胱经也。温经通脉，发汗解肌、能利肺气。《经》曰：辛甘发散为阳。治伤风头痛、无汗能发，中风自汗，有汗能止。此中风之"中"字，作伤风之"伤"字用，非东垣中腑中脏

174

之中风也。自汗属阳虚，桂枝为君，芍药，甘草为佐，加姜枣名桂枝汤。能和荣实表，调和荣卫，使邪从汗出，而汗自止。亦治手足痛风、胁风。痛风有风痰、风湿、湿痰、瘀血、气虚、血虚之异。桂枝用作引经。胁风属肝，桂能平肝。东垣曰：桂枝横行手臂，以其为枝也。又曰：气薄则发泄，桂枝上行而解表则发热，肉桂下行而补肾。王好古曰：或问桂枝正烦出汗，仲景治伤寒发汗数处，皆用桂枝汤。又曰无汗不得用桂枝，汗多者桂枝甘草汤，此乃能闭汗也。二义相通否乎？曰：仲景太阳病，发热汗出者，此为荣弱卫强，阴虚阳必凑之，故以桂枝发其汗。此乃调其荣气，则卫气自和，风邪无所容，遂自汗而解。非若麻黄能开腠理，发出其汗也。汗多用桂枝者，以之调和荣卫，则邪从汗出汗自止。非桂枝能闭汗孔也。惟有汗者宜之。若伤寒无汗，则当以发汗为主，而不独调其荣卫矣。故曰：无汗不得服桂枝汤，有汗不得服麻黄汤也。《伤寒例》曰：桂枝下咽，阳盛则毙。承气入胃，阴盛则亡。故伤寒无汗之实邪与阳盛之证宜忌之。(《务中药性·卷八》)

📖 赵其光《本草求原》

桂枝即牡桂。凌冬不凋，气温，味辛，无毒。色紫，赤水中所生之木火也。桂枝治阳而助心主之神，本乎上者亲上也。主上气咳逆肺肾不交也，桂启水中之生阳上交于肺。结气喉痹，三焦之气不行于肌腠所致，桂得少阳之木气通利三焦，则结通而痹自解。吐吸吸不归根，即吐出也。桂引下气与上气相接，则吸气直归丹田。利关节两肘、两腋、两髀、两腘，皆机关之室；周身三百六十五节，皆神气之周行。桂之主发在枝，能助君火之气，使心主之神出入于机关，游行于骨节。补中益气上下之阳不通，则寒气郁结于中；三焦通，则阴邪散，而中焦与上下之气皆益。久服通神阳气盛而光明。轻身不老三焦通会元真于肌腠所致。又达膀胱之阳气，从皮毛上合于肺，故能和营实表卫阳虚而风邪犯之，则卫与营离，而汗自出。桂枝实卫阳，使卫与营和合而汗自止，非桂能发汗也。以利水，膀胱之气化则水行，肺之注节调则水利。横行手臂肢节，治痛风、胁风痛风有风痰、风湿、湿痰、瘀血、气虚、血虚之异，皆用桂枝引经，以其为枝走四肢也。胁风属肝，桂能平肝。伤风头痛，散下焦蓄血，去皮肤风湿皆风寒凝结于肌腠，血不循经，而血化为湿也。

徐忠可曰：后世因桂枝汤为伤寒首方，又因有春夏禁用桂枝之说，遂认桂枝为发汗之品，除有汗发热恶寒一症，他症概不敢用。不知古人用桂枝取其宣通气血，为诸药响导，即肾气丸，古亦用枝，其意不止于温下也。他如《金匮》论虚损十方，七方用桂枝；孕妊用桂枝汤安胎；又桂苓丸去癥、产后中风面赤，桂枝、附子、竹叶并用；建中汤用桂枝为内补，是桂枝为通用之药。若玉桂，则性热下达，非下焦虚寒不可用。今人肾气丸、十全大补俱用玉桂，杂温暖于滋阴药中尚属无碍，而概用于通剂则多误矣。余自究心《金匮》以后，用桂枝取效，变幻出奇，不可方物，聊一拈出，以破时人之惑。陈修园曰：《金匮》谓气短有微饮，当从小便去之。喻嘉言注：呼气短，宜用桂苓术甘汤以化太阳之气；吸气短，宜肾气丸以纳少阴之气。二方俱藉桂枝之力，市医不知也。王好古曰："有汗，用桂枝以调和营卫，使邪从汗出，而汗自止，非桂枝能开腠理，亦非桂枝能闭汗也。后人强为之解，谓桂枝汤止汗在白芍收营阴。果尔，何以发汗过多，其人叉手冒心，心下悸，欲得按，反用桂枝甘草汤、竟去白芍乎？盖白芍苦平微酸，乃出地之风木，为阴中之阳，引阴出地，而阳犹未畅。故曰：曲直作酸。真阳藏地下，桂枝导引真阳而通血脉，故合白芍以和营卫，其发汗在于歠热粥，使谷充胃气以达于肺；肺主皮毛，汗所从出，桂枝本非发汗药也。至发汗过多，以伤心液，致心气虚，则用桂技扶阳，甘草补中，乃阳虚之轻者，甚而振振欲僻地，则用真武汤矣。仲景桂枝条下有"去皮"二字，言取梢尖嫩枝，内外如一，若有皮骨者去之，非去枝上之皮。而用桂枝木也。"玉桂气厚，走里而治寒滞；桂枝气薄，走表而治阳壅，乃心血分药，兼走阳维，凡表邪必由阳维入。故仲景于太阳症及三阴症阴尽复阳皆用之，即厥阴当归四逆亦用之。

宜用尖，有厚皮者不取。(《本草求原·卷之七》)

📖 屠道和《本草汇纂》

桂枝 专入肌表，兼入心、肝。体轻，味辛甘，色赤。入卫表以除风邪。去伤风头痛，开腠理，解表发汗，去皮肤风湿风邪。有升无降，入肺利气，入膀胱化气利水，且能横行于臂，调和营卫。治上逆咳逆，结气喉痹，温经通脉，止烦出汗，去冷风疼痛，痛风胁风，驱风散邪，为解肌第一要药。无汗能发，止是因其卫实营虚，阴被阳凑，故用桂枝以调其营，营调则卫气自和而风邪莫容，遂自汗而解。非若麻黄，能开腠理以发汗也。有汗能收，止因卫受风伤，不能内护于营，营强卫弱，精液不固，故有汗发热而恶风，其用桂枝汤为治，取其内有芍药入营以收阴，外有桂枝入卫以除邪，则汗自克止，非桂枝能闭汗孔也。(《本草汇纂·卷一》)

张仁锡《药性蒙求》

桂枝辛温，横行手臂；
发汗舒筋，伤风要药。

辛温升浮，入肺膀胱二经。无汗能发，有汗能止，调和营卫，使邪从汗出而汗自止。亦治手足痛风。《集解》云：横行为手臂之引经，直行为奔豚之响导。桂枝性偏阳，阴虚及血症忌用之。士材曰：肉桂乃近根之最厚者，桂心在中之次厚者，桂枝即顶上细枝。肉桂在下主治下焦，桂心在中主治中焦，桂枝在上主治上焦。(《药性蒙求·草部》)

陆懋修《本草二十四品》

桂枝 辛、甘，温。入膀胱、肺。五分、一钱。
解肌，调营卫。
温经通脉，发汗，使邪从汗出。气郁升浮，治手足痛风、胁风。
最能动血，一切血症不可误投。(《本草二十四品》)

闵钺《本草详节》

桂枝 主伤风头痛，调荣解表，去皮肤风湿，横行治手臂痛风，心痛，胁痛，及上气咳逆，结气喉痹。

177

按：桂枝，气薄则发泄，故上行而发表；桂肉，气厚则发热，故下行而补肾，此天地亲上亲下之道也。仲景治伤寒当汗者用桂枝，又云汗多者用桂枝。一物而二用者，以太阳中风，阴弱者汗自出，卫实营虚，故发热汗出。又云太阳病发热汗出，此为营弱卫强，阴虚阳必凑，故皆用桂枝发汗，调其营气，则卫气自和，风邪无所容，遂自汗而解，非桂枝能开腠理发出其汗也。汗多用桂枝者，以之调和营卫，则邪从汗出，而汗自止，非桂枝能止汗也。以姜枣为使者，辛甘能发散，又以行脾胃之津液，而和营卫，不专于发散也。麻黄汤不用姜枣，专于发汗，不待行其津液也。（《本草详节·卷之五》）

📖 凌奂《本草害利》

桂枝

【害】同前（其气大热，偏胜阳气，表里俱达。和营气，散表邪，出汗，实腠理，则桂枝为长。故仲景以治冬月伤风寒，病邪在表者。肉桂、桂心实一物也，只去皮耳，此则走里行血，除寒、破血、平肝，入右肾命门，补相火不足。然大忌于血崩，血淋，尿血，阴虚，吐血，咯血，鼻衄，齿衄，汗血，小便因热不利，大便因热燥结，肝热，咳嗽，肺热，气不下行，每上见热症，下见足冷，产后去血过多，产后血虚发热，小产后血虚寒热，阴虚五心烦热，似中风，口眼歪斜，失音不语，语言謇涩，手足偏枯，中暑昏晕，中热腹痛，妇人阴虚，少腹痛，一切温病，热头疼，口渴，阳症发斑发狂，小儿痧疹，腹疼作泻，痘疮血热，干枯黑陷，妇人血热，经行先期，妇人阴虚内热经闭，妇人阴虚，寒热往来，口苦舌干，妇人血热，经行作痛，男妇阴虚，内热外寒，中暑泻利，暴注如火，一切滞下纯血，由于心经伏热，肠风下血，脏毒便血，阳厥似阴，梦遗精滑，虚阳数举，脱阴目盲等三十余症，法并忌之。误投则祸不旋踵。谨察病因，用舍在断，行其所明，无行其所疑，其慎毋尝试也。（忌生葱、石脂。编者注）

【利】甘辛而温，入肺膀胱。温经通脉，发汗解肌，无汗能发，有汗能止。亦治手足痛风、胁风，为手臂之引经，故列于温肝。用桂枝发汗，乃调其营，则卫自和，风邪无容，遂自汗而解。故用治风寒、咳嗽有奇功，非桂能发汗也。汗多用桂枝者，调和营卫，则邪从汗解，而汗自止，非若麻黄之开腠理发汗也。肉桂在下，主治下焦，桂心在中，主治中焦，桂枝在上，主治上焦。

【修治】桂之气味最薄者为桂枝，亦称桂木，或蜜炙用。（《本草害利·肝部药队》）

汪昂《本草备要》

桂枝　轻，解肌，调荣卫。

辛甘而温，气薄升浮。入太阴肺、太阳膀胱经。温经通脉，发汗解肌能利肺气。《经》曰：辛甘发散为阳。治伤风头痛无汗能发，中风自汗有汗自止。中，犹伤也，古文通用。自汗属阳虚，桂枝为君，芍药、甘草为佐，加姜、枣名桂枝汤，能和营实表。调和营卫，使邪从汗出，而汗自止。亦治手足痛风、胁风痛风有风痰、风湿、湿痰、瘀血、气虚、血虚之异，桂枝用作引经。胁风属肝，桂能平肝。东垣曰：桂枝横行手臂，以其为枝也。又曰：气薄则发泄，桂枝上行而解表；气厚则发热，肉桂下行而补肾。王好古曰：或问桂枝止烦出汗，仲景治伤寒发汗，数处皆用桂枝汤。又曰：无汗不得用桂枝，汗多者桂枝甘草汤，此又能闭汗也。二义相通否乎？曰：仲景云太阳病发热汗出者，此为营弱卫强，阴虚阳必凑之，故以桂枝发其汗，此乃调其营气则卫气自和，风邪无所容，遂自汗而解，非若麻黄能开腠理发出其汗也。汗多用桂枝者，以之调和营卫，则邪从汗出而汗自止，非桂枝能闭汗孔也。亦惟有汗者宜之。若伤寒无汗，则当以发汗为主，而不独调其营卫矣。故曰：无汗不得服桂枝，有汗不得服麻黄也。《伤寒例》曰：桂枝下咽，阳盛则毙；承气入胃，阴盛则亡。（《本草备要·卷三》）

程曦等《医家四要》

桂枝　桂枝发汗解肌，抑且调和营卫。

【香木】入手太阴、足太阳。同白芍、甘草、生姜、大枣，治太阳中风证。（《医家四要·卷四》）

📖 戴葆元《本草纲目易知录》

桂枝牡桂 辛温气薄，体轻上浮，入足太阳经。利肺气，开腠理，通血脉，宣导百药。佐以辛苦，治伤风、头痛。解表发汗，调和营卫，温筋通脉，而利关节。佐以酸甘，治伤风表虚，止烦出汗，去皮肤风湿、冷风疼痛、咳逆上气、结气喉痹、心疼、痰饮、胁疼、胁风、泄、奔豚，散下焦蓄血。又能横行手臂，治痛风。

仲景云，太阳病，发热汗出者，此为营弱卫强，阴虚阳必伤凑之，故用桂枝发其汗，此乃调其营气则卫气自和，风邪无所容，遂自汗而解，非桂枝能开腠理发出其汗也。汗多用桂枝者以之调和营卫，则邪从汗出，而汗自止，非桂枝能闭汗孔也。时珍曰，麻黄遍彻皮毛，故专于发汗，而寒邪散，桂枝通达营卫，故能解肌而风邪去。(《本草纲目易知录·卷四》)

📖 陈蕙亭《本草撮要》

桂枝 味辛温，入足太阳经，功专温经通脉，去风止汗。得芍药、甘草能利营卫，得雄鸡肝治小儿遗尿。阴虚者忌服。(《本草撮要·卷二·木部》)

📖 张秉成《本草便读》

桂枝 体用可通肢，由卫入营宣腠理；辛甘能入血，温经达络散风寒。

桂枝，即桂树之枝，故性味与肉桂相同，而主治略异。药之为枝者达四肢，故能走四肢，通经络，解散营分风寒，由汗而出表，较肉桂轻清、气味为薄耳。(《本草便读·木部》)

📖 陈明羲《本草韵语》

桂枝 辛甘而温，入肺与膀胱。
桂枝气薄专行表，肺与膀胱治法同；

发汗亦能医自汗能利肺气故发汗解肌、经曰，辛甘发散为阳，亦治中风自汗，自汗属阳虚，桂枝为君，芍药、甘草为佐，加姜枣，名桂枝汤，能和荣实表。祛风故可已伤风治伤风头痛；

须知卫实荣先畅，岂有经温脉不通；

手足痛风皆圣药，胁风均觉有殊功痛风有风痰、风湿、湿痰、瘀血、气虚、血虚之异，桂枝用作引经，胁风属肝，桂能平肝，东垣曰桂枝横行手臂，以其为枝也；又曰，气薄则发泄，桂枝上行而解表，气厚则发热，肉桂下行而补肾。王好古曰，或问桂枝止烦出汗，仲景治伤寒发汗，数处皆用桂枝汤；又曰，无汗不得用桂枝，汗多者桂枝甘草汤，此又能闭汗也，二义相通否乎？曰，仲景云太阳病发热汗出者，此为荣弱卫强，阴虚阳必凑之，故以桂枝发其汗，此乃调其荣气则卫气自和，风邪无所容，遂自汗而解，非若麻黄能开腠理发出其汗也。汗多用桂枝者，以之调和荣卫，则邪从汗出，而汗自止，非桂枝能闭汗孔也。亦惟有汗者宜之，若伤寒无汗，则当以发汗为主，而不独调其荣卫矣，故曰无汗不得服桂枝，有汗不得服麻黄也。伤寒例曰，桂枝下咽，阳盛则毙；承气入胃，阴盛则亡。（《本草韵语·卷之下》）

庆恕《本草类要》

桂枝 味甘辛，气香，性温。入足厥阴肝、足太阳膀胱经。入肝家而行血分，走经络而达营郁，善解风邪，最调木气，升清阳脱陷，降浊阴冲逆，舒筋脉之急挛，利关节之壅阻，入肝胆而散遏抑。极止痛楚，通经络而开痹涩；甚去湿寒，能止奔豚，更安惊悸。去皮用。（《本草类要·补药门》）

黄彝鬯《药性粗评全注》

桂枝 通气赖桂枝之力。

桂枝即牡桂，气味辛温无毒，入足太阳经。《本经》云：主治上气咳逆，结气，喉痹吐吸，利关节，补中益气，久服通神，轻身不老。陈修园曰：牡，阳也。牡桂即今之桂枝皮也，箘桂即今之肉桂、厚桂也。然生发之机在枝干，故仲景方中所用俱是桂枝，即牡桂也。时医以桂枝发表，禁不敢用，而所用肉桂又必刻意求备，皆是为施治不愈，卸罪巧法。(《药性粗评全注》)

📖 王象晋《本草撮要类编》

桂枝《得宜本草》云，味辛温，入足太阳膀胱经，功专温经通脉，去风止汗，得芍药、甘草能和营卫，得雄鸡肝治小儿遗尿。

桂枝，辛甘而温，气薄，入手太阴足太阳经。温经通脉，发汗解肌，伤风、伤寒用之调和营卫，咳逆上气并主手足痛风。桂枝偏性阳，阴虚之人及一切血证者，不可误投。

官桂，辛甘而温，气味较桂枝略厚，主治多属下焦，化膀胱气，去腹中寒，专导水邪，兼调血痔。(《本草撮要类编》)

📖 沈文彬《药论》

桂枝入肺、膀胱。

去风邪以实卫，多汗者须此藩篱；祛寒气以调荣，畏冷者藉斯屏障。和羌、半而肩背之酸痛遂廖，助灵仙而手足之麻痹能济。解肌发汗，当合麻、杏；温经通脉，须配归、芃。(《药论·二散剂》)

📖 周岩《本草思辨录》

桂枝 《素问》辛甘发散为阳，此固不易之至理，然亦看用法何如。桂枝甘草汤纯乎辛甘，反能止汗，以甘过于辛也。辛若兼苦，发汗斯峻。桂枝辛而不苦，且与甘垆，色赤气温，有条理如脉络，质复轻扬，故只能于营卫之间，调和其气血，俾风寒之邪，无所容而自解。《本经》如麻黄、羌活、防风、葱白、川芎等，皆主发表出汗，而桂枝无之。桂枝所优为，在温经通脉，内外证咸宜，不得认桂枝为汗药也。麻黄桂枝两汤，一治无汗，一治有汗，分别甚明。且云桂枝本为解肌，若其人脉浮紧、发热汗不出者，不可与也。申儆何等严切。果证与方合，如法服之，未有不汗出而愈者，否则谬欲取汗，害乃大矣。

桂枝汤一方，论者纷纷，就愚所见，惟成无己、尤在泾、刘潜江三家，最为允当。三家之中又以刘为胜。特方用芍药为臣，其所以然之故，皆未尽发出。芍药分数不减于桂枝，自来佐芍药以解表者，古方有之乎，无有也。然则芍药诚是方之关键矣。刘说载《本经》疏证麻黄下。邹氏疏麻黄第二条，自昔入泥于《伤寒》脉法篇至不为虚设矣，真洞见两方精奥。惟潜江云：桂枝发于阳入于阴，且助以芍药之通营，乃能遂其由阳和阴之用。不知桂枝兼入营卫，气惟外扬而不内向，仲圣用桂枝解表之方颇多，非概佐以芍药。此所以加芍药者，太阳中风，风伤其卫，卫曳营气以外泄，故阳脉浮而发热，阴脉弱而出汗；卫由是而强，营由是而弱；是卫不与营和，非营不与卫和。桂枝能和两弱之营卫，而不能和卫不就营之营卫；能由阴达阳，而不能由阳返阴。芍药正与相反，敛之以芍药，则卫不外泄而入里以就营，又啜粥以充其胃，温复以遏其表。桂芍并用，为一散一敛；粥复并行，为一充一遏。法如是之密者何也？非此而营卫不和，则邪汗不去正汗不生也。潜江惟看芍药尚不甚真，故核之方证，皆微有隔阂，余则矢穿七札矣。

天地间凡名阴名阳之物，皆阴中有阳，阳中有阴，非判然各出。始名之为阴为阳者，风与卫皆阳也，风自伤卫，寒与营皆阴也，寒自伤营。但中风岂是有风无寒，伤寒岂是有寒无风。仲圣文多前后详略互见，与夫言外之旨，要在人潜思而得之。昔人泥于仲圣风则伤卫、寒则伤营之言，柯氏以下多非之。今唐氏容川，又谓太阳寒水之气，发于至阴而充于皮毛，皮毛为卫所居，故寒当伤卫。厥阴风木属肝，肝主营血，故风当伤营。无汗用麻黄，明是治卫气之药。有汗用桂枝，明是治营血之药。桂枝证啬啬恶寒者，是言皮毛一层，自汗皮毛开，故遇寒则欲闭而作啬啬之状，因皮毛开卫气无守，故恶寒也。淅淅恶风者，是言肌肉一层，汗既漏出如淅米之状，故曰淅淅。风来乘之，直入肌肉，则营血受伤，故恶风也。噫！容川既谓西法与仲景书字字符合，何以论仲圣之方，绝不顾仲圣之论，斯亦可异之甚矣。桂枝汤方义，愚已列前，兹再就容川之言明辨之：麻黄桂枝两方，只受邪浅深之分，无风寒各病之别，故麻黄治伤寒亦曰恶风，桂枝治中风亦曰恶寒。乃容川视两证若风马牛不相及。又以桂枝之中风，为风中厥阴，直入肌肉。此《金匮要略》之中风，非《伤寒论》之所谓中风，出入甚巨，乌得不审。汗自出者，不药而汗自出之谓，正风伤卫之证据。容川谓自汗皮毛开，是无故插入杂证之自汗矣。否则风不伤卫，何以皮毛自开汗自出，卫分毫不作主，一任风邪飞渡，内汗漏出。岂有表间藩篱尽撤，而仲圣尚思以桂枝汤治之之理。况伤卫者为寒为麻黄证，而麻黄汤内之桂枝，容川则谓从血分外达筋节。寒不伤营，何以加此无干之血药。凡此揆之仲圣本论，悉多枘凿，实不能为容川解也。

容川之论桂枝汤全方也，曰邪在营分，用甘枣补脾，从脾之膏油外达，以托肌肉之邪。用白芍行肝血，从肝膈透连网外达肌肉，以行营血之滞。用生姜宣三焦少阳之气，从连网达腠理，以散外邪。尤重在桂枝一味能宣心阳，从小肠连网，以达于外，使营血充于肌肉间而邪不得留。然则此方正是和肌肉治营血之方，正是小肠血分之方，若不知水火合化之理，则此方之根源不明也。按仲圣桂芍并用之义，愚已具前。姜枣为和营卫，亦详大枣。盖桂芍和营卫为解表，姜枣和营卫为补表，炙甘草则安内攘外司调人之职者。以仲圣书统考之，自知鄙说之非妄。容川以甘枣为托邪，则姜枣之义亡而桂芍为无功矣。芍药何能外达，营弱何尝营滞。论经络，则三焦小肠与膀胱原属贯通。论病证，则六经各有界址，未便牵混。且五物非合以散邪之药。纵如其言，岂不取汗甚捷，而何以汗不出者反不可与。吾恐容川所谓根源者，非此方之根源矣。

容川之于《内经》、仲圣书，宜活看者，偏板看之。宜合看分看者，偏分看合看之。自相龃龉处，亦往往有之。伤寒六经，沿张令韶、陈修园之误，不分手足。夫六经配六气，主足不主手，有确不可易之理，不能意为合并。试问小肠丙火，可以膀胱寒水之方桂枝麻黄治之乎。容川以风属厥阴，便谓太阳中风即中厥阴。不知寒水乃风木之母，风从皮毛而入，母先受之，病自在太阳不在厥阴。又误以心主营血，为肝主营血，桂枝证为风伤营非风伤卫，展转淆混，胡可为后世训者。厥阴为阴之尽，多纯寒之证；其有寒热错杂者，以内包少阳相火也。故风有寒有热，亦当兼少阳言之。震为东方之卦，东为生风之方，少阳甲木，正符易之震卦。震不言木而言雷者，明阳动之时，甲木之所由生也。一阳在下，阳之所以稚也。巽为木为风，易则明示之矣，风木自属厥阴。厥阴阴已尽，故一阴居下。巽以厥阴而位东南，非东不生风木，亦足见风之为阳邪也。由是观之，风之寒者厥阴之本气，热者少阳之兼气。其在内经，所谓厥阴不从标本从乎中也。容川又泥之至矣，谓中气为化，是指冲和之阳而言，不指火热而言。不知厥阴总不离乎少阳，有化时亦有不化时。譬之夫妇，倡随时是夫妇，反目时非夫妇乎？且容川第以阳言冲和，则少阳一经，宜无时不冲和，何以竟有火热之证，此理不易晓乎。容川又于厥阴病分肝与包络为二，言寒则舍包络，谓肝挟肾水而生寒。言热则舍肝，谓包络挟心火而生热。夫肝至挟肾，包络至挟心，旗鼓各建，必有非常之寒热病，执是说以治寒热兼有之肝病，庸有当乎？西医考究形质，至细至精，原非欺人；特人身阴阳消息，与病气出入之机，有未可以形质印定者。若太阳病以厥阴拟方，厥阴病以包络与肾拟方，漫谓于古法有合，则于谈中西医也，何容易焉。容川于修园书谓非攻修园欲襄其不逮，愚于容川亦云。

医不讲《内经》不讲形质则已，讲《内经》讲形质，而于仲圣方仍枘凿而不入，何裨于医。张令韶、唐容川其彰彰者矣。姑举太阳一经言之：太阳病下之后，其气上冲者，可与桂枝汤方。误下无不邪陷，邪陷而气冲，是下药激动其太阳之腑气，经所谓是动则病冲也。表病仍在，故可与桂枝汤。或疑气冲何竟不治，不知膀胱受寒下之累，惟辛温能止其冲，桂枝乃下冲妙药，仲圣屡用之，既下冲而复能解表，孰有善于桂枝汤者。不曰宜桂枝汤而曰可与桂枝汤方，是用其方而犹有斟酌之意在。或桂枝加重，或外加茯苓，固可揣而知者。用前法三字，洄溪谓指误治，极是，否则服汤后自应不上冲，而又云不可与何耶。愚之解是方如是。修园则否，而又引张令韶云，太阳之气，由至阴而上于胸膈，由胸膈而出于肌腠，由肌腠而达于皮毛。愚不知其所指，殆为气冲而发。夫太阳之脉动则病冲，不能不涉及冲脉。然其所以然，亦只得付之盖阙，而令韶不知何以云然。太阳为一身之外卫，脉皆行身之背，有《灵枢·经脉》篇可稽。如令韶言，则是行身之前矣。令韶论伤寒不分手足经，岂因手太阳脉有循咽下膈一语耶？若然，则以经文计之，当由小肠至胃，由胃至膈，由膈至咽，亦不从皮毛而出。于足太阳之治，实去而千里。虽然，其所言手太阳也，其所用之药，则不知非手太阳也。石勒所谓赖有是者也。胸胁为少阳厥阴两经经脉之所至，故胸满胁痛为伤寒少阳病，若胁中痞硬，则加牡蛎厥阴药。何经见何经之病，与《灵枢·经脉》篇毫发不爽。而容川论太阳病十日已去脉浮细而嗜卧一节，谓脉浮为外已解，脉细嗜卧，则是病及少阴，元阳不得外出，当用附子细辛汤治之。考少阴篇无此方，必是谓麻黄附子细辛汤，而佚去麻黄二字。乃其于少阴篇解麻黄附子细辛汤，则云邪从表入，合于太阳经，仍当从表以汗解之，且于发热上加恶寒字。兹拟移治脉浮细嗜卧之太阳病。以脉浮为外已解，岂用于彼为解外，用于此则否耶。又有奇者，于胸满胁痛之下小柴胡汤之上，添入脉细嗜卧，岂脉细嗜卧无兼证，则应用麻黄附子细辛汤。有兼证，则脉细嗜卧可全然不顾耶。于脉但浮之下麻黄汤之上，添入嗜卧。嗜卧非少阳证，乃谓解表以达少阳之枢，则少阴之气自出，而其所治之方，则非少阴非少阳，仍仲圣之麻黄汤也，岂麻黄汤不妨治少阳病耶。至谓胸满胁痛，是因三焦之膈膜不畅，致肾气不得外出，则视手足少阳全无区别，而不知有大不可者。容川既尊内经尊仲圣矣，试问灵枢足少阳口苦胸胁痛等证，手少阳有之乎，小柴胡汤之为治足少阳，尚何疑乎。容川所谓中西汇通者，大率类是，其全书（伤寒浅注补正，《金匮》浅注补正）岂胜指摘。偶有所触，附志于此，愿以质世之深于长沙学人。

伤寒六经不分手足，已属大谬。而容川更于形质可通之处，悉力推演其说，势不至茫无畔域，尽失古圣分经之旨不止，而容川不自知也，此其弊盖自其治本草始矣。于桂枝汤论桂枝，曰桂枝宣心阳，从小肠连网以达于外。于麻黄汤论桂枝，曰桂枝从肝之血分外达筋节，宣之使出。于五苓散论桂枝，曰导心火下交于水以化气。于桂枝去桂加茯苓白术汤论五苓散，曰用桂枝以宣太阳之气，气外达则水直下行而小便利。于本草问答轮桂枝，曰桂枝色赤味辛，亦是入心肝血分之药，而五苓散桂苓五味甘草汤，均取其入膀胱化气，非桂枝自能化气，实因苓泽利水，引桂枝入于水中以化水为气。按其说纷然淆乱，茫无真见。既以桂枝为心药肝药矣，又云亦是入心肝血分之药，不知究是何药。既云宣太阳之气，气外达则水自下行矣，自应不入膀胱，又云取其入膀胱化气。既云入膀胱化气矣，又云非桂枝自能化气，得苓泽而后化水为气，水既化而为气，其尚有不化之水走小便否耶。以其说还叩之容川，当亦有哑然笑者。夫桂枝非不入心入肝也，知其入心入肝，而不知其为中风自汗之太阳药不可也。惟知其为太阳药而不达皮毛以泄汗，则桂枝汤不止治自汗之邪。桂枝亦不止为太阳之药，此其法备见于仲圣方，今具论如下：

桂枝用一分之方，曰竹皮大丸。乳子之妇，烦乱呕逆，此阳明热炽，中气大虚之候。镇中宫而宁天君，惟甘草为补虚之选，故非多其数不为功。然补虚不先之以拯乱，必无益而有害。石膏、白薇皆阳明药，所以平呕逆而召浮阳。阳明之热，由胆而来，竹茹所以清胆火。以寒药于病为宜，而扶生气非宜。甘药于虚为宜，而有胃热非宜，故甘草生用则不致过守，略加桂枝，则与甘草辛甘相合以化气。如是而拯乱之药，皆得有补虚之益，故名之曰安中益气竹皮大丸。

桂枝用二分之方，曰蜘蛛散。桂止二分，势不能入下焦，妙在以蜘蛛十四枚炒焦引之，故蜘蛛得桂而升，桂得蜘蛛而降。狐疝时上时下，蜘蛛协桂，亦时上时下，所以能泄肝邪而治狐疝也。曰五苓散。汗出而津亏胃燥则消渴，膀胱之气不化，则水蓄而小便不利，脉浮微热，则表邪犹在。二苓泽泻所以导水利小便，白术所以补脾生津，桂枝少用所以解表，且与四物共以散服，多饮暖水，则太阳经府之气俱化，此盖表里分治而又欲其和衷共济也。

桂枝用三分之方，曰土瓜根散。四物皆止三分，杵为散而酒服，取其清疏通降，能行瘀而泽枯。其中又有分有合，桂与酒横行脉络，䗪与芍下入少腹，土瓜根则合上下以联贯之，所以为治经水似通非通之良剂也。

桂枝与他药各等分之方，曰桂枝茯苓丸。桂枝无下癥之能，下癥而用桂枝，似非多不济矣。然妊娠之时，宜渐磨不宜急攻。逐瘀止丹皮桃仁，而以桂苓化气，为血药之前驱；芍药行阴，为气药之管束。五味各等分蜜丸，原非温经汤下瘀血汤之比，桂枝奚嫌其少。少用而无虞其不下趋者，则又藉苓芍之力也。曰半夏散及汤。此必少阴寒邪，挟痰涎壅于咽中作痛。不然三物辛甘温燥，而甘草且以炙用，于热痛决非所宜，不得以从治为解。可见桂枝少而服散，并能上治咽痛。君以半夏，协以炙草，皆所以化气而和解之也。

桂枝用一两之方，曰桂枝甘草龙骨牡蛎汤。烦躁由于烧针，是心肾胥为之震慑矣。龙牡所以镇肾阳，桂甘所以安心阳，因无他证，故亦不加他药。桂枝特少者，不使随龙牡以下趋。甘草倍桂枝者，并益中气而和三物也。曰枳实薤白桂枝汤。胸痹是病名，下乃详言其证，以胸痹有不同也。气至于结，胸至于满，薤栝力有不逮矣。故更以桂枝佐薤白散结，厚朴佐栝蒌泄满。枳实用为君者，所以平胁逆也。曰竹叶汤。此中风由寒化热，将由太阳入阳明而真阳适虚之证。桂枝解表化气，以铲寒邪之根。止用一两者，以病本无汗，多则侵葛防发散之权也。

桂枝用二两之方，曰麻黄汤。桂枝所到之处，皆麻黄所到之处。既用麻黄又加桂枝，愚于麻黄已略著其说，试更申之：伤寒之邪，锢闭营卫，至于头痛身痛腰痛骨节痛，发之既暴而所及复广，非得横厉无前之麻黄，不足以戡定祸乱。非得从容不迫之桂枝，不足以搜捕余孽。且麻黄性刚，桂枝性柔，以刚遇柔，并能少节其性，不致直前不顾。桂枝止二两者，以倚重在麻黄也。曰桂枝加黄芪汤。此段叙黄汗之证甚杂，注家亦颇颠顷。大抵营卫之间，水与热交蒸而滞其行度，非挟寒挟虚不尔。欲温经化气以泄黄汗而取正汗，自惟桂枝汤为当。第桂枝汤所治为卫强，此则卫弱，故加黄芪益卫气而疏之。更减桂芍以节其内向而外交于卫，斯邪不能容而正乃复矣。桂芍黄芪三味，为黄汗必需之药。彼芪芍桂酒汤，多其数而又重加苦酒者，以脉沉非此不能泄邪也。曰厚朴七物汤。桂止二两加生姜用至五两，则散寒之力优，不致因桂留邪矣。表里兼治，故以大枣安中，甘草和之。草不炙者，以有小承气攻里，不宜过守也。姜多枣少者，病非自汗，不以补表也。曰茯苓甘草汤。伤寒汗出而渴者，五苓散主之。汗出属表邪未尽，渴则太阳之邪已由标传本，以五苓散表里两解之，其小便不利可知。此与脉浮小便不利微热消渴与五苓散者，正复无异。下云不渴者茯苓甘草汤主之，是明指尚有表邪而言。不渴则胃不热而水停于上，又与真武汤及茯苓桂枝白术甘草汤之汗出液虚，肾水上救相似，不过有微甚之分耳。彼甚此微，故但以茯苓一味消心下之水，桂甘生姜解其表邪，即无他虑。桂甘少用者，并辅其扶心阳治悸也。无芍药者，邪已传本，若再敛之，则表不解也。无大枣者，茯苓少则肾不伤，不必滋液也。曰茯苓泽泻汤。胃反由胃中虚冷，桂枝协生姜散寒，协甘草温中。以治在上焦，故止用二两。余详茯苓。曰桃核承气汤。此于外解后用之，桂枝岂为解表而。设太阳传本，热与血结而为少腹急结，桃仁黄消，皆所以攻之。气为血帅，气行而血乃行，故以桂枝入膀胱化气。甘草则甘以缓急也。桂止二两，何以能入膀胱？以大黄辈得之则与俱下，且多则助膀胱之热也。曰桂枝加葛根汤。葛根治项背强几几，义详葛根。葛根汤与此只麻黄一味有无之分，以彼为无汗恶风，此为汗出恶风也。太阳病汗出恶风，桂枝汤正其所宜。惟加葛根以治项背强脊，则以解肌起阴气为重，

188

和营卫次之，故桂芍减桂枝汤各一两。曰温经汤。桂枝少则疏通经脉，约以芍药，则能入下焦化气。用姜不用枣者，不以补表也，余详吴茱萸。曰木防己汤。膈属肺胃肾三焦之脉所历。支饮横于膈间，滞其肺胃之气，则喘、则满、则心下痞坚；下与肾相感召，则肾气上乘，而面色黧黑；脉得沉紧，病固不独在上也。防己外白内黄，有黑纹如车辐，气味辛平，能行膈间之水，由三焦以下输于肾，肾得之则气平。佐以桂枝，一苦一辛以散结，则心下之痞坚去。然停饮至数十日之久，肺胃已郁而成热，非泄热则喘满不止，故又佐以石膏。吐下之后，中气与津液大亏，故又佐以人参。又云虚者即愈，实者三日复发，虚与实皆指肾气而言。肾虚则肺降而肾安，实则非咸寒以利之，淡渗以伐之，气必复上。注家不知其证之关肾，好为影响之谈，那得于药证有合。

桂枝用二两半之方，曰薯蓣丸。风气百疾，盖即风虚之证，久踞于肌肉筋节间，而非初感之可以汗解者也。虚劳诸不足，乃其病根所在。方以补虚为主，驱风次之。薯蓣人参白术甘草地黄麦冬阿胶大枣，填补者也。余十三味，疏瘀郁、调阴阳，以补虚而驱风者也。其真正风药，只防风一味耳。填补中兼能驱风者，以薯蓣为最，故君之。

桂枝用三两之方，曰桂枝生姜枳实汤。心中痞悬痛，与胸痹痛有别，故不用瓜蒌薤白。悬痛由下有逆上之气，使痛不得下，如物之空悬，其为心阳不布，阴邪得以窃据无疑。故用姜桂各三两，以伸阳而散邪。诸逆不离乎肝，枳实酸入肝而苦降逆，逆降则痛除而心阳得复矣。曰防己茯苓汤。桂枝得防己黄芪，则能行皮肤之水。重加茯苓者，引三物下降，使由小便去也。水在皮肤，下之速则有遗邪，故加甘草以缓之。曰苓桂术甘汤。痰饮者寒饮也，心阳不足，痰饮得以窃据膈间，故胸满。木得水而风动，土不能为之防，故胁满而目亦眩。满曰支者，明满之由肝来也。以桂甘益心阳而化气，白术崇脾土而燥湿，茯苓则自心下导饮而泄之，此治寒饮之主方也。曰桂枝去芍药加蜀漆龙骨牡蛎救逆汤。此与桂枝龙骨牡蛎汤治无大异。惟惊狂起卧不安，较烦躁尤重，故桂甘龙牡皆倍增之。彼无表邪，而此则脉浮，故加蜀漆协桂枝以散邪。既解其表，必补其表，故加姜枣以和营卫。用桂枝汤而必去芍药者，以不汗出也。曰栝蒌桂枝汤。仲圣于桂枝加葛根汤，云反汗出恶风，此云脉反沉迟，反字自宜着眼。盖太阳证备，必身热头痛汗出，脉不应沉迟而沉迟，故云反。柔

189

痉原有沉迟之脉，故又以此为痉而申明之。证皆桂枝汤所有，故用桂枝汤全方，身体强几几然，则非痉不尔。加栝蒌不加葛根者，即体强与项强之别。其濡养筋脉以治强直，则二物一也。曰乌头桂枝汤。寒疝、腹中痛、逆冷、手足不仁、若身疼痛，若者及也，非或然之词，以身疼痛为表证，故加一若字以别之。此表里伤于寒邪之重者，乌头驱表里之寒，桂枝汤化表里之气，互相为用。乌头以蜜煎，则毒解而性和。桂枝汤用治腹痛亦散表邪，故芍药不再加。桂枝汤与乌头均浓煎，而得蜜之甘润，则补中缓急，处处皆弥纶无间。故其知也如醉状，而邪则吐之，岂灸刺诸药所能及欤。曰黄芪桂枝五物汤。血痹阴阳俱微，桂枝汤调阴阳有余而通痹不足。故加黄芪以疏卫，增生姜以宣阳。义主理虚，而守补太过，则非血痹所宜，故甘草去之。无表邪，故不取汗不温复。与桂枝加黄芪汤，似同而实异者此也。曰泽漆汤。此与厚朴麻黄汤，皆外寒与内饮相搏而咳者。脉浮者表邪方盛，故重与解表。此咳而脉沉，非无表邪，但轻微耳。彼用麻杏，此用桂姜，犹麻黄汤桂枝汤之分伤寒中风也。饮亦彼重此轻，故彼用半夏六升，此用半升。彼热邪在肺，故加石膏，此热邪较下，故加黄芩。彼治咳用姜辛五味，即小青龙成法，水停在上。此水不上乘，故但以泽漆紫参白前降逆导饮而咳亦止。邹氏释泽漆至精，谓能使水气还归于肾，是用泽漆亦与用五味有微似之处。然则彼无人参何为？彼所治皆一气外散。人参乃止咳善后之策，于散寒蠲饮无与也。此则表里分投，上下背驰，安得不以人参调和之。曰白虎加桂枝汤。尤氏释此方极当。惟以桂枝为因而达之，颇涉颠顶，不如赵氏疗骨节痹痛之说。然不发明伏气，亦犹之泛也。盖寒邪伏于肾脏，至春夏发出，虽已无寒但热，而骨节烦疼，则仍是根株未拔。肝主筋，诸筋皆属于节，桂枝亦肝药，故加桂枝以搜骨节烦疼之伏邪。否则但以白虎治热，疟终不服也。曰侯氏黑散。大风有菊花防风辈任之，桂枝是与川芎当归治心中恶寒。曰当归四逆汤。厥阴病血虚而寒中之，故手足厥寒脉细欲绝。当归为君，补其血虚，桂枝通草，所以散寒而通脉。大枣甘草，所以益中而培脉。脉细欲绝，邪已及肾，故加细辛以驱肾寒，犹少阴病之兼肝药也。用桂枝汤而无姜者，恶其发散以伤阴也。曰炙甘草汤。脉结代，是营血虚衰。心主营而生脉，故动悸。地麦胶麻，所以养营阴。桂枝甘草，所以扶心阳。人参所以生脉。姜枣所以和营卫。然甘草协参枣，则又能补中。生姜协桂草，则又能宣壅。枣草皆多于姜者，不使过散以伤神也。清酒煮者，欲引诸药以通络也。曰桂枝加附子汤。此与桂枝去芍药加附子汤，只争芍药一味之出入。彼去芍药，为下后脉促胸满。加附子为微恶寒。此四肢微急，难以屈伸，亦阳虚之象，不可无附子。汗漏不止小便难，则表邪未尽而津液又亏矣。桂枝汤正治自汗和营卫之方，芍药极要，何可去之。曰桂枝加浓朴杏仁汤。说详杏仁。曰防己地黄汤。说详防己。曰桂枝加芍药汤。此条注家泥于太阳病医反下之句，又但以桂枝汤为太阳病解表之方。或云非脾藏之寒，或云和太阴之经，或云发太阳之邪，或云越外入之邪，或云举误陷之邪，皆于是证是方，不关痛痒。太阳病误下之后，至于腹满时痛，是已入太阴之脏矣。太阴为阴之至，决无升理。就证论证，焉得不先救其药误。夫桂枝汤之为用甚多，或以本方略为增减，或止选二三味，或止用桂枝，以及桂枝汤再加他药之或多或少，即证治悬殊，不得执太阳表邪为例。况以桂枝解表，遇无汗者概不用芍药。今以芍药为少而再加一倍，岂尚存解表之见耶。大痛实者于此汤再加大黄一两，宁非太阳病之陷入者，而得谓举邪使出耶。然则桂枝加芍药汤，断不必于解表致思。更有可比例以明之者，小建中汤比桂枝加芍药汤，只多饴糖一味耳。《千金》再加当归，名内补当归建中汤，其芍药亦仍是此数。前圣后贤，心心相印，未闻此两方亦发其表邪。夫太阴者阴脏也，统血者也。为下药所苦，致阴气结而不舒，腹满时痛，芍药虽寒，而能破脾家血中之气结，善治腹痛。然结固破矣，非有桂枝，则黍谷之春，终不得回。以桂枝有外心无内心，重加芍药以敛之，则能入脾而不走表。且桂枝得生姜则散寒，得甘草大枣则补中，皆赖芍药为之前导，故非用加一倍不可。结破中补而阳亦复，腹满时痛，恶能不愈，此满痛之治法。急痛非小建中不可，以饴能缓急亦能助满，方剂自各有当也。徐忠可谓自究心《金匮》，用桂枝取效，变幻出奇，不可方物。旨哉言乎。曰桂枝加龙骨牡蛎汤。愚以此为专治脉得诸芤动微紧，男子失精、女子梦交之方，已于解天雄略及之。按用桂枝汤原方，必于桂枝汤所治有吻合之处。脉芤动微紧，有阴阳乖迕之象。桂枝汤正所以和阴阳，阴阳乖迕，则精不守，神不藏。龙牡能召阳敛阴，涩精安神，故加之也。

桂枝用四两之方，曰桂苓五味甘草汤。此支饮渍肺而咳，引动肾气，从下上冲，复从上下流阴股，其多唾口燥及小便难时复冒诸端，皆因是而致。治以茯苓消饮，桂枝下冲，甘草培中土以杜肾水之上乘，五味摄肾阴以召肺气之下降，证甚繁而药甚简，所谓握要以图也。凡仲圣治寒饮之咳，无不以姜辛五味并用。兹有五味无姜辛，以姜辛助面热故去之，五味补尺微故取之也。桂枝为下冲专药，虽助阳不得而避也。迨服之而冲气果低，反更咳胸满，正当以桂枝治胸满矣。而转去桂加姜辛葛故，盖姜辛与五味本不能偏废，咳而胸满，咳治则胸满亦治。加姜辛为与五味治咳也，面热本不宜桂枝，冲气低则去之便也。若茯苓蠲肺饮伐肾邪，则断无可去之理矣。曰桂枝附子汤。伤寒至八九日，风寒之邪未尽，适遇阳虚之体，里湿与外风相搏，遂致身体疼烦不能自转侧。脉浮为风，涩与虚为阳虚挟湿，阳虚而无别因，故不呕不渴，此桂枝汤为解表必需之剂。阳虚则非附子扶阳不可，协桂枝又足以并驱风湿，故加之。脉浮无汗则不宜敛，故去芍药。桂枝加桂枝汤一两者，重则能达下利小便也。曰甘草附子汤。桂枝与附子，皆风寒风湿并治，惟附子尤能扶阳。此风湿相搏，阳虚之甚，非附子不胜其任，故方名隐桂枝而标附子。以甘草冠首者，湿不宜人参，身肿又不宜姜枣，甘草补中缓外，功不可没也。附子化湿而不能御湿，加白术者，崇土以御湿也。小便不利，并以桂枝利小便，故多其数也。曰桂枝人参汤。此理中汤加桂枝也。理中为治霍乱寒多之方。此数下致虚，虽挟热而利，脉必微弱（说本《金鉴》），当以寒多论治。干姜甘术，温中补虚，即理中之成法。彼兼呕吐，故甘草生用以和胃；此利下虚甚，宜于守补，故甘草炙之而又多其数。桂枝后煎而必用四两者，欲其解表而并散心下痞硬也。霍乱为上下不和，此为表里不和，故均用人参以和之。曰桂枝甘草汤。发汗过多，伤其心气，致叉手冒心心悸欲按，与真武汤汗后肾水上乘有他证者不同，只须补其心气，桂枝汤桂甘二味即属妙法。桂枝不以利小便而亦用四两者，心气虚甚，非多不济，且轻扬之性，上虚则即归上，势固然也。曰茯苓桂枝甘草大枣汤。桂枝甘草汤为汗后心悸欲按，此为汗后脐下悸，因同而证不同。彼必心气素亏，此必肾气易动也。肾病治肾，桂枝自应四两，而亦用炙草二两者何哉？桂甘无他药，则辛甘合化，心受其益；此以茯苓半斤先煮，大泻肾水，桂枝亦多，自随茯苓以入肾，伐肾邪而化气。枣草皆中宫物，此际必协以御肾，无待言者。有甘草而又加大枣者，扶阳之后，宜以甘润益阴，且不助肾也。曰桂枝芍药知母汤。是条尤氏误于知母一味，只知其能除热，遂谓温温欲吐（《金鉴》

云：温温当是嗢嗢），是湿热从下上冲。生姜多用，是止呕降逆。唐容川则以是条与下条合看，全归之于虚，其解方亦全属理虚。又云凡仲圣所称欲吐，多是火逆。不知寒逆更多。温温欲吐四字，此见之少阴病，何以忘之。又以知母为清血中郁热，知母岂是血药，似此武断杜撰，令人骇绝。就愚所见之书，惟赵氏以德风寒湿痹其营卫，与知母治脚肿之说，实胜诸家，惜未发其所以然耳。夫风寒湿三气合而成痹，非各占一所，今约略指之：头眩者风淫于上，短气者湿阻于中，欲吐者寒逆其胃，湿易下流，故脚肿如脱。三气固结不解，致三焦失其统御。水谷不能化精微而充肌肉，故诸肢节疼痛身体尪羸，其为虚甚不待言矣。然风则阳受，痹则阴受，痹病未有能一汗而愈者；补则助邪，补亦未可以易言者。按桂枝等九味，皆仲圣屡用之药。麻黄附子，有不以除寒者乎，白术有不以除湿者乎，防风有不以除风者乎，桂枝汤有不以调阴阳和营卫者乎。附子除寒即属补阳，白术除湿即属补土，不专为补计亦可见矣。凡桂枝汤所主之证，必有自汗；无汗用之，必非解表。麻黄汤有桂枝，麻多于桂也；此桂多于麻，且约之以芍药，盖欲使诸治邪之药，以桂芍引之，甘草和之，留连于营卫经络肢节，以成潜移默化之功，夫复何疑。去大枣者，润液则羁湿也。生姜加多者，以能助术附升阳，为桂芍促驾，且性味与四物相得也。然则桂苓之功固不在小，知母何为而亦与之同标方名也？夫知母者，赵氏所谓治脚肿，即《本经》所谓除邪气肢体浮肿下水者也。功岂出桂芍下哉。

桂枝用五两之方，曰桂枝加桂汤。此与茯苓桂枝甘草大枣汤，皆所以制奔豚。而桂枝有四两五两之分者，彼为脐下悸而尚未上冲，且已多用茯苓伐肾邪，故四两不为少。此则重伤于寒，肾气从少腹上冲至心，桂枝散寒而更下其冲，故于桂枝汤再加桂枝二两。仲圣用桂只是桂枝，盖即一物而加之减之，便各有功效不同，以诸方参考之自见，不必疑此之加桂为肉桂也。

桂枝用六两之方，曰天雄散。桂枝用至六两，仅见是方。盖以天雄益肾精，更以桂枝化肾气；以龙骨召自下上越之阳，更以桂枝扶自上下济之阳；以白术培土而守之，更以桂枝温土而发之；是桂枝足以辅三物之不逮，非用之至多，则轻易之性，治上不能治中下也。

仲圣用桂枝之广大精微，愚已备陈其法。试更以桂枝汤推类言之：夫桂枝汤不独治太阳病也，治阳明病亦有之。如阳明病、脉迟、汗出多、微恶寒者，表未解也，可发汗，宜桂枝汤。是桂枝汤用之于阳经外证，总以汗出为断。太阳表实者不汗出，汗出必表虚，故可以桂枝汤调营卫。阳明病本自汗出，而汗出之证则有不同。汗出而恶热不恶寒，与得之一日不发热而恶寒，二日寒自罢而发热者，阳明热病也。此汗出且多，脉复迟，则非热蒸之汗出，而为表虚有寒邪之汗出。微恶寒而非背微恶寒，又无燥渴心烦之里证，则非解后之余邪，而为表邪之未解。虽阳明之邪，较深于太阳，而宜以桂枝汤生正汗而发邪汗，则理实无二也。谨按金鉴云：汗出多之下，当有发热二字。若无此二字，脉迟汗出多微恶寒，乃是表阳虚，桂枝附子汤证也，岂有用桂枝汤发汗之理乎。窃思仲圣此条，确切桂枝汤证，似无佚脱之字。至桂枝附子汤以芍药易附子，正是汗出与不汗出分别紧要之处。风湿相搏之宜以附子扶阳，与阳明中风之表虚只须用桂枝者，似亦有异。然欤非欤，姑谨志之。

用桂枝汤而非自汗出者亦有之。如太阴病脉浮者可发汗宜桂枝汤。按太阴之为病一条，是太阴脏病提纲。此脉浮是经病，断无腹满而吐等证。然则太阴病三字从何着落。窃谓他条太阴中风四肢烦疼，即属太阴经病之提纲。邪中阴经，讵能汗解，桂枝汤是和剂亦非汗剂。注家不究桂枝汤发汗之所以然，而第执可发汗三字，模糊以辛甘发散释之。柯氏更误认脉浮为风热。不思桂枝汤之发汗，是何等发汗，必其先表虚汗出，服汤后再歠粥温复，然后邪汗去而正汗以生。今太阴中风本不能有汗，阴经之表证，本不能以麻黄葛根等发汗，舍桂枝汤解肌调营卫，尚有宜于是者乎。王宇泰云：阴不得有汗，故不言无汗，三阴兼表病，俱不当大发汗。非深明于仲圣法者，不能为此言。

用桂枝汤而但身体疼痛者亦有之。下利腹胀满身体疼痛者，先温其里，乃攻其表，温里宜四逆汤。功表宜桂枝汤一条，《金匮》亦载入。窃疑本系杂证而复出于《伤寒论》者。下利之下，《金匮》多一后字，盖太阴所受寒湿下利之后，脾阳式微，腹故胀满。外则经气亦虚，风邪乘之，与里湿相搏，体为之痛。然经脏并治非法，以四逆汤先温其里，则寒湿去而表邪亦孤。后以桂枝汤解肌散风而和营卫，自易如反掌。不云发汗者，即《金匮》所谓但微微似欲汗出者，风湿俱去也。

更有用桂枝汤于妇人妊娠者，《金匮》妇人妊娠篇第一条，妊娠至六十日不能食，自属阻病。阻病用桂枝汤，似有未合。徐氏谓桂枝汤内证得之为化气调阴阳，差胜诸家，而终未亲切。窃思仲圣于病证但标数字，而即云宜某方者多有之，此或尚有的对之证，欲人就其方思之而自得耳。按太阴中风四肢烦疼，太阴病脉浮者宜桂枝汤。而《千金》半夏茯苓汤治妊娠阻病，为后世所宗，却有四肢烦疼恶寒汗出等证。方中橘姜辛夏，与桂枝汤亦颇有似处。就是测之，妊娠阻病，必得有太阴外证者，以桂枝汤治之，方不致误。虽然，不知强解，儒者所戒，宜《金鉴》谓有脱简而不加注也。绝之是绝其医药。娄全善治一妇，即遵此法而愈。又《女科辑要》载一老妇劝人停药，后如其言。然则以绝之为绝其病根，或泥于安胎，治之而逆，是绝其妊娠者，当爽然失矣。（《本草思辨录·卷三》）

📖 刘鹗《要药分剂补正》

桂枝　味辛甘温无毒。主利肝肺气，头痛出汗，止烦止唾，咳嗽鼻衄，理疏不足，表虚自汗，风痹骨节挛痛《本经》。主温经通脉，发汗解肌，治伤寒头痛，中风自汗，调和营卫，使邪从汗出，而汗自止，亦治手足痛风，胁风《备要》。

【经络】入肺膀胱二经。元素　为上行发表之品，而兼轻剂。能散血分之寒，及横行肩臂也芊绿。气味俱薄。体轻而上行，浮而升阳也。

【合化】《得宜》曰：得芍药、甘草能和营卫。得雄鸡肝治小儿遗尿。（《要药分剂补正·卷十》）

📖 李震甲《本草须知》

桂枝　甘辛微热，峀入肌表，兼入心肝。气味俱散，轻清而上行，浮而升阳也，入手太阴、足太阳经。主伤风头痛，调营散邪，无汗能发，有汗能止，散皮肤之风，理心胁之疼，横行为手臂之引经，直行为奔豚之向导，疗伤风止泪汗。

按：桂有四等，在下最厚者曰肉桂，主治下焦；去内外皮者，即为桂心；在中次厚者曰官桂，主治中焦；此桂枝即顶上细枝条，去粗皮用其最薄者，味

淡体轻，主上行头目，透达营卫，散风邪而解肌。（《本草须知·木部》）

📖 何龙举《药性骊珠》

桂枝辛温冬不凋，

水中木火肺肾交；

咳逆吐吸关节利，

肉桂偏能补下焦。

【专长】桂枝解肌，肉桂补命，桂皮和颜色，桂心治心痛。

【用药指南】桂枝调营和卫，又能解表驱风；肉桂直入命门中，能止少腹寒痛；桂皮和人面色，久服返老还童；九种心痛桂心攻，阳虚失血宜用。（《药性骊珠·卷三》）

📖 丁泽周《药性辑要》

桂枝 辛干而热，入肺、膀胱。

无汗能发，有汗能止，理心腹之痛，散皮肤之风，横行而为手臂之引经，直行而为奔豚之向导。

桂枝无毒。交趾桂最佳，其次蒙自桂，又次安南桂，东京桂。若姚桂、浔桂、紫荆桂，则不能治病。洋桂，云南桂皆有大害，万不可用。去粗皮。得人参、甘草、麦冬良。

肉桂乃近根之最厚者，桂心即在中之次厚者，桂枝则顶上细枝。以其皮薄，又名薄桂。肉桂在下，主治下焦；桂心在中，主治中焦；桂枝在上，主治上焦。此本乎天者亲上，本乎地者亲下之道也。王好古云：仲景治伤寒有当汗者，皆用桂枝。又云汗多者禁用，两说何相反哉？本草言桂辛甘，出汗者，调其血而汗自出也。仲景云：太阳中风，阴弱者汗自出，卫实营虚，故发热汗出。又云：太阳病，发热汗出者，为营弱卫强。阴虚阳必凑之，故皆用桂枝发汗。乃调其营则卫自和，风邪无所容，遂自汗而解，非桂枝能发汗也。汗多用桂枝者，调和营卫，则邪从汗解，而汗自止，非桂枝能闭汗也。不知者，遇伤寒无汗亦用桂枝，误矣。桂枝发汗，发字当出字。汗自然出，非若麻黄之开腠发汗也。

桂性偏阳，不可误投。如阴虚之人，一切血证，及无虚寒者，均当忌之。（《药性辑要·木部》）

📖 张锡纯《医学衷中参西录》

桂枝 味辛微甘，性温。力善宣通，能升大气即胸之宗气，降逆气如冲气肝气上冲之类，散邪气如外感风寒之类。仲景苓桂术甘汤用之治短气，是取其能升也；桂枝加桂汤用之治奔豚，是取其能降也；麻黄、桂枝、大小青龙诸汤用之治外感，是取其能散也。而《本经》论牡桂即桂枝，开端先言其主咳逆上气，似又以能降逆气为桂枝之特长，诸家本草鲜有言其能降逆气者，是用桂枝而弃其所长也。又小青龙汤原桂枝、麻黄并用，至喘者去麻黄加杏仁而不去桂枝，诚以《本经》原谓桂枝主吐吸，吐吸即喘也，去桂枝则不能定喘矣。乃医者皆知麻黄泻肺定喘，而鲜知桂枝降气定喘，是不读《本经》之过也。其花开于中秋，是桂之性原得金气而旺，且又味辛属金，而善抑肝木之盛使不横恣。故桂之枝形如鹿角树形分鹿角蟹爪两种，直上无曲，故又善理肝木之郁使之条达也。为其味甘，故又善和脾胃，能使脾气之陷者上升，胃气之逆者下降，脾胃调和则留饮自除，积食自化。其宣通之力，又能导引三焦下通膀胱，以利小便小便因热不利者禁用，然亦有用凉药利小便而少加之作向导者，惟上焦有热及恒患血证者忌用。

桂枝非发汗之品，亦非止汗之品，其宣通表散之力，旋转于表里之间，能和营卫、暖肌肉、活血脉，俾风寒自解，麻痹自开，因其味辛而且甘，辛者能散，甘者能补，其功用在于半散半补之间也。故服桂枝汤欲得汗者，必啜热粥，其不能发汗可知。若阳强阴虚者，误服之则汗即脱出，其不能止汗可知。

按：《伤寒论》用桂枝，皆注明去皮，非去枝上之皮也。古人用桂枝，惟取当年新生嫩枝，折视之内外如一，皮骨不分，若见有皮骨可以辨者去之不用，故曰去皮，陈修园之侄鸣岐曾详论之。

【附案】一妇人，年二十余，因与其夫反目，怒吞鸦片，已经救愈，忽发喘逆，迫促异常，须臾又呼吸顿停，气息全无，约十余呼吸之顷，手足乱动，似有蓄极之势，而喘复如故，若是循环不已，势近垂危，延医数人皆不知为何病。后愚诊视，其脉左关弦硬，右寸无力，精思良久，恍然悟曰：此必怒激肝胆之火，挟下焦冲气上冲胃气。夫胃气本下行者，因肝胆之火冲之转而上逆，并迫肺气亦上逆，此喘逆迫促所由来也。逆气上干填塞胸膈，排挤胸中大气使之下陷。夫肺悬胸中，以大气为其阖辟之原动力，须臾胸中无大气，即须臾不能呼吸，此呼吸顿停所由来也。迨大气蓄极而通，仍上达胸中鼓动肺脏使得呼吸，逆气遂仍得施其击撞，此又病势之所以循环也。欲治此证，非一药而兼能升陷降逆不为功，遂单用桂枝尖四钱，煎汤饮下，须臾气息调和如常。

徐灵胎谓，受风有热者，误用桂枝则吐血，是诚确当之论。

忆曾治一媪，年六旬，春初感冒风寒，投以发表之剂，中有桂枝数钱，服后即愈。其家人为其方灵，贴之壁上。至孟夏，复受感冒，自用其方取药服之，遂致吐血，经医治疗始愈。盖前所受者寒风，后所受者热风，故一则宜用桂枝，一则忌用桂枝，彼用桂枝汤以治温病者可不戒哉！特是徐氏既知桂枝误用可致吐血，而其《洄溪医案》中载，治一妇人外感痰喘证，其人素有血证，时发时止，发则微嗽据此数语断之，其血证当为咳血，因痰喘甚剧，病急治标，投以小青龙汤而愈。

按：用小青龙汤治外感痰喘，定例原去麻黄加杏仁，而此证则当去桂枝留麻黄，且仿《金匮》用小青龙汤之法，再加生石膏方为稳安。盖麻黄、桂枝皆能定喘，而桂枝动血分，麻黄不动血分，是以宜去桂枝留麻黄，再借石膏凉镇之力以预防血分之妄动，乃为万全之策，而当日徐氏用此方，未言加减，岂略而未言乎？抑用其原方乎？若用其原方，病虽治愈，亦几等孤注之一掷矣。（《医学衷中参西录·桂枝解》）

📖 恽铁樵《论药集》

桂枝　有三种：曰桂，曰牡桂，曰菌桂、一曰筒桂。李时珍《本草纲目》，谓菌桂即筒桂，桂枝则在牡桂条下。张石顽《本经逢源》，谓桂枝是筒桂之枝，不当在牡桂条下，此非实地考查不可，今姑置之。

寇宗奭《本草衍义》曰：桂甘辛大热。《素问》云：辛甘发散为阳。故汉张仲景治伤寒表虚皆须此药，正合辛甘发散之意。

《本经逢源》云：仲景治中风解表，皆用桂枝汤。又云：无汗不得用桂枝。其义云何？夫太阳中风，阳浮阴弱，阳浮者热自发，阴弱者汗自出，卫实营虚，故发故热汗出，桂枝汤为专药。又太阳病发热汗出者，此为营弱卫强，阴虚阳必凑之，皆用桂枝发汗，此调其营则卫气自和，风邪无所容，遂从汗解，非桂枝能发汗也。汗多用桂枝汤者，以之与芍药调和营卫，则邪从汗去，而汗自止，非桂枝能止汗也。世俗以伤寒不得无汗用桂枝者非也，麻黄汤、葛根汤未尝缺此，但不可用桂枝汤，以中有芍药酸寒收敛表腠为禁耳。若夫伤寒尺脉不至，是中焦营气之虚不能下通于卫，故需胶饴加入桂枝汤中，取稼穑之甘，引入胃中，遂名之曰建中，更加黄芪，则为黄芪建中，借表药为里药，以治男子虚劳不足。《千金》又以黄芪建中汤，换入当归，为内补建中汤，以治妇人产后虚羸不足，不特无余邪内伏之虞，并可杜阳邪内陷之患，非洞达长沙妙用，难以领会及此。

《逢源》所说，有可商之处，伤寒无汗，当然不可用桂枝，其理由如下。

《伤寒论》云：翕翕发热，漐漐汗出。翕翕形容形寒，漐漐形容汗漏，汗从汗腺出，有分泌神经司启闭，有感觉神经司寒暖，热则汗腺开，寒则汗腺闭，二者本相应，今翕翕发热，却又瑟瑟恶寒，是二者均失职也。桂枝性温，其药位在肌表，其辛辣之味含有刺激性，能使颓靡者兴奋，因具此条件，故服此药，恰恰与病相合，能使恶寒罢而汗不漏。若无汗恶寒之病，正苦汗腺闭而不开，集表之体温无从疏泄，若复用桂枝，则闭者益闭，热不得解，故发热无汗之病，期期不可用桂枝也。发热无汗，用麻黄汤，其中亦有桂枝者，乃因形寒而设，桂枝是副药，麻黄能开闭发汗，协以桂枝，有两个意义。其一取其温性佐麻黄以驱寒冷，其二取其刺激性使汗出之后启闭不失职。有一种病，发汗之后，遂漏不止者，单任麻黄不用桂枝之过也，两力不相消，是药效之公例。故古方温凉并用，攻补兼施，能有亢坠颉颃之妙。今云非桂枝能发汗，非桂枝能止汗，则医者用药标准难矣。三阴之用桂枝，亦正因漏汗与肌表无阳，阴症之汗与阳症之汗不同，详后少阴篇。诸建中之用，亦同一个理，凡虚而阳不足自汗、盗汗者，建中为效甚良。若阴不足者，不但建中不适用，黄芪亦且是禁药。（《论药集·太阳证药第二》）

📖 何炳元《实验药物学》

川桂枝，香木类。

即肉桂树嫩枝极细者，为柳桂。桂枝尖最辛香，桂枝木气味较淡。

辛香四达，性极温通，善调营卫，专治中风自汗，横行肩臂，能散上肢凝寒，阳维之寒热可除，阴结之奔豚亦散。

按：桂枝为心经专药，兼入膀胱、阳维二经，为温经通脉、行血发汗之药。轻用三分至五分，重用八分至一钱。配桑枝、络石，善治手足痛风；合松节、秦艽，能舒骨节拘挛；配通草、细辛，能温肝经肢厥；合滑石、通草，极通膀胱溺道。桂枝本能解肌发汗，不过较之麻黄，性略轻缓耳。至于有汗能止者，非桂枝止汗也，以其与生白芍辛酸同用，调和营卫，使邪从汗出，自止耳然。惟脉浮缓、苔白滑始为恰合。若风温咳嗽者忌，误服必吐血。他如阴虚之体及历经失血者，均忌。（民·何炳元《实验药物学·卷一·温散风寒药》）

📖 曹荫南《药性精髓》

桂枝 辛甘而温，气薄升浮入卫分。能发汗以解表邪，使外邪从汗出而大汗自止。有调和荣卫之功。故为风伤卫之主药，治太阳头项强痛，腰背、骨节疼痛，恶寒，发热时有微汗等证。又能流通荣卫，化膀胱之气。宜用尖。（《药性精髓·木部》）

📖 孙子云《神农本草经注论》

桂枝 附属干而生，质轻气薄，解肌功大。（《神农本草经注论·本经上品》）

📖 秦伯未《药物学讲义》

桂枝

【气味】辛甘，温。无毒。

【归经】入肺、膀胱二经。

【主治】温经，解肌，和荣卫。

【用量】五分至钱半。

【杂论】气薄能升，实表祛邪，而无过汗伤表之患。然性能动血，偏阳阴虚者忌之。（秦伯未《药物学讲义·药物分论》）

📖 章次公《药物学》

桂枝

【科属】樟科樟属（注：桂枝学名为 *Cinnamomum cassia* Presl）

【品考】时珍释牡桂云：此即木桂也，薄而味淡，去粗皮，用其最薄者为桂枝。气味辛辣者为上品也。李杲以气味厚薄分桂枝、肉桂，遂构上行、下行之说，是臆测也，不可从矣（《药徵》）。《古方药品考》曰桂枝，外国产者佳，大抵色紫黑，味辛甘，发香者为佳品（《和汉药考》）。

【产地】产四川、广西、云南、安南等处及东印度。

【形态】桂枝为外面现红褐色之薄皮，阔五分许，质坚，作螺旋状，或两边向内卷缩，甚至卷转如管，表面稍粗，有白色纵纹，皆隐隐隆起，里面现褐，亦不平滑，破折之处，几尽平坦，但不作纤维状（《和汉药考》）。

【修治】刮去粗皮，旋切。生用，白芍拌用。

【性味】味芳香异常，辛味峻烈（小泉荣次郎）。

【成分】中含挥发油（桂皮油）1.0% ~ 1.5%，余则为树脂护膜黏液质、糖质、单宁酸等。广西省有大规模之桂皮，此桂皮厚约一米厘，色褐，味芳香而辛甘，富有黏液性质，其成分含有一封度之挥发油（比重 1.064 为主要成分，肉桂酸、鞣酸、砂糖及一乃至五封度之无机物（白井光太郎）。

【用量】几分至二三钱。

【方剂名称】川桂枝、桂枝尖。

【作用】

（1）生理作用：能亢进胃液及唾液之分泌，以振起消化器（《临床应用汉方医学解说》）。

（2）医治作用：由《肘后百一方》至《荷兰药镜》所说，知桂枝有发汗解热，及止汗作用，镇静、镇痉、镇痛作用，亢奋、强心、强壮作用，祛痰作用，健胃驱风作用，疏通瘀血，通经催产，及下胎盘、死胎之作用，利尿作用（《皇汉医学》）。

【效能】

（1）《本经》：上气咳逆，喉痹吐吸，利关节，补中益气，久服通神，轻身不老。《别录》：心痛、胁痛、胁风，温筋通脉，止烦出汗。甄权：去冷风疼痛。元素：去伤风头痛，开腠理，解表发汗，去皮肤风湿。成无己：泄奔豚，散下焦蓄血，利肺气。震亨：横行手臂，治痛风。

（2）邹澍曰：凡药须究其体用，桂枝色赤，条理纵横，宛如经脉系络，色赤属心，纵横通脉络，故能利关节，温经通脉，此其体也。《素问·阴阳应象大论》曰："味厚则泄，气厚则发热"，辛以散结，甘可补虚，故能调和腠理，下气散逆，止痛除烦，此其用也。盖其用之之道有六：曰和营、曰通阳、曰利水、曰下气、曰行瘀、曰补中。其功之最大，施之最广，无如桂枝汤，则和营其首功也。夫风伤于外，壅遏卫气，卫中之阳，与奔进相逐，不得不就近曳营气为助，是以营气弱，卫气强。当此之时，又安能不调和营气，使散阳气之郁遏，通邪气之相进耶（《本经疏证》）。

（3）主治冲逆也，旁治奔豚，头痛，发热恶风，汗出身痛（《药徵》）。《气血水药徵》中桂枝条曰（上略）：是皆冲气之证也，在表则为头痛，为恶寒，为疼痛；在里则为悸，为上冲（中略）。若小便不利，则有桂枝；若自利，则无桂枝也（《皇汉医学》）。

（4）桂枝外用，如心腹痛，中风口斜，足筋拘挛者，以酒和之，涂于患处亦效（白井光太郎）。依日本药局方为芳香性健胃药，又为调味调香料，于慢性下痢，急性肠加答儿之末期，子宫之弛缓，轻度之出血（作用于子宫筋之力，比麦角远弱），可为散剂（《化学实验新本草》）。

【编者按】自有清中叶，苏派学说盛行以后，桂枝之价值，遂无人能解，病属外感，既不敢用之解肌；病属内伤，更不敢用之以补中；不免有弃材之叹。编者遇有麻黄汤证，惧病者疑麻黄之猛焊，辄以荆、防代麻黄，而以桂枝佐之，亦效。盖桂枝本质原无发汗之能力，以其辛香窜散，故可助发汗药之作汗，苏派医生，所以不敢用桂枝，其理由之可得而言者，不外"南方无真伤寒"，仲景之麻、桂，仅可施于北方人，非江南体质柔弱者所能胜。故若辈一遇热病，无论伤寒、温病，一例以大豆卷、连翘、桑、菊应付之，于此而欲中医之不式微，难言之矣。近世药工剖切桂枝，必先以水浸三五日，是桂枝芳香之性已受损失。苏派医生之较高明者，知桂枝治寒饮，然量仅二三分，宁不可笑。自后世有"血家不宜桂枝"之说，内伤病乃视桂枝如蛇蝎。其实桂枝辛温，能使血波流行亢进，不宜于血证之属实热者，固也。至若虚劳羸弱，法当宗《素问》"劳者温之"之义，则桂枝正不妨与地黄、黄芪同用。考之仲景之"桂枝龙骨牡蛎汤""小建中汤""黄芪建中汤"，《千金方》之"炙甘草汤"，其所治均属虚劳不足，亡血失精者，古人又何尝屏弃之而不用。"血家忌桂枝"，此非桂枝之不良，乃后人用桂枝不得其法之过也。日本东洞翁徵谓，桂枝仅能治咳逆上气，其次身体疼痛。编者以为不足尽其所长，吾人对于桂枝之信仰，当以邹澍之说为准。近世于寒湿痛风证，每以桂枝为引经药，与桑枝同，其意盖取以枝入肢之意。（《药物学·卷一》）

📖 王一仁《分类饮片新参》

川桂枝

【形色】皮色紫，心黄赤细理。

【性味】辛，甘；温。

【功能】温通营卫，解肌发汗，散四肢风痛。

【分量】三分至一钱半。

【用法】生用。

【禁忌】湿热症忌用。（《分类饮片新参·上篇》）

📖 郑守谦《国药体用笺》

桂枝 香木类

辛温，通经络，散风寒，气薄达表，色赤入心，故能两和营卫，为表虚发散之妙品。兼治肝郁，能去饮邪。

寒邪外入，阳气内凝，其见于表分者，多为头痛、恶风、发热等证；见于内者多为气逆、咳嗽、心悸及水停为饮、络瘀为痛等证，桂枝宣发皆可通之，非特解表一端也。尝考仲景用桂枝各方，如和营卫者，则桂枝汤及加桂诸方也；内通阳气而去阴邪者，则桂枝附子及龙牡救逆各方也；下逆气以除寒结者，桂枝生姜枳实汤及枳实薤白桂枝汤、桂苓五味甘草汤、苓桂甘枣之治奔豚者皆是也。但桂枝下气，能治悸振上气，之所以然，则兼有饮邪内逆故也。桂枝除水饮，如五苓散、小青龙汤、茯苓桂枝白术甘草汤、苓桂甘术、肾气丸各方皆是。但桂枝利水之所以然，乃利为寒结而不化之水，故水气不行而用桂枝者，每多兼有表证在内也。桂枝行瘀滞而通脉络，如温经汤、桃仁承气汤、《金匮》妇人下癥之桂枝茯苓丸之类皆是，此应系治血因寒阻者。然此数方所治之疾，皆有因瘀生热之证存焉。然则桂枝之去瘀云者，但不涉于虚证，凡血之有余成形而生热者，皆得于丹皮、大黄凉药中而显其化肝结、平冲气之能事矣。

《伤寒论》云：酒客禁用桂枝汤，得汤则呕，其后必吐脓血。又云：呕家不可用建中汤，而于鼻鸣、干呕、温温欲吐者，又复用桂枝，此何故也？曰：前法盖畏其甘满而呕转增，从呕吐而重亡津液，则吐脓而成肺痿之病，非若《伤寒》本证之干呕、欲呕而究不得呕者，致亡其和营卫、通经脉之大效，因噎废食，遂不敢用桂枝也。更观五苓散之治水入则吐，乌梅丸之治吐蛔而燥者，则无疑义矣。

再按：桂枝气之薄者，桂肉气之厚者；薄者亲上走表，厚者入脏而温里。或疑古法用桂，无分枝干与肉之不同，其实仲景方中即有区别其用之法，人自不察耳，今请说其详焉。《本经》桂有两种，牡桂、箘桂是也。按：箘者大竹也，系指桂之本根去心而留皮者，遂以象名而为之名，即今所谓肉桂是也。牡则对牝而言，门之有轴所籍以开合者曰门牡，箘桂去心而卷似牝，则桂之尖但去粗皮而不去心者象牡矣，今所谓桂枝是也。仲景用桂而不云枝者有二处：其一系桂枝加桂汤，其一则理中丸去术加桂。一主脐下悸，一主脐下筑，用桂入里，皆治在下之病也。（《国药体用笺·寒药类之一》）

📖 张仁安《本草诗解药性注》

川桂枝一名牡桂枝，辛甘性温，入肺、膀胱二经，阴虚火炎，温病大热，喉症血症，均忌。

辛甘性温有桂枝辛甘发散，气薄升浮，故能入太阴肺，太阳膀胱。

温经通脉善解肌温禀少阳之木气，故能温经通脉而解肌。

发汗又能除自汗行肺气，散寒邪，调和营卫，使邪从汗出，而汗自止，非桂枝能闭汗孔也。

手足痛风用亦宜味辛为枝，故能横行手臂，治手足痛风胁风。

【眉批】发汗解肌，调和营卫。（《本草诗解药性注·卷四》）

📖 冉雪峰《大同药物》

桂枝 甘，微温。主上气咳逆，结气，喉痹吐吸，利关节，补中益气，久服通神。（《本经》上品。《别录》谓通经脉，止烦，出汗。）

【选注】

（1）杨时泰曰：桂枝性轻扬，能行上焦头目，通手臂肢节，调营血，和肌表，除伤风头痛，肢节痛风，去皮肤风湿，散下焦蓄血，直行为奔豚之先道，横行为手臂之引经，世医不悟桂枝实表之义，几以此味为补卫气而密腠理。若然，何以不用参芪耶？

（2）邹澍曰：桂枝其用之道有六，曰和营、曰通阳、曰利水、曰下气、曰行瘀、曰补中，其功之最大，施之最广，无如桂枝汤，则和营其首功也。夫风伤于外，壅遏卫气，卫中之阳，与奔逆相逐，不得不就近泄营气为助，是以营气弱，卫气强，此时又安能不调和营气，使散阳气之郁遏，通邪气之相并耶。

（3）黄宫绣曰：桂枝书皆言无汗能发，有汗能收，然其汗之能发，只是因其卫实营虚，阴被阳凑，故用桂枝以调其营，营调则卫气自和，而风邪莫容，遂自汗而解。非若麻黄能开腠理以发其汗也。其汗之能收，只是因卫受风伤，不能内护于营，营气虚弱，津液不固，故有汗发热而恶风。其用桂枝汤为证，取其内有芍药，入营以收敛，外有桂枝，入卫以除邪，而汗自克见止。非云桂枝能闭其毛孔也。昧者不察，谓桂枝发汗止汗，是何意哉，顺口虚喝，其失远矣。

【参考】

（1）新本草纲目曰：桂枝中含挥发桂枝油。Olcum Cinnamomi 百分之一点零至一点五，余则为树脂、粘糖质、糖质、单宁酸等。桂皮油有桂皮固有之芳香，质澄明而稍浓稠，色带黄，或黄褐，性善挥发，起酸性之反应。

（2）集成药物学曰：桂枝主要成分为桂皮油，旁含鞣酸，树脂，橡胶等。桂枝之作用，在其挥发油与鞣酸，能亢进胃液及唾液之分泌，而奋起消化器，用于健胃驱风，及子宫出血，间用为催产药。桂枝属于芳香性神经药，芳香性神经药之通性，属于本类者，为因含有挥发油，即有效之植物及动物之一部分，与含有挥发油，及其他香窜性不明物质一二之动物性产物，本类之药物，随药效的分类法，多属于亢奋药，及回苏性脑药，往往亦因其用量之差异，而有镇痉之效。

（3）陈修园曰：桂，牡桂也，牡，阳也，即今之桂枝桂皮也。菌，根也，箘桂，即今之肉桂、官桂也。然生发之机，在于枝干，故仲景方中所用，俱是桂枝，即牡桂也。

冉雪峰曰：桂枝甘而微温，色素既厚，香气亦浓，桂干条达，具中和樨阳生生之气。证之西说，中含桂皮挥发油，善于挥发。又含阿仙鞣酸，善于柔和。功能加强心脏，促助循环，增高体温，柔畅经隧，和而不烈，温而能柔，不啻配合良好之血中气药，是桂枝自身已具特殊异秉。又得仲景善用，出神入化，发汗止汗，实表实里，温寒解凝，彻热散结，降逆气，升陷气，利小便，固小便，宜灵窍以回苏，柔经隧而镇痉。或从病理方面化合，或从生理方面助成，或以治疗功用方面推阐，而桂枝真正之本能，反因之隐晦，而真知者少，何则解人难索也。如仲景用桂枝汤治中风，人遂以桂枝为风药，不知本经条文，未言疗风，桂枝亦不似荆芥、薄荷之疏散风邪，所以用治中风者，乃风邪内中，外之元府开张，未便再事表散，故用桂枝温暖营气，俾体工抗素兴奋，而风邪自不容留，此善用从病理方面化合者也。仲景用苓桂五味甘草汤以降冲逆，人遂以桂枝为降药，不知桂枝气则辛温升扬，质则枝干条达，本为升药，所以用治冲逆者，乃加强心体跳跃，促助循环，俾气为血含，随同上下，因而返其故宅，此善用从生理方面助成者也。仲景用小建中汤治虚劳，人遂以桂枝外证得之解肌，内证得之补虚，其实桂枝不列补剂，所以用治虚劳者，虚劳至阴阳俱竭，参胶既嫌粘滞，术芪徒形呆钝，惟用加倍芍药于本汤内，化刚为柔，又加饴糖以资营气生化之源，是其作用在芍药、在饴糖，而不在桂枝，方成无药，此善用从治疗功用方面推阐者也。其余用五苓散化气行水，以热药而彻热，桃核承气汤散结消瘀，变治外而治内。凡此举不胜举，非桂枝本能如此，乃仲景运用之妙，人圣超凡耳。再就《本经》条文寻绎，桂枝本血分药，而功用昭于气分，其主治曰上气、曰结气、曰益气，纯是在气分阐发，然则桂枝所以然之功用可知矣。合麻黄方能发表；合五味方能降冲；合茯苓方能利水；合桃仁方能消瘀；合芍药饴糖方能建中。张锡纯《衷中参西录》：治肝胆气逆兼大气下陷险证，单用桂枝一味救愈，升陷降逆，一物两擅其功，一方两收其效，此又推广桂枝之用，而更开变例者也。考古证今，学者可以得用药三昧矣。（冉雪峰《大同药物·卷三》）

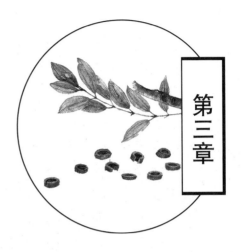

第三章

肉　桂

第一节　肉桂导读

【基原】

本品为樟科植物肉桂 *Cinnamomum cassia Presl* 的干燥树皮

主产于肉桂主产于广西、广东，海南、福建。进口肉桂主产于越南。

【别名】

牡桂、箘桂。(《神农本草经》)

桂(《别录》)，大桂、筒桂(《新修本草》)，辣桂(《直指方》)，玉桂(《本草求原》)。

箘桂生交趾山谷，牡桂生南海山谷。桂生桂阳。(《图经本草》)

桂心，君。亦名紫桂。(《十便良方》)。

丹桂、姜桂。(《本草品汇精要》)

肉桂乃近根之最厚者，桂心即在中之次厚者，桂枝即顶上细枝，以其皮薄，又名薄桂。(《医宗必读》)

【产地与采收】

桂，出合浦。生必以高山之巅，冬夏常青，其类自为林，间无杂树。交趾置桂园。桂有三种：叶如柏叶，皮赤者为丹桂。叶似柿叶者，为箘桂；其叶似枇杷叶者，为牡桂。(《南方草木状》)

生交趾、桂林山谷岩崖间。无骨，正圆如竹。生桂林山谷，立秋采。交址属交州，桂林属广州。(《本草经集注》)

桂，分三种，其实一也。采皮为用。(《绍兴校定经史证类备急本草》)

一名肉桂，此桂半卷而多脂者也。赤者名丹桂，紫者名紫桂。去粗皮者名桂心，未去者名桂皮。其箘桂，名筒桂。其牡桂，一名板桂，一名木桂，一名大桂，一名梫。箘，巨陨切。梫，子心切。生桂阳山即桂州，及始兴，即韶州。及东山、岭南、广、交、湘、柳、象、宾、宜、钦、韶。亦可圃种之。附 桂枝：乃枝

上细皮，其嫩小枝皮一名柳桂，非谓出于柳州者也。并二、八、十月采皮，阴干。并忌生葱，不见火。(《宝庆本草折衷》)

【炮制鉴别】

牡桂叶狭，长于箘桂叶一二倍，其嫩枝皮半卷，多紫肉中皱起，肌理虚软，谓之桂枝，又名肉桂；削去上皮，名曰桂心，药中以此为善。其厚皮者，名曰木桂。二月、八月采皮，日干之。

按此有三种：箘桂，叶如柿叶；牡桂，叶似枇杷叶；此乃云叶如柏叶。苏以桂叶无似柏叶者，乃云陶为深误，剩出此条。今据陶注云：箘桂正圆如竹，三重者良。牡桂皮薄，色黄少脂肉，气如木兰，味亦辛。此桂则是半卷多脂者。此云《仙经》有三桂，以葱涕合和云母，蒸化为水服之。此则有三种明矣。陶又云：齐武帝时，湘州得树，以植芳林苑中。陶隐居虽是梁武帝时人，实生自宋孝武建元三年，历齐为诸王侍读，故得见此树而言也。苏敬但只知有二种，亦不能细寻事迹，而云陶为深误，何臆断之甚也。(《蜀本草》)

今按：陈藏器本草云，箘桂、牡桂、桂心，已上三种，并同是一物。按桂林、桂岭，因桂为名，今之所生，不离此郡。从岭以南际海尽，有桂树，惟柳、象州最多。味既辛烈，皮又厚坚，上人所采，厚者必嫩，薄者必老，以老薄者为一种，以厚嫩者为一种。嫩既辛香，兼又筒卷。老必味淡，自然板薄。板薄者即牡桂也，以老大而名焉。筒卷者即箘桂也，以嫩而易卷。古方有筒桂，字似箘字，后人误而书之，习而成俗。至于书传，亦复因循。桂心即是削除皮上甲错，取其近里辛而有味。(《开宝本草》)

桂有箘桂、牡桂、肉桂、柳桂、木桂、枝桂、桂心、桂枝用之仔细分别，临证决然取效。大抵细薄为枝为嫩，厚脂为肉为老。处其身中为桂心，不必色黄而作也，气实味重，宜治下焦，轻薄味淡，能行眼目，用桂枝发表，使肉桂补肾。(《本草元命苞》)

桂心，即是削除皮上甲错，取其近里辛而有味者。(《神农本经会通》)

大都有四等，其在下最厚者曰肉桂，去其粗皮而留其近木之味厚而最精者云桂心，在中次厚者曰官桂，主治中焦有寒，在上薄者，走肩臂而行肢节之凝滞，肩臂引经多用之。其在嫩枝最薄者曰桂枝，伤寒伤风之有汗者宜用之，以解微表也，非固表也。(《药鉴》)

桂去粗皮用。(《本草原始》)

其在下最厚者曰肉桂，去其粗皮为桂心。(《雷公炮制药性解》)

肉桂肉理厚而如脂，其色紫者去粗皮用。桂心就肉桂去外粗皮，止留近木，其味最辛美者是也。桂枝、薄桂，略去粗皮用。忌生葱，忌火。桂最辛辣，故堕胎妊妇人所忌，然有胎前伤寒不得已而用之者，火焙过方可。(《本草述》)

桂心 即肉桂去外粗皮及内薄皮，取心中味最辛者，主治中焦心疼、腹冷诸疾。(《本草汇笺》)

肉桂数种，卷筒者第一，平坦者次之，俱可用也。(《本草新编》)

《本草述钩元》：按肉桂、桂心、桂枝、薄桂皆属桂皮。如肉多而半卷，味极辛烈，为肉桂；就肉桂去其皮之甲错者，取其近木而辛美之皮，为桂心；至桂枝乃肉桂之细条，非干枝也，就其嫩细而极薄者为薄桂。俱以味辛甘气热求之，特其气有厚薄，而投之各适于用耳。

桂心、桂肉，只是一物，主治原同，但兼入心稍别。古人不分症治，而后人分之。姑存之可也。(《本草详节》)

肉桂、桂心实一物也，只去皮耳。(《本草害利》)

【药势性味与归经】

1. 气味厚薄与升降浮沉

杲曰：桂辛热有毒，阳中之阳，浮也。气之薄者，桂枝也；气之厚者，桂肉也。气薄则发泄，桂枝上行而发表；气厚则发热，桂肉下行而补肾。此天地亲上亲下之道也。(《本草原始》)

气之薄者，桂枝也；气之厚者，肉桂也。气薄则发泄，桂枝上行而发表；气厚则发热，肉桂下行而补肾。此天地亲上、亲下之道也。(《青囊药性赋》)

2. 四气五味

牡桂，味辛，温。养精神，和颜色。(《神农本草经》)

桂 味甘、辛，大热，有毒。(《本草经集注》)

气热，味大辛。(《医学启源》)

味苦、辛、无毒。(《十便良方》)

桂 入心、脾、肺、肾四经。官桂入肝、脾二经。薄桂，入肺、胃二经。

（《雷公炮制药性解》）

3.归经

桂心入心，则在手少阴也。（《汤液本草》）

肉桂入手少阴心、足少阴肾二经。（《药性会元》）

入足少阴、太阴、厥阴血分。（《本草汇》）

入肾、脾、膀胱、心包、肝经。（《本草新编》）

入肾、肝、命门三经。（《要药分剂》）

【功效】

利关节；补中益气。（《神农本草经》）

养精神，和颜色。温筋通脉，止烦、出汗，止唾，主温中，利肝肺气。能堕胎，坚骨节，通血脉，理疏不足。（《本草经集注》）。

桂心，补五劳七伤，通九窍，益精，明目，暖腰膝，破痃癖癥瘕，消瘀血，续筋骨，生肌肉。（《日华子本草》）

补下焦火热不足。（《医学启源》）

杀三虫，主破血，通利月闭，除咳逆、结气、壅痹，止腹内冷气、痛不可忍。（《十便良方》）

通荣卫，开腠理，和气血，散风寒。（《痘疹心法》）

止咳嗽，养心神，止虚烦虚汗，兼温脾胃。（《医学入门》）

开腠理，解表发汗，去皮肤风湿。（《本草纲目》）

补命门不足，益火消阴。去伤风头痛，开腠理，解表发汗，去皮肤风湿。泄奔豚，散下焦蓄血。（《本草原始》）

坚筋骨，壮阳道，乃助火之勋，定惊痫，通血脉，属平肝之绩。（《本草汇》）

温中健胃，定吐止泻，破秘堕胎，坚骨强筋。（《本草通玄》）

温中行血，益火消阴，敛汗止痛，除烦坠胎。（《本草易读》）

温肝暖血，破瘀消癥，逐腰腿湿寒，驱腹胁疼痛。（《玉楸药解》）

入肝肾血分，补命门相火之不足，又能抑肝风而扶脾土，肝木盛则克土，辛平肝木，甘益脾土。疗虚寒恶食，湿盛泄泻，土为木克，不能防水，古行水方中多用之，如五苓散之类。引无根之火，降而归元。（《本草从新》）

213

抑肝扶脾，截疟疾，通经堕胎。(《罗氏会约医镜》)

暖胃，下气，和营，燥湿，祛风，止痛。(《随息居饮食谱·调和类》)

平肝，引火归元，益火救元阳，温中扶脾胃，通血脉。(《本草害利》)

温中止渴，益精明目，解蛇蝮毒。(《本草纲目易知录》)

风寒痹湿诸邪，能宣能散。(《本草便读》)

【主治病证】

主上气咳逆，结气，喉痹，吐吸。主百病。久服通神，轻身不老，面生光华，媚好，常如童子。(《神农本草经》)

心痛，胁风，胁痛。心腹寒热，冷疾，霍乱，转筋，头痛，腰痛，出汗，咳嗽，鼻衄。(《本草经集注》)

主女人血闭腹痛，下痢，君。主鼻息肉，吹鼻中。主风瘙，君。(《雷公药对》)

桂心，治一切风气，治风痹，骨节挛缩。(《日华子本草》)

又治躄筋急，亦以白酒和桂涂之。(《图经本草》)

治沉寒痼冷之病，及表虚自汗。(《医学启源》)

心腹痛，伤风自汗，堕胎。治产后腹中瘕痛，并卒中痛，外肾偏肿疼痛。(《易简方》)

主治九种心痛，治软脚痹不仁，治胞衣不下，主下痢，治鼻息肉。(《十便良方》)

喉痹、胁风。(《本草元命苞》)。

治心腹寒热，冷痰。(《饮膳正要》)。

治风僻失音，喉痹，阳虚失血。内托痈疽痘疮，能引血化汗，化脓，解蛇蝮毒。(《本草原始》)

膈噎，胀满。(《本草通玄》)

治寒痹风瘙，阴盛失血，泻痢惊痫。(《本草洞诠》)

治寒邪奔豚疝瘕，并寒湿腰痛

从治目赤肿痛及脾虚恶食，湿盛泄泻。(《本草备要》)

用于阳痿、宫冷。(《本草述钩元》)

【配伍应用】

桂得人参、麦门冬、甘草、大黄、黄芩，调中益气。得柴胡、紫石英、干地黄，治吐逆。忌生葱、石脂。（《雷公药对》）

胸膈气壅结，饮食不下。桂心四分，茯苓六分，桑白皮十二分。上细剉，以水二升煎取一升半，去滓，量事着米，煮粥食之。（《食医心鉴》）

《经验后方》治大人、小儿吃杂果子多，腹胀气急方：取肉桂碾末，饭丸如绿豆大。小儿熟水下五丸；大人十丸。未瘥再服。（《证类本草》）

风头痛，遇天将阴风雨先发者。桂心一两为末，酒调如膏，傅顶上并额角，效。（《本草集要》）

桂心为末二两，合热酒调一钱匕，不拘时服，治寒疝心痛，四肢逆冷，全不欲食。（《本草品汇精要》）

中风面目偏斜：不拘轻重，桂心一两，剉，酒煮取汁，以故布蘸，搭不患一边，正即止。如左喎搭右，右喎搭左，妙。（《药性粗评》）

又《医余录》云：有人患赤眼肿痛，脾虚不能饮食，肝脉盛，脾脉弱。用凉药治肝则脾愈虚，用暖药治脾则肝愈盛。但于温平药中倍加肉桂，杀肝而益脾，故一治两得之。（《本草纲目》）

得芍药、炙甘草、饴糖、黄芪则建中，兼止荣弱自汗。得石膏、知母、人参、竹叶、麦门冬，治阳明疟，渴欲引饮，汗多，寒热俱甚。得朴硝、当归，下死胎。得吴茱萸、干姜、附子，治元气虚人，中寒腹痛不可忍；虚极则加人参。（《神农本草经疏》）

治跌扑损伤，瘀血积滞，胀闷疼痛。用牡桂三钱，当归、川芎、红花、苏木、桃仁、乳香、没药、牛膝各二钱，水煎服。（《本草汇言》）

死胎不下，肉桂、朴硝、当归，酒煎服。（《本草汇笺》）

肉桂同人参、炮姜、附子，治中寒腹痛。同姜黄、枳壳、甘草、生姜、大枣，治左胁痛胀。同当归、牛膝，治冬月产难，产门不开。同黄柏、知母丸，名滋肾丸，治小便不通。（《本草经解》）

得人参、甘草、麦门冬、大黄、黄芩，调中益气。得柴胡、紫石英、干地黄，疗吐逆。蘸雄鸡肝，治遗尿。入阳药，即汗散。入血药，即温行。入泄药，即渗利。入气药，即透表。

得吴茱萸、干姜、附子，治元气虚人中寒，腹痛不可忍；虚极加人参。

（《本草经疏辑要》）

同人参、炮姜、附子，治中寒腹痛；同姜黄、枳壳、甘草、姜、枣，治左胁痛胀；同当归、牛膝，治冬月产难，产门不开。桂心入心、脾血分，同丁香，治痘灰疮塌。（《医家四要》）

外肾偏肿，桂末水调涂。寒疝心痛，四肢逆冷不食，肉桂末热酒调服。小儿久痢赤白，肉桂去皮，以姜汁、炙黄连，以吴萸炒等分，末；紫苏、木瓜煎汤服。食果腹胀，不拘多少桂末。饭丸绿豆大，白汤送六丸，未消再服。乳癖肿痛，肉桂、甘草各六分，乌豆三分，炒末醋调涂昏覆住，脓化为水。（《本草纲目易知录》）

得人参、麦冬、甘草能益中气，得紫石英治吐逆，得二苓、泽泻、白术行水。（《本草撮要》）

《全幼心鉴》曰：得姜汁炒黄连、茱萸、紫苏、木瓜治小儿久痢。（《要药分剂补正》）

【用法】

凡使，即单捣用之。

雷公云：凡使，勿薄者，要紫色、厚者，去上粗皮，取心中味辛者使。每斤大厚紫桂，只取得五两。取有味浓处，生用；如末用，即用重密熟绢并纸裹，勿令犯风。其州土只有桂草，元无桂心。用桂草煮丹阳木皮，遂成桂心。（《雷公炮炙论》）

去皮，捣细用。（《医学启源》）

为末，汤、酒任意服。（《易简方》）

凡桂，先去粗皮，令见心中有味处，到，不见火使。如妊娠，合所需药，仍炒了使。（《十便良方》）

去粗皮用，或研末冲入药煎，勿令泄气，或用米糁捣和为丸，先吞，或用枣肉糊丸，如前法吞，随症施用。（《本草害利》）

【用量】

入二三分于补阴药中，则能行地黄之滞而补肾。痘家于活血药中，少佐薄桂一二分，则血行而痘自通畅矣。（《药鉴》）

轻用一分，重用五分至六分。（《实验药物学》）

每服二三钱。(《药物学》)

【毒性与禁忌】

春夏二时为禁药也。(《医学启源》)

忌生葱。凡入汤丸不可近火。(《本草元命苞》)

有实火者少食。(《饮食须知·卷五》)

春夏禁服，秋冬宜煎。(《秘传音制本草大成药性赋》)

壮年命门火旺者忌服。(《本草约言》)

若体热血妄行者，切宜禁忌。畏石脂，妊妇戒用。(《药鉴》)

桂心偏阳，不可误投，如阴虚之人，一切血证及无虚寒者，均当忌之。(《医宗必读》)

痰嗽咽痛，血虚内燥，孕妇，产后血热，四者禁用。(《得配本草》)。

血虚内热、温暑、时邪诸病均忌。(《随息居饮食谱·调和类》)

然大忌于血崩，血淋，尿血，阴虚，吐血，咯血，鼻衄，齿衄，汗血，小便因热不利，大便因热燥结，肝热咳嗽，肺热，气不下行，每上见热症，下见足冷，产后去血过多，产后血虚发热，小产后血虚寒热，阴虚五心烦热，似中风，口眼歪斜，失音不语，语言謇涩，手足偏枯，中暑昏晕，中热腹痛，妇人阴虚，少腹痛，一切温病，热头疼，口渴，阳症发斑发狂，小儿痧疹，腹疼作泻，痘疮血热，干枯黑陷，妇人血热，经行先期，妇人阴虚内热经闭，妇人阴虚，寒热往来，口苦舌干，妇人血热，经行作痛，男妇阴虚，内热外寒，中暑泻利，暴注如火，一切滞下纯血，由于心经伏热，肠风下血，脏毒便血，阳厥似阴，梦遗精滑，虚阳数举，脱阴目盲等三十余症，法并忌之。(《本草害利》)

内热烦渴者忌用。(《分类饮片新参》)

【现代研究】

一、成分

肉桂挥发油中主要成分为挥发油：桂皮醛，桂皮酸，醋酸桂皮酯，乙酸苯丙酯；萜类：桂二萜醇，乙酰桂二萜醇等。

二、药理

肉桂具有促进消化液分泌、调节胃肠运动、抗消化性溃疡、强心、扩血管和利胆作用，桂皮醛、桂皮酸是其主要的有效成分。

1. 改善肠胃失调作用

桂皮对离体兔空肠活动有兴奋作用，可使其收缩振幅明显增大，水提物对正常小鼠肠碳末推进抑制作用，能增加胆总管插管的胆汁流量；但肉桂水提物和醚提物对蓖麻油引起的小鼠腹泻有抑制作用。桂皮挥发油是肉桂促进消化的主要成分，能促进唾液及胃液分泌，增强消化功能；桂皮醛能对抗乙酰胆碱或组胺所致的离体肠管痉挛，呈现类似罂粟碱样作用，解除内脏平滑肌痉挛，缓解肠道痉挛性疼痛；肉桂水溶性或脂溶性成分对多种溃疡模型有缓解作用，对大鼠水浸应激性、吲哚美辛、乙酸性及 5-HT 性胃溃疡均有抑制作用。因此肉桂具有改善胃肠功能失调的作用。

2. 抗氧化作用

肉桂水提取物能够改善由双酚 A 和辛基酚引起的氧化毒性，改善双酚 A 和辛基酚引起的动物体重或器官重量的变化，改善血清中尿素和肌酸酐，升高肾脏、大脑和睾丸中丙二醛 (MDA) 等含量，显著升高动物组织中 GSH、CAT 和 SOD 的活性。肉桂提取物可显著降低辐射大鼠肝脏中的脂质过氧化效应、蛋白氧化指数，升高大鼠肝脏中 NO 的含量，血清中肿瘤坏死因子 $-\alpha$ 和 C-反应蛋白的水平均。桂皮油能清除羟自由基，且呈剂量依赖性。

3. 保护神经细胞作用

肉桂水提液能抗氧化应激，促进神经生长因子，能升高慢性脑缺血模型大鼠脑组织 SOD 活性、神经生长因子 (NGF) 及脑源性神经生长因子 (BDNF) 表达，显著降低 MDA 含量。肉桂水提物中的原花青素三聚物可抑制 C6 神经胶质细胞体外氧糖剥夺引起的钙离子内流、细胞肿胀和谷氨酸摄取减少，而线粒体渗透孔阻滞剂环孢素 A 可以减轻该作用。因此原花青素三聚物减轻氧糖剥夺诱导的谷氨酸摄取障碍的作用可能与线粒体有关。

4. 保护心血管作用

肉桂强心的主要成分是桂皮醛和桂皮酸。桂皮醛能增强离体豚鼠心脏的收缩力，增加心率，但反复用药后强心作用减弱并导致心肌抑制。桂皮醛对离体心脏的此种兴奋作用可被普萘洛尔预处理而抑制，利舍平化而消失，说明桂皮醛能促使交感神经末稍释放儿茶酚胺。桂皮酸能升高缺血再灌注离体大鼠心脏的冠脉流量，抑制心肌细胞释放 LDH，降低心肌组织 MDA，提高 GSH。桂皮醛和桂皮酸对大鼠的心肌缺血性损伤模型具有保护作用。桂皮醛能扩张动物外周血管，可使冠脉和脑血流量明显增加，血管阻力下降，血压降低。

5. 改善糖脂代谢作用

肉桂水煎液对链脲佐菌素合并高脂饲养的 2 型糖尿病大鼠有降血糖作用，能提高糖尿病大鼠口服糖耐量，降低胰岛素抵抗指数。其中肉桂多酚可显著降低急性糖尿病小鼠血糖水平，并能改善 HepG2 细胞的胰岛素抵抗模型，其机制可能与降低细胞内 GLUT2，PEPCK 和 G-6-Pase mRNA 的表达有关。肉桂挥发油能调节血糖和血脂水平，显著降低急性糖尿病小鼠空腹血糖、血清 C 肽、血清甘油三酯、总胆固醇、而升高高密度脂蛋白 - 胆固醇水平。肉桂可改善高脂饮食诱导的肥胖性高血压大鼠的高血压及肥胖症状，按生药 0.9g/kg、0.3g/kg 灌胃时，可显著降低模型大鼠的收缩压、体重、Lee 指数、血清甘油三酯、总胆固醇水平、脂肪系数及不同部位和全身的脂肪质量，其机制可能是通过下调脂肪中的 Toll 样受体水平来发挥的。

6. 抗肿瘤作用

肉桂提取物能够显著抑制人体宫颈癌细胞 (SiHa) 的生长，能明显减少 SiHa 细胞在其集落中的数量，明显减弱细胞的迁移能力，其机制与促进钙离子内流，激活与钙离子相关的信号通路，导致线粒体膜电位的缺失有关。肉桂提取物能够抑制急性骨髓性白血病 HL-60 细胞的生产，且抑制作用与浓度和时间呈相关性。桂皮醛体外抑制人宫颈癌细胞系 HeLa 细胞、人肺癌细胞系 A-549 细胞和人肝癌细胞系 HepG2 细胞的 IC50 值分别为 0.20 mg/ml、0.36 mg/ml 和 0.73 mg/ml。桂皮酸可抑制人骨肉瘤 MG-63 细胞增殖并诱导其向成骨细胞分化。

7. 改善对内分泌系统的作用

肉桂可显著改善内分泌功能。肉桂水煎剂灌胃能明显抑制糖皮质激素所致阳虚小鼠胸腺萎缩，降低小鼠肾上腺中胆固醇和维生素 C 含量下降，表现了对肾上腺皮质功能的促进作用。此外，肉桂具有改善性功能和甲状腺功能的作用，能提高血浆睾丸酮水平和降低血浆 T3 水平。

8. 抗菌作用

肉桂挥发油具有较强的抑菌作用。肉桂挥发油对供试的大肠杆菌、枯草芽孢杆菌、藤黄节杆菌、啤酒酵母、面包酵母、青霉等抑菌圈直径在 19.6 ~ 43.5mm，对霉菌的抑菌作用高于酵母菌和细菌。桂皮醛对大肠杆菌和绿脓杆菌的最小抑制浓度分别为 2.5mmol/L 和 5.0mmol/L。

9. 抗病毒作用

肉桂能够通过抑制病毒的吸附、内化及合胞体的形成，防止呼吸道上皮细胞被 HRSV 感染。肉桂油对病毒性心肌炎具有抗病毒活性，其中桂皮酸和桂皮醛是抗病毒的活性成分。桂皮醛有抗腺病毒的作用，但却对宿主细胞无保护作用，其机制可能可能与调节 hexon 蛋白的表达有关。

10. 解热镇痛抗炎作用

桂皮醛对小鼠有明显的镇痛作用，能减少醋酸引起的小鼠扭体次数，同时能延长小鼠压尾刺激反应潜伏期。对小鼠正常体温及用伤寒、副伤寒混合疫苗引起的人工发热均有降温作用。肉桂对多种急性实验性炎症和对炎症后期肉芽组织的形成均有抑制作用。

11. 镇静、抗惊厥作用

桂皮醛、桂皮酸钠有镇静、抗惊厥、解热作用。桂皮醛能使小鼠自发活动减少及延长环己巴比妥的麻醉时间；延缓士的宁引起的强直性惊厥及死亡时间，减少菸碱所致的强直性惊厥及死亡率。

三、毒理

肉桂毒性较低。小鼠灌服肉桂水提物 120 g/kg 未见死亡。小量桂皮醛可引起小鼠运动性抑制，眼睑下垂；大量则引起肢体强烈痉挛，运动失调，耳血管扩张，呼吸急促，死后病检见胃肠道有发炎与腐蚀现象。

第二节　名家药论精选

📖 佚名《神农本草经》

牡桂　味辛，温。主上气咳逆，结气，喉痹，吐吸，利关节；补中益气。久服通神，轻身不老。生山谷。

箘桂　味辛，温。主百病。养精神，和颜色，为诸药先聘通使。久服轻身不老，面生光华，媚好，常如童子。生山谷。(《神农本草经·上品》)

📖 嵇含《南方草木状》

桂　出合浦。生必以高山之巅，冬夏常青，其类自为林，间无杂树。交趾置桂园。桂有三种：叶如柏叶，皮赤者为丹桂。叶似柿叶者，为箘桂；其叶似枇杷叶者，为牡桂。《三辅黄图》曰："甘泉宫南有昆明池，池中有无灵波殿，以桂为柱，风来自香"。(《南方草木状·卷中》)

📖 雷敩《雷公炮灸论》

紫桂　雷公云：凡使，勿薄者，要紫色、厚者，去上粗皮，取心中味辛者使。每斤大厚紫桂，只取得五两。取有味厚处，生用；如末用，即用重密熟绢并纸裹，勿令犯风。其州土只有桂草，元无桂心。用桂草煮丹阳木皮，遂成桂心。

凡使，即单捣用之。(《雷公炮灸论·上卷》)

箘桂　味辛温，无毒。主治百疾，养精神，和颜色，为诸药先聘通使。久服轻身不老，面生光华，媚好常如童子。生交趾、桂林山谷岩崖间。无骨，正圆如竹。生桂林山谷，立秋采。交址属交州，桂林属广州，而《蜀都赋》云：箘桂临崖。今世中不见正圆如竹者，惟嫩枝破卷成圆，犹依桂用，恐非真箘桂也。《仙经》乃有用箘桂，云三重者良，则判非今桂矣，必当别是一物，应更研访。

牡桂　味辛温，无毒。主治上气咳逆，结气，喉痹，吐吸，心痛，胁风，胁痛。温筋通脉，止烦出汗，利关节，补中益气。久服通神，轻身，不老。生南海山谷。

南海郡即是广州。今世用牡桂，状似桂而扁广殊，薄皮色黄，脂肉甚少，气如木兰，味亦类桂，不知当是别树为，复犹是桂生，有老宿者尔，亦所未究。

桂　味甘、辛，大热，有毒。主温中，利肝肺气。心腹寒热，冷疾，霍乱，转筋，头痛，腰痛，出汗，止烦，止唾，咳嗽，鼻齆。能堕胎，坚骨节，通血脉，理疏不足。倡导百药无所畏。久服神仙不老。生桂阳。二月、七、八月，十月采皮，阴干。

得人参、麦门冬、甘草、大黄、黄芩调中益气；得柴胡、紫石英、干地黄治吐逆。（《本草经集注·卷第三》）

陶弘景《名医别录》

箘桂　无毒。生交趾、桂林山谷岩崖间。无骨，正圆如竹，立秋采。【《本经》原文】

箘桂　味辛，温。主百病，养精神，和颜色，为诸药先聘通使。久服轻身不老，面生光华，媚好常如童子。生山谷。

牡桂　无毒。主治心痛，胁风，胁痛。温筋通脉，止烦，出汗。生南海。【《本经》原文】

222

牡桂　味辛，温。主上气咳逆，结气，喉痹，吐吸，利关节；补中益气。久服通神，轻身不老。生山谷。

桂　味甘、辛，大热，有毒。主温中，利肝肺气，心腹寒热，冷疾，霍乱，转筋，头痛，腰痛，出汗，止烦，止唾、咳嗽、鼻衄，能堕胎，坚骨节，通血脉，理疏不足，倡导百药，无所畏。久服神仙，不老。生桂阳。二月、七八月、十月采皮，阴干。

得人参、麦门冬、甘草、大黄、黄芩调中益气，得柴胡、紫石英、干地黄治吐逆。(《名医别录·上品》)

📖 徐之才《雷公药对》

桂　得人参、麦门冬、甘草、大黄、黄芩，调中益气。得柴胡、紫石英、干地黄，治吐逆。忌生葱、石脂。

桂心　大热，主女人血闭腹痛，下痢，君。主鼻息肉，吹鼻中。主风喑，君。虚而多冷加桂心。(《雷公药对·卷之二》)

📖 苏敬《新修本草》

箘桂　味辛，温，无毒。主百疾，养精神，和颜色，为诸药先聘通使。久服轻身不老，面生光华媚好，常如童子。生交趾、桂林山谷岩崖间。无骨，正圆如竹。立秋采。

交趾属交州，桂林属广州，而《蜀都赋》云：箘桂临崖。今俗中不见正圆如竹者，唯嫩枝破卷成圆，犹依桂用，恐非真箘桂也。《仙经》乃有用箘桂，云三重者良，则判非今桂矣，必当别是一物，应更研访。

[谨案]箘者，竹名；古方用筒桂者是，故云三重者良。其筒桂亦有二、三重卷者，叶似柿叶，中三道文，肌理紧薄如竹，大枝小枝皮俱是箘桂。然大枝皮不能重卷，味极淡薄，不入药用，今惟出韶州。

牡桂，味辛，温，无毒。主上气咳逆，结气，喉痹，吐吸，心痛，胁风，胁痛。温筋通脉，止烦，出汗，利关节，补中益气。久服通神，轻身不老。生南海山谷。

南海郡即是广州。今俗用牡桂，状似桂而扁广殊薄，皮色黄，脂肉甚少，气如木兰，味亦类桂，不知当是别树，为复犹是桂生，有老宿者耳，亦所未究。

[谨案]《尔雅》云：梫，木桂。古方亦用木桂，或云牡桂，即今木桂，及单名桂者，是也。此桂花子与箘桂同，唯叶倍长，大小枝皮俱名牡桂。然大枝皮肌理粗虚如木兰，肉少味薄，不及小枝皮也。小枝皮肉多，半卷。中必皱起，味辛美。一名肉桂，一名桂枝，一名桂心。出融州、柳州、交州甚良。

桂 味甘、辛，大热，有毒。主温中，利肝肺气，心腹寒热，冷疾，霍乱，转筋，头痛、腰痛、腰痛，出汗，止烦，止唾、咳嗽、鼻齆，能堕胎，坚骨节，通血脉，理疏不足，宣导百药，无所畏。久服神仙，不老。生桂阳。二月、七八月、十月采皮，阴干。

得人参、麦门冬、甘草、大黄、黄芩调中益气，得柴胡、紫石、干地黄疗吐逆。案：《本经》唯有箘桂、牡桂，而无此桂，用体大同小异，今俗用便有三种。以半卷多脂者单名桂，入药最多，所用悉与前说相应。《仙经》乃并有三种桂，常服食，以葱涕合和云母蒸化为水者，正是此种耳。今出广州湛惠为好，湘州、始兴、桂阳县即是小桂，亦有，而不如广州者，交州、桂州者形段小，多脂肉，亦好。《经》云桂叶如柏叶，泽黑，皮黄心赤。齐武帝时，湘州送桂树，以植芳林苑中，今东山有山桂皮，气粗相类，而叶乖异，亦能凌冬，恐或者牡桂，时人多呼丹桂，正谓皮赤耳。北方今重此，每食辄须之。盖《礼》所云姜桂以为芬芳也。

[谨案]箘桂，叶似柿叶，中有纵文三道，表里无毛而光泽。牡桂叶长尺许，陶云小桂，或言其叶小者。陶引《经》云：叶似柏叶，验之殊不相类，不知此言从何所出。今案桂有二种，唯皮稍不同，若箘桂老皮坚板无肉，全不堪用。其小枝皮薄卷，乃二、三重者，或名箘桂，或名筒桂。其牡桂嫩枝皮，名为肉桂，亦名桂枝。其老者，名牡桂，亦名木桂，得人参等良。本是箘桂，剩出单桂条，陶为深误矣。（《新修本草·木部中品》）

📖 孙思邈《千金翼方》

箘桂 味辛，温，无毒。主百病，养精神，和颜色，为诸药先聘通使。

久服轻身不老，面生光华，媚好常如童子。生交趾、桂林山谷岩崖间，无骨，正圆如竹，立秋采。

牡桂 味辛，温，无毒。主上气咳逆，结气喉痹，吐吸，心痛，胁风胁痛。温筋通脉，止烦出汗，

利关节，补中益气。久服通神，轻身不老。生南海山谷。

桂 味甘辛，大热，有小毒。主温中，利肝肺气，心腹寒热，冷疾，霍乱转筋，头痛腰痛，出汗，止烦，止唾，咳逆，鼻衄，能堕胎，坚骨节，通血脉，理疏不足。倡导百药，无所畏。久服神仙不老，生桂阳，二月、八月、十月采皮，阴干。（《千金翼方·卷第三》）

📖 **咎殷《食医心鉴》**

桂心 胸膈气拥结，饮食不下。桂心四分，茯苓六分，桑白皮十二分。上细剉，以水二升煎取一升半，去滓，量事著米，煮粥食之。（《食医心鉴·木部》）

📖 **日华子《日华子本草》**

桂心 治一切风气，补五劳七伤，通九窍，利关节，益精，明目，暖腰膝，破痃癖癥瘕，消瘀血，治风痹骨节挛缩，续筋骨，生肌肉。（《日华子本草·草部上品之上》）

📖 **韩保升《蜀本草》**

箘桂 味辛，温，无毒。主百疾，养精神，和颜色，为诸药先聘通使。久服轻身不老，面生光华媚好，常如童子。生交趾、桂林山谷岩崖间。无骨，正圆如竹，立秋采。

【陶隐居】云：交趾属交州，桂林属广州，而《蜀都赋》云：箘桂临崖。今俗中不见正圆如竹者，惟嫩枝破卷成圆，犹依桂用，恐非真箘桂也。《仙经》

乃有用箘桂，云三重者良，则判非今桂矣，必当别是一物，应更研访。

【唐本】注云：箘者，竹名；古方用筒桂者是，故云三重者良。其筒桂亦有二三重卷者，叶似柿叶，中三道文，肌理紧薄如竹，大枝小枝皮俱是箘桂。然大枝皮不能重卷，味极淡薄，不入药用，今惟出韶州。

【蜀本图经】云：箘桂，叶似柿叶而尖狭光净，花白蕊黄，四月开，五月结实。树皮青黄薄，卷若筒，亦名筒桂。厚硬味薄者，名板桂，又不入药用。三月、七月采皮，日干。

牡桂 味辛，温，无毒。主上气咳逆，结气，喉痹，吐吸。心痛，胁风，胁痛。温筋通脉，止烦，出汗，利关节，补中益气。久服通神。轻身不老。生南海山。

【陶隐居】云：南海郡即是广州。今俗用牡桂，状似桂而扁广殊薄，皮色黄，脂肉甚少，气如木兰，味亦类桂，不知当是别树，为复犹是桂生，有老宿者耳，亦所未究。

【唐本】注云：《尔雅》云：梫，木桂。古方亦用木桂，或云牡桂，即今木桂，及单名桂者，是也。此桂花子与箘桂同，惟叶倍长，大小枝皮俱名牡桂。然大枝皮肌理粗虚如木兰，肉少味薄，不及小枝皮也。小枝皮肉多，半卷，中必皱起，味辛美。一名肉桂，一名桂枝，一名桂心。出融州、柳州、交州甚良。

【蜀本图经】云：牡桂叶狭，长于箘桂叶一二倍，其嫩枝皮半卷，多紫肉中皱起，肌理虚软，谓之桂枝，又名肉桂；削去上皮，名曰桂心，药中以此为善。其厚皮者，名曰木桂。二月、八月采皮，日干之。

桂 味甘、辛，大热，有毒。主温中，利肝肺气，心腹寒热，冷疾，霍乱，转筋，头痛、腰痛，出汗，止烦，止唾、咳嗽、鼻齆，能堕胎，坚骨节，通血脉，理疏不足，宣导百药，无所畏。久服神仙，不老。生桂阳。二月、七月、八月、十月采皮，阴干。得人参、麦门冬、甘草、大黄、黄芩调中益气，得柴胡、紫石英、干地黄疗吐逆。

【陶隐居】云：案《本经》惟有箘桂、牡桂，而无此桂，用体大同小异。今俗用便有三种：以半卷多脂者单名桂，入药最多，所用悉与前说相应。《仙经》乃并有三种桂，常服食，以葱涕合和云母蒸化为水者，正是此种耳。今出

226

广州、湛、惠为好，湘州、始兴、桂阳县即是小桂，亦有，而不如广州者。交州、桂州者形段小，多脂肉，亦好。《经》云桂叶如柏叶，泽黑，皮黄心赤。齐武帝时，湘州送桂树，以植芳林苑中，今东山有山桂皮，气粗相类，而叶乖异，亦能凌冬，恐或是牡桂，时人多呼丹桂，正谓皮赤耳。北方今重此，每食辄须之。盖《礼》所云姜桂，以为芬芳也。

【唐本】注云：箘桂，叶似柿叶，中有纵文三道，表里无毛而光泽。牡桂叶长尺许，陶云小桂，或言其叶小者。陶引《经》云：叶似柏叶，验之殊不相类，不知此言从何所出。今案桂有二种，惟皮稍不同。若箘桂老皮坚板无肉，全不堪用；其小枝皮薄卷，乃二三重者，或名箘桂，或名筒桂。其牡桂嫩枝皮，名为肉桂，亦名桂枝。其老者，名牡桂，亦名木桂，得人参等良。本是箘桂，剩出单桂条，陶为深误矣。

【蜀本】注云：按此有三种：箘桂，叶如柿叶；牡桂，叶似枇杷叶；此乃云叶如柏叶。苏以桂叶无似柏叶者，乃云陶为深误，剩出此条。今据陶注云：箘桂正圆如竹，三重者良。牡桂皮薄，色黄少脂肉，气如木兰，味亦辛。此桂则是半卷多脂者。此云《仙经》有三桂，以葱涕合和云母，蒸化为水服之。此则有三种明矣。陶又云：齐武帝时，湘州得树，以植芳林苑中。陶隐居虽是梁武帝时人，实生自宋孝武建元三年，历齐为诸王侍读，故得见此树而言也。苏敬但只知有二种，亦不能细寻事迹，而云陶为深误，何臆断之甚也。（《蜀本草·木部上品》）

📖 卢多逊《开宝本草》

箘桂 味辛，温，无毒。主百疾，养精神，和颜色，为诸药先聘通使。久服轻身不老，面生光华媚好，常如童子。生交趾、桂林山谷岩崖间。无骨，正圆如竹，立秋采。

【陶隐居】云：交趾属交州，桂林属广州，而《蜀都赋》云：箘桂临崖。今俗中不见正圆如竹者，惟嫩枝破卷成圆，犹依桂用，恐非真箘桂也。《仙经》乃有用箘桂，云三重者良，则判非今桂矣，必当别是一物，应更研访。

【唐本】注云：箘者，竹名；古方用筒桂者是，故云三重者良。其筒桂亦有二三重卷者，叶似柿叶，中二三道文，肌理紧薄如竹，大枝小枝皮俱是箘桂。然大枝皮不能重卷，味极淡薄，不入药用，今惟出韶州。

牡桂 味辛，温，无毒。主上气咳逆，结气，喉痹，吐吸，心痛，胁风，胁痛。温筋通脉，止烦，出汗，利关节，补中益气。久服通神，轻身不老。生南海山谷。

【陶隐居】云：南海郡即是广州。今俗用牡桂，状似桂而扁广殊薄，皮色黄，脂肉甚少，气如木兰，味亦类桂，不知当是别树，为复犹是桂生，有老宿者耳，亦所未究。

【唐本】注云：《尔雅》云：梫，木桂。古方亦用木桂，或云牡桂，即今木桂，及单名桂者，是也。此桂花子与箘桂同，唯叶倍长，大小枝皮俱名牡桂。然大枝皮肌理粗虚如木兰，肉少味薄，不及小枝皮也。小枝皮肉多，半卷，中必皱起，味辛美。一名肉桂，一名桂枝，一名桂心。出融州、柳州、交州甚良。

桂 味甘、辛，大热，有毒。主温中，利肝肺气，心腹寒热，冷疾，霍乱，转筋，头痛、腰痛，出汗，止烦，止唾、咳嗽、鼻衄，能堕胎，坚骨节，通血脉，理疏不足，倡导百药，无所畏。久服神仙，不老。生桂阳。二月、七八月、十月采皮，阴干。得人参、麦门冬、甘草、大黄、黄芩调中益气，得柴胡、紫石英、干地黄疗吐逆。

【陶隐居】云：案《本经》唯有箘桂、牡桂，而无此桂，用体大同小异。今俗用便有三种：以半卷多脂者单名桂，入药最多，所用悉与前说相应。《仙经》乃并有三种桂，常服食，以葱涕合和云母蒸化为水者，正是此种耳。今出广州、湛、惠为好，湘州、始兴、桂阳县即是小桂，亦有，而不如广州者。交州、桂州者形段小，多脂肉，亦好。《经》云桂叶如柏叶，泽黑，皮黄心赤。齐武帝时，湘州送桂树，以植芳林苑中，今东山有山桂皮，气粗相类，而叶乖异，亦能凌冬，恐或是牡桂，时人多呼丹桂，正谓皮赤耳。北方今重此，每食辄须之。盖《礼》所云姜桂，以为芬芳也。

【唐本】注云：箘桂，叶似柿叶，中有纵文三道，表里无毛而光泽。牡桂叶长尺许，陶云小桂，或言其叶小者。陶引《经》云：叶似柏叶，验之殊不相类，不知此言从何所出。今案桂有二种，唯皮稍不同。若箘桂老皮坚板无肉，全不堪用；其小枝皮薄卷，乃二三重者，或名箘桂，或名筒桂。其牡桂嫩枝皮，名为肉桂，亦名桂枝。其老者，名牡桂，亦名木桂，得人参等良。本是箘桂，剩出单桂条，陶为深误矣。

【今按】陈藏器本草云：箘桂、牡桂、桂心，已上三种，并同是一物。按桂林、桂岭，因桂为名，今之所生，不离此郡。从岭以南际海尽，有桂树，惟柳、象州最多。味既辛烈，皮又厚坚，上人所采，厚者必嫩，薄者必老，以老薄者为一种，以厚嫩者为一种。嫩既辛香，兼又筒卷。老必味淡，自然板薄。板薄者即牡桂也，以老大而名焉。筒卷者即箘桂也，以嫩而易卷。古方有筒桂，字似箘字，后人误而书之，习而成俗。至于书传，亦复因循。桂心即是削除皮上甲错，取其近里辛而有味。（《开宝本草·木部上品》）

📖 苏颂《图经本草》

桂　箘桂生交趾山谷，牡桂生南海山谷。桂生桂阳。旧经载此三种之异，性味功用亦别。而《尔雅》但言"梫，木桂"一种。郭璞云：南人呼桂，厚皮者，为木桂。苏恭以谓牡桂，即木桂，及单名桂者是也。今岭表所出，则有筒桂、肉桂、桂心、官桂、板桂之名，而医家用之，罕有分别者。旧说箘桂正圆如竹，有二、三重者，则今所谓筒桂也。筒、箘字近或传写之误耳。或云即肉桂也。牡桂，皮薄色黄，少脂肉，气如木兰，味亦相类，削去皮，名桂心。今所谓官桂，疑是此也。桂是半卷多脂者，今所谓板桂，疑是此也。今观宾、宜、韶、钦诸州所图上者，种类亦各不同，然皆题曰桂，无复别名。参考旧注，谓箘桂，叶似柿叶，中有三道文，肌理紧，薄如竹，大枝、小枝、皮俱是筒，与今宾州所出者相类。牡桂，叶狭于箘桂而长数倍，其嫩枝皮半卷多紫，与今宜州、韶州者相类。彼土人谓其皮为木兰皮，肉为桂心。此又有黄、紫两色，益可验也。桂，叶如柏叶而泽黑，皮黄心赤；今钦州所出者，叶密而细，亦恐是其类，但不作柏叶形为疑耳。皮厚者名木桂，即板桂是也。苏恭以牡桂与单名桂为一物，亦未可据。其木俱高三、四丈，多生深山蛮洞中，人家园圃亦有种者；移植于岭北，则气味殊少辛辣，固不堪入药也。三月、四月生花，全类茱萸。九月结实，今人多以装缀花果作筵具。其叶甚香，可用作饮香尤佳。二月、八月采皮，九月采花，并阴干，不可近火。中品又有天竺桂，云生西胡国，功用似桂，不过烈，今亦稀有，故但附于此。张仲景治伤寒，用桂枝汤。《甲乙经》治阴受病发痹内熨方，用醇酒二十斗，蜀椒一斗，干姜一斗，桂一斗，凡四物，㕮咀，著清酒中，绵絮一斤，细白布四丈，皆并内酒中，置马矢煴中，善封涂，勿使泄气；五日五夜出布、棉絮，曝干，复渍之，以尽其汁。每渍必晬其日，乃出布绵干之；并用滓与絮复布为巾，其布长六七尺，为六七巾。即用之，生桑炭炙巾，以熨寒痹，所刺之处，令热入至于病所，寒复炙巾以熨之，三十遍而止。汗出，炙巾以拭身，亦三十遍而止。起步内，无见风，每刺必熨，如此病已矣，此所谓内熨也。又治躄筋急，亦以白酒和桂涂之。《续传信方》造桂浆法：夏月饮之，解烦渴，益气消痰。桂末二大两，白蜜一升，以水二一斗，先煎取一斗，待冷，入新瓷瓶中；后下二物，搅二三百转令匀，先以油单一重复上，加纸七重，以绳封之；每日去纸一重，七日开之，药成，气香味美，格韵绝高。今人亦多作，故并着其法。(《图经本草·木部上品》)

📖 寇宗奭《本草衍义》

桂　大热。《素问》云：辛甘，发散为阳。故汉张仲景桂枝汤，治伤寒表虚皆须此药，是专用辛甘之意也。《本草》第一又云："疗寒以热药"。故知三种之桂，不取箘桂、牡桂者，盖此二种，性止温而已，不可以治风寒之病。独有一字桂，《本经》言甘辛大热，此正合《素问》辛甘发散为阳之说，尤知箘、牡二桂不及也，然《本经》只言桂，仲景又言桂枝者，盖亦取其枝上皮。其木身粗厚处，亦不中用。诸家之说，但各执己见，终无证据。今又谓之官桂，不知缘何而立名。虑后世为别物，故书之。又有桂心，此则诸桂之心，不若一字桂也。(《本草衍义·卷十三》)

📖 唐慎微《证类本草》

桂　味甘、辛，大热，有小毒。主温中，利肝肺气，心腹寒热，冷疾，霍乱转筋，头痛腰痛，出汗，止烦，止唾，咳嗽，鼻衄，能堕胎，坚骨节，通血脉，理疏不足，倡导百药，无所畏。久服神仙不老。生桂阳。二月、八月、十月采皮，阴干。得人参、麦门冬、甘草、大黄、黄芩，调中益气。得柴胡、紫石英、干地黄，疗吐逆。

陶隐居云：按《本经》唯有箘、牡二桂，而桂用体，大同小异。今俗用便有三种。以半卷多脂者，单名桂，入药最多。所用悉与前说相应。《仙经》乃并有三桂。常服食，以葱涕合和云母，蒸化为水者，正是此种尔。今出广州者好，湘州、始兴、桂阳县即是小桂，亦有而不如广州者。交州、桂州者，形段小，多脂肉，亦好。《经》云：桂，叶如柏叶泽黑，皮黄心赤。齐武帝时，湘州送树以植芳林苑中。今东山有桂皮，气粗相类，而叶乖异，亦能凌冬，恐或者牡桂，时人多呼丹桂，正谓皮赤尔。北方今重此，每食辄须之。盖《礼》所云姜桂以为芬芳。《唐本》注：箘桂，叶似柿叶，中有纵纹三道，表里无毛而光泽。牡桂，叶长尺许，陶云小桂，或言其叶小者。陶引《经》云似柏叶，验之，殊不相类，不知此言从何所出。今按：桂有二种，桂皮稍不同，若箘桂，老皮坚板无肉，全不堪用。其小枝薄卷及二、三重者，或名箘桂，或名筒桂。其牡桂，嫩枝皮，名为肉桂，亦名桂枝。其老者，名木桂，亦名大桂。得人参等良。本是箘桂，剩出单桂条，陶为深误也。今按：《陈藏器本草》云：箘桂、牡桂、桂心，以上三色并同是一物。按：桂林、桂岭，因桂为名，今之所生，不离此郡。从岭以南际海尽有桂树，唯柳、象州最多。味既辛烈，皮又厚坚，土人所采厚者必嫩，薄者必老。以老薄者为一色，以厚嫩者为一色。嫩既辛香，兼又筒卷。老必味淡，自然板薄。板薄者，即牡桂也，以老大而名焉。筒卷者，即箘桂也，以嫩而易卷。古方有筒桂，字似箘字，后人误而书之，习而成俗，至于书传，亦复因循。桂心即是削除皮上甲错，取其近里辛而有味。臣禹锡等谨按：《蜀本》注云：按此有三种：箘桂，叶如柿叶；牡桂，叶似枇杷叶；此乃云叶如柏叶。苏以桂叶无似柏叶者，乃云陶为深误。剩出此条。今据陶注云：箘桂正圆如竹，三重者良。牡桂皮薄，色黄多脂肉，气如木兰，味亦辛，此桂则是半卷多脂者。此云《仙经》有三桂，以葱涕合和云母，蒸化为水服之。此则有三种明矣。陶又云：齐武帝时，湘州得树，以植芳林苑中。陶隐居虽是梁武帝时人，实生自宋孝武建元三年，历齐为诸王侍读，故得见此树而言也。苏恭但只知有二种，亦不能细寻事迹，而云陶为深误，何臆断之甚也。《抱朴子》云：桂可以竹沥合饵之，亦可以龟脑和服之。《药性论》云：桂心，君。亦名紫桂。杀草木毒，忌生葱。味苦、辛，无毒。主治九种心痛，杀三虫，主破血，通利月闭，治软脚，痹不仁；治胞衣不下，除咳逆，结气壅痹；止腹内冷气，痛不可忍；主下痢，治鼻息肉。日华子云：桂心，治一切风气，补五劳七伤，通九窍，利关节，益精明目，暖腰膝，破痃癖癥瘕，消瘀血，治风痹骨节挛缩，续筋骨，生肌肉。

《图经》曰：箘桂，生交趾山谷；牡桂，生南海山谷；桂，生桂阳。旧经载此三种之异，性味、功用亦别，而《尔雅》但言，梫木，木桂一种。郭璞云：南人呼桂，厚皮者为木桂。苏恭以谓牡桂即木桂，及单名桂者是也。今岭表所出，则有筒桂、肉桂、桂心、官桂、板桂之名，而医家用之罕有分别者。旧说箘桂正圆如竹，有二、三重者，则今所谓筒桂也。筒、箘字近，或传写之误耳，或云即肉桂也。牡桂，皮薄色黄，少脂肉，气如木兰，味亦相类，削去皮，名桂心，今所谓官桂，疑是此也。桂是半卷多脂者，今所谓板桂，疑是此也。今观宾、宜、韶、钦诸州所图上者，种类亦各不同，然皆题曰桂，无复别名。参考旧注，谓箘桂，叶似柿叶，中有三道纹，肌理紧，薄如竹，大枝、小枝皮俱是筒，与今宾州所出者相类。牡桂，叶狭于箘桂而长数倍，其嫩枝皮半卷多紫，与今宜州、韶州者相类。彼土人谓其皮为木兰皮，肉为桂心。此又有黄、紫两色，益可验也。桂，叶如柏叶而泽黑，皮黄心赤，今钦州所出者，叶密而细，亦恐是其类，但不作柏叶形为疑耳。皮厚者名木桂，即板桂是也。苏恭以牡桂与单名桂为一物，亦未可据。其木俱高三四丈，多生深山蛮洞中，人家园圃亦有种者。移植于岭北，则气味殊少辛辣，固不堪入药也。三月、四月生花，全类茱萸。九月结实，今人多以装缀花果作筵具。其叶甚香，可用作饮香尤佳。二月、八月采皮，九月采花，并阴干，不可近火。中品又有天竺桂，云生西胡国，功用似桂，不过烈，今亦稀有，故但附于此。张仲景治伤寒，用桂枝汤。《甲乙经》治阴受病发痹内熨方：用醇酒二十斗，蜀椒一斗，干姜一斗，桂一斗，凡四物，㕮咀着清酒中。绵絮一斤，细白布四丈，皆并内酒中，置马矢煴中，善封涂，勿使泄气。五日五夜出布、绵絮，曝干复渍之，以尽其汁。每渍必晬其日，乃出布绵干之，并用滓与絮复布为巾，其布长六、七尺，为六、七巾。即用之，生桑炭炙巾以熨寒痹，所刺之处，令热入至于病所。寒复炙巾以熨之，三十遍而止。汗出，炙巾以拭身，亦三十遍而止。起步内，无见风。每刺必熨，如此病已矣。此所谓内熨也。又治躄筋急，亦以白酒和桂涂之。《续传信方》造桂浆法，夏月饮之，解烦渴，益气消痰。桂末二大两，白蜜一升，以水二斗，先煎取一斗。待冷，入新瓷瓶中，后下二物，搅二、三百转令匀。先以油单一重复上，加纸七重，以绳封之。每日去纸一重，七日开之，药成，气香味美，格韵绝高。今人亦多作，故并着其法。

雷公云：凡使，勿薄者，要紫色厚者，去上粗皮，取心中味辛者使。每斤大厚紫桂，只取得五两，取有味厚处，生用。如末用，即用重密熟绢并纸裹，勿令犯风。其州土只有桂草，原无桂心。用桂草煮丹阳木皮，遂成桂心。凡使，即单捣用之。《圣惠方》治风头痛，每欲天阴雨风先发者。用桂心一两为末，以酒调如膏，用傅顶上并额角。又方治九种心痛妨闷。用桂心一分为末，以酒一大盏，煎至半盏，去滓，稍热服，立效。又方治寒疝，心痛，四肢逆冷，全不欲食。用桂心二两去皮，捣罗为散。不计时候，热酒调下一钱匕。又方治产后恶血冲心痛，气闷欲绝。用桂心三两，捣罗为散，狗胆汁和丸如樱桃大。不计时候，用热滴磨，下二丸。《外台秘要》疗小儿睡中遗尿不自觉。桂末、雄鸡肝等分，捣丸服如小豆大温水下，日三。《千金方》治中风，面目相引偏僻，牙车急，舌不可转。桂心以酒煮取汁，故布蘸楒病上，正即止，左㖞右楒，右㖞楒左，常用大效。又方大治失音。末桂着舌下，渐咽汁。又方治卒中恶心痛。桂心八分，㕮咀，以水四升，煮取一升，分二服。《肘后方》治卒心痛。桂心八两，㕮咀，水四升，煮取一升，分三服。又方治心腹俱胀痛，短气欲死，或已绝。桂二两，切，以水一升二合，煮取八合，去滓，顿服。无桂，用干姜亦得。又方治中风，四肢逆冷，吐清水，宛转啼呼者。取二两㕮咀，以水三升，煮取二升，去滓适寒温尽服。又方治反腰有血痛。捣桂筛三升许，以苦酒和涂痛上，干复涂。《葛氏方》治卒吐血。桂屑方寸匕，昼夜含二十许服。亦疗下血，大神验（《千金方》同）。又方治产后腹中瘕痛。末桂，温酒服方寸匕，日三（《子母秘录》同）。《孙真人食忌》治中风失音方：桂一尺，以水三升，煎取一升服，取汗。又方治唾血。取桂心捣作末，以水下方寸匕。《梅师方》蜀椒闭口者有毒，误食之，便气欲绝，或下白沫，身体冷急。

煎桂汁服之，多饮冷水一、二升，忽食饮吐浆，煎浓豉汁服之。又方：治卒外肾偏肿疼痛方：桂心末和水调方寸匕，涂之。又方治产后血泄不禁止，余血弥痛兼块。桂心、干姜等分，为末，空心酒调服方寸匕。《斗门方》治中风失音。用桂心一两，去其粗皮，近人身体怀之，至两时辰许，为末，分为三服，每服用水二盏，煎取一盏，服之瘥。大妙（《圣惠方》同）。《姚和众方》治小儿脐肿。取桂心炙令热，熨之，日可四、五度。《抱朴子》云桂可以合葱涕蒸作水，亦可以竹沥合饵之，亦可以龟脑和而服之，七年，能步行水上，长生不死。又云：赵他子服桂二十年，足下毛生，日行五百里，力举千斤。《衍义》曰：桂，大热。《素问》云：辛、甘发散为阳。故汉·张仲景桂枝汤，治伤寒表虚，皆须此药，是专用辛、甘之意也。《本草》第一又云：疗寒以热药。故知三种之桂，不取箘桂、牡桂者，盖此二种，性止温而已，不可以治风寒之病。独有一字桂，《本经》言甘、辛，大热，此正合《素问》辛、甘发散为阳之说，尤知箘、牡二桂不及也。然《本经》止言桂，仲景又言桂枝者，盖亦取其枝上皮，其木身粗厚处，亦不中用。诸家之说，但各执己见，终无证据。今又之官桂，不知缘何而立名？虑后世为别物，故书之。又有桂心，此则诸桂之心，不若一字桂也。

牡桂　味辛，温，无毒。主上气咳逆，结气，喉痹，吐吸，心痛，胁风胁痛；温筋通脉，止烦，出汗，利关节，补中益气。久服通神，轻身不老。生南海山谷。

陶隐居云：南海郡即是广州。今俗用牡桂，状似桂而扁广殊薄，皮色黄，脂肉甚少，气如木兰，味亦类桂，不知当是别树，为复犹是桂生，有老宿者尔，亦所未究。《唐本》注云：《尔雅》云：梫，木桂。古方亦用木桂，或云牡桂，即今木桂，及单名桂者是也。此桂花子与箘桂同，唯叶倍长，大、小枝皮俱名牡桂。然大枝皮肉理粗虚如木，肉少味薄，不及小枝皮肉多，半卷。中必皱起，味辛美。一名肉桂，一名桂枝，一名桂心。出融州、桂州、交州，甚良。臣禹锡等谨按：蜀本《图经》云：叶狭长于箘桂叶一、二倍。其嫩枝皮半卷，多紫肉中皱起，肌理虚软，谓之桂枝，又名肉桂。削去上皮，名曰桂心。药中以此为善，其厚皮者名曰木桂。二月、八月采皮，晒干之。《尔雅疏》云：梫，一名木桂。郭云：今南人呼桂厚皮者为木桂。桂树叶似枇杷而大，白华，华而不著子。丛生岩岭。枝叶冬夏常青，间无杂木。《本草》谓之牧桂是也。《药性论》云：牡桂，君，味甘。能去冷风疼痛。

《图经》文具桂条下。

《经验后方》治大人、小儿吃杂果子多。腹胀气急方：取肉桂碾末，饭丸如绿豆大。小儿熟水下五丸；大人十丸。未痊再服。

箇桂 味辛，温，无毒。主百病，养精神，和颜色，为诸药先聘通使。久服轻身不老，面生光华，媚好常如童子。生交址、桂林山谷岩崖间，无骨，正圆如竹。立秋采。

陶隐居云：交址属交州，桂林属广州，而《蜀都赋》云：箇桂临崖。俗中不见正圆如竹者，惟嫩枝破卷成圆，犹依桂用，非真箇桂也。《仙经》乃有用箇桂，云三重者良，则明非今桂矣，必当别是一物，应更研访。《唐本》注云：箇者，竹名。古方用筒桂者是，故云三重者良。其筒桂亦有二、三重卷者，叶似柿叶，中三道纹，肌理紧薄如竹。大枝、小枝皮俱是箇。然大枝皮不能重卷，味极淡薄，不入药用。今惟出韶州。

臣禹锡等谨按：蜀本《图经》云：叶似柿叶而尖狭光净，花白蕊黄，四月开，五月结实。树皮青黄，薄卷若筒，亦名筒桂。厚硬味薄者名板桂。又不入药用。三月、七月采皮，日干。

《图经》文具桂条下：

《列仙传》范蠡好食桂，饮水讨药，人世世见之。又曰：桂父，象林人，常服桂皮、叶，以龟脑和服之。《韩终采药诗》暗河之桂，实大如栗，得而食之，后天而老。《别说》云：谨按诸家所说桂之异同，几不可用考。今交、广商人所贩，及医家见用，惟陈藏器一说最近。然筒厚实，气味重者，宜入治脏及下焦药；轻薄者，宜入治头目发散药。故《本经》以箇桂养精神，以牡桂利关节，仲景《伤寒论》发汗用桂枝，桂枝者枝条，非身干也。取真轻薄而能发散。今又有一种柳桂，及桂之嫩小枝条也。尤宜入治上焦药用也。（《证类本草·卷第十二》）

📖 王继先《绍兴校定经史证类备急本草》

桂 分三种，其实一也。采皮为用。(《绍兴校定经史证类备急本草·卷之十四》)

📖 张元素《医学启源》

肉桂 气热，味大辛，补下焦火热不足，治沉寒痼冷之病，及表虚自汗，春夏二时为禁药也。《主治秘要》云：若纯阳，渗泄止渴。又云：甘辛，阳，大热，去营卫中之风寒。去皮，捣细用。(《医学启源·卷之下》)

桂枝 气热、味辛、甘、仲景治伤寒证，发汗用桂枝者，乃桂条，非身干也，取其轻……

📖 王硕《易简方》

桂 去皮，不见火。

味甘、辛，大热，有小毒。温中利肝肺气，心腹痛，伤风自汗，堕胎；通血脉，疗腹内冷气不可忍。治产后腹中瘕痛，并卒中痛，外肾偏肿疼痛，为末，汤、酒任意服。(《易简方·绪论》)

📖 郭坦《十便良方》

桂 味甘、辛，大热，有小毒。主温中，利肝肺气，心腹寒热，冷疾，霍乱转筋，头痛腰痛，出汗，止烦，止唾、咳嗽、鼻齆，能堕胎，坚骨节，通血脉，理疏不足，宣导百药，无所畏。得人参、麦门冬、甘草、大黄、黄芩调中益气，得柴胡、紫石英、干地黄疗吐逆。

《药性论》云：桂心，君。亦名紫桂。杀草木毒。忌生葱。味苦、辛、无毒。主治九种心痛，杀三虫，主破血，通利月闭，治软脚痹不仁，治胞衣不下，除咳逆结气，壅痹，止腹内冷气、痛不可忍，主下痢，治鼻息肉。

《日华子》云：桂心，治一切风气，补五劳七伤，通九窍，利关节，益精明目，暖腰膝，破痃癖癥瘕，消瘀血，治风痹骨节挛缩，续筋骨生肌肉。

《衍义》：桂，大热。《素问》云，辛甘发散为阳。故汉张仲景"桂枝汤"治伤寒表虚皆须此药，用辛甘之意也。

凡桂，先去粗皮，令见心中有味处，到，不见火使。如妊娠，合所需药，仍炒了使。

凡桂，要味辛甘者佳。(《十便良方·卷第三》)

📖 王好古《汤液本草》

桂桂心、肉桂、桂枝 气温，味甘、辛。有小毒。

入手少阴经。桂枝入足太阳经。

《本草》云：主温中，利肝肺气，心腹寒热冷疾，霍乱转筋，头痛腰痛，出汗，止烦，止唾，咳嗽，鼻齄。能堕胎，坚骨节，通血脉，理疏不足。宣导百药，无所畏。久服神仙不老。生桂阳，二月、八月、十月采皮，阴干。有箘桂、牡桂、木桂、筒桂、肉桂、板桂、桂心、官桂之类。用者罕有分别。《衍义》所言，不知何缘而得官之名。予考《本草》有出观、宾、宜、韶、钦诸州者佳。世人以笔画多而懒书之，故只作"官"也。如写黄檗作黄柏，姜作姜同意。箘桂生交趾山谷，牡桂生南海山谷，木桂生桂阳，从岭至海尽有桂树，惟柳州、象州最多。《本草》所说箘桂、牡桂、板桂，厚薄不同。大抵细薄者为枝、为嫩，厚脂者为肉、为老，处其身者为中也。不必黄色为桂心，但不用皮与里，只用其身中者为桂心。不经水而味薄者亦名柳桂。易老用此以治虚人，使不生热也。《衍义》谓桂大热。《素问》谓辛甘发散为阳，故张仲景桂枝汤治伤寒表虚，皆须此药，是专用辛甘之意也。又云：疗寒以热。故知三种之桂，不取箘桂、牡桂者，盖此二种性只温而已，不可以治风寒之病。独有一字桂，《本经》谓甘辛大热，正合《素问》辛甘发散为阳之说，尤知箘桂、牡桂不及也。然《本经》只言桂，而仲景又言桂枝者，盖亦取其枝上皮也。其本身粗厚处亦不中用。诸家之说，但各执一己见，终无证据。今又谓之官桂，不知何缘而立名，虑后世以为别物，故于此书之。又有桂心，此则诸桂之心，不若一字桂也。《别说》交广商人所贩者，及医家见用，惟陈藏器之说最是。然箘桂厚实，气味厚重者，宜入治脏及下焦药。轻薄者，宜入治眼目发散药。《本经》以箘桂养精神，以牡桂利关节。仲景伤寒发汗用桂枝。桂枝者桂条也，非身干也，取其轻薄而能发散。一种柳桂乃小嫩枝条也，尤宜入上焦药。仲景汤液用桂枝发表，用肉桂补肾，本乎天者亲上，本乎地者亲下，理之自然，性分之所不可移也。一有差易，为效弥远。岁月既久，习以成弊，宜后世之不及古也。桂心通神，不可言之，至于诸桂数等，皆大小老壮之不同。观，作官也。《本草》所言有小毒，或云久服神仙不老。虽云小毒，亦从类化。与黄芩、黄连为使，小毒何施？与乌、附为使，只是全得热性；若与有毒者同用，则小毒既去，大毒转甚；与人参、麦门冬、甘草同用，能调中益气，则可久服。可知此药能护荣气而实卫气，则在足太阳经也。桂心入心，则在手少阴也。若指荣字立说，止是血药，故《经》言通血脉也。若与巴豆、硇砂、干漆、穿山甲、水蛭、虻虫如此有毒之类同用，则小毒化为大毒，其类化可知矣。汤液发汗用桂枝，补肾用肉桂，小柴胡只云加桂何也？《药象》谓肉桂大辛，补下焦热火不足，治沉寒痼冷，及治表虚自汗。春、夏二时为禁药。

《珍》云：秋冬治下部腹痛，非桂不能止也。

《心》云：桂枝气味俱轻，故能上行发散于表。内寒则肉桂，补阳则柳桂。桂，辛热散经寒，引导阳气。若正气虚者，以辛润之。散寒邪，治奔豚。（《汤液本草·卷之五》）

📖 陈衍《宝庆本草折衷》

桂 臣 箘桂，牡桂在内。

一名肉桂此桂半卷而多脂者也。赤者名丹桂，紫者名紫桂。去粗皮者名桂心，未去者名桂皮。其箘桂，名筒桂。其牡桂，一名板桂，一名木桂，一名大桂，一名梫。箘，巨陨切。梫，子心切。生桂阳山即桂州，及始兴即韶州。及东山、岭南、广、交、湘、柳、象、宾、宜、钦、韶。亦可圃种之。附 桂枝：乃枝上细皮，其嫩小枝皮一名柳桂，非谓出于柳州者也。并二、八、十月采皮，阴干。并忌生葱，不见火。

味甘、辛、苦，大热，有小毒。主温中，利肝肺气，心腹寒冷，霍乱转筋，头痛，腰痛，出汗，止烦，止唾，咳嗽，鼻衄，能堕胎，坚骨节，通血脉，理疏不足，宣导百药。《药性论》云：杀草木毒，治九种心痛。杀三虫，破血，通血闭，治软脚痹不仁。治胞衣不下，除咳逆，结气壅痹。主下痢，治鼻息肉。日华子云：治风气，补五劳七伤，通九窍，利关节，益精，明目，暖腰膝，破痃癖癥瘕，消瘀血，治骨节挛缩，续筋骨，生肌肉。雷公云：去上粗皮，取心。《圣惠方》：治寒疝心痛，四肢逆冷用桂心捣散，热酒调下一钱。葛氏云：治卒吐血，桂屑方寸匕，昼夜含服。亦疗下血。又方：治产后腹中瘕痛末桂温酒服方寸匕，日三。孙真人方：治中风失音桂一尺，以水三升，煎取一升服，取汗。《梅师方》：治卒外肾偏坠疼痛桂心末，和水调涂。《经验后方》：治吃杂果多，腹胀气急取肉桂碾末，饭丸如菜豆大，小儿热水下伍丸，大人十丸。《别说》云：厚实，气味重者，宜入治脏及下焦药；轻薄者，宜入治头目发散药与桂枝功差近。寇氏曰：桂，大热。疗寒以热药，故不取箘桂、牡桂盖此二种，止温而已，不可以治风寒之病。独有一字桂，大热，尤知箘、牡二桂不及也。然《本经》止言桂，今又谓之官桂，不知缘何而立名，不若一字桂也。（《宝庆本草折衷·卷第十》）

📖 周天锡《图经备要本草诗诀》

桂　生桂阳。二、八月、十月采，阴干。

去粗皮，不见火。如妊娠药，微炒用良。堕胎。

甘辛通血热关桂，坚骨温中利肝肺。

痰嗽汗烦及诸风，眼疾劳伤皆可废。（《图经备要本草诗诀·卷下》）

📖 佚名《增广和剂局方药性总论》

桂皮　味甘辛，大热，有小毒。主温中，利肝肺气，心腹寒热冷疾，霍乱转筋，头痛腰痛，出汗，止烦，止唾，咳嗽，鼻衄，堕胎，坚骨节，通血脉。《药性论》云：君。主治九种心痛，杀三虫，主破血，软脚痹不仁，胞衣不下，除腹内冷气痛，主下痢，治鼻息肉。日华子云：治一切风气，补五劳七伤，通九窍，利关节，益精明目，暖腰膝，破痃癖瘕瘕，消瘀血，治风痹，生肌肉。得人参、麦门冬、甘草、大黄、黄芩，调中益气。得柴胡、紫石英、干地黄，疗吐逆。杀草木毒。忌生葱。

牡桂 味辛，温，无毒。主上气咳逆，结气喉痹，吐吸，心痛，胁风，胁痛；温筋通脉，止烦，出汗，利关节，补中益气。《药性论》云：使。去冷风疼痛。

箘桂 味辛，温，无毒。主百病，养精神，为诸药先聘通使。(《增广和剂局方药性总论·木部》)

📖 尚从善《本草元命苞》

桂 甘辛，大热。有小毒、能护荣气实卫气，通顺血脉，理疏不足，宣导百药，无所畏忌心腹。主寒热之疾，温中利肺肝之气。霍乱转筋，头痛腰痛，伤寒表虚，止汗，止烦，除咳嗽，鼻衄，坚骨节，堕胎，久服神仙不老。多饵面生光华。虽云小毒，亦从类化。得麦门冬、甘草能调中益气，是与无毒同用，小毒何施？得硇砂、干膝能通经破血，是与有毒同用化为大毒。其类从化是以知之。桂有箘桂、牡桂、肉桂、柳桂、木桂、枝桂、桂心。桂枝用之仔细分别，临证决然取效。大抵细薄为枝为嫩，厚脂为肉为老。处其身中为桂心，不必色黄而作也，气实味重，宜治下焦，轻薄味淡，能行眼目，用桂枝发表，使肉桂补肾。本乎天者亲上，本乎地者亲下，道理自然轻分之不易。一有差忒为效弥远。

桂心为君，以通神明，利九窍，筋脉挛缩。治脚膝软痹不仁，通利益月闭，能杀三虫，补五劳七伤，疗心腹冷痛，杀草木毒，续筋骨病。又名紫桂，忌生葱。

牡桂为君，其味辛温，去冷风疼痛，利关节，补中通脉，止烦，出汗，益气，耐老轻身。疗咳逆，结气，喉痹；疗胁风，心痛，温筋，比别桂肉理粗疏然。大枝味薄肉少多卷，其皮片必歙起。

箇桂辛温，无毒。诸药先聘通使。治百病，滋养精神，悦颜色，面生华媚妹，产桂林山谷、岩崖。形无骨正园如竹。凡此诸桂攻疗特殊，临证不审，一概用之岂惟疾之弗瘳，亦可使之为害。《图经》云，桂生桂阳，从岭至海，柳生柳州、象州、最多。箇桂出交趾，牡桂产南海，观宾宜韶钦诸州皆有，二八九十月采之，阴干。凡入汤丸不可近火。（《本草元命苞·卷之六》）

📖 忽思慧《饮膳正要》

桂　味甘辛，大热，有毒。治心腹寒热，冷痰，利肝肺气。（《饮膳正要·卷第三》）

📖 朱震亨《本草衍义补遗》

桂　虚能补，此大法也。仲景救表用桂枝，非表有虚以桂补之。卫有风寒故病自汗，以桂枝发其邪，卫和则表密，汗自止，非桂枝能收汗而治之。今《衍义》乃谓仲景治表虚，误矣！《本草》止言出汗，正《内经》辛甘发散之义。后人用桂止汗失经旨矣。曰官桂者，桂多品，取其品之高者，可以充用而名之贵之之辞也。曰桂心者，皮之肉厚，去其粗厚而无味者，止留近其木一层而味辛甘者，故名之曰心，美之之辞也，何必置疑苦此。桂固知三种之桂，不取箇桂、牡桂者，盖此二种性止温而已，不可以治风寒之病。独有一字，桂，《经》言辛甘大热，正合《素问》"辛甘发散为阳"之说。又，《别说》云：以箇桂养精神，以牡桂利关节。又有一种柳桂，乃桂之嫩小枝条也，尤宜入治上焦药用也。（《本草衍义补遗》）

📖 贾铭《饮食须知》

桂皮　味辛性温。有实火者少食。忌生葱、石脂。（《饮食须知·卷五》）

📖 徐凤石《秘传音制本草大成药性赋》

肉桂行经破癖音僻，兼医吐逆劳伤。

桂心却风而破血，桂枝敛汗以解肌。

肉桂：味甘、辛，性大热，有小毒。与乌头、附子为使，全得热性。与黄芩、黄连为使，小毒何施？得人参、麦门冬、甘草同用，能益气调中。得柴胡、紫石英、地黄同用，主霍乱吐逆。与巴豆，硇砂、干漆、山甲、水蛭、虻虫同用，则为害大矣。春夏禁服，秋冬宜煎。

桂心：是牡桂削去粗皮、近木黄肉。味苦、辛，性大热，无毒。

桂枝：乃牡桂枝柯小条，薄皮。味辛，性大温，无毒。诸桂俱忌生葱。（《秘传音制本草大成药性赋·卷之二》）

📖 许兆桢《药准》

桂 味辛甘，气大热。有小毒，

主温中散寒，行血实表。其种类不一，为治亦稍别。枝条轻薄者为桂枝，宜入治头目发散风寒药，故太阳感受风邪，恶风发热，表虚自汗，仲景用以救表，非以其能敛汗，盖表有风寒故自汗，以桂枝温荣卫，而发其邪，邪去则表密而汗自止。正辛甘发散之义。后人用桂止汗，失经旨矣。身干厚实者为肉桂，宜入治脏补肾药。故下焦寒冷，秋冬下部腹痛，非此不除也。刮去粗厚，用近里者为桂心，宜入心脾经药，故能建中回阳。经云，气厚则发热是也。又有枝干细小如簪脚者名柳桂，味淡宜入上焦药及横行手臂。经云，气薄则发泄是也。桂虽有小毒，亦从类化。与芩连为使。小毒何施？与乌附同用，全得热性。与人参、麦门冬、甘草同用，能调中益气，护荣实卫。若与有毒者同用，则小毒化为大毒，其类化可知矣。（《药准·卷下·木部》）

📖 熊宗立增补《增补图经节要本草歌括》

桂 去粗皮，剉。味甘、辛，大热，有小毒。箘桂生交趾，牡桂生南海。

桂生桂阳。有此三种之异，功用亦别。《尔雅》但言"梫，木桂"一种。郭璞云：南人呼厚皮者木桂，即牡桂也。二月、八月采皮，阴干。得人参、麦门冬、甘草、大黄、黄芩、柴胡、紫石英、干地黄良。君。忌生葱。

桂本能为诸药聘，主除风气补劳伤。

下胞破癥行经脉，有孕须知炒过良。（《增补图经节要本草歌括·卷之一》）

📖 王纶《本草集要》

桂君 味甘、辛，气大热。有小毒。入手少阴经。桂枝入足太阳经忌生葱。生桂阳，采皮阴干。凡使刮外皮。

主温中，利肝肺气，心腹冷痛，霍乱转筋，风寒头痛，腰痛，出汗，止唾，咳嗽，鼽鼻。能堕胎，通血脉，消瘀血，坚骨节。治风痹，骨挛脚软，宣导百药无所畏，杀草木毒。（《本草集要·中部药品》）

牡桂君 味辛，气温。无毒，生南海山谷。

主上气，咳逆结气，喉痹吐及利关节，补中益气。久服通神，轻身不老。（明·王纶《本草集要·中部药品》）

箘桂味辛，气温。无毒。生交趾、桂林山谷，立秋采，无骨，正圆如竹。

主百病，养精神，和颜色，为诸药先聘通使。久服轻身不老，面生光华媚好，常如童子。

按：三种之桂，所出各异焉，为治亦稍别。世俗所用者单桂也，枝条轻薄者为桂枝，宜入治头目发表，散风寒。仲景救表用桂枝，非以其能敛汗，盖表有风邪，故病自汗，以桂枝温荣卫而发其邪，邪去则表密而汗自止，正辛甘发散之义。后人用桂止汗，失《经》旨矣。身干厚实者为肉桂，宜入治脏，补肾气及下焦寒冷。秋冬下部腹痛，非此不除。刮去粗厚，用近里者为桂心，又有嫩小枝条为柳桂。味淡，尤宜入治上焦药及横行手臂。桂虽有小毒，亦从类化。与芩连为使，小毒何施？与乌附同用，全得热性。冬月与人参、麦门冬、甘草同用，能调中益气，护荣实卫。

风头痛，遇天将阴风雨先发者。桂心一两为末，酒调如膏，傅顶上并额角，效。

243

唾血吐血。桂心为末，水调下方寸匕。

中风失音，四肢逆冷。取二两，以水三升煮，取一升服尽，取汗。(《本草集要·中部药品》)

📖 藤弘《神农本经会通》

桂　桂心，君也，忌生葱，杀草木毒。生桂阳，二、八、十月采皮，阴干。桂心，即是削除皮上甲错，取其近里辛而有味者。凡使勿薄者，要紫色厚者，去上粗皮，取中心味辛者。《局》云，去粗皮不见火。

味甘辛，气大热，有小毒。《汤》云，入手少阴经，桂枝，入足太阳经。

《东》云，浮也，阳中之阳也。气之薄者，桂枝也；气之厚者，肉桂也。气薄则发泄，桂枝上行而发表。气厚同发热，桂肉下行而补肾。此天地亲上亲下之道也。行血，疗心痛，止汗。《珍》云，温中发表，宣利肺气，秋冬治下部腹痛。《妻》云，能通关节，行血止汗又舒筋，治冷气疼，脚痹手麻，兼霍乱。《本经》云，主温中，利肝气肺气，心腹寒热冷疾，治霍乱转筋，头痛，腰痛，出汗，止烦，止唾，咳嗽，鼻齃，能堕胎，坚骨节，通血脉，理疏不足，宣导百药，无所畏忌，久服可神仙不老。得人参、麦门冬、甘草、大黄、黄芩调中益气，得柴胡、紫石英、干地黄、疗吐逆。《药性论》云，桂心，君，亦名紫桂，杀草木，忌生葱。味苦辛，无毒。主治九种心痛，杀三虫，主破血，通利月闭，治软脚痹不仁，治胞衣不下，除咳逆，结气，壅痹，止腹内冷气痛不可忍，主下痢，治鼻息肉。《日华子》云，桂心，治一切风气，补五劳七伤，通九窍，利关节，益精明目，暖腰膝，破痃癖癥瘕，消淤血，治风痹，骨节挛缩，续筋骨，生肌肉。《汤》云，有箘桂，牡桂，木桂，筒桂，肉桂，板桂。桂，桂心，官桂之类，用者罕有分别。《衍义》官之名，考《本草》有出观实诸州者，世人懒书，故只作官也。箘桂生交址山谷，牡桂生南海山谷，木桂生桂阳，从岭至海，尽有桂树，惟柳州、象州最多。《本草》所说箘桂、牡桂、板桂厚薄不同。大抵细薄者为枝为嫩，厚脂者为肉为老。处其身者，为中也，不必色黄为桂心，但不用皮与里，止用其身中者为桂心。不经水而味薄者，亦名柳桂，易老用此以治虚人，使不生热也。《衍义》谓桂大热，《素

244

问》谓辛甘发散为阳，故张仲景桂枝汤治伤寒表虚，皆须此药。是专用辛甘之意也。又云，疗寒以热，故知三种之桂，不取菌桂、牡桂者，盖此二种，性止温而已，不可以治风寒之病，独有一字桂，《本经》谓甘辛大热，正合《素问》甘辛发散为阳之说，尤知菌桂、牡桂不及也。然《本经》止言桂，而仲景又言桂枝者，盖亦取其枝上皮也。其本身粗厚处，亦不中用。又有桂心，此则诸桂之心，不若一字桂也。《别说》交广商人所贩者，及医家见用，惟陈藏器之说最是。然筒桂厚实，气味厚重者，宜入治脏及下焦药。轻薄者，宜入治眼目发散药。《本经》以菌桂养精神，以牡桂利关节，仲景伤寒发汗，用桂枝。桂枝者，桂条也，非身干也。取其轻薄而能发散，一种柳桂，乃小嫩枝条也，尤宜入上焦药，仲景汤液用桂枝发表，用肉桂补肾，本乎天者亲上，本乎地者亲下，理之自然。性分之所不可移也。一有差易，为效弥远。岁月既久，习以成弊，宜后世不及古也。桂心通神，不可言之，至于诸桂数等，皆大小老壮之不同，观作官也。《本草》所言有小毒，或云久服神仙不老。虽云，小毒，亦从类化，与黄连、黄芩为使，小毒何施。与乌附为使，止是全得热性，若与有毒者同用，则小毒既去，大毒转甚。与人参、麦门冬、甘草同用，能调中益气，则可久服，可知此药，能护荣气，而实卫气，则在足太阳经也。桂心入心，则在手少阴经也。若指荣字立说，止是血药，故《经》言通血脉也。若与巴豆、硇砂、干漆、川山甲、水蛭、虻虫，如此有毒之类同用，则小毒化为大毒，其类化可知矣。《汤液》发汗用桂枝，补肾用肉桂。小柴胡止云加桂，何也。《药象》谓肉桂太辛，补下焦热火不足，治沉寒痼冷，及治表虚自汗，春夏二时为禁药。《珍》云，秋冬治下部腹痛，非桂不能止也。《心》云，桂枝气味俱轻，故能上行发散于表，内寒则肉桂，补阳则柳桂。桂辛热，散经寒，引导阳气。若正气虚者，以辛润之，散寒邪，冶奔豚。《丹》云，虚能补，此大法也。《刢》云，官桂味辛热有毒，堕胎止汗补劳伤，桂枝气薄能开表，用肉生温补肾良。《局》云，桂本能为诸药聘，主除风气补劳伤，下胞破癖行经脉，有孕须知炒过良。桂肉，主劳伤。桂枝须敛汗，俱可行经破癖，炒过免堕胎儿。薄桂，味淡，能横行手臂。

牡桂　生南海山谷，君也；板薄者，即牡桂。

味辛，气温，无毒。

《本经》云，上气咳逆，结气，喉痹，吐吸，心痛，胁风，脐痛，温筋通脉，止烦，出汗，利关节，补中益气，久服通神，轻身不老。《药性论》云，牡桂，君，味甘辛，能去冷风疼痛。

箘桂 生交址桂林山谷间，无骨，正圆如竹，立秋采。

味辛，气温，无毒。

《本经》云，主百病，养精神，和颜色，为诸药先聘通使。久服轻身不老，面生光华媚好，常如童子。《别说》云，按诸家所说，桂之异同，几不可周考，今交广南人所贩，及医家见用，唯陈藏器之一说为最近。然筒厚实，气味重者，宜入治脏及下焦药。轻薄者，宜入治头目发散药，故《本经》以箘桂养精神，以牡桂利关节；仲景《伤寒论》发汗用桂枝，桂枝者，枝条非身干也。取其轻薄而能发散，今又有一种柳桂，乃桂之嫩小枝条也，亦宜入治上焦药也。《丹》云，桂固知三种之桂，不取箘桂、牡桂者，盖此二者，性止温而已，不可治风寒之病，独有一字桂，《经》言甘辛大热，正合《素问》辛甘发散为阳之说，余同《别说》。《集》云，按三种之桂，所出各异，为治亦稍别。世俗所用者，单桂也。枝条轻薄者为桂枝，宜入治头目发表散风寒，身干厚实者，为肉，肉宜入治脏，补肾气，及下焦寒冷，秋冬下部腹痛，非此不除，刮去粗厚用近里者为桂心。用近里者为桂心。又有嫩枝、小枝条为柳桂，味淡，尤宜入治上焦药，及横行手臂。(《神农本经会通·卷之二》)

📖 刘文泰《本草品汇精要》

桂有小毒，植生

桂，主温中，利肝肺气，心腹寒热，冷疾，霍乱转筋，头痛腰痛，出汗，止烦，止唾，咳嗽，鼻衄，能堕胎，坚骨节，通血脉，理疏不足，宣导百药，无所畏。久服神仙不老《名医》所录。

【名】丹桂、姜桂。

【苗】[谨按] 木高三四丈，其叶如柏叶而泽黑，皮黄心赤，凌冬不凋，其傍无杂木，盖木得桂而枯之谓。按《衍义》云：桂，大热，《素问》谓：辛甘发散为阳，故仲景治伤寒表虚用桂枝汤，专取辛甘发散之意也。又云：疗寒以热，故知三种之桂，不取箘桂、牡桂者，盖此二种性止温而已，不可以治风寒之病，独有一字桂。《本经》谓甘辛大热，正合《素问》辛甘发散之旨，尤知箘桂、牡桂为不及也。今《尔雅》云：梫为木桂。郭璞云：南人呼桂厚皮为木桂，苏恭以为牡桂即木桂及单名桂者，非也。《汤液本草》云：有箘桂、牡桂、木桂、筒桂、肉桂、板桂、桂心、官桂之类，用者罕有分别。《衍义》言：不知何缘而得官之名，考诸本草有出观、宾诸州者佳，世人以笔画多而懒书之，故只作官也。如黄檗作黄柏，生姜作姜同意。本草所说诸桂有厚薄不同，大抵细薄者为枝，厚脂者为肉，其身者刮去皮与裹，止用中者为桂心，故仲景用桂枝发表，用肉桂补肾，亦本乎天者亲上，本乎地者亲下之义也。

【地】[陶隐居云]出湘州、桂州、交州。[地道]桂阳、广州、观州。

【时】[生]春生新叶。[采]二月、八月、十月取皮。

【收】阴干。

【用】皮、心、枝。

【质】类厚朴而薄。

【色】紫。

【味】甘、辛。

【性】大热。

【气】气之厚者，阳也。

【臭】香。

【主】伐肝气，逐寒邪。

【行】[桂]手少阴经。[桂枝]足太阴经。

【制】去粗皮。

【治】药性论云：桂心止九种心痛，杀三虫，破血，通利月闭，及脚软痹不仁，并胞衣不下，除咳逆，结气壅痹，止腹内冷气，痛不可忍，止下痢，治鼻息肉。日华子云：桂心疗一切风气，通九窍，利关节，暖腰膝，破痃癖癥瘕，消瘀血及风痹，骨节挛缩，续筋骨，生肌肉。汤液本草云：桂枝，发表及表虚自汗轻薄者，宜入治眼目发散药。

肉桂治沉寒痼冷，秋冬下部腹痛，并疗奔豚。《别录》云，桂心，疗卒中恶，心痛及小儿脐肿，炙热熨之。

桂，疗心腹胀闷及外肾偏肿疼痛，为末，水调方寸匕，涂之。[补]日华子云：益精明目，并五劳七伤。汤液本草云：肉桂补下焦热火不足及补肾。

【合治】合人参、麦门冬、甘草、大黄、黄芩，调中益气。

合柴胡、紫石英、干地黄，止呕逆。

桂心为末二两，合热酒调一钱匕，不拘时服，治寒疝心痛，四肢逆冷，全不欲食。

📖 1520 年薛己《本草约言》

桂 味甘、辛，气大热，有小毒。阳也，可升可降。大抵重厚者易于下行，轻薄者长于上升，此天地亲上亲下之道也。桂入手少阴，枝入足太阳经。入三焦，散寒邪而利气，莫如肉桂。达身表，散风邪而解肌，还须桂枝。入血脉有通利之妙，佐百药有宣导之奇。

欲补肾以下行，须用肉桂。

如上升而发表，桂枝可通。

桂有四等，在下最厚者曰肉桂，气热味重，堪疗下焦寒冷，并秋冬腹内冷痛。泄奔豚，利水道，温筋暖脏，破血通经。

《经》云：气"厚则发热"是也。去其粗皮，而留其近木之味重而最精者曰桂心，入二三分于补阴药中，则能行地黄之滞而补肾。由其味辛属肺而能生肾水，性温行血而能通凝滞也。在中次厚者曰官桂，由桂多品，而取其品之高也，主中焦有寒。在上薄者曰薄桂，走肩臂而行肢节之凝滞，肩臂引经多用之。其在嫩枝之最薄者曰桂枝，伤寒、伤风之有汗者宜用之，以微解表也，非固表也。惟有汗者，表虚而邪微，故用此气薄辛甘之剂，以轻散之，岂有辛甘之剂能固表哉？

按：《本经》谓桂止烦出汗。仲景言伤寒无汗，不得服桂枝。

江云：汗过多者，桂枝甘草汤，是又用其敛汗，何也？盖桂善通血脉，《本经》言止烦、出汗者，非桂能开腠理而发出汗也，以调其荣血则卫气自和，邪无容地，遂自汗出而解矣。

仲景言汗多用桂枝者，亦非枝能闭腠理而止住汗也。盖卫有风邪，故病自汗，以桂枝调荣卫而发其邪，邪去则表密而汗自敛矣，亦甘辛发散之义也。

桂有小毒，亦从类化。与黄芩、黄连为使，小毒何施？与乌头、附子为使，全得热性。与参、冬、甘草同用，能调中益气，实卫护荣。与柴胡、紫石英、干地黄同用，却去吐逆。与巴豆、硇砂、干漆、穿山甲、水蛭、虻虫有毒之类同用，则小毒化为大毒矣。春夏禁服，秋冬宜煎。

壮年命门火旺者忌服。惟老弱幼小，命门火衰，不能生土，完谷不化，肾虚，产后下元不足，荣卫衰微者之要药也。（《本草约言·卷之二》）

李汤卿《心印绀珠经》

桂 味辛，性热，有毒。浮也，阳中之阳也。气之薄者，桂枝也；气之厚者，肉桂也。气薄则发泄，桂枝上行而发表；气厚则发热，肉桂下行而补肾。此天地亲上亲下之道也。（《心印绀珠经·卷下》）

郑宁《药性要略大全》

桂 气之薄者，桂枝也；气之厚者，肉桂也。气薄则发泄，桂枝上行而发表；气厚则发热，肉桂下行而补肾。此天地亲上亲下之道也。

《赋》曰：疗肾冷，止汗如神。

《经》曰：温中，和肝肺气。心腹寒热冷痛，霍乱转筋，头腰痛，止烦，止唾，咳嗽，鼻齆。能堕胎，坚骨节，通血脉，宣通百药。无所畏。其心半卷、多脂者，单名桂。入药最良。

味辛，性热，有小毒。浮也。百药无所畏。杀草木毒。止忌生葱。凡使刮去粗皮。

箇桂 使。一名箘桂。

治百病，养精神，和颜色。为诸药先聘通使。

味辛，性温热，无毒。出交趾国。此桂无骨，正圆如筒，故名筒桂。

肉桂 一名牡桂。

治上气咳逆，结气喉痹，吐吸，心痛、胁风，胁痛，温经通脉，止烦，出汗，利关节，补中益气。此桂味厚于气。

《经》云：治奔豚气，能通脉。

味辛，气温，无毒。

《本草》言桂有小毒，亦从类化。若与芩、连为使，小毒何施？与乌、附为使，只是得全热性。与人参、麦冬、甘草同用，能调中益气。若与巴豆、硇砂、干漆、川山甲、水蛭、虻虫有毒之类同用，则小毒化为大毒。其类化可知矣。仲景云：《汤液》用桂枝发表，用肉桂补肾。其气之清浊上下，一定之理也。此药可以久服，能护荣气，能实胃气，则在足太阳膀胱经也。

桂心：人手少阴，是血药也。故《经》言通脉。

七潭云：气行则血行，但导其气，以血药佐之，其血自行矣。

或问：《汤液》发汗用桂枝，补肾用肉桂，小柴胡止云加桂，何也？答曰：肉桂大辛，春夏禁用。其治表寒，当看时令。故只云加桂而已。秋冬治下部腹痛，非桂不能止也。专治奔豚气痛。（《药性要略大全·卷之三》）

📖 万全《痘疹心法》

桂　味辛甘，气热，气味俱薄，体轻而上行，浮而升阳也。入手少阴经，桂枝入足太阳经。

通荣卫，开腠理，和气血，散风寒。痘疮不起发，不光壮，非此不可，乃发表要药也。

择薄而味厚者佳，刮去粗皮用。手足痘子发不透者宜此引经，若疮痒塌，寒战咬牙者，宜加用之。若内虚腹胀，用厚而味辛者，刮取内肉，名桂心。惟妊妇出疮不可用，能堕胎故也。（《痘疹心法·卷之十》）

📖 许希周《药性粗评》

肉桂一名官桂，去皮桂心也。性味同上（味甘辛，性大热，有小毒。编者注），主治内冷，下部腹痛，温中养肾，调理血气。

柳桂桂之小嫩枝条也。性味轻浮，无毒，宜入上焦药用。

牡桂皮薄肉少，又一种也。味辛，性温，无毒，主补中益气，温筋通脉。

箘桂皮卷如筒，又一种也。味辛，性温，无毒。主养精神，和颜色，为诸药先聘通使。海藏云：筒桂，厚实气味重者，宜入治脏及下焦药。牡桂轻薄气味清者，宜入治头目及发散药。故《本经》以箘桂养精神，牡桂利关节，又云仲景汤液用桂枝发表，用肉桂补肾，本乎天者亲上桂枝轻清，所以治上。本乎地者亲下肉桂厚重，所以治下。理之自然。

单方：

失音：桂枝为末，每着少许，置舌下漱咽其汁。

唾血：桂心捣末，以方寸水调下。

寒疝心痛：凡中寒疝，四肢逆冷，心口疼痛者，桂心二两去皮，剉，捣箩为末，不拘时，热酒调下一钱匕即效。凡九种心疼亦依此治之，妙。

产后血晕：恶露未尽，攻心昏晕者，桂心为末，温酒服方寸匕，日二三，愈。

中风面目偏斜：不拘轻重，桂心一两，剉，酒煮取汁，以故布蘸，搭不患一边，正即止。如左喎搭右，右喎搭左，妙。

小儿脐中尿出：肉桂末，雄鸡肝等分，捣为丸，如小豆大，温水送下，日二服。（《药性粗评·卷之一》）

📖 陈嘉谟《本草蒙筌》

桂　味辛、甘，气大热。浮也，阳中之阳也。有小毒。采皮宜冬至，同饵忌生葱。收必阴干，勿见火日。用旋咀片。余剩须密纸重裹，犯风免辛气泄扬。种类多般，地产各处。箘桂正圆无骨，形类竹，生交趾桂林。牡桂扁广薄皮，产南海山谷。官桂品极高而堪充进贡，却出观、宾州名，属广东。一说：世人以观字笔画多，懒书之，故只作宫，如写黄蘗作柏，姜作姜，同意亦通。木桂皮极厚而肉理粗虚，乃发从岭；筒桂因皮嫩如筒卷束，板桂谓皮老若板坦平；柳桂系至软枝梢；肉桂指至厚脂肉；桂枝枝梗小条，非身干粗厚之处；桂心近木黄肉，但去外甲错粗皮。品分既明，欺冈难入。又各主治，亦须详知。箘桂、筒桂相同一说：箘、筒字近似，人误书之，习以成俗也。养精神，和颜色耐老。牡桂、板桂一类，坚骨节，通血脉堕胎。四者性并辛温，难作风寒正治。柳桂、桂枝味淡，能治上焦头目，兼横行手臂，调荣血，和肌表，止烦，出汗，疏邪散风，《经》云气薄则发泄是也；肉桂、木桂性热，堪疗下焦寒冷，并秋冬腹疼，泄贲豚，利水道，温筋暖脏，破血通经。《经》云气厚则发热是也。桂心美之之义，性略守，治多在中；官桂贵之之辞，味甚辛，治易解表。如此之异，盖缘本乎天者亲上，本乎地者亲下。理之自然，性分所不可移也。然柳桂、桂枝，入足太阳之腑；桂心入心，在手少阴之经。《本经》注云：桂有小毒，亦从类化。与黄芩、黄连为使，小毒何施；与乌头、附子为使，全得热性。与人参、麦门冬、甘草同用，能调中益气，实卫护荣；与柴胡、紫石英、干地黄同用，却主吐逆；与巴豆、硇砂、干漆、穿山甲、水蛭、虻虫，如此有毒之类同用，则小毒化为大毒矣。春夏禁服，秋冬宜煎。

谟按：诸桂所治不同，无非各因其材而致用也。然《本经》谓：桂止烦，出汗。仲景治伤寒乃云：无汗不得服桂枝。又云：汗过多者，桂枝甘草汤。是又用其闭汗，何特反其经义耶？抑一药而二用耶？噫！此正所谓殊途而合辙也。盖桂善通血脉，《本经》言：桂止烦出汗者，非桂能开腠理而发出汗也，以之调其荣血，则卫气自和，邪无容地，遂自汗出而解矣。仲景言：汗多用桂枝者，亦非桂枝能闭腠理而止住汗也，以之调和荣卫，则邪从汗出，邪去而汗自止矣。昧者不解出汗止汗之意，凡病伤寒，便用桂枝汤，幸遇太阳伤风自汗者，固获奇效。倘系太阳伤寒无汗者，而亦用之，为害岂浅浅乎？犹有谓仲景之治表虚，而一概同敛虚汗者，此又大失经旨矣。（《本草蒙筌·卷之二》）

📖 方谷《本草纂要》

官桂 味甘、辛，气大热，有毒。入足少阴肾经。能补肾温中，阳中之阳。治小腹腰痛，四肢厥逆，助阳益阴，行血敛汗，破积堕胎，逐冷回阳之神药也。然而此剂有二用焉，体薄者谓之官桂，体厚者谓之肉桂，枝干而体微薄者谓之桂枝，此三剂所用固不同也。若以官桂言之，旁达四肢，横行直往，如手膊冷痛，足膝酸疼，非此不能行气以通血也。又或恶露不行上攻心呕，或痈肿已溃未溃护心托里，或跌蹼损伤破血去积，非此不能行血以调气也。至如肉桂一剂，乃温中之药，若阴虚不足而忘阳厥逆，若心腹腰痛而吐利泄泻，若心肾久虚而痼冷怯寒，无此亦不能温中以回阳也。至若桂枝一剂，可以实表，可以助汗，且如伤风之症，未表而汗自行，此表虚也，设若再汗则亡阳必矣，须用甘辛之药实表之虚而托邪之出，使寒去而汗敛也，非谓此剂可以实表而敛汗也。至若自汗盗汗之症，概而与之，则又取祸。大抵桂为猛励之药，其性最劣，不可多服。古方配二陈用，则行气之功大；配四物用，则行血之功速也。（《本草纂要·卷之三》）

📖 李梴《医学入门》

肉桂 辛热补肾脏，养精止烦又止汗；利肝肺气遏心疼，温中破癖除霍乱。

纯阳，小毒，入手、足少阴经。东垣云：气之厚者，肉桂也。气厚则发热，故下行而补肾、相火不足。主一切风气，五劳七伤，养精髓，暖腰膝，止虚烦虚汗。利肝气，除风湿冷痹、筋骨挛缩；利肺气，止咳嗽，鼻衄；养心神，治卒心痛。久服明眼目，和颜色，面生光华。兼温脾胃，长肌肉，破痃癖癥瘕瘀血，霍乱转筋，下痢，一切沉寒痼冷，中下腹冷痛。此药通血脉，利关节，故妇人经闭亦用之。惟有孕者，必炒过乃不堕胎。宣导百药，无所畏，谓之通使。春、夏二时慎用。本草虽云小毒，亦从类化，与芩、连为使，小毒何施？与乌、附、巴豆、干漆为使，则小毒化为大毒。得人参、麦门冬、甘草，则能调中益气而可久服；得柴胡、紫石英、干地黄，则能调荣而止吐逆。凡使色紫而浓者佳，刮去粗皮、忌生葱。

官桂 无毒治中寒，咳逆喉痹吸呼难；补中更治心胁痛，温筋通脉利窍关；桂心专能止心痛，行血药滞补阴坚。

官桂，主寒在中焦，上气咳逆，结气喉痹，呼吸不清；兼补中益气，治心痛、胁痛；温筋通脉利关节，治冷风疼痛。桂心，治九种心痛及中恶、寒疝、产后血冲心痛，止唾血吐血，破血通月闭，下胞衣，杀三虫，兼治中风偏僻，牙紧舌强，失音及脚软痹不仁。丹溪云：桂心入二三于补阴药中，则能行血药凝滞而补肾，由味辛属肺而能生水行血。外肾偏肿痛者亦验。（《医学入门·卷之二》）

桂《别录》上品 牡桂《本经》上品

【释名】梫音寝。[时珍曰]按范成大《桂海志》云：凡木叶心皆一纵理，独桂有两道如圭形，故字从圭。《陆佃埤雅》云：桂犹圭也。宣导百药，为之先聘通使，如执圭之使也。《尔雅》谓之梫者能侵害他木也。故《吕氏春秋》云：桂枝之下无杂木。《雷公炮炙论》云：桂钉木根，其木即死。是也。桂即牡桂之厚而辛烈者，牡桂即桂之薄而味淡者，《别录》不当重出。今并为一，而分目于下。

【集解】《别录》曰：桂生桂阳，牡桂生南海山谷。二月、八月、十月采皮，阴干。[弘景曰]南海即是广州。《神农本经》惟有牡桂、菌桂。俗用牡桂，扁广殊薄，皮黄，脂肉甚少，气如木兰，味亦类桂，是不知别树，是桂之老宿者？菌桂正圆如竹，三重者良，俗中不见，惟以嫩枝破卷成圆者用之，非真菌桂也，并宜研访。今俗又以半卷多脂者，单名为桂，入药最多，是桂有三种矣。此桂广州出者好；交州、桂州者，形段小而多脂肉，亦好；湘州、始兴、桂阳县者，即是小桂，不如广州者。《经》云：桂，叶如柏叶泽黑，皮黄心赤。齐武帝时，湘州送树，植芳林苑中。今东山有桂皮，气粗相类，而叶乖异，亦能凌冬，恐是牡桂。人多呼为丹桂，正谓皮赤尔。北方重此，每食辄须之，盖《礼》所云姜桂以为芬芳也。恭曰：桂惟有二种。陶氏引《经》云似柏叶，不知此言从何所出。又于《别录》剩出桂条，为深误也。单名桂者，即是牡桂，乃《尔雅》所谓"梫，木桂也"。叶长尺许，花、子皆与菌桂同。大小枝皮俱名牡桂。但大枝皮，肉理粗虚如木而肉少味薄，名曰木桂，亦云大桂。不及小嫩枝皮，肉多而半卷，中必皱起，其味辛美，一名肉桂，亦名桂枝，一名桂心。出融州、桂州、交州甚良。其菌桂，叶似柿叶，中有纵文三道，表里无毛而光泽。肌理紧薄如竹，大枝、小枝皮俱是筒。其大枝无肉，老皮坚板，不能重卷，味极淡薄，不入药用；小枝薄而卷及二三重者良。或名筒桂，陶云小桂是也。今惟出韶州。保升曰：桂有三种，菌桂，叶似柿叶而尖狭光净。花白蕊黄，四月开，五月结实。树皮青黄，薄卷若筒，亦名筒桂。其厚硬味薄者，名板桂，不入药用。牡桂，叶似枇杷叶，狭长于菌桂叶一二倍。其嫩枝皮半卷多

254

紫，而肉中皱起，肌理虚软，谓之桂枝，又名肉桂。削去上皮，名曰桂心。其厚者名曰木桂。药中以此为善。陶氏言半卷多脂者为桂。又引《仙经》云：叶似柏叶。此则桂有三种明矣。陶虽是梁武帝时人，实生于宋孝武建元三年，历齐为诸王侍读，曾见芳林苑所植之树。苏恭只知有二种，指陶为误，何臆断之甚也。藏器曰：菌桂、牡桂、桂心三色，同是一物。桂林桂岭因桂得名，今之所生，不离此郡。从岭以南际海尽有桂树，惟柳、象州最多。味即多烈，皮又厚坚。厚者必嫩，薄者必老。采者以老薄为一色，嫩厚为一色。嫩即辛烈，兼又筒卷。老必味淡，自然板薄。薄者即牡桂，卷者即菌桂也。桂心即是削除皮上甲错，取其近里而有味者。承曰：诸家所说，几不可考。今广、交商人所贩，及医家见用，惟陈藏器一说最近之。颂曰：《尔雅》但言"梫，木桂"一种，本草载桂及牡桂、菌桂三种。今岭表所出，则有筒桂、肉桂、桂心、官桂、板桂之名，而医家用之，罕有分别。旧说菌桂正圆如竹，有二三重者，则今之筒桂也。牡桂皮薄色黄少脂肉者，则今之官桂也。桂是半卷多脂者，则今之板桂也。而今观宾、宜、韶、钦诸州所图上者，种类亦各不同，然总谓之桂，无复别名。参考旧注，谓菌桂，叶似柿，中有三道文，肌理紧薄如竹，大小皆成筒，与今宾州所出者相类。牡桂，叶狭于菌桂而长数倍，其嫩枝皮半卷多紫，与今宜州、韶州所出者相类。彼土人谓其皮为木兰皮，肉为桂心。皮又有黄、紫两色，益可验也。桂，叶如柏叶而泽黑，皮黄心赤，与今钦州所出者，叶密而细，恐是其类，但不作柏叶形为异尔。苏恭以单桂、牡桂为一物，亦未可据。其木俱高三四丈，多生深山蛮洞中，人家园圃亦有种者。移植于岭北，则气味殊少辛辣，不堪入药也。三月、四月生花，全类茱萸。九月结实，今人多以装缀花果作筵具。其叶甚香，可用作饮尤佳。二月、八月采皮，九月采花，并阴干，不可近火。

时珍曰：桂有数种，以今参访，牡桂，叶长如枇杷叶，坚硬有毛及锯齿，其花白色，其皮多脂。菌桂，叶如柿叶，而尖狭光净，有三纵文而无锯齿，其花有黄有白，其皮薄而卷。今商人所货，皆此二桂。但以卷者为菌桂，半卷及板者为牡桂，即自明白。苏恭所说，正合医家见今用者。陈藏器、陈承断菌、牡为一物者，非矣。陶弘景复以单字桂为叶似柏者，亦非也。柏叶之桂，乃服食家所云，非此治病之桂也。苏颂所说稍明，亦不当以钦州者为单字之桂也。

按尸子云：春花秋英曰桂。嵇含《南方草木状》云：桂生合浦、交趾，生必高山之巅，冬夏常青。其类自为林，更无杂树。有三种：皮赤者为丹桂，叶似柿者为箘桂，叶似枇杷者为牡桂。其说甚明，足破诸家之辨矣。又有岩桂，乃箘桂之类，详箘桂下。韩众采药诗云：闇河之桂，实大如枣。得而食之，后天而老。此又一种也。闇河不知在何处？

【正误】好古曰：寇氏《衍义》言：官桂不知缘何立名？予考《图经》，今观、宾、宜诸州出者佳。世人以观字画多，故写作官也。时珍曰：此误。《图经》今观，乃今视之意。岭南无观州。曰官桂者，乃上等供官之桂也。

桂《别录》时珍曰：此即肉桂也。厚而辛烈，去粗皮用。其去内外皮者，即为桂心。

【气味】甘，辛，大热，有小毒。权曰：桂心：苦、辛，无毒。[元素曰]肉桂：气热，味大辛，纯阳也。杲曰：桂：辛，热，有毒。阳中之阳，浮也。气之薄者，桂枝也；气之厚者，桂肉也。气薄则发泄，桂枝上行而发表；气厚则发热，桂肉下行而补肾。此天地亲上亲下之道也。好古曰：桂枝入足太阳经，桂心入手少阴经血分，桂肉入足少阴、太阴经血分。细薄者为枝为嫩，厚脂者为肉为老。去其皮与里，当其中者为桂心。《别录》言有小毒，又云久服神仙不老。虽有小毒，亦从类化。与黄芩、黄连为使，小毒何施？与乌头、附子为使，全取其热性而已。与巴豆、硇砂、干漆、穿山甲、水蛭等同用，则小毒化为大毒。与人参、麦门冬、甘草同用，则调中益气，便可久服也。之才曰：桂得人参、甘草、麦门冬、大黄、黄芩，调中益气。得柴胡、紫石英、干地黄，疗吐逆。忌生葱、石脂。

【主治】利肝肺气，心腹寒热冷痰，霍乱转筋，头痛腰痛，出汗，止烦，止唾，咳嗽，鼻衄，堕胎，温中，坚筋骨，通血脉，理疏不足，宣导百药，无所畏。久服，神仙不老，《别录》。补下焦不足，治沉寒痼冷之病，渗泄止渴，去营卫中风寒，表虚自汗。春夏为禁药，秋冬下部腹痛，非此不能止元素。补命门不足，益火消阴好古。治寒痹风喑，阴盛失血，泻痢惊痫，时珍。

桂心《药性论》敩曰：用紫色厚者，去上粗皮并内薄皮，取心中味辛者用。中土只有桂草，以煮丹阳木皮，伪充桂心也。时珍曰：按《酉阳杂俎》云：丹阳山中有山桂，叶如麻，开细黄花。此即雷氏所谓丹阳木皮也。

【气味】苦、辛，无毒。详前桂下。

【主治】九种心痛，腹内冷气痛不可忍，咳逆，结气壅痹，脚痹不仁；止下痢，杀三虫，治鼻中息肉，破血，通利月闭，胞衣不下甄权。治一切风气，补五劳七伤，通九窍，利关节，益精明目，暖腰膝，治风痹骨节挛缩，续筋骨，生肌肉，消瘀血，破痃癖癥瘕，杀草木毒《大明》。治风僻失音喉痹，阳虚失血，内托痈疽痘疮，能引血化汗化脓，解蛇蝮毒时珍。

牡桂《本经》时珍曰：此即木桂也。薄而味淡，去粗皮用。其最薄者为桂枝，枝之嫩小者为柳桂。

【气味】辛，温，无毒。权曰：甘、辛。元素曰：桂枝味辛、甘，气微热，气味俱薄，体轻而上行，浮而升，阳也。余见前单桂下。

【主治】上气咳逆，结气，喉痹，吐吸，利关节，补中益气。久服通神，轻身不老《本经》。心痛，胁痛，胁风，温筋通脉，止烦，出汗《别录》。去冷风疼痛，甄权。去伤风头痛，开腠理，解表发汗，去皮肤风湿元素。泄奔豚，散下焦畜血，利肺气成无己。横行手臂，治痛风震亨。

【发明】宗奭曰：桂甘、辛，大热。《素问》云：辛甘发散为阳。故汉张仲景桂枝汤治伤寒表虚，皆须此药，正合辛甘发散之意。《本草》三种之桂，不用牡桂、箘桂者，此二种性止于温，不可以治风寒之病也。然《本经》止言桂，仲景又言桂枝者，取枝上皮也。好古曰：或问：本草言桂能止烦出汗，而张仲景治伤寒有当发汗凡数处，皆用桂枝汤。又云：无汗不得服桂枝。汗家不得重发汗。若用桂枝，是重发其汗。汗多者，用桂枝甘草汤，此又用桂枝闭汗也。一药二用，与本草之义相通否乎？曰：《本草》言桂辛甘大热，能宣导百药，通血脉，止烦出汗，是调其血而汗自出也。仲景云：太阳中风，阴弱者，汗自出。卫实营虚，故发热汗出。又云：太阳病，发热汗出者，此为营弱卫强，阴虚阳必凑之，故皆用桂枝发其汗。此乃调其营气，则卫气自和，风邪无所容，遂自汗而解。非桂枝能开腠理，发出其汗也。汗多用桂枝者，以之调和营卫，则邪从汗出而汗自止，非桂枝能闭汗孔也。昧者不知出汗、闭汗之意，遇伤寒无汗者亦用桂枝，误之甚矣。桂枝汤下发汗字，当认作出字，汗自然发出。非若麻黄能开腠理，发出其汗也。其治虚汗，亦当逆察其意可也。成无己曰：桂枝本为解肌。若太阳中风，腠理致密，营卫邪实，津液禁固，其脉

257

浮紧，发热汗不出者，不可与此必也。皮肤疏泄，自汗，脉浮缓，风邪干于卫气者，乃可投之。发散以辛甘为主，桂枝辛热，故以为君。而以芍药为臣、甘草为佐者，风淫所胜，平以辛苦，以甘缓之，以酸收之也。以姜、枣为使者，辛甘能发散，而又用其行脾胃之津液而和营卫，不专于发散也。故麻黄汤不用姜、枣，专于发汗，不待行其津液也。承曰：凡桂之厚实气味重者，宜入治水脏及下焦药；轻薄气味淡者，宜入治头目发散药。故《本经》以箘桂养精神，牡桂利关节。仲景发汗用桂枝，乃枝条，非身干也，取其轻薄能发散。又有一种柳桂，乃桂之嫩小枝条，尤宜入上焦药用。[时珍曰]麻黄遍彻皮毛，故专于发汗而寒邪散，肺主皮毛，辛走肺也。桂枝透达营卫，故能解肌而风邪去，脾主营，肺主卫，甘走脾，辛走肺也。肉桂下行，益火之原，此东垣所谓肾苦燥，急食辛以润之，开腠理，致津液，通其气者也。《圣惠方》言桂心入心，引血化汗化脓。盖手少阴君火、厥阴相火，与命门同气者也。《别录》云"桂通血脉"是矣。曾世荣言：小儿惊风及泄泻，并宜用五苓散以泻丙火，渗土湿。内有桂，能抑肝风而扶脾土。又《医余录》云：有人患赤眼肿痛，脾虚不能饮食，肝脉盛，脾脉弱。用凉药治肝则脾愈虚，用暖药治脾则肝愈盛。但于温平药中倍加肉桂，杀肝而益脾，故一治两得之。传云"木得桂而枯"是也。此皆与《别录》桂利肝肺气，牡桂治胁痛胁风之义相符。人所不知者，今为拈出。又桂性辛散，能通子宫而破血，故《别录》言其堕胎，庞安时乃云炒过则不损胎也。又丁香、官桂治痘疮灰塌，能温托化脓，详见丁香下。

【附方】旧二十，新十二。

阴痹熨法寒痹者，留而不去，时痛而皮不仁。刺布衣者，以火焠之；刺大人者，以药熨之。熨法：用醇酒二十斤，蜀椒一斤，干姜一斤，桂心一斤。凡四物咬咀，渍酒中。用绵絮一斤，细白布四丈，并纳酒中，置马矢煴中，封涂勿使泄气。五日五夜，出布、絮暴干，复渍以尽其汁。每渍必晬其日，乃出干之。并用滓与絮复布为复巾，长六七尺，为六七巾。每用一巾，生桑炭火炙巾，以熨寒痹所刺之处，令热入至病所。寒则复炙巾以熨之，三十遍而止。汗出以巾拭身，亦三十遍而止。起步内中，无见风。每刺必熨，如此病已矣《灵枢经》。

足蹙筋急 桂末，白酒和涂之，一日一上皇甫谧《甲乙经》。

中风口㖞面目相引，偏僻颊急，舌不可转。桂心酒煮取汁，故布蘸揾病上，正即止。左㖞揾右，右㖞揾左。常用大效《千金方》。

中风逆冷吐清水，宛转啼呼。桂一两，水一升半，煎半升，冷服《肘后方》。

中风失音。桂着舌下，咽汁。又方：桂末三钱，水二盏，煎一盏服，取汗《千金方》。

喉痹不语。方同上。

偏正头风天阴风雨即发。桂心末一两，酒调如膏，涂于额角及顶上《圣惠方》。

暑月解毒。桂苓丸：用肉桂去粗皮，不见火，茯苓去皮等分，为细末，炼蜜丸龙眼大。每新汲水化服一丸《和剂方》。

桂浆渴水。夏月饮之，解烦渴，益气消痰。桂末一大两，白蜜一升，以水二斗，先煎取一斗，入新瓷瓶中，乃下二物，打二三百转。先以油纸一重覆上，加二重封之。每日去纸一重，七日开之，气香味美，格韵绝高，今人多作之《图经本草》。

九种心痛《圣惠方》。用桂心二钱半，为末。酒一盏半，煎半盏饮，立效。《外台秘要》：桂末，酒服方寸匕，须臾六七次。

心腹胀痛，气短欲绝。桂二两，水一升二合，煮八合，顿服之《肘后方》。

中恶心痛。方同上《千金》。

寒疝心痛四肢逆冷，全不饮食。桂心研末一钱，热酒调下取效《圣惠方》。

产后心痛恶血冲心，气闷欲绝。桂心为末，狗胆汁丸芡子大。每热酒服一丸《圣惠》。

产后瘕痛。桂末，酒服方寸匕，取效《肘后》。

死胎不下。桂末二钱，待痛紧时，童子小便温热调下。名观音救生散，亦治产难横生。加麝香少许，酒下，比之水银等药，不损人《何氏方》。

血崩不止。桂心不拘多少，砂锅内煅存性，为末。每米饮空腹服一二钱。名神应散《妇人良方》。

反腰血痛。桂末，和苦酒涂之。干再上《肘后方》。

吐血下血。《肘后方》用桂心为末，水服方寸匕。王瑬曰：此阴乘阳之症也，不可服凉药。南阳赵宣德暴吐血，服二次而止。其甥亦以二服而安。

小儿久痢赤白。用桂去皮，以姜汁炙紫，黄连以茱萸炒过，等分，为末。紫苏、木瓜煎汤服之。名金锁散《全幼心鉴》。

小儿遗尿。桂末、雄鸡肝等分，捣丸小豆大。温水调下，日二服《外台》。

婴儿脐肿，多因伤湿。桂心炙热熨之，日四五次《姚和众方》。

外肾偏肿。桂末，水调方寸匕，涂之《梅师方》。

食果腹胀不拘老小。用桂末，饭和丸绿豆大。吞五六丸，白汤下。未消再服《经验方》。

打扑伤损瘀血溷闷，身体疼痛。辣桂为末，酒服二钱《直指方》。

乳痈肿痛。桂心、甘草各二分，乌头一分炮，为末，和苦酒涂之，纸覆住。脓化为水，神效《肘后方》。

重舌鹅口。桂末，和姜汁涂之《汤氏宝书》。

诸蛇伤毒桂心、栝楼等分，为末，竹筒密塞。遇毒蛇伤，即傅之。塞不密，即不中用也。

闭口椒毒气欲绝，成也白沫，身体冷。急煎桂汁服之，多饮新汲水一二升《梅师方》。

中钩吻毒，解芫青毒。并煮桂汁服。

叶

【主治】捣碎浸水，洗发，去垢除风时珍。

箘桂音窘《本经》上品

【释名】筒桂《唐本》，小桂恭曰：箘者竹名。此桂嫩而易卷如筒，即古所用筒桂也。筒似箘字，后人误书为箘，习而成俗，亦复因循也。时珍曰：今《本草》又作从草之菌，愈误矣。牡桂为大桂，故此称小桂。

【集解】别录曰：箘桂生交趾、桂林山谷岩崖间。无骨，正圆如竹。立秋采之。弘景曰：交趾属交州，桂林属广州。《蜀都赋》云"箘桂临岩"是矣。俗中不见正圆如竹者，惟嫩枝破卷成圆，犹依桂用，非真箘桂也。《仙经》用箘桂，云三重者良，则明非今桂矣。别是一物，应更研访。[时珍曰] 箘桂，叶似柿叶者是。详前桂下。《别录》所谓正圆如竹者，谓皮卷如竹筒。陶氏误疑是木形如竹，反谓卷成圆者非真也。今人所栽岩桂，亦是箘桂之类而稍异。

其叶不似柿叶，亦有锯齿如枇杷叶而粗涩者，有无锯齿如厄子叶而光洁者。丛生岩岭间，谓之岩桂，俗呼为木犀。其花有白者名银桂，黄者名金桂，红者名丹桂。有秋花者，春花者，四季花者，逐月花者。其皮薄而不辣，不堪入药。惟花可收茗、浸酒、盐渍，及作香搽、发泽之类耳。

皮三月、七月采。

【气味】辛，温，无毒。

【主治】百病，养精神，和颜色，为诸药先聘通使。久服轻身不老，面生光华媚好，常如童子《本经》。

【发明】见前桂下。时珍曰：箘桂主治与桂心、牡桂迥然不同。昔人所服食者，盖此类耳。

【正误】弘景曰：《仙经》服食桂，以葱涕合和云母蒸化为水服之。慎微曰：《抱朴子》云：桂可合竹沥饵之，亦可以龟脑和服之。七年能步行水上，长生不死。赵佗子服桂二十年，足下生毛，日行五百里，力举千斤。《列仙传》云：范蠡好食桂，饮水卖药，世人见之。又桂父，象林人，常服桂皮叶，以龟脑和之。时珍曰：方士谬言，类多如此。唐氏收入《本草》，恐误后人，故详记。(《本草纲目·第三十四卷》)

📖 皇甫嵩《本草发明》

桂上品，君。气大热，味辛。有小毒。阳中之阳也，入手少阴经；桂枝入足太阳。

发明曰：按诸桂气味少差，而种类非一，其主治亦不同也。《本草》云：主温中，利肝肺气，心腹寒热，冷疾，霍乱转筋，头痛腰痛，出汗，止烦，止唾咳嗽、鼻齃，能堕胎，坚骨节，通血脉，理疏不足，宣导百药，无所畏。久服不老。此概言之，而无别也。然其名有官桂、肉桂、木桂、桂心、箘桂、牡桂、板桂、柳桂、桂枝之分，要之，今时所常用者，惟肉桂、桂心、桂枝三者为最也。

木桂皮厚，肉理粗、肉桂至厚如脂肉，其辛辣过于木桂。二者气热味重，堪疗下焦寒冷，并秋冬腹内冷疼泄、贲豚，续筋骨，暖腰膝，破血通经，利水道，堕胎。《经》云：味厚则发热是也。

桂心乃取肉桂之厚，去皮里，止用身中，性甘温带辛，略守，治多在中而益元阳，入手少阴心经。又云：九种心痛，杀三虫，补劳伤。用二三分于补阴药中，行地黄之滞，平知柏之寒而补肾。盖味辛入肺，滋肾水之化源，性温行血而能通滞故耳。

官桂出观，实品类最高，故以官名，亦取其音同也。大略同木桂、肉桂、桂心，而味稍薄，今治沉寒痼冷之候同桂、桂心，以其味厚而辛且甘温也。

箘桂形类竹，正圆无骨、筒桂如筒卷束、二者味辛温，同养精神和颜色，为诸药通使，耐老轻身。

牡桂扁阔皮薄、板桂皮老平坦二者相类，味稍淡，主上气咳逆，结气喉痹，心痛，胁风痛，温经，通血脉，出汗，补中益气，堕胎。

以上四者性并辛温，不治风寒及痼冷之病。

柳桂皮薄而嫩、桂枝枝条细软二者气薄味淡，能治上焦头目，兼行手臂肢节，调荣血，和肌表，止烦，出汗，疏邪散风。《经》云：气薄则发泄，是也，故入足太阳之府忌生葱。

注云：桂辛热小毒，然亦从类化，若与芩、连为使，小毒何施？与乌、附为使，全得热性；与参、麦、甘草同用，能调中益气，实卫护荣；与柴胡、紫石英、干地黄同用，却主吐逆；与巴豆、干漆、穿山甲、水蛭、虻虫毒类用，则小毒化为大毒。春夏禁用，秋末与冬宜服，治寒月下部腹痛非此不止。

按：桂性一也，《本经》谓桂能止烦，出汗。仲景治伤寒乃曰：无汗不得用桂枝；又云：汗过多者桂枝甘草汤是，又用之闭汗，与经义相反，岂一药二用欤？此正所谓一阖一辟之妙用，而殊途同归也，盖桂能通血脉。《经》言：桂止烦出汗者，非谓开腠理而发出汗也，以之调其荣血则卫气自和，邪无容地，遂自汗出而解矣。仲景言：汗多用桂枝者，非谓闭腠理而止住汗也，盖卫有风邪，故病自汗，以之调和荣卫，则邪从汗出，邪去则表密，而于自敛，非桂枝能收汗而用之也。若不明出汗、止汗之意，凡病伤寒便用桂枝汤，幸遇太阳伤风自汗者固效，倘系太阳伤寒无汗及夏月湿热病亦用之，为害岂小？犹有谓仲景之治表虚而一概用敛汗者，此又大失经旨矣。（《本草发明·卷之二》）

262

📖 张镐京《药性分类》

肉桂 纯阳大热，入肝肾血分，补命门相火之不足。治痼冷沉寒，下焦腹痛，奔豚疝瘕。疏通百脉，能抑肝风而扶脾土，引无根之火降而归元。

忌生葱、石脂。(《药性分类·肾膀胱门》)

📖 张懋辰《本草便》

桂 味甘、辛，性大热，有小毒。浮也，阳中之阳。得人参、熟地黄、紫石英良，恶生葱。

按：气之薄者桂枝也，气之厚者肉桂也。气薄则发泄，桂枝上行而发表；气厚则发热，肉桂下行而补肾。此天地亲上亲下之道也。故谓之曰：劳伤须肉桂，敛汗用桂枝。俱可行经破癖。炒过，不堕胎儿。又云"官桂"者，桂乃多品，取其品之高者，可以充筵而名之（云"官"），贵之之辞也；曰"桂心"者，皮之肉厚，去其粗而无味，止留近木一层而味辛甘，名之曰"心"，美之之辞也。又几种：箘桂能养精神，牡桂可利关节，柳桂堪治上焦。所以各分义治者也。柳桂，桂之极嫩条也。

桂枝入足太阳经，治伤寒头痛，能开腠理，解肌表，去皮肤风湿，泄奔豚。入上焦，能横行手臂，领诸药至痛处，止痛及风，并止表虚自汗。桂虚能补，此大法也。仲景救表用此，非表有虚，以桂补之。卫有风邪，故病自汗。此以发其邪，卫和则表密而汗自止。亦非桂枝能收而用之也。是故《内经》以其"辛甘发散"之义，凡治伤寒，春分后当忌之。肉桂入手少阴心、足少阴肾二经，属阴，与火邪同。故曰寒因热用，而与知母、黄柏同用，有补肾之功，故十全汤用之，引归肾经，且能行血而疗心痛，止汗如神。治一切风气，补五劳七伤。入肾治下焦寒冷腹痛，温中止卒心痛，利肝肺气，通九窍，利关节，暖腰膝，疗霍乱转筋，破痃癖癥瘕，消瘀血，通月经，能堕胎，主风湿冷痹，骨节挛缩，续筋骨，生肌。(《药性会元·卷中》)

📖 杜文燮《药鉴》

桂皮 味辛性热，有毒，气味俱薄，浮也，阴中之阳也。大都有四等，其在下最厚者曰肉桂，去其粗皮而留其近木之味厚而最精者云桂心，入二三分于补阴药中，则能行地黄之滞而补肾，由其味辛属肺，而能生肾水，性温行血，而能通凝滞也，能通血脉凝滞，其能补肾必矣。在中次厚者曰官桂，主治中焦有寒，在上薄者，走肩臂而行肢节之凝滞，肩臂引经多用之。其在嫩枝最薄者曰桂枝，伤寒伤风之有汗者宜用之，以解微表也，非固表也。惟有汗者，表虚邪微，故用此气薄辛甘之剂，以轻散之，则汗自止，岂有辛甘之剂，能固表哉。痘家于活血药中，少佐薄桂一二分，则血行而痘自通畅矣。又能治冷气肚疼。若体热血妄行者，切宜禁忌。畏石脂，妊妇戒用。（《药鉴·卷二》）

📖 张梓《新刻药证类明》

官桂 补下焦热火洁古。官桂辛热补阳，阳从地底出，故下焦虚寒，阳火不足，以此补之。

官桂治沉寒，去荣卫中风寒洁古。官桂辛热能引导阳气，故能治沉寒，风伤卫寒伤荣。官桂辛散风热，除沉寒，其又能调和荣卫之气，无汗使之有汗，有汗使之自止，以去荣卫中之风寒也。（《新刻药证类明·卷上》）

薄桂，治痛风，丹溪。薄桂，无味，是桂稍上之薄皮也，轻薄飘扬横行于手臂，故能引领南星、苍术等以治痛风也。

📖 杨崇魁《本草真诠》

桂 温中，利肝肺气，出汗。

牡桂，主上气咳逆，结气，利关节。（《本草真诠·卷之上》）

📖 缪希壅《神农本草经疏》

桂 味辛、甘，大热。有小毒。主温中，利肝肺气，心腹寒热冷疾，霍乱转筋，头痛，腰痛，出汗，止烦，止唾，咳嗽，鼻衄。能堕胎，坚骨节，通血脉，理疏不足，宣导百药，无所畏。久服神仙不老。

元素：补下焦不足，治沉寒痼冷之病。渗泄止渴，去荣卫中风寒，表虚自汗。春夏为禁药，秋冬下部腹痛非此不能止。好古：补命门不足，益火消阴。《日华子》：桂心治一切风气，补五劳七伤，通九窍，利关节，益精明目，暖腰膝，破痃癖癥瘕，消瘀血，治风痹骨节挛缩，续筋骨，生肌肉。甄权：主九种心痛，腹内冷气痛不可忍，咳逆结气壅痹，脚痹不仁，止下利，杀三虫，治鼻中息肉，破血、通利月闭，胞衣不下。

【疏】桂禀天地之阳，而兼得乎土金之气，故其味甘辛，其气大热，亦有小毒。木之纯阳者也。洁古谓其气热，味大辛，纯阳。东垣谓其辛热有毒。浮也，气之薄者，桂枝也；气之厚者，肉桂也。气薄则发泄，故桂枝上行而发表；气厚则发热，故肉桂下行而补肾。此天地亲上亲下之道也。桂枝入足太阳经；桂心入手少阴、厥阴经血分；肉桂入足少阴、厥阴经血分。夫五味，辛甘发散为阳；四气，热亦属阳。气味纯阳，故能散风寒。自内充外，故能实表。辛以散之，热以行之，甘以和之，故能入血行血，润肾燥。其主利肝肺气，头痛出汗，止烦，止唾，咳嗽，鼻衄，理疏不足，表虚自汗，风痹骨节挛痛者，桂枝之所治也。以其病皆得之表虚不任风寒，寒邪客之所致，故悉主之，以其能实表祛邪也。其主心腹寒热冷疾，霍乱转筋，腰痛，堕胎，温中，坚筋骨，通血脉，宣导百药，无所畏；又补下焦不足，治沉寒痼冷，渗泄止渴，去荣卫中风寒，秋冬下部腹痛因于寒，补命门，益火消阴者，肉桂之所治也。气薄轻扬，上浮达表，故桂枝治邪客表分之为病；味厚甘辛大热而下行走里，故肉桂、桂心，治命门真火不足，阳虚寒动于中，及一切里虚阴寒，寒邪客里之为病。盖以肉桂、桂心，甘辛而大热，所以益阳。甘入血，辛能横走，热则通行，合斯三者，故善行血。命门者，心包络也。道家所谓两肾中间一点明。又曰：先天肾气是也。先天真阳之气，即医家所谓命门相火，乃真火也。天非此火不能生物，人非此火不能有生。若无此真阳之火，则无以蒸糟粕而化精微，脾胃之气立尽而亡矣。心腹寒热，寒邪在里也；冷疾、霍乱转筋者，脾与肝同受寒邪也。行二脏之气则前证自止矣。腰者，肾之府，动摇不能，肾将惫矣！补命门之真阳，则腰痛自作。血热则行，故堕胎也。益阳则温中。筋者肝之余也。骨者，肾之余也。入肝入肾，故坚筋骨也。通血脉，宣导百药，无所畏者，热则通行，辛则善散也。阳长则阴消，气之自然者也。能益阳则消阴必矣。寒邪触心则心痛，阳虚气不归元，因而为寒所中，则腹内冷气痛不可忍。咳逆者亦气不归元所致也。结气壅痹，脚痹不仁者，皆寒湿邪客下焦，荣卫不和之所生也。血凝滞而不行，则月经不通，血瘀不走，则胞衣不下。九窍不通，关节不利者，荣卫不调，血分之病也。消瘀血，破疝癖癥瘕，疏导肝气，通行瘀血之力也。补五劳七伤者，盖指阳气虚羸下陷，无实热之候也。其曰：久服神仙不老。甄权又谓：杀三虫，治鼻中息肉。《大明》又谓：益精明目，皆非其性之所宜也。何者？独阳偏热之质，行血破血乃其能事，阴精不长则阳无所附，安所从得神仙不老哉？味既带甘，焉能杀生？鼻中息肉，由于肺有积热；瞳子神光属肾，肉桂辛而大热，其不利于肺热，肾阴不足亦明矣！益精明目，徒虚语耳。尽信书则不如无书，斯之谓也。

【主治参互】得芍药、炙甘草、饴糖、黄芪则建中，兼止荣弱自汗。得石膏、知母、人参、竹叶、麦门冬，治阳明疟，渴欲引饮，汗多，寒热俱甚。得白芷、当归、川芎、黄芪、生地黄、赤芍药、白僵蚕，治金疮为风寒所击，俗名破伤风。得朴硝、当归，下死胎。得蒲黄、黑豆、泽兰、益母草、红花、牛膝、生地黄、当归，治产后少腹儿枕作痛，甚则加乳香、没药各七分。得吴茱萸、干姜、附子，治元气虚人，中寒腹痛不可忍；虚极则加人参。佐参、芪、五味、当归、麦冬，疗疮疡溃后热毒已尽，内塞长肉良。入桂苓甘露饮，治中暑霍乱吐泻，殊验。得姜黄、郁金，治怒气伤肝胁痛。得当归、牛膝，治冬月难产，产门交骨不开。得当归、牛膝、生地黄、乳香、没药、桃仁，治跌扑损伤，瘀血凝滞，腹中作痛，或恼怒劳伤，而致蓄血发寒热，热极令人不得眠，腹不痛，大便不秘，亦不甚渴，脉不洪数，不思食，食亦无味，热至天明得汗暂止，少顷复热，小便赤，此其候也。和童子小便，服之立除。

【简误】桂，辛甘，其气大热，独热偏阳，表里俱达，和荣气，散表邪出汗，实腠理，则桂枝为长，故仲景专用以治冬月伤风寒，即病邪在表者，寇宗奭、成无己论之详矣。一览可尽，因附之于后。肉桂、桂心实一物也，只去皮耳。此则走里行血，除寒破血，平肝，入右肾命门，补相火不足，其功能也。然大忌于血崩，血淋，尿血，阴虚吐血，咯血，鼻衄，齿衄，汗血，小便因热不利，大便因热燥结，肺热咳嗽，产后去血过多，及产后血虚发热，小产后血虚寒热，阴虚五心烦热，似中风口眼歪斜、失音不语、语言謇涩、手足偏枯，中暑昏晕，中热腹痛，妇人阴虚少腹痛，一切温病，热病头疼口渴，阳证发斑发狂，小儿痧疹，腹痛作泻，痘疮血热干枯黑陷，妇人血热经行先期，妇人阴虚内热经闭，妇人阴虚寒热往来、口苦舌干，妇人血热经行作痛，男、妇阴虚内热外寒，中暑泻利，暴注如火热，一切滞下纯血由于心经伏热，肠风下血，脏毒便血，阳厥似阴，梦遗精滑，虚阳数举，脱阴目盲等三十余证，法并忌之。误投则祸不旋踵！谨察病因，用舍在断，行其所明，无行所疑，其难其慎，毋尝试也！

附：寇宗奭曰：桂，辛甘大热。《素问》云；辛甘发散为阳。故汉张仲景桂枝汤，治伤寒表虚，皆须此药，正合辛甘发散之意。本草三种之桂，不用菌桂、牡桂者，此二种性止于温，不可以治风寒之病也。然《本经》止言桂，仲景又言桂枝者，取枝上皮也。好古曰：或问本草言桂能止烦出汗，而张仲景治伤寒有"当发汗"凡数处，皆用桂枝汤。又云：无汗不得用桂枝。汗家不得重发汗，若用桂枝是重发其汗。汗多者用桂枝甘草汤，此又用桂枝闭汗也。一药二用，与本草之义相通否乎？曰：本草言桂辛甘大热，能宣导百药，通血脉，止烦出汗，是调其血而汗自出也。仲景云：太阳中风，阴弱者汗自出。卫实荣虚，故发热汗出。又云：太阳病发热汗出者，此为荣弱卫强。阴虚阳必凑之，故皆用桂枝发其汗。此乃调其荣气，则卫气自和，风邪无所容，遂自汗而解。非桂枝能开腠理，发出其汗也。汗多用桂枝者，以之调和荣卫，则邪从汗出而汗自止，非桂枝能闭汗孔也。昧者不知出汗、闭汗之意，遇伤寒无汗者，亦用桂枝，误之甚矣。桂枝汤下发汗，发字当认作出字，汗自然出，非若麻黄能开腠理，发出其汗也。及治虚汗，亦当逆察其意可也。成无己曰：桂枝本为解肌者，太阳中风，腠理致密，荣卫邪实，津液禁固，其脉浮紧，发热汗不出者，不可与此必也。皮肤疏泄自汗，脉浮缓，风邪干于卫气者，乃可投之。发散以辛甘为主，桂枝辛热，故以为君，而以芍药为臣，甘草为佐者，风淫所胜，平以辛苦，以甘缓之，以酸收之也。以姜、枣为使者，辛甘能发散，而又用其行脾胃之津液而和荣卫，不专于发散也。故麻黄汤不用姜、枣，专于发汗，不待行其津液也。（《神农本草经疏·卷十二》）

📖 张三锡《医学六要》

桂地道

嵇含《南方草木状》云：桂生合浦、交趾，生必高山之巅，冬夏常青。其类自为林，更无杂木。有三种：皮赤者为丹桂，叶似箽者为箽桂，叶似枇杷青为牡桂。其说甚明，足破诸家之辩矣。

【气味】甘、辛，大热。有小毒。

杲曰：桂，辛热有毒，阳中之阳也，浮也。气之薄者，桂枝也；气之厚者，桂肉也。气薄则发泄，桂枝上行而发表；气厚则发热，桂肉下行而补肾。此天地亲上亲下之道也。

桂心 《药性论》：用紫色厚者，去上粗皮并内薄皮，取心中味辛者用。

【气味】苦、辛，无毒。详前桂下。

（牡桂）辛，温。无毒。

【发明】时珍曰：麻黄遍彻皮毛，故专于发汗而寒邪散，肺主皮毛，辛走肺也。桂枝透达营卫，故能解肌而风邪去，脾主营，肺主卫，甘走脾，辛走肺也。肉桂下行，益火之原，此东垣所谓肾苦燥，急食辛以润之，开腠理，致津液，通其气者也。《圣惠方》言桂心入心，引血化汗化脓。盖手少阴君火、厥阴相火，与命门同气者也。《别录》云桂通血脉是也。曾世荣言小儿惊风及泄泻，并宜用五苓散以泻丙火、渗土湿。内有桂，能抑肝风而扶脾土。又《医余录》云：有人患赤眼肿痛，脾虚不能饮食，肝脉盛，脾脉弱。用凉药治肝则脾愈虚，用暖药治脾则肝愈盛。但于温平药中倍加肉桂，杀肝而益脾，故一治而两得之。传云木得桂而枯是也。此皆与《别录》桂利肝肺气，牡桂治胁痛胁风之义相符。人所不知者，今为拈出。又桂性辛散，能通子宫而破血，故《别录》言其坠胎，庞安时乃云炒过则不损胎也。（《医学六要·本草发明切要》）

📖 李中立《本草原始》

桂　生桂阳。叶如柏叶，冬夏常青，二、八、十月采皮，阴干半卷，多脂，其味辛烈。所谓官桂是已。名官桂者，乃上等供官之桂也。一云出观、宾、宜、韶、钦诸州，因名观桂，世人以观字画多，故写作官也。俗呼桂皮，又呼为丹桂。

按：范成大《桂海志》云：凡木叶心皆一纵理，独桂有两道，如圭形，故字从圭。陆佃《埤雅》云：桂犹圭也，宣导百药，为之先聘通使，如执圭之使也。《尔雅》谓之梫者，能侵害他木也。故《吕氏春秋》云：桂枝之下无杂木。《雷公炮炙论》云："桂钉木根，其木即死"是也。其肉厚辛烈者为肉桂；去其皮与里，当其中者，为桂心；其枝之细小者，为桂枝。

桂　即官桂，桂之厚者名肉桂，气味甘辛大热，有小毒。

主治：利肝肺气，心腹寒热，冷痰，霍乱转筋，头痛，腰痛，出汗，止烦，止唾，咳嗽，鼻衄，堕胎，温中，坚筋骨，通血脉，理疏不足，宣导百药无所畏。久服神仙不老。

补下焦不足，治沉寒痼冷之病，渗泄止渴，去营卫中风寒，表虚自汗。春夏为禁药，秋冬下部腹痛，非此不能止。

补命门不足，益火消阴。

治寒痹，风喑，阴盛，失血，泻痢，惊痫。

桂心　气味苦辛无毒。

主治：九种心痛，腹内冷气痛不可忍，咳逆结气，壅痹，脚痹不仁。止下痢，杀三虫。治鼻中息肉，破血，通利月闭，胞衣不下。

治一切风气，补五劳七伤，通九窍，利关节，益精明目，暖腰膝，治风痹，骨节挛缩，续筋骨，生肌肉，消瘀血，破痃癖癥瘕，杀草木毒。

治风僻失音，喉痹，阳虚失血。内托痈疽痘疮，能引血化汗，化脓，解蛇蝮毒。

桂，《别录》上品。桂心、桂肉之中心，非桂枝之中心也。以桂枝代之，非也。

官桂，皮卷，色紫赤，味辛辣。市者每遇缺时，即以西桂、柳桂充之。

西桂皮薄不卷，而味颇辣；柳桂皮厚不卷而味不辣。宜辨之。

修治：桂去粗皮用。

杲曰：桂辛热有毒，阳中之阳，浮也。气之薄者，桂枝也；气之厚者，桂肉也。气薄则发泄，桂枝上行而发表；气厚则发热，桂肉下行而补肾。此天地亲上亲下之道也。

好古曰：桂枝入足太阳经，桂心入手少阴经，桂肉入足少阴、太阴经血分。虽有小毒，亦从类化。与黄芩、黄连为使，小毒何施。与乌头、附子为使，全取其热性而已。与巴豆、硇砂、干漆、川山甲、水蛭等同用，则小毒化为大毒。与人参、麦门冬、甘草同用，则调中益气，便可久服也。

之才曰：桂得人参、甘草、麦门冬、大黄、黄芩调中益气，得柴胡、紫石英、干地黄疗吐逆。忌生葱、石脂。

《甲乙经》治足蹙筋急：桂木白酒和涂之，一日一止。

《千金方》治中风口喎，面目相引，偏僻颊急，舌不可转：桂心酒煮取汁，故布蘸搨病上，正即止。左喎搨右，右喎搨左，常用大效。

《素问》曰：辛甘发散为阳，故汉张仲景桂枝汤治伤寒表虚，皆须此药。是专用辛甘之意也。

桂心，君。

牡桂　生南海，叶似枇杷，皮薄色黄，味淡，少脂肉，气如木兰，一名木桂。

牡桂　气味辛温，无毒。

桂枝：味辛甘气微热，主治同牡桂。

主治：上气咳逆，结气，喉痹，利关节，补中益气，久服通神，轻身不老。

心痛，胁痛，胁风，温筋通脉，止烦，出汗。

去冷风疼痛。

去伤风头痛，开腠理，解表发汗，去皮肤风湿。

泄奔豚，散下焦畜血，利肺气。

横行手臂，治痛风。

《经验后方》治大人小儿吃杂果子，多腹胀气急，取牡桂碾末，饭丸如绿豆大，小儿熟水下五丸，大人十丸，未瘥再服。

箘桂 生交趾、桂林山谷岩崖间。叶似柿叶而尖狭光净，花白蕊黄，四月开，五月结实。树皮青黄，三月、七月采皮，日干。三重者良。箘者竹名，此桂正圆如竹，故名箘桂。嫩而易卷如筒，即古人所用筒桂也。故一名筒桂。筒、箘字近，后人误书为箘，今《本经》又作从草之箘，愈误矣！

气味辛温，无毒。

主治：百病，养精神，和颜色，为诸药先聘通使，久服轻身不老，面生光华媚好，常如童子。

箘桂，《本经》上品。主治与桂心、牡桂迥然不同，昔人所服食者，盖此类耳。

《列仙传》云：范蠡好食桂饮水讨药，人世世见之。又桂父象林人常服桂皮叶，以龟脑和服之。

诸本草论桂，纷纷不一，几不可考。按《尸子》云：春花、秋英曰桂。嵇含《南方草木状》云：桂生合浦、交趾，生必高山之巅，冬夏常青，其类自为林，更无杂树。有三种，皮赤者为丹桂，叶似柿者为箘桂，叶似枇杷者为牡桂。其说甚明，足破诸家之辨矣。（《本草原始·卷之四》）

📖 卢之颐《本草乘雅半偈》

牡桂 关有阨为十二原之所出入，节之交三百六十五会，为神气之所游行出入也。

【气味】辛温，无毒。

【主治】主上气咳逆，结气，喉痹，吐吸，利关节，补中益气。久服通神，轻身不老。

箘桂

【气味】辛温，无毒。

【主治】主百病，养精神，和颜色，为诸药先聘通使。久服轻身不老，面生光华媚好，常如童子。

【核】曰：牡桂，出合浦、交趾、广州、象州、湘州桂岭诸处。生必高山之巅，旁无杂树自为林类，叶色常青，凌冬不凋，如枇杷叶，边有锯齿，表里俱有白毛，中心有纵文两道，宛如圭形，四月有花无实，木皮紫赤，坚厚臭香，气烈味重者为最。枝皮为桂枝。干皮之薄者为桂皮，厚者为桂、为桂心、为肉桂、为官桂。以皮作钉，钉他木根，旬日即死。箘桂，出交趾、桂林山谷，生必临岩，正圆如竹，小于牡桂，亦自为林。凌冬不凋，叶如柿叶，尖狭光泽，无锯齿，中心有纵文三道，四月蕊黄花白，五月结子如暗河之实，木皮青黄，环卷如筒，亦以一皮之厚薄，分桂枝、桂心之差等。

【参】曰：牡桂凌岭，桂临岩，旁无杂木，自为林类。此非落落难合，故为高险，乃刹帝利种，凡木不得与其班列故尔。桂从圭，执圭如也。圭者阴阳之始，自然之形，故叶文如之。光泽色相，不假雕琢，牡色紫赤，有花无子，得阳之始；箘色青黄，有花有子，得阴之始。牡为牡，箘为牝也。盖圭之妙用，宣扬宣摄，靡不合和。牡主气结喉痹，神明不通，关节不利，此病之欲宣扬者也。牡则先宣摄中气，而后为宣扬者也。亦主上气咳逆，不能吸入，反吐其吸，此病之欲宣摄者也。牡则先宣扬中气，而后为宣摄者也。

箘主和颜色，使光华外溢媚好，常如童子，及为诸药之先聘通使，此脏阴之气欲宣扬者也。箘则先宣摄精神，而后为宣扬者也。设宣扬而不先宣摄，宣摄而不先宣扬，斯不和，斯不合矣。箘则宣扬宣摄脏阴神脏之五；牡则宣扬宣摄中气关节窍脉形脏之四。功力之有异同者，牝牡有别故也。不唯有别，且各分身以为族类，故各从其类以为上下内外，轻重浓薄之殊。气味辛温，功齐火大，对治以寒为本，以阴为标，以寒水为化；或本之本气似隐，而标之寒化反显；或阴气承阳，而血妄行；或水寒亢害，而厥逆洞注；或火不归源而外焰内寒；或火失炎上而盲聋喑哑；或真火息而邪火炽；或壮火盛而少火灭；此皆宣扬宣摄火大之体，宣扬宣摄燎原之用。灰心冷志人，内无暖气，外显寒酸，更当饵服。乃若驱风，捷如影响，以刹帝利种。凡木望风自靡，故一名梫，言能侵害他木，木得桂而即死。圭之义大矣哉。梵语刹帝利，此云王种，故圭有四，镇桓信躬，王公侯伯执之，从重土者，以封诸侯也。又土圭，测土深正日景，以求地中。又圭田，田之所入，以奉祭祀，为言洁也。又六十四黍为圭。又刀圭作匕，正方一寸，抄散，取不落为度。(《本草乘雅半偈·第二帙》)

卢复《芷园臆草题药》

桂　树翘出众木，辛温如火。字从圭，圭者将天子命 以通诸侯执之。故桂为诸药之先聘，通使及宣导百药无所畏，如汗从八万四千毛孔中流出，则一身无不到之处，而液入心为汗，则汗为心物，桂能使之出，其种种之法可想矣。(《芷园臆草题药》)

罗必炜《青囊药性赋》

桂　味辛，性热，有毒。浮也，阳中之阳也。气之薄者，桂枝也；气之厚者，肉桂也。气薄则发泄，桂枝上行而发表；气厚则发热，肉桂下行而补肾。此天地亲上、亲下之道也。(《青囊药性赋·卷之上》)

赵南星《上医本草》

箘桂　音窘。筒桂，又名小桂。恭曰：箘者，竹名。此桂嫩而易卷如筒，即古所用筒桂也。筒似箘字，后人误书为箘，习而成俗，亦复因循也。时珍曰：今本草又作从草之菌，愈误矣。牡桂为大桂，故此称小桂。

皮，三月、七月采。

辛，温。无毒。主治百病，养精神，和颜色，为诸药先聘通使。久服轻身不老，面生光华媚好，常如童子。(明·赵南星《上医本草·卷之一》)

李中梓《雷公炮制药性解》

桂分为四种

味辛甘，性大热，有毒。其在下最厚者曰肉桂，去其粗皮为桂心。入心、脾、肺、肾四经。主九种心疼，补劳伤，通九窍，暖水脏，续筋骨，杀三虫，散结气，破瘀血，下胎衣，除咳逆，疗腹痛，止泻痢，善发汗。其在中次厚者，曰官桂；入肝、脾二经。主中焦虚寒，结聚作痛。其在上薄者，曰薄桂，入肺、胃二经；主上焦有寒，走肩臂而行肢节。其在嫩枝四发者，曰桂枝，专入肺经；主解肌发表，理有汗之伤寒。四者皆杀草木毒。百药无畏。性忌生葱。

按：肉桂在下，有入肾之理；属火，有入心之义；而辛散之性，与肺部相投；甘温之性，与脾家相悦，故均入焉。官桂在中，而肝脾皆在中之脏也，且《经》曰：肝欲散，急食辛以散之，以辛补之。又曰：脾欲缓，急食甘以缓之，以甘补之。桂味辛甘，二经之所由入也。薄桂在上，而肺胃亦居上，故宜入之。桂枝四发，有发散之义，且气味俱轻，宜入太阴而主表。丹溪曰，仲景救表用桂枝，非表有虚而用以补也。卫有风寒，故病自汗，以此发发其邪，则卫和而表密，汗自止耳。《衍义》乃谓仲景治表虚，错也。《本草》言桂发汗，正合《素问》辛甘发散之义，后人用桂止汗，失《经》旨矣。大抵桂为阳中之阳，壮年火旺者忌服，惟命门火衰不能生土，完谷不化及产后虚弱者宜之。细考桂有数种，论之者无虑数十家，或言种异，或言地殊，各不相侔，咸无所据。询之交广商人所贩，惟陈藏器所谓虽分数等，同是一物，此说最当。《别说》亦称之矣，今采其意以详别如上。

雷公云：凡使，勿薄者，要紫色厚者，去上粗皮，取心中味辛者使。每斤大厚紫桂，只取得五两，取有味厚处生用。如末用即用重密熟绢并纸裹，勿令犯风。其州土只有桂草，原无桂心。用桂草煮向阳木皮，遂成桂心。凡使，即单捣用之。(《雷公炮制药性解·卷之五》)

📖 缪希雍《炮炙大法》

桂 凡使勿薄者，要紫色厚者，去上粗皮，取心中味辛者，使每斤大厚紫桂只取得五两，取有味厚处生用。如末用，即用重密熟绢并纸裹，勿令犯风。其州土只有桂草，原无桂心。用桂草煮丹阳木皮，遂成桂心。凡用即单捣用之。得人参、甘草、麦门冬、大黄、黄芩，调中益气；得柴胡、紫石英、干地黄，疗吐逆。忌生葱、石脂。(《炮炙大法·木部》)

📖 倪朱谟《本草汇言》

桂 味甘、辛，气热，臭香，有毒。阳中之阳，浮也。入手太阳、太阴，足太阳、太阴、少阴经。

李濒湖曰：桂有四等，曰牡桂、菌桂、桂心、桂枝之分。同是一种牡桂，出合浦、交趾、广州、象州、渊州、桂岭诸处。生必高山之巅，旁无杂树，自为林类。叶色四时常青，凌冬不凋，如枇杷叶，边有锯齿，中心有纵文两道，宛如圭形。四月放花，无实。木皮紫赤坚厚，臭香，气烈味重者为最。枝皮为桂枝，干皮之薄者为桂皮，厚者为肉桂、为桂心。

又　菌桂出交趾、桂林山谷，生必临岩。正圆如竹，小于牡桂，亦自为林，凌冬不凋。叶如柿叶，尖狭光泽，边无锯齿，中心有纵文三道。三月结蕊，黄色，四月放花，五月结子，如暗河之实。木皮青黄，骨软而嫩，易于环卷如筒。亦以皮之厚薄，分桂心、桂枝之差等也。

《桂海志》云：凡诸木类，叶中心皆一道纵理，独桂叶有两道、三道，如圭形，故字从圭。又《坤雅》云：桂，犹圭也。宣导百药，为之先聘通使，如执圭之使也。古名梫，言能侵害他木。故《炮炙论》云：以桂木削钉，钉树根，其树即死是也。

苏氏曰：本草载桂，只有牡桂，菌桂两种。今岭表所出，则有筒桂、肉桂、桂心、官桂、板桂之名。而医家用之，罕有分别。筒桂正圆如竹，有二三重者，则今之菌桂是也。官桂皮薄色黄，肉薄脂少，即今之牡桂是也。若平卷多脂，即今之板桂是也。若肉桂、桂心，皆从筒桂中分其肉厚、其臭香、其味辛甘、其色紫者，即肉桂也。若肉桂又去外层，留其中心一层者，即桂心也。如此分别，则桂之名义，可得而知矣。又丹阳山有一种山桂，叶如麻，四月开细黄花，木色亦紫，气微香，只是味苦辛，与肉桂之香、甘、辛，迥不同也。市中伪充肉桂，不可不辨。

牡桂《别录》治痈疽，排溃疡，化脓血，止疼痛。马志利筋骨血脉之药也。赵天民稿《说韵》云：牡，阳象也。有花无子，较枝稍强也。故能行皮膆血肉之内，治痈疽已溃未溃，护心托里，或筋骨酸痛，肌肉顽麻，或恶露不行，上攻心呕，或跌扑损伤，瘀血积滞，藉此辛甘温热之用，善行血脉以通筋骨，去陈以致新也。

肉桂　去阴寒，止腹痛，通经脉，化冷痰，散奔豚，定寒疝，固泄泻，敛虚汗，暖腰膝，萧炳、李时珍合论，安蛔逆，治陈寒痼冷之药也。御医米振斯、缪仲醇合稿，此独得纯阳精粹之力，以行辛散甘和热火之势，乃大温中之剂。凡元虚不足而亡阳厥逆，或心腹、腰痛而吐呕泄泻，或心肾久虚而痼冷怯寒，或奔豚、寒疝而攻冲欲死，或胃寒蛔出而心膈满胀，或血气冷凝而经脉阻遏，假此味厚甘辛大热下行走里之物，壮命门之阳，植心肾之气，宣导百药，无所畏避，使阳长则阴自消，而前诸证自退矣。如大氏方又谓：消瘀血、破癥癖者，亦取其辛烈阳健之气，横行直往，瘀血得热则行，而癥癖僻居肠胃膜络之间，自不容于不行矣。

缪仲淳先生曰：桂，其味辛甘，其气热烈，其性横行直走，独热偏阳，表里俱达。如和营卫，散表邪出汗，实腠理，则桂枝为长。故仲景专用，以治冬月伤风寒，即病邪在表者矣。更有桂心与肉桂，实一物也，只去皮耳。此则走里行营，除寒，破血，平肝，入右肾命门，补相火不足，其功能也。然大忌于血崩、血淋、尿血，阴虚吐血、咯血、鼻衄、齿衄、汗血。小便因热不利，大便因热燥结，肺热咳嗽；或产后去血过多，及产后血虚发热，小产后血虚内热，阴虚五心烦热，阴虚小腹作疼，血热经行先期，血虚内热经闭，阴虚寒热往来，血虚经行作痛，男妇阴虚，内热外寒，口苦舌燥；或中暑昏晕，中热腹痛，中暑泻利，暴注如汤；或一切滞下纯血，由于内藏伏热，或肠风下血，藏毒便血，酒后失血；或阳厥似阴，梦遗精滑，虚阳数举，脱阴目盲；或一切温病热病，头痛口渴，阳证发狂，阳毒发斑；或小儿痧疹腹疼作泻，痘疮血热，干枯黑陷等三十余证，法并忌之。误投则祸不旋踵。仅察病因，用舍在断，行其所明，无行所疑，其难其慎，勿尝试也。

前贤寇氏曰：桂，辛甘大热。《素问》云：辛甘发散为阳。故仲景氏用桂枝汤治伤寒表虚，皆需此药，正合辛甘发散之意。《本草》三种之桂，不用菌桂、牡桂者，此二种性止于温，不可以治风寒之病也。然农皇氏只言桂，仲景氏又分桂枝者，特取枝上皮也。王氏曰：或问《本草》言桂，能止烦出汗，而张仲景治伤寒有当发汗凡数处，皆用桂枝汤。又云：无汗不得用桂枝，汗家不得重发汗。若用桂枝，是重发其汗。汗多者，用桂枝甘草汤，此又用桂枝闭汗也。一药二用，与《本草》之义相通否乎？曰：《本草》言桂，辛甘大热，能宣导百药，通血脉，止烦出汗，是调其血而汗自出也。仲景云：太阳中风，阴弱者，汗自出，卫实营虚，故发热汗出。又云：太阳病，发热汗出者，此为营弱卫强，阴虚阳必凑之。故皆用桂枝发其汗，此乃调其营气，则卫气自和，风邪无所容，遂自汗出而解，非桂枝真能开腠理，发出其汗也。汗多用桂枝者，以之调和营卫，则邪从汗出而汗自止，非桂枝能闭汗孔也。昧者不知出汗、闭汗之意，一遇伤寒无汗者，即用桂枝，误之甚矣。言桂枝发汗，发字当认作出字，风散营卫和，则汗自然出，非若麻黄大开腠理，发泄其汗也。其治虚汗，亦当逆察其意可也。

成氏曰：桂枝，本为解肌者。太阳中风，腠理致密，营卫邪实，津液禁固，其脉浮紧，发热汗不出者，不可与此，必也。皮肤疏泄，自汗出，脉浮缓，风邪干于卫气者，乃可投之。发散以辛甘为主，桂枝辛热，故以为君，而以白芍药为臣，甘草为佐者，风淫所胜，平以辛苦，以甘缓之，以酸收之也。以姜、枣为使者，辛甘能发散，而又用其行脾胃之津液，而和营卫，不专于发散也。故麻黄汤，不用姜、枣，专于发汗，不待行其津液而后汗也。

集方　仲景方：治伤寒太阳病，头痛发热，汗出恶风者。用桂枝、白芍药、生姜各二两，甘草一两，大枣十二枚。水五升，微火煎至二升。徐徐服。

《方脉正宗》治伤风冷咳嗽。用桂枝五钱，防风、半夏各三钱，干姜一钱，北五味子、北细辛各五分，水煎服。

《外科正宗》治四肢骨节间风痛。用桂枝、当归、白术、防风、羌活各二钱，姜黄、秦艽、红花、川芎、黄柏、甘草各一钱。水煎服。

集方　《外科精义》：治痈疽发背，脓水清稀，脓毒不化，疼痛不止。用牡桂五钱，白芷、黄芪、当归、皂角刺、穿山甲、人参各三钱，羌活、乳香、没药、金银花各二钱，水酒各半，煎服。

杨氏《产宝》治产后恶露不行，上攻心呕。用牡桂五钱，玄胡索醋炒、五灵脂、当归、红花、陈皮各二钱，水煎服。

林氏集方　治跌扑损伤，瘀血积滞，胀闷疼痛。用牡桂三钱，当归、川芎、红花、苏木、桃仁、乳香、没药、牛膝各二钱，水煎服。

集方　仲景方：治三阴直中寒证，头不疼，身不热，口不渴，或有微热，微渴，自汗，腹痛，泄泻，吐冷涎，吐蛔虫，四肢厥冷，躁烦不寐，或语言错杂，时昏时省。用肉桂、附子童便制、人参各三钱，干姜、白术炒、黄芪、吴茱萸各五钱，北细辛一钱五分，水煎服。

277

《方脉正宗》治三阴寒疝欲死，亦有厥逆自汗者。用肉桂、附子童便制、小茴香、青皮、橘核、厚朴、陈皮、吴茱萸各三钱，水煎服。

杨氏《产宝》治妇人经脉冷凝，阻遏不通，腹痛胀闷。用肉桂、木香各三钱，陈皮、玄胡索、香附俱醋炒、当归、川芎俱酒炒、牡丹皮、桃仁、乌药各二钱，水煎服。

《直指方》治积年痃癖不消，时发时止。用肉桂、木香、白术各一两五钱，当归梢、川芎、香附、小茴香俱酒炒、佛手柑、茯苓各三两，泽泻、山药各二两俱炒过，研为末，炼蜜丸梧子大。每早服五钱，白汤下。

何启山方　治胎死不下。用肉桂心研细末二钱，芒硝一钱，热酒调服，立下。如难产及横生者，本方去芒硝，加麝香二分，温酒调下。

《葵心集》治大人小儿及老迈人，食水果、干果等物，伤脾腹胀。用肉桂心研末，米糊丸，绿豆大，每服五十丸，酒下。

汤盘石方　治重舌蛾口，用肉桂末，姜汁调涂患处。（《本草汇言·卷之三》）

📖 张介宾《景岳全书》

官桂　味辛甘，气大热，阳中之阳也。有小毒，必取其味甘者乃可用。桂性热，善于助阳，而尤入血分，四肢有寒疾者，非此不能达。桂枝气轻，故能走表，以其善调营卫，故能治伤寒，发邪汗，疗伤风，止阴汗。肉桂味重，故能温补命门，坚筋骨，通血脉，治心腹寒气，头疼、咳嗽、鼻衄、霍乱转筋，腰足脐腹疼痛，一切沉寒痼冷之病。且桂为木中之王，故善平肝木之阴邪，而不知善助肝胆之阳气。惟其味甘，故最补脾土，凡肝邪克土而无火者，用此极妙。与参、附、地黄同用，最降虚火，及治下焦元阳亏乏。与当归、川芎同用，最治妇人产后血瘀，儿枕腹痛，及小儿痘疹虚寒，作痒不起。虽善堕胎动血，用须防此二证。若下焦虚寒，法当引火归元者，则此为要药，不可误执。（《景岳全书·大集》）

官桂　味甘辛，能养营解表，性温热，能暖血行经。凡痘疮营卫不充而见寒滞者，必用此以导达血气，且善行参、熟地之功。（《景岳全书·烈集》）

278

📖 聂尚恒《医学汇函》

桂 犹圭也,为诸药之先聘也。木叶心皆一纵理,独桂有两纹,形如圭。诸家论桂不同,惟陈藏器云:箇桂、牡桂、桂心,同是一物,出交趾、南海、桂林、桂岭、桂阳、柳州、象州者佳。箇桂正圆,如竹卷二三重,味烈肉厚者,即今肉桂。菌,竹名,言其卷如竹筒,故又名筒桂。半卷多脂者,名板桂,即今铁板桂也。牡乃老桂,味稍淡,皮薄少脂,乃桂品中之最高者,故又名官桂。桂心,即牡桂去皮一半,取中心近里味辛者。桂枝乃细薄而嫩者。薄桂比桂枝稍厚,柳桂比桂枝更薄。桂枝有小毒。浮而升,阳也。气、味俱轻。入足太阳经,故能上行头目,发散表邪。凡伤风伤寒有汗者,用以微解表邪,邪去而汗自止,非固表止汗之谓也。柳桂,乃小枝嫩条,尤善行上焦,补阳气,虚人服之使不生热也。薄桂,乃细薄嫩枝,入上焦,横行肩臂,治痛风,善行肢节凝滞,兼泻奔豚。凡使,略刮去粗皮。

已上治上焦寒药。

肉桂辛热补肾脏,养精止烦又止汗;

利肝肺气遏心疼,温中破癖除霍乱。

纯阳,小毒。入手、足少阴经。东垣云:气之厚者,肉桂也。气厚则发热,故下行而补肾、相火不足。主一切风气,五劳七伤,养精髓,暖腰膝,止虚烦虚汗;利肝气,除风湿冷痹、筋骨挛缩;利肺气,止咳嗽,鼻齆;养心神,治卒心痛。久服明眼目,和颜色,面生光华。兼温脾胃,长肌肉,破痃癖癥瘕瘀血,霍乱转筋,下痢,一切沉寒痼冷,中下腹冷痛。此药通血脉,利关节,故妇人经闭亦用之。惟有孕者,必炒过乃不堕胎,宣导百药,无所畏,谓之通使。春、夏二时慎用。本草虽云小毒,亦从类化,与芩、连为使,小毒何施?与乌、附、巴豆、干漆为使,则小毒化为大毒。得人参、麦门冬、甘草,则能调中益气而可久服;得柴胡、紫石英、干地黄,则能调荣而止吐逆。凡使,色紫而厚者佳,刮去粗皮。忌生葱。

官桂无毒治中寒,咳逆喉痹吸呼难;

补中更治心胁痛,温筋通脉利窍关;

桂心专能止心痛,行血药滞补阴悭。

官桂，主寒在中焦，上气咳逆，结气喉痹，呼吸不清。兼补中益气，治心痛、胁痛；温筋通脉利关节，治冷风疼痛。桂心，治九种心痛及中恶、寒疝、产后血冲心痛，止唾血吐血，破血通月闭，下胞衣，杀三虫。兼治中风偏僻，牙紧舌强失音，及脚软痹不仁。丹溪云：桂心入二三分于补阴药中，则能行血药凝滞而补肾，由味辛属肺而能生水行血。外肾偏肿痛者亦验。(《医学汇函·下册》)

📖 李中梓《医宗必读》

桂　味辛、甘，大热，有小毒。入肾、肝二经。畏石脂，忌生葱。去皮用，见火无功。益火消阴，救元阳之痼冷；温中降气，扶脾胃之虚寒。坚筋骨，强阳道，乃助火之勋；定惊痫，通血脉，属平肝之绩。下焦腹痛，非此不除；奔豚疝瘕，用之即效。宣通百药，善堕胞胎。

桂心　入心、脾二经。理心腹之恙，三虫九痛皆瘥；补气脉之虚，五劳七伤多验。宣气血而无壅，利关节而有灵；托痈疽痘毒，能引血成脓。

肉桂乃近根之最厚者，桂心即在中之次厚者，桂枝即顶上细枝，以其皮薄，又名薄桂。肉桂在下，主治下焦；桂心在中，主治中焦；桂枝在上，主治上焦。此本乎天者亲上，本乎地者亲下之道也。王好古云：仲景治伤寒，有当汗者皆用桂枝。又云：汗多者禁用。两说何相反哉？本草言桂辛甘，出汗者，调其血而汗自出也。仲景云：太阳中风，阴弱者汗自出，卫实营虚，故发热汗出。又云：太阳病，发热汗出者，为营弱卫强，阴虚阳必凑之。故皆用桂枝发汗，乃调其营则卫自和，风邪无所容，遂自汗而解，非桂枝能发汗也。汗多用桂枝者，调和营卫，则邪从汗解而汗自止，非桂枝能闭汗也。不知者，遇伤寒无汗亦用桂枝，误矣。桂枝发汗，"发"字当作"出"字，汗自然出，非若麻黄之开腠发汗也。

按：桂心偏阳，不可误投，如阴虚之人，一切血证及无虚寒者，均当忌之。(《医宗必读·卷之四》)

📖 徐彦纯《本草发挥》

肉桂　东垣云：肉桂味辛甘。大热纯阳。温中利肺气，发散表邪，去荣卫中风寒。秋冬治下部腹痛，非桂不能止之。又云：桂枝味辛，性热，气味俱轻，阳也升也，故能上行，发散于表。收内寒则用牡桂。辛热散经寒，引导阳气。若热以使正气虚者，以辛润之。散寒邪，治奔豚。又云：或问本草言桂能止烦出汗，仲景或云复发其汗，或云先其时发汗，或云当以得汗解，或云当发汗，更发汗，并发汗，宜桂枝汤。凡数处言之，则是用桂枝发汗也；又云无汗不得服桂枝，又云汗家不得重发汗，又云发汗过多者，用桂枝甘草汤，则是用桂枝闭汗也。一药二用，如何明得仲景发汗闭汗，与本草之义相通为一。答曰：本草言桂味辛甘，大热无毒，能宣导百药，通血脉，止烦出汗者，是调其血而汗自出也。仲景云脏无他病，发热自汗者，此是卫气不和也。又云：自汗者为荣气不和，荣气不和则内外不谐，盖卫气不与荣气相和谐也，若荣气和则愈矣。故用桂枝汤调和荣卫，荣卫既和，则汗自出，风邪由此而解，非桂枝能开腠理而发汗出也。昧者不解闭汗之意，凡见伤寒病者便用桂枝汤发汗，若与中风自汗者，其效应如桴鼓，因见其取效而病愈，则曰此桂枝发汗出也，遂不问伤寒无汗者，亦皆与桂枝汤，误之甚矣。故仲景言无汗，不得服桂枝，是闭汗孔也。又云：发汗多，又手自冒心，心下悸欲得按者，用桂枝甘草汤。此亦是闭汗孔也。又云：汗家不得重发汗，若用桂枝汤，是重发其汗也。凡桂枝汤下言发字，当认作出字，是汗自然出也，非若麻黄能开腠理，而发出汗也。本草出汗二字，下文有通血脉一句，此非三焦卫气皮毛中药，此乃荣血中药也。如此则出汗二字，当认作荣卫和，自然汗出耳，非是桂枝开腠理发出汗也。故后人用桂治虚汗，读者当逆察其意可也。噫！神农作之于前，仲景述之于后，前圣后圣，其揆一也。

海藏云：桂有箘桂、牡桂、筒桂、肉桂、板桂、桂心、官桂之类，用者罕有分别。大抵细薄者为枝为嫩，厚脂者为肉为老，但不用粗皮，止用其心中者为桂心也。《衍义》云：桂大热。《素问》云：辛甘发散为阳。故汉张仲景桂枝汤治伤寒表虚，皆须用此药，是专用辛甘之意也。本草云：疗寒以热，故知独有一字桂者。本草言甘辛大热，正合《素问》辛甘发散为阳之说也。然《本经》止言桂，而仲景又言桂枝者，盖只取其枝上皮，其本身粗厚处不中用。今又谓之官桂，不知何缘而立名。或云：官字即观字之文，盖产于观州者佳，故号观桂也。深虑后世以为别物，故于此书之。然筒桂厚实，气味重者宜入治藏及下焦药，轻薄者宜入治头目发散药。故《本经》以箘桂养精神，牡桂利关节。仲景伤寒发汗用桂枝，桂枝者桂条也，非身干也，取其轻薄而能发散。一种柳桂，乃小嫩桂条也，尤宜入上焦药。仲景汤液用桂枝发表，用肉桂补肾，本乎天者亲上，本乎地者亲下，理之自然。然此药能护荣气而实卫气，桂枝发表则在足太阳经，桂心入心则在手少阴经。

丹溪云：桂虚能补，此大法也。仲景救表用桂枝，非是表有虚以桂补之也。盖卫有风邪，故病自汗，以桂枝发其风邪，卫和则表密，汗自止，非桂能收汗而用之也。今《衍义》云乃谓仲景治表虚，误矣。本草止言出汗，正是《内经》辛甘发散之意。后人用桂止汗，失《经》旨矣。名曰官桂者，以桂多品，取其品之高者，可以充贡，而名之曰官桂，乃贵之辞也。桂心者以皮之肉厚，去其粗而无味者，止留近本一层，其味辛甘者，故名之曰桂心，乃美之之辞也，何必致疑若此乎？（《本草发挥·卷三》）

📖 郑二阳《仁寿堂药镜》

桂桂心、肉桂、桂枝附

陶隐居云：今出广州者佳，桂阳县者次之。

气热，味甘辛，有小毒。

入手少阴经。桂枝入足太阳经。

《本草》云：主温中，利肝肺气，心腹寒热冷疾，霍乱转筋，头、腰痛，出汗，止烦，止唾，咳嗽，鼻齆。能堕胎，坚骨节，通血脉，理疏不足，宣导百药。无所畏。久服神仙。

洁古云：补下焦热火不足，治沉寒痼冷及表虚自汗。春夏二时为禁药也。《主治秘诀》云：渗泄止渴，去荣卫中之风寒。仲景《伤寒论》发汗用桂枝者，乃桂条非身干也。取其轻薄而能发散。今又有一种柳桂，乃桂枝嫩小枝条也，尤宜入治上焦药用也。《主治秘诀》云：桂枝性热，味辛甘. 气味俱薄，体轻而上行，浮而升，阳也。其用有四：去伤寒头痛，开腠理，解表，去皮肤风热。

东垣云：肉桂味辛甘、大热，纯阳。温中利肺气，发散表邪，去荣卫中风寒。秋冬治下部腹痛，非桂不能止之。又云：桂枝味辛，性热，气味俱轻，阳也，升也，故能上行，发散于表。收内寒则用牡桂，辛热，散经寒，引导阳气。若热以使正气虚者，以辛润之，散寒邪，治奔豚。又云：或问《本草》云：桂能止烦、出汗。仲景或云：复发其汗；或云：先其时发汗；或云：当以得汗解；或云：当发汗，更发汗，并发汗宜桂枝汤，凡数处言之，则是用桂枝发汗也。又云：无汗不得服桂枝。又云：汗家不得重发汗。又云：发汗过多者，用桂枝甘草汤。则是用桂枝闭汗也。一药二用，如何明得？仲景发汗、闭汗，与本草之义，相通为一。答曰：本草言桂味辛甘、大热、无毒。能宣导百药，通血脉，止烦，出汗者，是调其血而汗自出也。仲景云：脏无他病，发热自汗者，此是卫气不和也。又云：自汗者为荣气不和，荣气不和则内外不谐。盖卫气不与荣气相和谐也。若荣气和则愈矣。故用桂枝汤调和荣卫。荣卫既和，则汗自出，风邪由此而解，非桂枝能开腠理而发出汗也。昧者不解闭汗之意，凡见伤寒病者，便用桂枝汤发汗。若与中风自汗者，其效应如桴鼓。因见其取效而病愈，则曰此桂枝发汗出也。遂不问伤寒无汗者，亦皆与桂枝汤，误之甚矣！故仲景言"无汗不得服桂枝"，是闭汗孔也。又云：发汗多，又手自冒心，心下悸，欲得按者，用桂枝甘草汤。此亦是闭汗孔也。又云：汗家不得重发汗，若用桂枝汤，是重发其汗也。凡桂枝汤下言"发"字，当让自"出"字，是汗自然出也，非若麻黄能开腠理而发出汗也。本草"出汗"二字，下文有"通血脉"一句，此非三焦、卫气、皮毛中药，此乃荣血中药也。如此则"出汗"二字，当认作荣卫和、自然汗出耳。非是桂枝开腠理发出汗也。故后人用桂治虚汗，读者当逆察其意可也。噫！神农作之于前，仲景述之于后。前圣后圣，其揆一也。

海藏云；桂有箘桂、牡桂、筒桂、肉桂、板桂、桂心、官桂之类，用者罕有分别。大抵细薄者为枝、为嫩，厚脂者为肉、为老。但不用粗皮，止用其心中者，为桂心也。《衍义》云"桂大热"；《素问》云"辛甘发散为阳"。故汉张仲景桂枝汤治伤寒表虚，皆须用此药，是专用辛甘之意也。《本草》云"疗寒以热"，故知独有一字桂者，《本草》言甘辛、大热，正合《素问》辛甘发散为阳之说也。然《本经》止言桂，而仲景又言桂枝者，盖只取其枝上皮，其木身粗厚处不中用。今又谓之官桂，不知何缘而立名。或云"官"字即"观"字之文，盖产于观州者佳，故号观桂也。深虑后世以为别物，故于此书之。然简

283

桂厚实，气味重者，宜入治脏及下焦药；轻薄者，宜入治头目发散药。故《本经》以箘桂"养精神"，牡桂"利关节"。仲景伤寒发汗用桂枝。桂枝者，桂条也，非身干也。取其轻薄而能发散。一种柳桂，乃小嫩枝条也，尤宜入上焦药。仲景汤液用桂枝发表，用肉桂补肾。本乎天者亲上，本乎地者亲下，理之自然。此药能护荣气，而实卫气。桂枝发表，则在足太阳经。桂心入心，则在手少阴经。

丹溪云：桂，虚能补，此大法也。仲景救表用桂枝，非是表有虚，以桂补之也。盖卫有风邪，故病自汗。以桂枝发其风邪，卫和则表密，汗自止，非桂能收汗而用之也。今"《衍义》云"乃谓仲景治表虚，误矣！《本草》止言出汗，正是《内经》辛甘发散之意。后人用桂止汗，失《经》旨矣！名曰"官桂"者，以桂多品，取其品之高者，可以充贡，而名之曰官桂，乃贵之之辞也。桂心者，以其皮肉厚，去其粗而无味者，止留近木一层。其味辛甘者，故名之曰桂心，乃美之之辞也。何必致疑若此乎？

曾世荣曰：小儿惊风及泻，宜用五苓散，以泻丙火、渗土燥。内有桂，能抑肝风而扶脾土也。《医余录》云：有人患眼痛，脾虚不能食，肝脉盛，脾脉弱，用凉药治肝，则脾愈虚；用暖药治脾，则肝愈盛。但于平药中，倍加肉桂，杀肝而益脾，一治两得之。传云"木得桂而枯"是也。

按：桂之说，纷纷不齐。愚细考研访，种类原有四样，惟以辛香者为胜。至于肉桂、桂心、桂枝，此非异种，乃一种而非三用也。中半以下为肉桂，主下焦；正中者为桂心，主中焦；中半以上为桂枝，主上焦。此亲上、亲下之道也。桂心之说，从来未明，皆以去皮者为是。不知凡用桂，必去皮，岂皆名桂心耶？故特表明之。今人又误以薄者名官桂。不知官桂者，桂之总名。李蕲州所谓上等供官之桂也。忌火、生葱、石脂。其在下最厚者名肉桂，入肾、肝二经。《经》曰"利关节，补中气"，隐居曰：冷疾、腰痛，止烦，堕胎，坚筋骨，通血脉，理不足，宣百药。洁古曰：补下焦不足，沉寒痼冷，秋冬下部腹痛。时珍曰：阴盛失血，泻痢，伐肝。其在中次厚者，名桂心，入心脾二经。甄权曰：九种心痛，腹痛，痈痹，杀三虫。大明曰：补劳伤，通九窍，生肌肉，利关节，破癥癖，杀草木毒。时珍曰：托痈疽痘疮，能引血化汗化脓。其在上薄者名薄桂，即桂枝，入肺、膀胱二经。《经》曰：上气咳逆，结气喉痹。

隐居曰：通脉出汗。甄权曰：冷风疼痛。洁古曰：伤风头疼，皮肤风湿。成无己曰：利肺气。丹溪曰：横行手臂，治痛风。（《仁寿堂药镜·卷之二》）

李中梓《删补颐生微论》

肉桂　味辛甘，性热。有小毒。入肾、肝二经。忌火、生葱、石脂，去皮用。主元阳痼冷，脾胃虚寒，温中降气，坚筋骨，强阳道，定惊，通血脉，制肝邪，下焦腹痛，奔豚疝瘕，宣通百药，善堕胞胎。

桂心入心、脾二经，理心腹痛，五劳七伤，杀三虫，宜气血，利关节，托痈疽痘毒，能引血成脓。

按：肉桂乃近根之最厚者，故治下焦。桂心即在中之次厚者，故治中焦。桂枝即顶上细枝，又名薄桂，故治上焦。此本乎天者亲上、本乎地者亲下之道也。

曾世荣曰：小儿惊风及泻，宜五苓散泻丙火，渗土湿。内有桂，能抑肝风而扶脾土也。《医余录》云：有人患眼痛，脾虚不能食，肝脉盛，脾脉弱。用凉药治肝则脾愈虚，用暖药治脾则肝愈盛，但于平药中倍加肉桂，杀肝益脾，一治两得之。传云木得桂而枯是也。若血症非挟寒，目疾非脾虚者禁用。（《删补颐生微论·卷之三》）

贾九如《药品化义》

桂

［属］纯阳。

［体］肉桂厚，桂枝薄 。

［色］紫。

［气］香窜。

［味］肉桂大辛，桂枝甘辛。

［性］热。

［能］浮。

[能]沉。

[力]走散，性气与味俱厚，入肝肾膀胱三经。

桂止一种，取中半以下最厚者为肉桂，气味俱厚，厚能沉下，专主下焦，因味大辛，辛能散结，善通经逐瘀，其性大热，热可去寒。疗沉寒阴冷，若寒湿气滞，腰腿酸疼，入五积散温经散寒；若肾中无阳，脉脱欲绝，佐地黄丸温助肾经；若阴湿腹痛，水泻不止，合五苓散通利水道。取中半以上枝干间最薄者为桂枝，味辛甘，辛能解肌，甘能实表。经曰：辛甘发散为阳。用治风伤卫气，自汗发热，此仲景桂枝汤意也。其气味俱薄，专行上部肩臂，能领药至痛处，以除肢节间痰凝血滞，确有神效。但孕妇忌用。（《药品化义·卷十三》）

📖 蒋仪《药镜》

肉桂 入肾经，以驱下焦之寒湿；行肝气，以解一切之筋挛；破癥瘕，可消瘀血；通月水，可堕鬼胎。治心腹痛之由犯寒，主腰膝灾之因冒冷。得朴、硝、归、地，捷下腹中之死胎；得牛膝、当归，用开冬月之交骨。盖肉桂、桂心，治寒邪客里诸症也。（《药镜·卷二》）

📖 浦士贞《夕庵读本草快编》

桂《别录》

陆佃云：桂犹圭也，宣导百药，为之先聘，如执圭之使也。《尔雅》曰：梫，言其侵害诸木，故桂下无杂树。雷公所谓桂钉树根，其木即死。

桂本阳中之阳，用则有轻重之别，乃亲上亲下之意也。其枝者气薄辛甘，体轻上行，故入足太阳，而为透达荣卫，解肌去风之药。盖脾主荣，肺主卫，甘走脾，辛走肺也。故仲景治太阳中风，发热汗出者，用为的剂。又云：汗多者用桂枝芍药汤，是言其闭汗也。而本草以为能止烦出汗，即仲景亦有数处用其发汗，得无一药二说，眩惑人目？殊不知用以出汗者，盖取其调荣气则卫自和，风邪无所容，遂自汗出而解，非桂枝能开腠理，发出其汗也。"发"字作"出"字，便无疑矣！汗多用之者，亦以其调和荣卫则邪从汗出，而汁自止。

非桂枝能开汗孔也，且其横行为手臂之引经，直下为奔豚之向导，功莫大焉。其肉者脂老气厚，大热，下降，入足太阴、少阴血分，而为通达下焦，益火消阴之剂。善能温中而除痼冷，疗腰痛而止烦渴，阴盛、失血、泻利、腹痛者，宜之。东垣所谓肾若急，急食辛以润之，开腠理，致津液，通其气者也。若厚者，去内外之皮，取心。走心而为手少阴，化液成脓，行经破瘀，益精明目，补劳续伤之要味。《别录》所谓桂通血脉是也。十全大补汤、八味丸并皆用之，以导火归源而充益气血，所谓从其性而伏之也。五苓散用之以抑肝风而扶湿土。又治胁痛胁风者，所谓木得桂而枯，伐肝而利肺也。但其性俱有毒，为胎产之忌药。温托化脓，又为痘疹之良剂。若与巴豆、干漆、水蛭同行，则化小毒而为大毒。若与干姜、附子同用，则化温暖而为大热。得石英、地黄则疗吐逆，得麦冬、黄芩则调中益气。佐辅之间，不可不慎耳。箘桂之花名曰木犀，白黄二种，馨香悦人，可以点茗，可以浸酒，同麻油则能润发，作面脂更可悦颜。自以陆羽采青桂花以寄袁高，仙翁盛丹桂露以赠吴猛，实重之也。（《夕庵读本草快编·卷五》）

📖 郭佩兰《本草汇》

肉桂 甘辛，大热，小毒与黄芩、黄连为使，小毒何施。阳中之阳，浮也。入足少阴、太阴、厥阴血分。

益火消阴，救元阳之痼冷，温经暖脏，扶脾胃之虚寒。坚筋骨，壮阳道，乃助火之勋，定惊痫，通血脉，属平肝之绩。下焦虚冷，非此不除，奔豚疝痕，用之即效。宣通百药，善堕胞胎炒过便不损胎。《别录》治腰痛者，腰为肾之府，动摇不能，肾将惫矣，补命门之真阳，而腰痛自除。冷疾、霍乱转筋者，脾与肝同受寒邪也，行二脏之气则前症止矣。

按：肉桂，乃近根之最厚者，辛烈肉厚，木之纯阳者也，经云"气厚则发热"是也，入三焦散寒邪而利气，下行而补肾。能导火归原以通其气，达子宫而破血堕胎气之薄者，桂枝也，气之厚者，肉桂也。气薄则发泄，桂枝上行而发表，气厚则发热，肉桂下行而补肾。其性剽悍，能走能守之剂也，若客寒犯肾经，亦能冲达而和血气，脉迟在所必用。其逐瘀治痛消痈有功者，盖血虽阴类，用之必藉此阳和耳。然其气浊，能泛浮溜之火，不能益真阳之火，故五火伏匿者，不可用之也，盖壮火散气故耳。曾世荣言："小儿惊风及泄泻，并宜用五苓散，以泻丙火，渗土湿。内有桂，能抑肝风而扶脾土也。"又《医余录》云："有人患赤眼肿痛，脾虚不能饮食，肝脉盛，脾脉弱，用凉药治肝则脾愈虚，用暖药治脾则肝愈盛，但于温平药中倍加肉桂，杀肝而益脾，一治两得矣，传云木得桂而枯是也，肾虚命门火衰，不能生土，完谷不化，产后下元不足，荣卫衰微者可用。若阴虚之人，及一切血症非挟寒，目疾非脾虚者，不可误投。

紫色而厚者佳。忌见火及生葱、石脂。春夏禁服，秋冬宜煎。得人参、甘草、麦冬、大黄、黄芩、柴胡、地黄良。

桂心 甘苦辛，热。入手少阴、厥阴、足太阴血分。

理心腹之疾，骨挛九痛九种心痛皆除，补气脉之虚，五劳七伤多验。宣血气而无壅，利关节而有灵，托痈疽痘毒，能引血成脓。甄权止心痛者，寒邪触之而然也。腹内冷痛不可忍者，阳虚气不归元，因而为寒所中也。补五劳七伤者，盖指阳气虚羸下陷，无实热之谓也。

按：桂心，即用紫色厚者，去上粗皮并内薄皮，而取其心中近里之味辛而最精者。性略守，治多在中，故能止心痛，入心引血，化汗化脓，盖手少阴君火，厥阴相火与命门同气者也，《别录》云"桂通血脉"是矣。入二三分于补阴药中，则能行地黄之滞而补肾。由其味辛属肺，而能生肾水，性温行血而能通凝滞也，行血破血乃其能事。而甄权谓杀三虫，治鼻中息肉，《大明》谓益精明目，此皆非其性之所宜也，何者？味既带甘，焉能杀虫？息肉由于肺有积热，瞳子神光属肾，桂辛而大热，其不利于肺热肾阴不足亦明矣，益精明目，徒虚语耳，况独阳偏热之质，安可行之是症也。又官桂即在中之次厚者，味稍淡于肉桂，皮薄少脂，因桂多品，而取其品之最高乃上等供官之桂也。入足厥阴、太阴经，主中焦有寒，结聚作痛。

有桂草，似桂心，以丹阳木皮煮充者，须辨之。忌、使同肉桂。(《本草汇·卷十五》)

📖 李中梓《本草通玄》

肉桂 甘辛性热，入脾肾二经。益火消阴，温中健胃，定吐止泻，破瘀堕胎，坚骨强筋。

桂心，主风寒痛痹，心腹冷疼，破血结，疭癖癥瘕，膈噎胀满，内托痈痘，引血化脓。在下近根者为厚桂，亦名肉桂。在中者为桂心。

《医余录》云：有人患赤眼肿痛，脾虚不能食，用凉药治肝则脾愈虚，用暖药治脾则目愈痛。但于温平药中倍加肉桂，制肝益脾，而一治两得之。故曰：木得桂而枯是也。用三种桂，忌见火，刮去粗皮。（《本草通玄·卷下》）

📖 沈穆《本草洞诠》

桂 凡木叶心皆一纵理，独桂有两道如圭形，故字从圭。陆佃云：桂犹圭也，宣导百药，为之先聘通使，如执圭之使也。《尔雅》谓之梫者，能侵害他木也，故《吕氏春秋》云桂枝之下无杂木，雷公云桂钉木根，其木即死，是也。

本草有牡桂、箘桂之分，箘桂筒卷，其味辛烈；牡桂版薄，其味稍淡。今入药分桂枝、桂肉二种。桂枝味辛，气温，无毒；桂肉味甘、辛，气热，有小毒。桂心即肉桂之去内外皮者，肉桂利肝肺气，温中坚筋骨，通血脉，补下焦不足，治沉寒痼冷之病，去营卫中风寒，表虚自汗，治寒痹风瘄、阴盛失血、泻痢惊痫。桂心治九种心痛、腹内冷气，补五劳七伤，益精明目。桂枝治上气咳逆、喉痹，利关节，温筋通脉，解肌发汗，去皮肤风湿横行手臂，治痛风。盖其主疗相近，而桂枝气薄，肉桂气厚。气薄则发泄，故上行而发表；气厚则发热，故下行而补肾。凡桂之厚实气味重者，宜入治水脏下焦药；轻薄气味淡者，宜入治头目发散药。故《本经》以箘桂养精神，牡桂利关节也。

第本草言桂能止烦、出汗，而仲景治伤寒当发汗，凡数处皆用桂枝汤，是用桂枝发汗也。又曰无汗不得服桂枝，汗多者用桂枝甘草汤，又似用桂枝闭汗也。一药二用何也？曰本草言桂能通血脉，是调其血而汗自出也。仲景云：

太阳病发热汗出者，营弱卫强，阴虚阳必凑之。用桂枝发其汗，此乃调其营气则卫气自和，风邪无所容，遂自汗而解，非桂枝能开腠理发出其汗也。汗多用桂枝者，以之调和营卫则邪从汗出，而汗自止，非桂枝能闭汗孔也。然则桂枝非发汗，亦非止汗，只是调其营卫，以逐风寒之邪。亦惟有汗者宜之，若伤寒无汗，则当以发汗为主，而不独调其营卫矣，故曰无汗不得服桂枝也。

盖麻黄、桂枝皆是辛甘发散之剂，麻黄遍彻皮毛，故专于发汗而寒邪散，肺主皮毛，辛主肺也。桂枝透达营卫，故能解肌而风邪去，脾主营，肺主卫，甘走脾，辛走肺也。肉桂下行益火之源，所谓肾苦燥，急食辛以润之，开腠理致津液通气也。又赤眼肿痛，脾虚不能饮食，肝脉盛，脾脉弱，用凉药治肝则脾愈虚，用暖药治脾则肝愈盛，但于温平药中倍加肉桂杀肝而益脾，故一治两得之。

《传》曰：木得桂而枯是也。《别录》所云桂利肝肺气，治胁痛胁风，即此意也。其堕胎者，以桂性辛散，能通子宫而破血也。(《本草洞诠·第十一卷》)

📖 张志聪《医学要诀》

桂 味辛温主上气，咳逆结气及喉痹；补中益气去风寒，通脉助阳关节利。

《埤雅》云：桂.犹圭也，宣导百药。如执圭引使之义，故主通脉利关。雷公云：木得桂而即死，故主治风木之邪。在枝而薄者名桂枝，在下而厚者名肉桂，味皆辛温而色赤。是以桂枝保心气，却奔豚，通肌腠，而发散风寒之邪。肉桂助元阳，固命门，而收摄无根之阴火，盖乎下者归下也。(《医学要诀·草诀》)

📖 刘若金《本草述》

桂 收之不可见火日，用则旋切，有余以纸重裹，使不泄其辛气。

《尸子》云：春花秋英为桂春花秋英，九月结实，知桂纯阳而兼金之用。稽含《南方草木状》云；桂生必高山之巅，冬夏常青，其类自为林，更无杂树。

藏器曰：桂林、桂岭，因桂得名，今之所生不离此郡，从岭以南际海尽有桂树。颂曰：桂移植于岭北，则气味殊少辛辣，不堪入药也。三月、四月生花，全类茱萸，九月结实。二月、八月采皮，九月采花．并阴干，不可近火。丹溪曰：桂固知有三种，不可取箘桂、牡桂者，盖此二种性止温而已，不可以治风寒之病，独有一字桂，经言甘辛大热，正合《素问》辛甘发散为阳之说。又别说云。以箘桂养精神，以牡桂利关节。又有一种柳桂，乃桂之嫩小枝条也，尤宜治上焦药用也。

愚按：《本经》止有牡桂、箘桂；《别录》又重出单字桂。时珍曰：桂即牡桂之厚而辛烈者，牡桂即桂之薄而味淡者，《别录》重出未当。是以桂与牡桂为一种，特分厚薄耳。其说本之苏恭。恭曰：单名桂者即是牡桂，但大小枝之殊者。虽俱名牡桂，然大枝皮，肉理粗虚如木，而肉少味薄，名曰木桂，亦云大桂，小嫩枝皮，肉多而半卷，中必皱起，其味辛美，一名肉桂，亦名桂枝，一名桂心。出融州、桂州，交桂甚良。又据苏颂曰：牡桂皮薄色黄少脂，肉桂是半卷多脂者。然颂谓桂又有一种也，愚以意揣，一种之说似亦未然。颂所谓牡桂皮薄肉少者，与时珍之言合耶，则牡桂即桂之嫩枝也。夫嫩者辛烈而肉多，老者味淡而脂少，其肉理粗虚者有之，其阔平而不能卷者有之，然未必反薄于嫩枝也。果以皮薄肉少为牡桂，是则牡桂原非桂之嫩者也。然则一字桂之所不取者，是木桂大桂，属脂少而味薄者也。时珍所说，亦未之细察矣。况海藏、丹溪，岂其承误，俱言桂有三种，而以肉桂、桂心、桂枝其用皆归之一字桂乎？今唯取其适用，如肉多而半卷且味极辛烈为肉桂，就肉桂去其皮之甲错者，取其近木而辛美之皮为桂心，至桂枝乃肉桂之细条，非干枝也，就其嫩细而极薄者为薄桂，俱以味辛甘气热求之，但分味之厚薄耳。至时珍谓桂枝为牡桂之最薄者更误。夫牡桂已为味薄矣，而最薄之枝足当辛甘发散之用乎？近代所用唯肉桂、桂心、桂枝，是则皆不取之牡桂也。虽然，牡桂扁阔平薄，其味淡，其气不辛烈，以之温上焦虚寒，亦能和其气血壅逆，方书有治中风气虚寒，咳逆结气，喉痹并胁风痛之证，故此种亦不概置，不若箘桂仅为昔服食之用也。

桂皮

[气味]甘辛，大热，有小毒。

按：肉桂、桂心、桂枝，皆属桂皮。桂之用，统取其甘辛大热，特气有厚薄之分，而投之于适者也。

东垣曰：桂，辛热有毒，阳中之阳，浮也。气之薄者桂枝也，气之厚者桂肉也。气薄则发泄，桂枝上行而发表；气厚则发热，桂肉下行而补肾。此天地亲上亲下之道也。好古曰：桂枝入足太阳经，桂心入手少阴经血分，桂肉入足少阴、太阴经血分。中梓曰：肉桂入肾肝二经，桂心入心脾二经，桂枝入肺、膀胱经。

肉桂 至厚如脂肉，其味极其辛辣。又有木桂，即牡桂，其皮亦厚，但肉理粗虚，其辛辣不及肉桂。

洁古曰：肉桂气热，味大辛，纯阳也。

[主治]补命门不足，益火消阴，治沉寒痼冷之病，温脾胃虚寒，火衰不能生土，完谷不化，散经中寒，引导阳气，疗一切里虚阴寒，利肺气使下行，通血脉，舒筋，利肝气，除风凝冷痹，筋骨挛缩，秋冬下部腹痛，非此不除，治寒邪奔豚疝瘕，并寒湿腰痛，宣导百药。无所畏，春夏为禁药。

《类明》曰：桂，辛热补阳，阳从地底出，故下焦虚寒，阳火不足，以此补之。又曰：桂导引阳气，调和营卫之气，只是辛热助气，上行阳道，血为营，气为卫，营卫不相和谐，桂能导引阳气。宜通血脉，使气血同行。《局方》十全大补汤，用四君子与黄芪补气，四物汤补血，内加桂者，是要其调和营卫之气，使四君子、四物皆得以成补之之功也。又曰：桂治奔豚，此证得之虚寒，肾之积也，发，满小腹上至心下如豚之状，或上或下，桂辛热而润肾，固能治之。

桂心 择皮之厚者，去其外皮之粗厚而无味者，止留其近木一层而味辛甘者，故名之曰心。

[主治]九种心痛，中焦虚寒，结聚作痛，通脉，利关窍，治一切风气，疗风癣，失音喉痹，并壅痹，手麻脚痹，消瘀血，破痃癖，内托痈疽痘疮，能引血化汗化脓，通利月闭，胞衣不下，并产后恶血冲心，气闷饮绝。

愚按：心为火主，气者火之灵也；心主血，脉者血之府也。桂补阳以和血，取其精者，入手少阴主血之脏，能疏理不足之阳，而通其为壅为结之疾，此所以首疗心痛。大抵心痛虽有九种，疗之者必不能外于气不畅而血不和也，既通脉，则关窍自利，故周身百节皆能去其壅痹，至于治内风，固其首及者。义详总论。

丹溪曰：桂心入二三分于补阴药中，则能行血药凝滞而补肾，由味辛属肺而能生水行血，外肾偏肿痛者亦验。能曰：桂心性最烈，不可多服。配二陈则行气之效大，配四物则行血之功速。东垣曰：桂心入心引血，化汗排脓，调和营卫，通利血脉，此其所以为排脓之圣药。又云：结积阴证疮疡，当少用桂心，以寒因热用，又为寒气覆其疮上，故以大辛热消其浮冻之气。

薄桂 又细嫩枝条之皮极薄者。

[主治] 能行上焦头目，能通手臂肢节，调营血，和肌表，除伤风头痛，肢节痛风，散下焦蓄血，去皮肤风湿，直行为奔豚之先导，横行为手臂之引经。

愚按：桂枝与薄桂虽皆属细枝条，但薄桂尤其皮之薄者，固和营之力似不及枝也。又肉桂治奔豚，而桂枝亦用之者，以奔豚属肾气，肾气出之膀胱。桂枝入足太阳故也。好古曰：或问本草言桂能止烦出汗，而张仲景治伤寒，有当发汗凡数处皆用桂枝汤。有云汗家不得重发汗，若用桂枝，是重发其汗也。又云：无汗不得服桂枝无汗而脉浮紧者，不得用桂枝汤，盖以汤中有芍药收阴也。除却汤字，单言桂枝，不知麻黄汤所以发汗也，何为以桂枝佐之乎？更云汗多者用桂枝甘草汤，此又用桂枝闭汗也。一药二用，与本草之意何居？曰：本草言桂辛甘大热，能宣导百药，通血脉，止烦出汗，是调其血而汗自出也。仲景云太阳中风阴弱者汗自出，卫实营虚，故发热汗出。又云太阳病发热汗出者，此为营弱卫强，阴虚阳必凑之，故皆用桂枝发其汗。此乃调其营气，则卫气自和，风邪无所容，遂自汗而解．非桂枝能开腠理，发出其汗也。汗多用桂枝者，以之调和营卫，则邪从汗出而汗自止，非桂枝能闭汗孔也。昧者不知出汗闭汗之意，一遇伤寒遂致混投。愚谓桂枝汤下发汗字当认作出字，汗自然发出，非若麻黄能开腠理发出其汗也，其治虚汗亦当逆察其意可也。

愚按：世医不悟桂枝实表之精义，似以此味能补卫而密腠理。若然，何以不用参、芪耶？盖四时之风因于四时之气，冬月寒风伤卫，卫为寒风所并，则不为营气之固而与之和，故汗出也。唯桂枝辛甘，能散肌表寒风，又通血脉，故合于白芍，由卫之固以达营，使其相和而肌解汗止也芍药酸收，即首出地之风木，风木为阴中之阳，引阴而出地，然阳欲达而未畅，故曰曲直作酸也，真阳藏于地，桂能导引真阳而通血脉，故合于芍药以和营卫。先生精诣至此。《类明》曰：桂能去下焦蓄血。大抵上焦蓄血多因热气一逆，血不循经而为蓄者；若下焦蓄血则是寒气水凝，血不流行而蓄者也，故成无己言下焦蓄血，散以桂枝辛热之气，仲景桃仁承气汤中用之，以攻蓄血是也。又曰：薄桂治痛风。薄桂无味，是桂梢上之薄皮也，轻薄飘扬，横行手足臂，故能引领南星、苍术等以治痛风也。

牡桂　扁阔皮薄，当另是一种，《本经》所载者。

[气味]辛，温。

[主治]上气咳逆，结气喉痹吐吸，疗胁风痛，利关节，补中益气，不治风寒痼冷之证。

之颐曰：桂从圭，圭者阴阳之始，自然之形，故叶文如之。桂之妙用，宣扬宣摄，靡不合和。牡主气结喉痹，神明不通，关节不利，此病之欲宣扬者也，牡则先宣摄中气而后为宣扬者也；亦主上气咳逆，不能吸入，反吐其吸，此病之欲宣摄者也，牡则先宣扬中气而后为宣摄者也。

愚按：温者气之始，绝与热不同，故定其与一字桂非一种也。唯碍其气之温而兼以辛，所以为中气虚寒之用。之颐宣扬宣摄二义，于调气之道尽矣，此所以谓其补中益气也。至治胁风痛者，气温而和，则木上承金气而下行，故风病于胁者自首及之。

一字桂总论　时珍曰：麻黄遍彻皮毛，故专于发汗而寒邪散，肺主皮毛，辛走肺也；桂枝透达营卫，故能解肌而风邪去，脾主营，肺主卫，甘走脾，辛走肺也。肉桂下行，导火之原，此东垣所谓肾苦燥，急食辛以润之，开腠理，致津液，通其气者也.《圣惠方》言桂心入心引血，化汗化脓，盖手少阴君火、厥阴相火与命门同气者也。《别录》云，桂通血脉，是矣。曾世荣言小儿惊风及泄泻，并宜用五苓散，以泻丙火，渗土湿，内有桂，能抑肝风而扶脾土。又《医余录》云：有人患赤眼肿痛，脾虚不能饮食，肝脉盛，脾脉弱，用凉药治肝则脾愈虚，用暖药治脾则肝愈盛，但于温平药中倍加肉桂，杀肝而益脾，故一治两得之桂温脾虚而化肝风，故云两得之。传云木得桂而枯，是也。此皆与《别录》桂利肝肺气，牡桂治胁痛胁风之义相符，人所不知者，今为拈出。又桂性辛散，能通子宫而破血，故《别录》言其堕胎，庞安时乃云炒过则不损胎也。之颐曰：桂以刹帝利种梵语刹帝利种，所谓王种，谓桂为树之王也，功齐火大，对治以寒为本，以阴为标。以寒水为化，或木之本气似隐而标之，寒化反显，或阴气承阳而血妄行，或水寒亢害而厥逆洞注，或火不归源而外焰内寒，或火失炎上而盲聋暗哑，或真火息而邪火炽，或壮火盛而少火灭，此皆宣扬宣摄燎原之用。灰心冷志人内无暖气，外显寒酸，更当饵服。乃若驱风，捷如影响，所谓木得桂而枯也。好古曰：《别录》言有小毒，又云久服神仙不老，虽有小毒，亦从类化，与黄芩、黄连为使，小毒何施？与乌头、附子为使，全取其热性而已；与巴豆、硇砂、干漆、穿山甲、水蛭等同用，则小毒化为大毒；与人参、麦门冬、甘草同用，则调中益气，便可久服也。之才曰：桂得人参、甘草、麦门冬、大黄、黄芩，调中益气，得柴胡、紫石英、干地黄，疗吐逆。忌生葱、石脂。希雍曰：桂禀天地之阳而兼得乎土金之气，故其味甘辛，其气大热，亦有小毒，木之纯阳者也。桂枝入足太阳经，桂心入手少阴、厥阴经血分，桂肉入足少阴、厥阴经血分。气薄者轻扬上浮达表，故桂枝治邪客表分之为病；味厚者甘辛大热而下行走里，故肉桂、桂心治命门真火不足，阳虚寒动于中，及一切里虚阴寒寒邪客里之为病。得芍药、炙甘草、饴糖、黄芪则建中，兼止营弱自汗；得石膏、知母、人参、竹叶、麦门冬，治阳明疟，渴欲引饮，汗多，寒热俱甚；得白芷、当归、川芎、黄芪、生地黄、赤芍药、白僵蚕，治金疮为风寒所击，俗名破伤风；得朴硝、当归，下死胎；得蒲黄、黑豆、泽兰、益母草、红花、牛膝、生地黄、当归，治产后少腹儿枕作痛，甚则加乳香、没药各七分；得吴茱萸、干姜、附子，治元气虚人中寒腹痛不可忍，虚极则加人参。佐参、芪、五味、当归、麦冬，疗疮疡溃后，热毒已尽，内塞长肉良；入桂苓甘露饮，治中暑霍乱吐泻，殊验；得姜黄、郁金，治怒气伤肝胁痛；得当归、牛膝，治冬月难产，产门交骨不开；得当归、牛膝、生地黄、乳香、没药、桃仁，治跌扑损伤，瘀血凝滞，腹中作痛，或恼怒劳伤，以致蓄血，发寒热，热极令不得眠，腹不痛，大便不秘，亦不甚渴，脉不洪数，不思食，食亦无味，热至天明得汗暂止，少顷复热，小便赤，此其候也，和童子小便服之，立除。

愚按：桂禀真阳之天气，而又全于纯阳之地气。缪希雍云，禀天地之阳者良然，此洁古谓曰纯阳，东垣曰阳中之阳，浮也。唯为纯阳而浮，故取其用于气之浮而精专在皮也。然就一种而取用有不同者，东垣亲上亲下之义尽之矣。抑岂一物而性有殊软？曰：非也。阳火出于地，真阳之气自归于地，第就一物而赋气有厚薄，即是以分亲上亲下之用，犹所谓理一而分殊者也。抑海藏所谓桂心入手少阴血分，桂肉入足少阴、太阴血分，夫既谓之纯阳矣，何以又入血分乎？讵知朱丹溪先生云味辛属肺，此言可参。盖纯阳而更禀气之厚，则直趋于三焦命门之真火。又心包络者乃小心相火之原也，三焦主气，包络主血，血固随气以应，况上合于肺金之辛以为水源，故直归之至阴之阳。血者，真阴之化醇也。特取味厚而趋阴者，入足少阴血分，固阴中之阳也；取其味精而趋阳者，入手少阴血分，固阳中之阴也。苏颂所云不可近火，亦恐伤其化原耳。虽然，即如桂枝之气薄上行，又岂能离乎血？先哲用之以谐营卫而治中风者，其义著矣。抑亲上亲下之用，更当精求。亲下者，趋阴也. 是消阴翳以发阳光；亲上者，归阳也，是达阳壅而行阴化按：王好古谓麻黄桂枝治伤寒伤风，虽皆入太阳经，其实营卫药也。麻黄为手太阴肺之剂，桂枝为手少阴心之剂。即此参之. 则桂枝之用本于血分以亲上者也。知斯二义，桂之或厚或薄举投之，或上或下，皆能调卫和营。虽曰纯阳，唯如是而后纯阳之用乃不可胜穷也。然何以平肝风最捷？盖命门元阳固与足厥阴相火相通，而手厥阴包络又与足厥阴同其生化，经曰一阴为独使，谓肝禀阴中之阳以升，承阳中之阴以降者也。下之营卫和，则风不郁于地藏；上之营卫和，则风不飚于天表。肝司风木，此所谓木得桂枯者，是平其不平之戾气也风脏原是血脏，固和营卫，则阳得宅于阴而风静。故非属真阴亏损以致肝阳鼓风者，桂固为平肝要剂，先哲岂无稽之言哉？

愚按：寇氏所云牡桂、箘桂性止于温，不可以治风寒之疾，故仲景治伤寒表虚皆用桂枝汤，正合辛甘发散之义。愚谓肉桂、桂心、桂枝，既为一种，皆取其辛甘者，岂尽为风寒之用乎？就此为散风寒一节，乃取其气薄，能由内而出之表耳。盖桂虽纯阳，就益气而即和血，即就和血而还调气者也，是乃营卫之剂，本非风寒之药，是乃补元阳虚寒，即可祛外受凝寒之剂，亦非专司外寒之药也。但就气之厚者亲下，即走里而入阴分，凡在里之阴滞而阳不足者皆可治也；气之薄者亲上，即走表而入阳分，凡在表之阳壅而阴不和者皆可治也。故所谓入经散寒，出表祛风，用者当以意逆而得之矣。

希雍曰：桂辛甘，其气大热，独热偏阳，表里俱达。和荣气，散表邪，出汗，实腠理，则桂枝为长，故仲景专用以治冬月伤风寒，即病邪在表者。肉桂、桂心则走里，行血除寒，破血平肝，入右肾命门，补相火不足，其功能也。然二味大忌于血崩血淋，尿血，阴虚吐血咯血，鼻衄齿衄，汗血，小便因热不得利，大便因热燥结，肺热咳嗽，产后去血过多及产后血虚发热，小产后血虚寒热，阴虚五心烦热，似中风口眼歪斜，失音不语，语言謇涩，手足偏枯，中暑昏晕，中热腹痛，妇人阴虚，少腹痛，一切温病热病，头疼口渴，阳证发斑发狂，小儿痧疹，腹疼作泻，痘疮血热干枯黑陷，妇人血热，经行先期，妇人阴虚内热，经闭，妇人阴虚，寒热往来，口苦舌干，妇人血热，经行作痛，男妇阴虚，内热外寒，中暑泻痢，暴注如火热，一切滞下纯血，由于心经伏热，肠风下血，脏毒便血，阳厥似阴，梦遗精滑，虚阳数举，脱阴目盲等三十余证，法并忌之，误投则祸不旋踵。谨察病因，用舍在断行其所明，万无行所疑也，慎之慎之。

[修治] 肉桂肉理厚而如脂，其色紫者去粗皮用。桂心就肉桂去外粗皮，止留近木，其味最辛美者是也。桂枝、薄桂，略去粗皮用。忌生葱，忌火。桂最辛辣，故堕胎妊妇所忌，然有胎前伤寒不得已而用之者，火焙过方可。(《本草述·卷之二十二》)

📖 顾元交《本草汇笺》

肉桂香木之三，合桂心、桂枝。

肉桂色紫而厚，行下焦，补命门之不足，益火消阴。虽云春夏之禁药，而真阳虚者勿论也。盖凡木叶心，皆一纵理，独桂有两道如圭形，此亦奇中有偶，阳中有阴，故能行两肾之间，宣通滞气。脉弦用建中汤者，又取其有杀肝之义。昔人有患眼赤肿痛而脾虚不能饮食者，肝脉盛，脾脉弱，用凉肝则脾愈虚，用暖脾则肝益旺。但于温平药中倍加肉桂，杀肝而益脾，一治两得之。传云木得桂而枯是也，正与《别录》桂利肝肺气、牡桂治胁痛、胁风之意相符。又桂性辛散破血，能通子宫，故力能堕胎，而炒用则无妨。至如一切血症之因于热，或大便热结，或肺热咳嗽，及产后血虚发热，或经行血热先期，或即后期而因于阴虚内热，经闭或血热经行作痛，或小儿痘疮因血热干枯黑陷，此等误投，祸不旋踵。

桂心　即肉桂去外粗皮及内薄皮，取心中味最辛者，主治中焦心疼、腹冷诸疾。

十全大补汤兼补气血两虚。伊尹古方用四君补气，加木香不使上焦气滞；四物补血，加沉香不使下焦血滞。上古气血皆厚，故用二香补而兼之以疏通。若近世之人，气血单薄，故东垣以黄芪代木香，更益上焦之气，以肉桂代沉香，温暖阴血而使之发生也。

中风口㖞，以桂心酒煮取汁，布蘸，左㖞涂右，右㖞涂左。

死胎不下，肉桂、朴硝、当归，酒煎服。又方，以桂末二钱，待痛紧时，以童便温热调下，亦治产难。又肉桂同当归、牛膝，治冬月难产，产门交骨不开。又同蒲黄、黑豆、泽兰、益母草、红花、牛膝、生地、当归，治产后少腹儿枕作痛，甚则加乳香、没药。(《本草汇笺·卷之三》)

📖 张志聪《本草崇原》

桂　气味辛温，无毒。主上气咳逆，结气，喉痹，吐吸，利关节，补中益气。久服通神，轻身不老。

《本经》有牡桂、箇桂之别，今但以桂摄之。桂木臭香，性温。其味辛甘。始出桂阳山谷及合浦、交趾、广州、象州、湘州诸处。色紫黯，味辛甘者为真。若皮色黄白，味不辛甘，香不触鼻，名为柳桂，又名西桂。今药肆中此桂居多。真广者，百无一二。西桂只供发散，不能助心主之神，壮木火之气。用者不可不择。上体枝干质薄，则为牡佳。牡，阳也。枝干治阳本乎上者，亲上也。下体根荄质厚，则为箇桂。菌，根也。根荄治阴本乎下者，亲下也。仲祖《伤寒论》有桂枝加桂汤，是牡桂、箇桂并用也。又云：桂枝去皮。去皮者，只取梢尖嫩枝，外皮内骨皆去之不用。是枝与干又各有别也，今以枝为桂枝，干为桂皮，为官桂，即《本经》之牡桂也。根为肉桂，去粗皮为桂心，即《本经》之箇桂也。生发之机在于干枝，故录《本经》牡桂主治，但题以桂而总摄焉。

桂木，凌冬不凋，气味辛温，其色紫赤，水中所生之木火也。上气咳逆者，肺肾不交，则上气而为咳逆之证。桂启水中之生阳，上交于肺，则上气平而咳逆除矣。结气喉痹者，三焦之气，不行于肌腠，则结气而为喉痹之证。桂秉少阳之木气。通利三焦，则结气通而喉痹可治矣。吐吸者，吸不归根，即吐出也。桂能引下气与上气相接，则吸入之气，真至丹田而后出，故治吐吸也。关节者，两肘、两腋、两髀、两腘，皆机关之室。周身三百六十五节，皆神气之所游行。桂助君火之气，使心主之神，而出入于机关，游行于骨节，故利关节也。补中益气者，补中焦而益上下之气也。久服则阳气盛而光明，故通神。三焦通会元真于肌腠，故轻身不老。(《本草崇原·卷上》)

蒋介繁《本草择要纲目》

肉桂

【气味】甘辛大热，有小毒。阳中之阳浮也。去其外之粗皮，是为肉桂。入足少阴太阴经血分。

【主治】补下焦不足，治沉寒痼冷之病，渗泄止渴，去荣卫中风寒。表虚自汗，春夏为禁药。

秋冬下部腹痛非此不能止。补命门不足，益火消阴，治寒痹风喑，阴盛失血，泻痢惊痫。故凡小儿惊风及泄泻，并用五苓散以泄内火，渗土湿；内用肉桂者，抑肝风而扶脾土也。《医录》云：有人患赤眼肿痛，脾虚不能饮食，肝脉盛，用凉药治肝则脾愈虚，用暖药治脾则肝愈盛，但于温平药中倍加肉桂，杀肝而益脾也。(《本草择要纲目·热性药品》)

闵钺《本草详节》

桂　味甘、辛，气大热。有小毒。纯阳而浮。生交趾、桂林者名箘桂；皮薄而卷若筒，又名筒桂；生广南者，名牡桂；味薄皮厚、肉理粗虚如木，又名木桂；其名肉桂者，即箘牡去皮是也；其名桂心者，即菌牡去内外皮是也；

其名桂枝者，即菌牡之枝梗也；其名官桂者，即箘牡上品供官之桂也，余月桂等不入药。桂枝入膀胱经，桂心入心经血分，桂肉入肾、脾经血分。忌生葱、石脂。凡使，勿见火。

肉桂　主沉寒痼冷，益火消阴，温中健胃，坚骨强筋，咳逆上气，喉痹，定吐，止泻，破瘀，堕胎，下胞衣。

按：肉桂、桂心，甘入血分，辛能横走，大热则通行，尤益命门真火。盖天非此火不能生物，人非此火不能蒸糟粕而化精微，脾胃之气立尽，不能有生矣。所以一切阴寒之症资消阴翳，而病属火热者，毫不可用也。又能疏导肝气，以破血瘀；大热行血，故堕胎产；直入肝肾，故利筋骨；补阴药中用二三分，可行□滞；至于喉痹、咳逆，则从治而引火归元也；内托痈痘，引血化脓，亦必痈痘阴寒，血脉凝滞，用其热以通迅而已。曾世荣言：小儿惊风及泄泻，并宜用五苓散泻丙火、渗土湿，内有桂，能抑肝风而扶脾土。《医余录》云：有人患赤眼肿痛，脾虚不能食，肝脉盛，脾脉弱，用凉药治肝则脾愈虚，用暖药治脾则目愈痛，但于温平药中倍加肉桂，制肝而益脾，一治两得之，故曰木得桂而枯是也。有孕者炒用，乃不堕胎。(《本草详节·卷之五》)

📖 汪昂《本草备要》

肉桂　大燥，补肾命火。

辛甘大热，气厚纯阳。入肝、肾血分平肝、补肾，补命门相火之不足两肾中间，先天祖气，乃真火也。人非此火，不能有生，无此真阳之火，则无以蒸糟粕而化精微，脾胃衰败，气尽而亡矣。益阳消阴，治痼冷沉寒。能发汗疏通血脉，宣导百药辛则善散，热则通行。去营卫风寒，表虚自汗阳虚，腹中冷痛，咳逆结气咳逆亦由气不归元，桂能引火，归宿丹田。木得桂而枯削桂钉木根，其木即死，又能抑肝风而扶脾土肝木盛则克土，辛散肝风，甘益脾土，从治目赤肿痛，以热攻热，名曰从治，及脾虚恶食命火不足，湿盛泄泻土为木克，不能防水。古行水方中，亦多用桂，如五苓散、滋肾丸之类，补劳明目，通经堕胎辛热能动血故也。出岭南桂州者良州因桂名。色紫肉厚，味辛甘者，为肉桂入肝、肾、命门。去粗皮用其毒在皮，去里外皮，当中心者，为桂心入心；枝上嫩皮为桂枝入肺、膀胱及手足。得人参、甘草、麦冬良。忌生葱、石脂。

本草有箇桂、筒桂、牡桂、版桂之殊。今用者亦罕分别，惟以肉厚气香者良。

桂心　燥，补阳，活血。

苦入心，辛走血。能引血、化汗、化脓，内托痈疽、痘疮同丁香，治痘疮灰塌，益精明目，消瘀生肌，补劳伤，暖腰膝，续筋骨。

治风痹癥瘕，噎膈腹满，腹内冷痛，九种心痛一虫、二疰、三风、四悸、五食、六饮、七冷、八热、九去来痛，皆邪乘于手少阴之络，邪正相激，故令心痛。(《本草备要·卷之三》)

📖 王逊《药性纂要》

桂《别录》上品

细者为桂枝，厚而辛烈者为肉桂。色红紫，质坚，味甜者佳。去肉外皮为桂心。肉桂春夏为禁药，秋冬下部腹痛，非此不能止。

【批】桂枝下咽，阳盛则毙，承气入胃，阴盛乃亡。即非春夏，亦宜审是寒症方用，若炎热之时，更不可妄投也。

桂秉辛温，其气之薄者，桂枝也。上行而通经络，解肌发表。气之厚者，肉桂也，气厚发热，下行而补肾，此天地亲上亲下之道也。桂枝入足太阳经，桂心入手少阴经血分，肉桂入足少阴、太阴经血分。《纲目》言桂辛甘大热，能宣导百药，通血脉，止烦出汗，是调其血而汗自出也。仲景云：太阳中风，阴弱者汗自出。卫实营虚，故发热汗出。又云：太阳病，发热汗出，此为营弱卫强，阴虚阳必凑之。故皆用桂枝发汗，调其营气则卫气自和，风邪无所容遂自汗而解，非桂枝开膝理以发汗也。汗多用桂枝者，调和营卫，则邪从汗出而汗自止，非桂枝能闭汗孔也。成无己曰：桂枝本为解肌。若太阳中风，膝理致密，营卫邪实，津液禁固，其脉浮紧，发热汗不出者不可用。必皮肤疏泄，自汗脉浮缓，风邪干于卫气，乃可投之。发散以辛甘为主。桂枝辛热为君，而以芍药为臣，甘草为佐。风淫所胜，平以辛苦，以甘缓之，以酸收之也。姜、枣为使者，辛甘能发散，用以行脾胃之津液而和营卫，不专于发散也。故麻黄汤不用姜、枣，专于发汗，不待行其津佼也。

【批】麻黄专于开窍走气分，入肺经。(《药性纂要·卷三》)

📖 陈士铎《本草新编》

肉桂　味辛、甘、香、辣，气大热，沉也，阴中之阴也。有小毒。肉桂数种，卷筒者第一，平垣者次之，俱可用也。入肾、脾、膀胱、心包、肝经，养精神，和颜色，兴阳耐寒；坚骨节，通血脉，疗下焦虚寒，治秋冬腹痛；泄奔豚，利水道，温筋暖脏，破血通经；调中益气，实卫护营安，吐逆疼痛，此肉桂之功用也。近人亦知用之，然而肉桂之妙，不止如斯，其妙全在引龙雷之火下安于肾脏。夫人身原有二火，一君火，一相火。君火者，心火也。相火者，肾火也。君火旺则相火下安于肾脏，君火衰而相火上居于心。欲居于心者，乃下安于肾，似乎补君火矣！然而君火以衰，非心之故也，乃肾之故也。肾气交于心而君火旺，肾气离于心而君火衰。故欲补君火者，仍须补肾火也。夫肾中之火既旺，而后龙雷之火沸腾，而补水以制火，反补火以助火，无仍不可乎？不知肾水非相火不能生，而肾火非相火不能引。盖实火可泻，而虚火不可以泻也。故龙雷之火沸腾，舍肉桂何以补之于至阴之下乎？譬如春夏之间，地下寒而龙雷出于天。秋冬之间，地下热而龙雷藏于地。人身何独不然？下焦热而上焦自寒；下焦寒而上焦自热。此必然之理也。欲使上焦之火变为清凉，必当使下焦之寒变为温暖。用肉桂以大热其命门，则肾内之阴寒自散。以火祛火，而龙雷收藏于倾刻，有不知其然而然之神，心宫宁静，火宅倏化为凉风天矣。而肉桂之妙，又不知如斯，其妙更在引龙雷之火上交于心宫。夫心肾两不可相离也，肾气交于心则昼安，心气交于肾则夜适。苟肾离于心，则晓欲所寝而甚难；心离于肾，则晚欲所眠而不得。盖心中有液，未尝不欲交于肾；肾中有精，未尝不欲交于心也。乃时欲交接，而终不能交接者，其故何也？一由于肾火之上炎，一由于相火之下伏耳。试看盛夏之时，天不与地交，而天必热。隆冬之时，地不与天交，而天乃化。人身何独不然？君火热而能寒，则心自济于肾。相火寒而能热，则肾自济于心。亦必然之理也。若欲使心气下交于肾，致梦魂之宁贴，必先使肾气上交于心，致寤寐之怡愉。用肉桂于黄连之中，则炎者不炎，而伏者不伏，肾内之精自上通于心宫，心内之液自下通于肾脏，以火济水，而龙雷之火交接于倾刻，亦有不知其然之神。于是心君快乐，至忽化为华胥国矣。肉桂之妙如此，其它功用，亦可因斯二者，而旁通之矣。

肉桂坠胎，乃用之为君，而又佐之以坠胎行血之药，所以坠胎甚速。若以肉桂为佐使，入补气血之中，何能坠之乎？胎前忌用者，恐其助胎气之热，非因坠胎忌也。

肉桂非心经药也，而非心经之药何以能交接于心宫？不知心君之臣肝中也！肝中为心君之相臣。心乃君火，而肝中乃相火也！相火非君火不生，肉桂补相火之药，相臣代心君以出治。肉桂至肝中以益相火，而肝中则代肉桂以交接于心，此肉桂所以能系接于心宫而非入于心也。

肉桂用之于六味汤中，暂用则可，而久用则不可也。暂用之以引龙雷之火，则火归肾脏。倘又用之丸中，因力微而不足以温补命门之火，则火乃有奔腾之患，故必与附子同用于丸中。而日久吞服，则火生而水愈生，水生则火自安，龙雷永藏不无失也！六味丸加肉桂、麦冬、五味子，则尤甚神，名为九味丸。惟六味丸增肉桂、五味子，名为都气丸，非仲景原方也。都气丸之用肉桂、五味子，以敛虚火也。肉桂在九味丸中，仅可引火之归原，又不致引火之上升，则肉桂入于骨中，欲不生火而不可矣。此都气丸之所以神也。至于九味丸乃用都气丸而加者也，麦冬补肺金之气，与五味子同用，则五味子又可往来于肺肾中，既可以助麦冬而生水，又可以助肉桂而伏火，上下相资，彼此具益。此又六味丸愈变而愈奇也。

肉桂可离附子以成功，而附子断不能离肉桂以奏效。盖附子性走而不守，肉桂性守而不走也。虽附子迅烈，入于群药之内，药缓不足以济刚，然而时时甚越，无同类朋爱，未必不上腾于上焦矣！肉桂之坚守命门而不去，而附子亦安而不能甚越，此八味丸中，仲景用附子而不得不用肉桂者，又有此妙义耳。至于故纸、沉香之类，虽与附子同性，或虑过于沉滞，或嫌易于浮动，皆不如肉桂不沉不浮之妙。

八味丸用肉桂者，补火以健脾也。肾气丸内用肉桂者，补火以通膀胱也。虽肾气丸用茯苓至六两者，未尝不利水以通膀胱也，然而膀胱之气，必得肉桂而易通，茯苓益气而水化矣！虽丸中用附子，则肾火亦通于膀胱，然附子之性走而不守，无肉桂之引经，未必不遍走一身，而不能专入膀胱，以行其利水之功。肉桂于肾气丸中，其义又如此。肉桂虽能入膀胱而利水，不能出膀胱而以泻水也，都气丸中以熟地为君，而以茯苓为佐使，是补多于利也。肾气丸中以茯苓为君，而以熟地为佐，是使利多于补也。补多于利，则肉桂佐熟地而补水，补先于利，而不见其损。利多于补，则肉桂佐茯苓而利水；利先于补，而利实见其益。故治水者，必用肾气丸而不用都气丸也。

膀胱热结而小便水不通，用黄柏知母而加之肉桂者，此救一时之急，善用之，正可见东垣之妙。若不论有热无热，而概用黄柏、知母，兼减去肉桂，则膀胱之水且不能通之，又可以补肾哉？夫人生于火，而死于寒，命门无火，则膀胱水冻，而水不能化矣。若用黄柏、知母，更加寒凉，水冻不化，安得不胀痛而死哉！治之法用肉桂钱半、茯苓二两，热饮下喉而腹痛除，少倾而小便出。此其故何也？盖膀胱寒极，得肉桂之热，不啻于大寒之下降和阳，溪涧无非和气，而雪消冰解矣。

肉桂性虽不走，补火则火焰而升，然过于补火，则火过旺，未免有延烧之祸矣！大约火衰则益薪，而火盛宜抽薪也。又不可因肉桂之守而不走，但知补火而不知损火也。（《本草新编 / 本草秘录·卷四征集》）

📖 李熙和《医经允中》

桂　忌火、生葱、石脂。中半以下最厚者名肉桂，入肝、肾二经，主下焦；正中者名桂心，入心、脾二经，主中焦；中半以上名桂枝，入肺、膀胱二经，主上焦也。

辛、甘，热，有小毒。肉桂阳中之阳，主治宣通血脉，温经暖脏，救元阳，扶脾胃，补命门相火不足，下焦寒冷非此不除，奔豚、疝瘕用之立效，善疗阴盛失血泻痢。然伐肝堕胎，惟尺脉沉细迟微，完谷不化者宜之。阴虚之人及一切血症不宜用。在中近木而味厚重者曰桂心，治九种心疼腹痛，关脉沉细者宜之。在中次厚者曰官桂，治中焦有寒。其在上薄者曰薄桂，走肩臂而行肢节之凝滞；在嫩枝之最薄者曰桂枝，通脉出汗，散风疏邪，调荣血，和肌表，兼横行手臂治痛风。成无己曰：桂枝本为解肌，若太阳中风，腠理致密，荣卫邪实，脉浮紧，发热汗不出者，不可与也。必皮肤疏泄，自汗，脉浮缓，风邪

干卫，乃可投耳。(《医经允中·卷之二十》)

📖 汪昂《本草易读》

肉桂去外粗皮用。厚而极辛者。

甘，辛，大热，有小毒。温中行血，益火消阴，敛汗止痛，除烦坠胎。

生南海、合浦、交趾、桂阳等处。此有数种，叶长如枇杷，坚硬有毛及锯齿，其花白色，其皮多脂者，牡桂也。叶如柿叶而尖狭光净，有三纵纹而无锯齿，花有黄有白，其皮薄而卷者，菌桂也，即筒桂。今商人所货，皆此二种。但以卷者为菌桂，平卷及板者为牡桂。又有以丹阳木皮伪充桂者，不可不知。

桂心肉桂去内外皮，即肉桂心也。

苦，辛，无毒。疗一切风气，除九种心痛。暖腰膝而治脚痹，利骨节而舒筋挛，消瘀血而破癥癖，通月经而下胞衣。(《本草易读·卷七》)

📖 冯兆张《冯氏锦囊秘录》

肉桂 禀天地之阳，兼得乎土金之气，故味甘、辛，其气大热，有小毒，木之纯阳者也。气之薄者桂枝也，气薄则发泄，故桂枝上行而发表。气之厚者肉桂也，气厚则发热，故肉桂下行而补肾，此天地亲上亲下之道也。甘辛大热，所以益阳，甘入血分，辛能横走，热则通行，所以畅血脉，补命门，理心腹之疾，受寒霍乱转筋，补气脉之虚，劳倦内伤不足，暖腰膝，强筋，破癥瘕止痛，祛风痹骨节掣疼，除腹内沉寒痼疾，逐营卫风寒，疗九种心痛，通月闭经瘀作楚，催难产胞衣不下。阳盛阴虚者忌之。宜择形卷如筒，肉色紫润，其味甜极而兼辛者佳。临用去皮切碎，否则气味走失，功效便差。并忌火焙，盖诸香见火，则无功耳。产于官滨，故名官桂。名桂心者，美之之词，取去尽粗皮，近里之极紫极甜者是也。如入补药，藉其鼓舞药性者，则入药同煎。如全仗其行血走窜者，则群药煎好方入煎一二沸服。

肉桂能堕胎通血脉，下焦寒冷，秋冬腹痛泄奔豚，利水道，温经暖脏，破血通经，救元阳之痼冷，扶脾胃之虚寒，坚筋骨壮阳道，温行百药，腰痛胁痛必需，和血逐瘀，疝气消痛并捷，宣气血而无壅，利关节而有灵，托痈疽痘毒，能引血成脓，辛能散风，甘能和血，温能行气，香能走窜百脉，言乎用者，以木得桂而枯之义也。气厚则发热，入肝走肾，专补命门真火不足，而导火归源也，故曰桂者，圭也，引导阳气，如执圭以使。至于临产用以催生，须臾如手推下者，亦补火入肝走肾之力也。其春夏禁服，秋冬宜煎者，言其常也。舍时从证者，处其变也。至于疟疾久发寒热不已，用上好甜肉桂，去尽粗皮钱余，疟将发时，预口中嚼之，则寒退热减，神爽思食而愈，可见其补真火，散阴寒之神功矣。

桂枝味薄体轻，上行头目，横行手臂，调营卫和肌表，止烦出汗，疏邪散风，内理心腹之痛，外解皮肤之寒，直行而为奔豚之向导，以经走膀胱也。有汗能止，无汗能发者，以其能调和营卫，邪不容而开合得也。麻黄、桂枝本皆辛甘发散，但麻黄遍彻皮毛，专于发汗而寒邪散，桂枝调和营卫，善于解肌而风邪散，所谓气薄则发泄是也。

主治痘疹合参能和营卫，以固肌表，却风邪而实腠理，气虚之痘，赖以鼓舞药性上行，通调百脉，引参芪以达肌表，托痘毒痈疽，能引血成脓，制肝补脾，调和气血，凡泄泻寒战，痘白虚寒者并宜。如实热痘证，并痘后作痒，皆不可用也。

桂枝气薄上行而发表，又能横行手臂，凡初起重感风寒，并在秋冬之时及手足疮不起发者宜用。若痰多咳嗽，咽痛音哑，血燥血热及血崩孕妇，并宜禁之。

张按：桂附二味，虽具辛热补阳，然古哲立方，有二味并用者，有用桂不用附者，有用附不用桂者，确有成见，针线相对，毫难互借混投。今人勿究其微，但以其性辛温，或桂或附，任意取用，殊不知肉桂味甘而辛，气香而窜，可上可下，可横可直，可表可里，可补可泻，善通百脉，和畅诸经，鼓舞气血，故健行流走之效虽捷，但性专走泄，而温中救里之力难长，未免进亦锐，退亦速也。至于附子气味大辛，微兼甘苦，气厚味薄，降多升少，从上直下，走而不守，其救里回阳之功，及引火藏源之力，温经达络之能，是其所长，非若肉桂辛甘，轻扬之性，复能横行达表，走窜百脉也。一则味辛而兼微苦，所以功专达下走里，以救阴中之阳，为先天真阴真阳之药也。一则味甘而兼辛，所以既补命门，复能窜上达表，以救阳中之阳，更为后天气血营卫分之需也。故纯以大温峻补中气，真阴真阳，救里为事者，或二味并投，或君以参术，佐以附子为用，如八味丸桂附并需，参附汤、术附汤、理中汤之类，勿用肉桂是也。如欲温中兼以调和气血，走窜外达，顾表为事者，则以培补气血之药为君，而单以肉桂一味为佐使，如参芪饮、十全大补汤、人参养荣汤之类，勿用附子是也。如是则表里阴阳轻重之义昭然矣，岂容混投假借乎！（《冯氏锦囊秘录·杂证痘疹药性主治合参》）

📖 张璐《本经逢原》

肉桂 辛甘大温，无毒。去粗皮用。凡桂皆忌葱，勿见火，以辛香得火转烈，恐动阴血也。色深紫而甘胜于辛，其形狭长，半卷而松，厚者良。若坚厚味淡者曰板桂，今名西桂，不入汤药。近世舶上人每以丁皮混充，不可不辨。

发明 肉桂辛热下行入足太阴、少阴，通阴跷、督脉。气味俱厚，益火消阴，大补阳气，下焦火不足者宜之。其性下行导火之源，所谓肾苦燥，急食辛以润之。利肝肾，止腰腹寒痛，冷痰，霍乱转筋。坚筋骨，通血脉。元素言，补下焦不足，沉寒痼冷之病，下部腹痛，非此不能止。时珍治寒痹风湿，阴盛失血，泻痢惊痫，皆取辛温散结之力也。古方治小儿惊痫及泄泻病，宜五苓散，以泻丙火，渗土湿。内有桂抑肝风而扶脾土，引利水药入膀胱也。赤眼肿痛，脾虚不能饮食，肝脉盛，脾脉弱。用凉药治肝则脾愈虚，用暖药助脾则肝愈盛。但于温脾药中倍加肉桂杀肝益脾，一治而两得之。同丁香治痘疮灰塌，以其能温托化脓也。又桂辛散能通子宫而破血调经，消癥瘕，破瘀堕胎，内脱阴疽，瘰疬久不敛，及虚阳上乘面赤戴阳，吐血衄血，而脉瞥瞥虚大无力者，皆不可缺。有胎息虚寒下坠，服黄芩、白术辈安之不应；小腹愈痛愈坠，脉来弦细或浮革者，非参、芪、桂、附十全大补温之不效。昔人又以亡血虚家不可用桂，时珍以之治阴盛失血，非妙达阴阳之理不能知此。惟阴虚失血而脉弦细数者切忌。今人以之同石灰等分为末，掺黑膏上贴癖块效，亦取辛温散结之力。然惟藜藿之人皮肤粗厚者宜之。

桂心 辛甘大温，无毒。即肉桂之去外色淡，但存中心深紫，切之油润者是。

发明 桂心既去外层苦燥之性，独取中心甘润之味，专温营分之里药。故治九种心痛，腹内冷痛。破疹癖等病，与经络躯壳之病无预，非若肉桂之兼通经脉，和营卫，坚筋骨，有寒湿风痹等治也。

牡桂一名大桂 辛甘微苦，温，无毒。甜厚而阔者是。

《本经》主上气咳逆，结气，喉痹，吐吸，利关节，补中益气，久服通神，轻身不老。

发明 牡桂辛胜于甘，而微带苦，性偏温散，而能上行。故《本经》治上气咳逆，成无己利肺气，皆取辛散上行之力。时珍不察，乃与桂枝同列，非智者一失欤。盖桂枝是最上枝条，亦名柳桂，言如柳条之嫩小也。盖牡者阳也，牡桂是禀离火纯阳之气，故味带苦，且大且厚，与桂枝绝不相类，何可混言。《本经》言，治上气咳逆，导下焦之阴火逆上也。治结气，辛温开结也。喉痹，吐吸，同气相招，以引浮游之火下泄也，然必兼苦寒降泄之味用之。利关节，从内而达于表也。补中益气，久服通神，轻身不老，补助真元，阳生阴长也。然须详素禀丰腴，湿胜火衰者为宜。若瘦人精血不充，火气用事，非可例以为然也。其至心腹冷痛，癥瘕血痹，筋脉拘挛，冷痰霍乱，其功不减肉桂。但治相火不归，下元虚冷，力不能直达下焦，为稍逊耳。

筒桂俗名官桂 辛甘，温。无毒。

《本经》主百病养精神，和颜色，为诸药先聘通使。久服面生光华媚好，常如童子。

发明 筒桂辛而不热，薄而能宣，为诸药通使，故百病宜之。《本经》言其养精神，和颜色，有辛温之功，无壮火之患也，为诸药先聘通使。凡开提之药，补益之药，无不宜之。

久服而生光华媚，常如童子，以其质薄、性轻，无桂心、肉桂、牡桂等雄烈之气，力胜真阴之比。《别录》治心痛、胁痛、胁风，温经通血脉，止烦出汗，皆薄则宣通之义。《纲目》乃以《别录》、元素二家之言，皆混列牡桂之下。盖牡桂是桂之大者，功用与肉桂相类，专行气中血滞。筒桂则专行胸胁，为胀满之要药。凡中焦寒邪拒闭，胃气不通，呕吐酸水，寒痰水癖，奔豚死血，风寒痛痹，三焦结滞并宜薄桂，盖味厚则泄，薄则通也。（《本经逢原·卷三》）

📖 顾靖远《顾松园医镜》

桂 近根之厚者名肉桂，辛甘大热，有小毒，入肝、肾二经。去皮用，见火无功。补命门之真火益火消阴，是其本功。扶脾胃之虚寒以其有温中之能。坚筋骨，乃助火之功。通血脉热则流通也。下部腹痛，非此不除肉桂治下焦，桂心治中焦，桂枝治上焦，此本天亲上，本地亲下之道也。奔豚疝气用之即效奔豚属肾火虚衰，阴气凝结，气上攻所致。疝气因肾虚，而寒湿邪气乘虚客之者最效。宣通百药辛散热行也。善堕胞胎能通子宫而破血故也。

桂心即皮中之次厚者。味甘辛热，入心、脾二经。止心疼腹痛，因寒疼者可用。破癥瘕疢癖，通行瘀血之力。宣气血而无壅，利关节而有灵。（《顾松园医镜·卷二礼集》）

📖 王如鉴《本草约编》

肉桂 厚而辛烈，牡桂薄而淡温。生产则交趾南海与桂阳。气味则甘辛大热而小毒，阳浮行血分之品，气厚入脾肾之经。秋冬所宜，春夏是禁。渗泄止渴，驱下部之沉寒，益火消阴，补命门之不足，坚筋骨，调血脉，四肢咸得疏通；祛风寒，和卫营，百药籍其宣导。回阳而安心腹、寒痹、失血皆痊，温中而利肺肝，风痹冷痰悉愈，泄痢不作，惊痫不生。芩莲使而小毒何施？好古曰，《别录》言有小毒，又云久服神仙不老；虽有小毒亦从类化，与黄芩、黄连为使，小毒何施？乌附同而大热滋甚又曰与乌头、附子为使，全取其热性而已，益其毒者甲片、巴、硇助其威者，干漆、水蛭好古曰，与巴豆、硇砂、干漆、穿山甲、水蛭等同用，小毒化为大毒。佐以麦、参、甘草则久服无妨又曰与人参、麦门冬、甘草同用则调中益气便可久服也。之才曰。得人参、甘草、麦门冬、大黄、黄芩调中益气。遇夫石脂、生葱则不和宜忌之才曰，忌生葱石脂，治食物之毒，能解芫青、钩吻闭口椒而无伤《梅师方》云，中芫青、钩吻毒煮桂汁服，又云中闭口椒毒气欲绝或出白沫，身体冷，急煎桂汁服，饮新汲水一二升，安吐逆之灾。必得芘胡、地黄、紫石英而有效之才曰，得芘胡、紫石英、干地黄疗吐逆，入水偕夫白蜜封以油纸可益气而消痰《图经本草》云桂浆夏月饮之，解烦渴，益气消痰，桂末一大两、白蜜一升，以水三斗，先煎取一斗，入新瓷瓶，乃下二物，打二三百转，先以油纸一重覆上，加二重封之，每日去纸一重，七日开之，气香味美，格韵绝高，今人多作之。为末共彼茯苓，丸以蜂糖，能清暑而解毒《和剂局方》云，暑月解毒桂苓丸，用肉桂去粗皮不见火、茯苓去皮等分，为细末炼密丸龙眼大，每新汲水化服一丸。中风逆冷，感恶腹胀，皆宜煮以清泉《肘后方》云，中风逆冷，吐清水，宛转啼呼，桂一两，水一升半，煎半升冷服。又云心腹胀痛，气短欲绝，桂二两水一升二合，煮八合顿服之。《千金方》治中恶心痛方同。九种心疼，产后血瘕，并当调以佳醖《外台秘要》云，九种心痛，桂末酒服方寸匕，须臾六七次。《圣惠方》云，九种心痛用桂心二钱半为末，酒一盏半，煎半盏饮立效。《肘后方》云，产后瘕痛，桂末酒服方寸匕取效。酽醋罨而散反腰之血《肘后方》云，反腰血痛，桂末和苦酒涂之，干再上。白酒涂而舒躄足之筋《甲乙经》云，足躄筋急，桂末白酒和涂之一日一上。喉痹与失音含之而咽汁《千金方》云，喉痹不语，中风失音，桂着舌下咽。又方桂末三钱，水二盏煎一盏，服取汗。鹅口及重舌搽之而用姜《婴孩宝鉴》云，重舌、鹅口，桂末和姜汁涂之，水和以涂退肾之偏肿《梅师方》云，外肾偏肿桂末水调方寸匕涂之，酒调以服消扑打之停瘀《直指方》云，瘀血溷闷，身体疼痛，陈桂为末，酒服二钱。老少果伤丸以米饭《经验方》云，不拘老少，食果腹胀，用桂末、饭和丸绿豆大，吞五六丸，白汤下，未消再服。稚童尿出捣以鸡肝《外台秘要》云，桂末，雄鸡肝等分，搓丸小豆大，温水调下，日二服。

散曰救生，疗产妇死胎之不下《何氏方》云，桂末二钱，待痛紧时童子小便温热调下，名观音救生散；亦治产难横生，加麝香少许酒下，比之水银等药不损人。散名金锁。止小儿下痢之多时《全幼心鉴》云，小儿久痢赤白用桂去皮，以姜汁、炙紫黄连、以茱萸炒过，等分为末，紫苏、木瓜煎汤服之，名金锁散。至若去皮与里而取心，具辛与甘而带苦，入手少阴之经，引血而能化汗化脓，行足厥阴之经，抑肝而止肋风肋痛，五劳七伤皆补，九窍百节咸通，舒气消瘀，下胞衣而通月闭，益精明目，续筋骨而杀虫，消疬癖瘕痃，托痈疽痘毒。酒煎布蘸，㖞口㖞而左右互施《千金方》云，中风口㖞面目相引，偏僻颊急，舌不可转，桂心酒煮取汁，故布蘸㖞正即止，左㖞㖞右，右㖞㖞左，常用大效。酒拌手涂，治头风而正偏皆效《圣惠方》，云偏正头风，天阴风雨即发，桂心末一两，酒调涂傅额上及顶上。阴乘阳而血吐下，净水以调《肘后方》云，吐血下血，用桂心为末，水服方寸匕。王璆曰，此阴乘阳之证也，不可服凉药；南阳赵宣德暴吐血，服二次而止。其甥亦以二服而安。寒成疝而心痛疼，热醪以送《圣惠方》云，寒疝心痛，四肢逆冷，全不饮食，桂心研末一钱，热酒调下，取效。蜀椒、干姜以渍醇酒，熨阴痹而良《灵枢经》云，寒痹者，留而不去，时痛而皮不仁，刺布衣者，以火焠之，刺大人者，以药熨之。熨法用醇酒二十斤，蜀椒一斤，干姜一斤，桂心一斤，凡四物㕮咀，渍酒中，用棉絮一斤，细白布四丈，并纳酒中，置马矢煴中，封涂，勿使泄气，五日五夜，出布絮曝干复渍，以尽其汁，每渍必晬其日，乃出，干之并用滓，与絮复布为复巾，长六、七尺，为六、七巾，每用一巾，生桑炭火炙巾，以熨寒痹所刺之处，令热入至病所，寒则复炙巾以熨之，三十遍而止。汗出，以巾拭身，亦三十遍而止。起步内中，无见风，每刺必熨，如此病已矣。乌头、甘草以和醇酼，傅乳痈而愈《肘后方》云，乳痈肿痛，桂枝、甘草各二分，乌头一分，炮，为末，和苦酒涂之。纸覆住，脓化为水，神效。蛇伤毒重，末并苦荬古方云：诸蛇伤毒，桂心，苦荬等分为末，竹筒密塞，遇毒蛇伤，即傅之，塞不密，即不中用也。产后心疼，丸宜狗胆《圣惠方》云，恶血冲心，气闷欲绝，桂心为末，狗胆汁丸，芡子大，每热酒服一丸。米饮送而止血崩之妇《妇人良方》云，血崩不止，桂心不拘多少，砂锅内煅存性为末，每米饮空腹服一二钱，名神应散。炭火炙而熨脐肿之儿《童子秘诀》云，婴儿脐肿多因伤湿，桂心炙热熨之，日四五次。

桂性甘辛苦大温，补阳益火是专门；

沉寒痼冷尤宜用，心腹虚劳在必吞。（《本草约编·卷十一》）

📖 刘汉基《药性通考》

肉桂 味辛甘香辣，气大热，沉也，阳中之阴。有小毒。肉桂数种，卷筒者第一，平坦者次之，俱可用也。入肾、脾、膀胱、心包、肝经。养精神和颜色，兴阳耐老，坚骨节，通血脉，疗下焦虚寒，治秋冬腹痛，滞奔豚，利水道，温筋暖脏，破血通经，调中益气，实卫护荣，安吐逆疼痛，此肉桂之功用也，近人亦知用之。然其妙，全在引龙雷之火，下安于肾脏。夫人身原有二火，一君火，一相火，君火者心火也，相火者肾火也，君火旺而相火下安于肾，君火衰则相火上居于心，欲居于心者，仍下安于肾，似宜补君火矣。然君火之衰，非心之故，仍肾之故也，肾气交于心，而君火旺，肾气离于心，而君火衰，欲补心火，仍须补肾火也。夫肾中之火既旺，而后龙雷之火沸腾，不补水以制火，反补火以助火，奚可哉！不知肾水非相火不能生，而肾火非相火不能引。盖实火可泻而虚火不可泻也，故龙雷之火沸腾，舍肉桂何以引之于至阴之下乎！如春夏之间地下寒，而龙雷出于天，秋冬之间地下热，而龙雷藏于地，人身亦然。下焦热而上焦自寒，下焦寒而上焦自热，此必然之理也。欲上焦之热变为清凉，必使下焦之寒重为温暖，用肉桂以大热其命门，则肾内之阴寒自散，以火拈火而龙雷收藏于顷刻，于是心宫宁静，火宅化为凉天矣。然肉桂之妙，更在引龙雷之火上交于心宫。夫肾与心而不可离之物也，肾气交于心则昼安，心气交于肾则夜适。苟肾离于心，则晓欲美寝而甚难，心离于肾，则晚欲安眠而不得。盖心中有液未尝不欲交于肾，肾内有精未尝不欲交于心也。乃不能交接者何故？一由于君火之上炎，一由于相火之下伏耳。试看盛夏之时，天不与地交，而天乃热；隆冬之时，地不与天交，而天乃寒，人身亦然。君火热而能寒，则心自济于肾，相火寒而能热，则肾自济于心，亦必然之理也。欲心气下交于肾，致梦魂之安宁，必先使肾气上交于心，致寤寐之恬愉，用肉桂于黄连之中，则炎者不炎而伏者不伏，肾内之精自上通于心宫，心内之液自下通于肾脏，以火济水，而龙雷交接于顷刻，于是心君快乐，燥室化为华胥矣，其妙如此。

或问：肉桂堕胎有之乎？曰：有。曰：有古人产前间用之，而不堕者，何也？曰：肉桂堕胎乃单用之为君，而又佐之以堕胎行血之药，所以堕胎甚速。若以之为使，入于补气补血之中，何能堕胎乎？胎前忌用者，恐其助胎气之热，未免儿生之日，有火症之多，非因其堕胎而切忌之也。

或问：肉桂温补命门，乃肾经之药，而吾子谓上通于心，得毋亦心经之药乎？曰：非也。非心经何以交接于心宫，不知心之表，膻中也，膻中乃心君之相臣，心乃君火，膻中乃相火也，相火非君火不生，肉桂补相火之药，相代君以出治，肉桂至膻中以益相火，而膻中即代肉桂以交接于心，此肉桂所以能通于心，而非竟至于心也。

或疑：肉桂用之于六味汤中名为七味汤，此后世减去附子而名之也，可为训乎？曰：暂用可也。盖肉桂温命门之火，又引龙雷之火而下伏也，暂用之以引雷火，则火下归于肾脏，倘久用之丸中，则力微而不足以温命门之火，火仍有奔腾之患，故必与附子同用于丸中，而日久吞咽则火生而水愈生，水生则火自安，而龙雷永藏，断无一朝飞越之失也。

或疑：肉桂用之于六味丸，补火之不足，然则加麦冬、五味于中，以补其肺气，势必至补水之有余，似不可以为训也。曰：六味丸加此三味，则为九味地黄丸。惟增肉桂、五味子，名为都气丸，此仲景公之原丸方也，其去附子而加五味也。盖因五味之酸收，以佐肉桂之敛虚火也，肉桂在六味丸仅引火之归元，而不能生火之益肾，得北五味之助，则龙雷之火有所制伏，而不敢飞腾于霄汉，且五味子又能益精，水足而火自无不足，肉桂既不必引火之归元，又不必制火之升上，则肉桂入于肾中，欲不生火而不可得矣，此都气丸之所以神也。至于九味地黄丸，又因都气丸而加者也，麦冬补肺金之气，与麦冬、五味子同用于七味地黄丸中，则五味子又可往来于肺肾之中，既能助麦冬而生水，又能助肉桂而伏火，上下相资，此又善用六味丸，愈变而愈神者也。

或疑：肉桂何以必与附子同施于地黄丸中，易以破故纸、沉香之类，何不可者？曰：肉桂可离附子以成功，而附子断不能离肉桂以奏效。盖附子之性走而不守，肉桂之性守而不走，虽附子入群阴之内，柔缓亦足以济刚，然时时飞越，无同类之朋，未必不上腾于上焦矣。有肉桂之坚守于命门而不去，则附子亦安土重迁，不能飞越也，至破故纸、沉香之类，虽与附子同性，或虑过于沉沦，或少嫌于浮动，皆不如肉桂之不浮不沉也。

或疑：肉桂用之于金匮肾气丸，意即八味丸之义也。曰：八味丸用肉桂者，补火以健脾也。肾气丸用肉桂者，补火以通膀胱也。虽肾气丸用茯苓至六两，未尝不利水，以通于膀胱，然膀胱之气，必得肉桂而易通，茯苓得肉桂而气温而水化矣。虽丸中用附子，则肾火亦可通于膀胱，然附子走而不守，无肉桂之引经，未必能专入于膀胱以行其利水之功也。

或疑：肉桂于都气丸中，未必非利小便，何以治水者不用都气，而用肾气乎？夫肉桂虽能入膀胱而利水，不能出膀胱而泻水也。都气丸中以熟地为君，而以茯苓为佐使，是补多于利也。肾气丸中以茯苓为君，而以熟地为佐使，是利多于补也。补多于利，则肉桂佐熟地而补水，补先于利，而利不见其损；利多于补，则肉桂佐茯苓而利水，利先于补，而利实见其益，故治水者必用肾气丸。

或问：肉桂用之于黄柏、知母中，东垣治膀胱不通者神效，则前人已用黄柏、知母矣，未可专咎丹溪也。曰：膀胱热结而小水不通，用黄柏、知母而加肉桂者，此救一时之急用之，正见东垣之妙。若不论有热无热而概用知母，并减去肉桂，即膀胱之水且不能通，又何以补肾哉。夫人生于火而死于寒，命门无火则膀胱冰冻，而水不能化矣。若用知母、黄柏更加寒凉，则膀胱之中愈添其冰坚之势，欲滴水之出而不可得，安得不腹痛而死哉。治法用肉桂五钱、茯苓一两，趁热饮之，下喉而腹痛顿除，少顷而便出矣盖膀胱寒极，得肉桂之热，不啻如大寒之得阳和也。

或问：肉桂性热，守而不走，雷火可引以归于命门，但已归之后不识可长用否？曰：肉桂性虽不走，补火则火之焰不升，然过于补火，火过旺未免有延烧之祸矣。大约火衰则益薪，而火盛则抽柴也，又不可因肉桂之守而不走，但知补火而不知损火也。（《药性通考·卷二》）

📖 姚球《本草经解》

肉桂 气大热，味甘辛，有小毒。利肝肺气，心腹寒热冷疾，霍乱转筋，头痛腰痛，出汗，止烦，止唾，咳嗽，鼻衄，堕胎，温中，坚筋骨，通血脉，理疏不足，宣导百药无所畏。久服神仙不老。

肉桂气大热，禀天真阳之火气，入足少阴肾经；补益真阳，味甘辛，得地中西土金之味，入足太阴脾经、手太阴肺经；有小毒，则有燥烈之性，入足阳明燥金胃、手阳明燥金大肠。气味俱升，阳也。

肉桂味辛得金味，金则能制肝木，气大热，禀火气，火能制肺金，制则生化，故利肝肺气。心腹太阴经行之地，寒热冷疾者，有心腹冷疾而发寒热也，气热能消太阴之冷，所以愈寒热也。霍乱转筋，太阴脾经寒湿证也，热可祛寒，辛可散湿，所以主之。

《经》云，头痛巅疾，过在足少阴肾经，腰者肾之府，肾虚则火升于头，故头痛腰痛也；肉桂入肾，能导火归原，所以主之。辛热则发散，故能汗出。虚火上炎则烦，肉桂导火，所以主止烦也。肾主五液，寒则上泛；肉桂温肾，所以止唾。辛甘发散，疏理肺气，故主咳嗽、鼻齇。血热则行，所以堕胎。肉桂助火，火能生土，所以温中。

中者脾胃也，筋者肝之合也，骨者肾之合也；甘辛之味，补益脾肺，制则生化，所以充肝肾而坚筋骨也。其通血脉理疏不足者，热则阳气流行，所以血脉通而理疏密也。宣导百药无所畏者，藉其通行流走之性也。

久服神仙不老者，辛热助阳，阳明故神，纯阳则仙而不老也。

制方：肉桂同人参、炮姜、附子，治中寒腹痛。同姜黄、枳壳、甘草、生姜、大枣，治左胁痛胀。同当归、牛膝，治冬月产难，产门不开。同黄柏、知母丸，名滋肾丸，治小便不通。(《本草经解·卷三》)

📖 王子接《得宜本草》

肉桂 味甘辛，入足厥阴经。主治沉寒痼冷，益火消阴。得人参、麦冬、甘草能益中气，得紫石英疗吐逆。(《得宜本草·上品药》)

📖 徐大椿《神农本草经百种录》

箘桂 味辛，温。主百病，言百病用之得宜，皆有益也。养精神，通达脏腑，益在内也。和颜色，调畅血脉，益在外也。为诸药先聘通使。辛香四达，引药以通经络。久服轻身不老，血脉通利之效。面生光华媚好常如童子。血和则润泽也。

寒气之郁结不舒者，惟辛温可以散之。桂性温补阳，而香气最烈，则不专于补，而又能驱逐阴邪。凡阴气所结，能与药相拒，非此不能入也。

人身有气中之阳，有血中之阳。气中阳，走而不守；血中之阳，守而不走。凡药之气胜者，往往补气中之阳；质胜者，往往补血中之阳。如附子暖血，肉桂暖气，一定之理也。然气之阳胜则能动血，血之阳胜则能益气，又相因之理也。桂气分药也，而其验则见于血，其义不晓然乎？（《神农本草经百种录·上品》）

📖 徐大椿《药性切用》

甜肉桂 辛甘大热，入肝、肾、命门、血分。温经补火，引热下行，为血分虚冷之专药。去粗皮药汁摩冲，亦可煎服。

桂心 性近肉桂，厚去外皮。入心、脾、血分而祛寒止痛；内托排脓，为治内不治外之专药。

牡桂 即大桂。禀离火纯阳之气，辛胜于甘而微带苦性，偏温散而能上行。治心腹冷痛，筋脉拘挛，不减肉桂。若相火不归，下元虚冷，其力不能直达下焦，为稍逊耳。

上官桂 一名筒桂。辛甘性温，入经髓而宣通百脉，导引诸药。有辛温行散之功，无壮火食气之患，经络寒痹最宜之。（《药性切用·卷之三》）

📖 叶桂《本草再新》

肉桂 味甘辛，性热，无毒，入心脾肾三经。除三焦之积寒，补先天之元气，健脾燥湿，通经活血，利骨节，行脉络。

桂心 性味同，入心脾二经。治心寒血滞，燥湿排脓，托疮疽、瘰疬。
[批]性热下达，凡下焦虚寒者宜用。（《本草再新·卷四》）

📖 杨璇《伤寒温疫条辨》

肉桂 味辛甘，性大热，阳中之阳。气味沉重，专补命火，引火归原。

桂为木中王故平肝，味甘故补脾生血。凡木胜克土而无大热者，用之极良。与参、附、地、黄同用、最降虚火，治元阳亏乏，阴虚发热。黄芪汤加肉桂为虚劳圣药，二味加人参、甘草是也。但善于动血坠胎，观仲景治蓄血证，桃仁承气汤用肉桂可知矣。桂枝味辛甘。气轻故能走表，调和荣卫故能发汗，又能止汗，四肢有寒疾非此不能达。仲景桂枝汤，治冬月中风，头疼发热，汗出，脉缓者，此千古良方也，治病多多矣。(《伤寒温疫条辨·热剂类》)

📖 黄元御《玉楸药解》

肉桂 味甘、辛，气香，性温。入足厥阴肝经。温肝暖血，破瘀消癥，逐腰腿湿寒，驱腹胁疼痛。

肉桂本系树皮，亦主走表，但重厚内行，所走者表中之里。究其力量所至，直达脏腑，与桂枝专走经络者不同。

肝属木而藏血，血秉木气，其性温暖。温气上升，阳和舒布，积而成热，则化心火。木之温者，阳之半升，火之热者，阳之全浮也。人知气之为阳，而不知其实含阴精，知血之为阴，而不知其实抱阳气。

血中之温，化火为热之原也，温气充足，则阳旺而人康，温气衰弱，则阴盛而人病。阳复则生，阴胜则死，生之与死。美恶不同，阳之与阴，贵贱自殊。蠢飞蠕动，尚知死生之美恶，下士庸工，不解阴阳之贵贱，千古祸源，积成于贵阴贱阳之家矣。

欲求长生，必扶阳气，扶阳之法，当于气血之中，培其根本，阳根微弱，方胎水木之中，止有不足，万无有余，世无温气太旺而生病者。其肝家痛热，缘生意不足，温气抑郁，而生风燥，非阳旺而阴虚也。

肉桂，温暖条畅，大补血中温气。香甘入土，辛甘入木，辛香之气，善行滞结，是以最解肝脾之郁。

金之味辛，木之味酸，辛酸者，金木之郁，肺肝之病也。盖金之性收，木之性散，金曰从革，从则收而革不收，于是作辛，木曰曲直，直则散而曲不散，于是作酸。辛则肺病，酸则肝病，以其郁也，故肺宜酸收而肝宜辛散。肺得酸收，则革者从降而辛味收，肝得辛散，则曲者宜升而酸味散矣。事有相反而相成者，此类是也，肝脾发舒，温气升达，而化阳神。阳神司令，阴邪无权，却病延年之道，不外乎此。

凡经络堙瘀、脏腑癥结、关节闭塞、心腹疼痛等证，无非温气微弱，血分寒冱之故。以至上下脱泄，九窍不守，紫黑成块，腐败不鲜者，皆其证也。女子月期产后，种种诸病，总不出此。悉宜肉桂，余药不能。(《玉楸药解·卷二》)

📖 吴仪洛《本草从新》

肉桂大燥，补命门火，平肝通血脉，引火归元。

辛甘大热，有小毒。气厚纯阳。入肝肾血分，补命门相火之不足两肾中间，先天祖气，乃真火也。人若无此真阳之火，则无以蒸糟粕而化精微，脾胃衰败，气尽而亡矣。益阳消阴，治痼冷沉寒。疏通血脉，宣导百药热则通行。能发汗，去营卫风寒辛则善散。下焦腹痛，奔豚疝瘕。木得桂而枯削桂钉木根，其木即死。又能抑肝风而扶脾土肝木盛则克土，辛散肝风，甘益脾土。疗胁痛惊痫，寒热久疟，用净肉桂钱余，将发时口中嚼之。虚寒恶食，湿盛泄泻土为木克，不能防水，古行水方中多用之，如五苓散之类。引无根之火，降而归元。从治咳逆结气，目赤肿痛，格阳喉痹等证以热攻热，名曰从治。通经催生堕胎辛热能动血故也。出交趾者最佳，今甚难得，浔州者庶几。必肉厚气香，色紫有油，味辛甘，尝之舌上极清楚者方可用。若尝之舌上不清，及切开有白点者是洋桂，大害人。去粗皮其毒在皮。不见火，须临用切碎。群药煎好方入，煎一二沸，即服。得人参，甘草，麦冬良。忌生葱、石脂。

桂心大燥，补阳活血 入心、脾、血分。能引血化汗化脓，内托痈疽痘疮同丁香治痘疮灰塌。消瘀生肌，补虚寒，宣气血，利关节。治风痹癥瘕，噎膈腹满，心腹诸痛。(《本草从新·卷七》)

📖 严洁等《得配本草》

肉桂　畏生葱、石脂。

318

甘、辛、热。有小毒。入足少阴经，兼足厥阴经血分。补命门之相火，通上下之阴结，升阳气以交中焦，开诸窍而出阴浊，从少阳纳气归肝，平肝邪扶益脾土，一切虚寒致病，并宜治之专温营分之里，与躯壳经络之病无涉。

得人参、甘草、麦门冬、大黄、黄芩，调中益气。得柴胡、紫石英、干地黄，疗吐逆。蘸雄鸡肝，治遗尿。入阳药，即汗散。入血药，即温行。入泄药，即渗利。入气药，即透表。

去皮，勿见火，研末吞。若入药煎服，必待诸药煎好投入，煎五六沸，即倾出取服。

痰嗽咽痛，血虚内燥，孕妇，产后血热，四者禁用。

附子救阴中之阳，肉桂救阳中之阳，以桂性轻扬，能横行达表，走窜百脉也。（《得配本草·卷之七》）

📖 黄宫绣《本草求真》

肉桂香木

【批】补命火，除血分寒滞。

肉桂专入命门、肝。气味纯阳，辛甘大热；直透肝肾血分，大补命门相火相火即两肾中之真火，先天之祖气也。人非此火不能有生，故水谷入胃，全在此为蒸腐，益阳治阴赵养葵云：益火之原，以消阴翳，八味地黄丸是也。凡沉寒痼冷，营卫风寒，阳虚自汗，腹中冷痛，咳逆结气，脾虚恶食，湿盛泄泻时珍治寒痹风湿，阴盛失血，泻痢惊痫，皆取辛温散结之力也。古方治小儿惊痫，及泄痢病。宜五苓散以泻丙火，渗土湿，内有桂，抑肝风而扶脾上。引利水药入膀胱也。血脉不通，死胎不下肉桂辛散，能通子宫而破血调经。目赤肿痛，因寒因滞而得者，用此治无不效。盖因气味甘辛，其色紫赤，有鼓舞血气之能。性体纯阳，有招导引诱之力。昔人云此体气轻扬，既能峻补命门，复能窜上达表以通营卫的解。非若附子气味虽辛，复兼微苦，自上达下，止固真阳，而不兼入后天之用耳。故凡病患寒逆，既宜温中，及因气血不和，欲其鼓舞痘疮不起必用，则不必用附子，惟以峻补血气之内，加以肉桂，以为佐使，如十全大补、人参养营之类用此，即是此意。今人勿细体会，徒以附、桂均属辛温，任意妄投，不细明别，岂卫生救本辨药者所应尔尔欤。但精亏血少，肝盛火起者，切忌。

桂出岭南，色紫肉厚，体松皮嫩，辛甘者佳。得人参良。忌生葱、石脂。锉入药，勿见火。（《本草求真·卷一》）

桂心香木

【批】温血分寒，除冷止痛。

桂心专入心　本于肉桂，去外粗皮，取当中心者为桂心。味甘辛热，专温营分之里药。凡九种心痛九种：一虫、二疰、三风、四悸、五食、六饮、七冷、八热、九去来痛。后人又祖其义而亦别之有九：曰饮、曰食、曰气、曰血、曰冷、曰热、曰悸、曰蛊、曰疰。皆明邪乘手少阴之络而成。腹内冷痛疝癖等症，皆能奏效。

以其所治在心，故治亦在于里，而不在于躯壳之外耳。非若肉桂，未去外层皮肉，其治在于通经达络，以除风寒湿痹，而不专入心腹之内也。（《本草求真·卷七》）

📖 沈金鳌《要药分剂》

桂（肉桂）　味辛甘，性大热，有小毒。禀天地之阳气，兼得土金之气以生。升也，阳中阳也。得人参、甘草、麦冬良。忌生葱、石脂。色紫肉厚者良，即此桂，但去粗皮用，为肉桂。即此桂，去里外皮，单用当中心，为桂心。其枝上嫩皮，为桂枝。桂枝之细者，为柳桂。

【主治】主温中，利肝肺气，心腹寒热冷疾，霍乱转筋，头腰痛，出汗，止烦，止唾，咳嗽，鼻齆，能堕胎，坚骨节，通血脉，理疏不足，宣导百药《本经》。补下焦不足，治沉寒痼冷之病，去营卫中风寒，表虚自汗。春夏为禁药，秋冬下部腹痛，非此不能止元素。补命门不足，能益火消阴好古。木得桂而枯，又能抑肝风而扶脾土，脾虚恶食，湿盛泄泻，补劳通经㘤庵。

【归经】入肾、肝、命门三经。为下行温补之品兼补剂，肝肾血分药。补命门相火不足。

桂心　味苦辛，性热，无毒。

【主治】主一切风气，补五劳七伤，通九窍，利关节，益精，明目，暖腰膝。破痃癖癥瘕，消瘀血，治风痹骨节挛缩，续筋骨，生肌肉《日华》。主九种心痛，腹内冷气痛不可忍，咳逆，结气壅塞，脚痹不仁，止下利，杀三虫。治鼻中息肉，破血，通利月闭，胞衣不下甄权。主引血化汗化脓，内托痈疽痘疮，治噎膈腹满《备要》。

【归经】入心、心包二经。为补阳活血之品兼补剂，手少阴血分药。

柳桂　味辛甘，性温。无毒。

【主治】主善行上焦，补阳气，散风邪《医鉴》。

【归经】入肺经。为表散之品兼轻剂。专入上焦，亦能横行于肩臂。

【前论】海藏曰：桂枝入足太阳，桂心入手少阴血分，肉桂入足少阴厥阴血分，细薄者为嫩为枝，厚脂者为老为肉，去其皮与里，当其中者为桂心。缪仲淳曰：《本经》主利肝肺气，头痛出汗，止烦，止唾，咳嗽，鼻衄，理疏不足，表虚自汗，风痹骨节挛痛者，桂枝之所治，以其病皆得之表虚，不任风寒，寒邪客之所致，故悉主之以能实表祛邪也。其主心腹寒热冷疾，霍乱转筋，腰痛，堕胎，温中，坚筋骨，通血脉，宣导百药无所畏者。肉桂之所治，以其病皆得之命门真火不足，阳虚寒动于中，及一切里虚阴寒寒邪客里也。

鳌按：本草有箘筒桂、牡桂、板桂、天竺桂之殊，今所用者亦罕分别，惟以肉厚、味辛甘、气香者为主可耳。至于肉桂、桂心，不过一去粗皮，一并内外皮都去为异。故缪氏但分列肉桂、桂枝二种主治，不另出桂心，明以肉桂、桂心为一物也。海藏则分肉桂、桂心、桂枝为三项，明其各有归经。故汪讱庵宗之著《备要》，竟三项平列，此非缪之略而王与汪之详也。不观于缪，不知肉桂、桂心为一物，恐为《本草》繁称箘筒、牡、板、天竺等名者之所淆。不观王与汪，不知肉桂、桂心虽一物而主治经络毕竟有异。余故分列三味如王说，并录缪分隶两项之说于前，更特表之以明其故，庶用桂者知所以也。但按《东医宝鉴》，详列桂心、肉桂、桂枝之下，复有柳桂一条，其注云：枝者枝条，非身干也。盖取其枝上皮，取其轻薄而能发散，正合《内经》辛甘发散为阳之义。又云：柳者，乃桂之嫩小枝条，极细薄者。据此则桂枝、柳桂又是一物，而有大小之异。盖桂枝者，是桂树之枝，别乎身干之最大最厚而言，不必尽小。柳桂乃枝条上纷出之细枝，曰柳者，言如柳条之细也。但今时所用桂枝，皆是柳桂，何则？所云桂枝，不过较身干上之肉桂为嫩为薄，不尽是细条。今所用桂枝，皆极细条，是柳桂也。且古人于桂枝，又有薄桂之名，今并以此伪充肉桂矣，其得伪充肉桂者，以所用桂枝，既皆是柳桂。人但泥枝之一字，只指柳桂为桂枝，不复知桂枝虽嫩薄，不尽细小，并不知桂枝之外，更有柳桂之名，故市肆得以混之，而人亦不觉也。不知肉桂补，桂枝散，欲补而以散剂用之，未有不为害者，因愈咎肉桂之不可用，竟不知属市人之罪，可慨也己！《宝鉴》又曰：筒桂厚者，宜入治脏及下焦药。轻薄者，宜入治头目发散药。如柳桂嫩小枝，宜入治上焦药。则其言厚者，固统肉桂、桂心在内，言轻薄者，乃专指桂枝，言嫩小者，则柳桂也。余故并列柳桂与桂、桂心、桂枝三者之后，而特申其说如此。

官桂 味辛，性温，无毒。升也，阳也。即《本草》牡桂。体质轻而味短淡，又名木桂。

【主治】主结气，利关节《本经》。心痛，胁痛，胁风，温经通脉《别录》。去冷风疼痛甄权。去皮肤风湿元素。泄奔豚，散下焦蓄血，利肺气无己。治痛风丹溪。

【归经】入脾经，兼入肝经。为通利之品。

【前论】苏颂曰：箘桂正圆如竹，有二三重者，即今之筒桂。牡桂皮薄色黄少脂肉，即今之观桂。半卷半脂者，即今之板桂。又云：今观宾、宜、韶、钦诸州所出，种类之殊，惟箘桂大小成筒，与宾州所出相类。牡桂只嫩枝，半卷多紫，与宜、韶所出相类。桂皮黄心赤，与钦州所出相类。

鳌按：苏氏既晰桂及箘牡之殊，复即他州所出之相类者，一一辨之，可云精矣，此可据以为依者也。乃海藏不考官桂之由，缪据《图经》之语，《图经》云：今观宾、宜诸州出者佳。妄断为官桂本是观桂，世人以观字画多，故写作官，此已觉鄙俚可笑矣，而时珍驳之，复云：今观，乃今视之意，曰官桂者，乃上等供官之桂，不更觉鄙俚，更觉可笑乎！盖官字之称，诚不知何据，然只因其名以别其物可耳。何必纷议其名之所由乎？如必议其名之由，将所谓牡桂者，牡与牝对，是凡物雄者之称，以此名桂，岂此为雄桂而复有雌桂乎？且即李氏上等供官之说，夫供官固须上等，但牡桂皮薄色黄少脂肉，固非上等也，如以官桂非牡桂，另有其上等者，又何以今时所用官桂，竟是皮薄色

黄少脂肉者乎？余故序列诸桂后，而以官桂次之，复为辨论如此。（《要药分剂·卷十》）

📖 罗国纲《罗氏会约医镜》

肉桂味辛甘，性大热，有小毒。入肝、肾、命门三经。益阳消阴，补相火两肾中间乃真火也，人有此火，则糟粕化而脾肾旺矣。治沉寒痼冷，脐腹腰足冷痛，通血脉，导百药辛能散，热能行，抑肝扶脾木盛克土，辛散肝风，甘益脾土，脾虚恶食命火不足，不能生土，湿盛泄泻土为木克，不能防水，降虚火，补下焦元阳同参附、地黄用，化产后瘀血腹痛及痘疹虚寒不起同当归、川芎用，利关节，托痈疽，能引血成脓，截疟疾将发时用钱余噙口中，通经堕胎辛热能动血也。出交趾者为上，次出岭南桂州。以肉厚气香、色紫、甘多辛少者佳。去粗皮用其毒在皮。忌生葱。临用方剉，见火无功。

桂心入心脾二经，用桂重去外皮，取肉用。苦入心，辛走血。治腹内冷痛辛热、九种心疼邪正相激，故令心疼，托痈疽痘疮灰塌凶证同丁香用，补劳伤，健腰膝胃肝两足，疗风痹，养肝，化噎膈，补火。功用与桂相同，惟入心脾为多。（《罗氏会约医镜·卷十六》）

📖 林玉友《本草辑要》

肉桂　甘、辛，大热。有小毒。入足少阴、太阴、厥阴经血分。补命门相火不足两肾中间，先天祖气，乃真火也。人非此火，不能有生。无此真阳之火，则无以蒸糟粕而化精微，脾胃衰败，气尽而亡矣。益阳消阴，治痼冷沉寒。能发汗疏通血脉，宣导百药辛则善散，热则通行。去营卫风寒，表虚自汗阳虚。腹中冷痛，咳逆结气咳逆亦由气不归元，桂能引火，归宿丹田。木得桂而枯削桂钉木根，其木即死。又能抑肝风而扶脾土肝木盛则克土，辛散肝风，甘益脾土。从治目赤肿痛，以热攻热，名曰从治。及脾虚恶食命火不足。湿盛泄泻土为木克，不能防水。古行水方中，亦多用桂，如五苓散、滋肾丸之类。补劳明目，通经堕胎辛热能动血故也。

出岭南。色紫肉厚，味辛甘者，为肉桂。去粗皮用。其毒在皮。得人参、甘草、麦冬，能益中气；得柴胡、紫石英、干地黄，疗吐逆。忌生葱、石脂《本草》有箘桂、筒桂、牡桂、板桂之殊。今用者亦罕分别，惟以肉厚气香者良。

桂心　苦入心，辛走血。能引血化汗、化脓，内托痈疽、痘疮，同丁香，治痘疮灰塌。益精明目，消瘀生肌，补劳伤，暖腰膝，续筋骨。治风痹癥瘕，噎膈腹满，腹内冷痛，九种心痛——虫、二疰、三风、四悸、五食、六饮、七冷、八热、九去来痛，皆邪乘于手少阴之络，邪正相激，故令心痛。（《本草辑要·卷之五》）

📖 陈念祖《神农本草经读》

牡桂　气味辛、温，无毒。主上气咳逆，结气，喉痹，吐吸，利关节，补中益气。久服通神，轻身不老。

牡，阳也。牡桂者，即今之桂枝、桂皮也、菌根也。箘桂即今之肉桂、厚桂也。然生发之机在枝干，故仲景方中所用俱是桂枝，即牡桂也。时医以桂枝发表，禁不敢用，而所用肉桂，又必刻意求备，皆是为施治不愈，卸罪巧法。

张隐庵曰：桂本凌冬不凋，气味辛温，其色紫赤，水中所生之木火也。肺肾不交，则为上气、咳逆之证；桂启水中之生阳，上交于肺，则上气平而咳逆除矣。结气喉痹者，三焦之气不行于肌腠，则结气而为喉痹；桂禀少阳之木气，通利三焦，则结气通而喉痹可治矣。吐吸者，吸不归根即吐出也；桂能引下气与上气相接，则吸之气直至丹田而后入，故治吐吸也。关节者，两肘、两腋、两髀、两腘皆机关之室，周身三百六十五节，皆神气之周行；桂助君火之气，使心主之神气出入于机关，游行于骨节，故利关节也。补中益气者，补中焦而益上下之气也。久服则阳气盛而光明，故通神明。三焦通会元真于肌腠，故轻身不老。

徐忠可曰：近来肾气丸、十全大补汤俱用肉桂，盖杂温暖于滋阴药中，故无碍。至桂枝汤，因作伤寒首方，又因有春夏禁用桂枝之说，后人除有汗发热恶寒一证，他证即不用，甚至春夏则更守禁药不敢用矣。不知古人用桂枝，取其宣通血气，为诸药响导，即肾气丸古亦用桂枝，其意不止于温下也。他如《金匮》论虚损十方，而七方用桂枝：孕妊用桂枝汤安胎；又桂苓丸去癥；产后中风面赤，桂枝、附子、竹叶并用；产后乳子烦乱、呕逆，用竹皮大丸内加桂枝治热烦。又附方，于建中加当归内补。然则，桂枝岂非通用之药？若肉桂则性热下达，非下焦虚寒者不可用，而人反以为通用，宜其用之而多误矣。余自究心《金匮》以后，其用桂枝取效，变幻出奇，不可方物，聊一拈出以破时人之惑。

陈修园曰：《金匮》谓气短有微饮，宜从小便出之，桂苓甘术汤主之，肾气丸亦主之。喻嘉言注：呼气短，宜用桂苓甘术汤以化太阳之气；吸气短，宜用肾气丸以纳少阴之气；二方俱籍桂枝之力，市医不晓也。第桂枝为上品之药，此时却謇于遇，而善用桂枝之人，亦与之同病。癸亥岁，司马公之媳，孀居数载，性好静，长日闭户独坐，得咳嗽病，服生地、麦冬、百合之类，一年余不效。延余诊之，脉细小而弦紧，纯是阴霾四布，水气滔天之象，断为水饮咳嗽，此时若不急治，半月后水肿一作，卢扁莫何！言之未免过激，诊一次后，即不复与商。嗣肿病大作，医者用槟榔、牵牛、葶苈子、厚朴、大腹皮、萝卜子为主，加焦白术、熟地炭、肉桂、附子、茯苓、车前子、牛膝、当归、芍药、海金沙、泽泻、木通、赤小豆、商陆、猪苓、枳壳之类，出入加减。计服二个月，其肿全消，人瘦如柴，下午气陷脚肿，次早亦消，见食则呕，冷汗时出，子午二时烦躁不宁，咳嗽辄晕。医家以肿退为效，而病人时觉气散不能自支。又数日，大汗、呕逆、气喘欲绝。又延余诊之，脉如吹毛，指甲黯，四肢厥冷。余惊问其少君曰：前"此直言获咎，以致今日病不可为，余实不能辞其责也。但尊大人于庚申夏间将入都，沾恙一月，余进药三剂全愈，迄今三载，尚守服旧方，精神逾健，岂遂忘耶？兹两次遵命而来，未准一见，此症已束手无策，未知有何面谕？"渠少君云："但求气喘略平。"所以然者，非人力也。余不得已，以《金匮》桂苓甘术汤小剂应之茯苓二钱、白术、桂枝、炙甘草各一钱。次日又延，余知术拙不能为力，固辞之别延医治。后一日殁。旋闻医辈私议，桂苓甘术汤为发表之剂，于前证不宜。夫桂苓甘术汤岂发表剂哉！只缘汤中之桂枝一味，由来被谤。余用桂枝，宜其招谤也。噫！桂枝之屈于不知己，将何时得以大申其用哉！

桂枝性用，自唐宋以后，罕有明其旨者。叔父引张隐庵注，字字精确。又引徐忠可之论，透发无遗。附录近日治案，几于痛哭垂涕而道之。其活人无己之心，溢于笔墨之外。吾知桂枝之功用，从此大彰矣！又按：仲景书桂枝条下，有"去皮"二字；叶天士《医林指月》方中，每用桂枝末，甚觉可笑。盖仲景所用之桂枝，只取梢尖嫩枝，内外如一，若有皮骨者去之，非去枝上之皮也。诸书多未言及，特补之。受业侄凤腾、鸣岐注。

箇桂　气味辛、温、无毒。主百病，养精神，和颜色，为诸药先通聘使。久服轻身不老，面生光华，媚好常如童子。

陈修园曰：性用同牡桂。养精神者，内能通达藏府也。和颜色者，外能通利血脉也。为诸药先通聘使者，辛香能分达于经络，故主百病也。与牡桂有轻重之分，上下之别，凡阴邪盛与药相拒者，非此不能入。(《神农本草经读·卷之二》

📖 吴世铠《本草经疏辑要》

桂　味辛、甘，大热，有小毒。主温中，利肝肺气，心腹寒热冷疾，霍乱转筋，头痛腰痛，出汗，止烦，止唾、咳嗽、鼻齆。能脱胎，坚骨节，通血脉，理疏不足，宣导百药，无所畏。

桂禀天地之阳，兼土金之气。东垣曰：阳中之阳，浮也。气薄者，桂枝也，主上行而发表；气厚者，肉桂也，主下行而补肾。此天地亲上亲下之道也。桂枝入足太阳经；桂心入手少阴、厥阴经血分，肉桂入足少阴厥阴经血分。表虚自汗，风痹骨节挛痛，解表横行，桂枝所主；沉寒痼冷，补命火，消阴翳，肉桂所主。元素补下焦不足，祛荣卫中风寒，春夏为禁药，秋冬下部腹痛，非此不能止。好古补命门不足，益火消阴。日华治一切风气，补五劳七伤，通九窍，暖腰膝，破痃癖癥瘕，消瘀血，续筋骨。甄权主九种心痛，腹内冷气，通月闭，下胞衣。

桂枝得白芍、炙甘草、饴糖、黄芪则建中，兼止荣弱自汗。得石膏、知母、人参、竹叶、麦冬，治阳明疟，渴欲引饮，汗多，寒热俱甚。得白芷、当归、川芎、黄芪、生地、赤芍、僵蚕，治金疮，为风寒所击，俗名破伤风。肉桂得朴硝、当归，下死胎。得蒲黄、黑豆、泽兰、益母草、红花、牛膝、生地、当归，治产后少腹儿枕痛，甚则加乳香、没药。得吴茱萸、干姜、附子，治元气虚人中寒，腹痛不可忍；虚极加人参。佐人参、黄芪、五味子、当归、麦冬，疗疮疡溃后热毒已尽，内塞长肉，良。入桂苓甘露饮，治中暑霍乱吐泻。得姜黄、郁金，治怒气伤肝胁痛。得当归、牛膝，治冬月难产，产门交骨不开。得当归、牛膝、生地、乳香、没药、桃仁，治跌扑损伤，瘀血凝滞，腹中作痛，或恼怒劳伤，以致蓄血发寒热，热极令人不眠，腹不痛，大便不秘，亦不甚渴，脉不洪数，不思饮食，食亦无味，热至天明得汗暂止，少顷复热，小便赤，此其候也。和童便，服立除。

其气大热，独热偏阳，表里俱达，和荣气，散表邪，出汗实腠理，则桂枝为长，故仲景以治冬月伤风寒，病邪在表者。肉桂、桂心实一物也，只去皮耳。此则走里行血，除寒破血，平肝，入右肾命门，补相火不足。然大忌于血崩，血淋，尿血，阴虚吐血，咯血，鼻衄，齿衄，汗血，小便因热不利，大便因热燥结，肺热咳嗽，产后去血过多，产后血虚发热，小产后血虚寒热，阴虚五心烦热，似中风口眼歪斜，失音不语，语言謇涩，手足偏枯，中暑昏晕，中热腹痛，妇人阴虚少腹痛，一切温病，热病头疼口渴，阳证发斑发狂，小儿瘥疹，腹疼作泻，痘疮血热干枯黑陷，妇人血热经行先期，妇人阴虚内热经闭，妇人阴虚寒热往来，口苦舌干，妇人血热经行作痛，男妇阴虚内热外寒，中暑泻利，暴注如火，一切滞下纯血由于心经伏热，肠风下血，脏毒便血，阳厥似阴，梦遗精滑，虚阳数举，脱阴目盲等三十余证，法并忌之。误投则祸不旋踵！谨察病因，用舍在断，行其所明，无行所疑，其难其慎，毋当试也！

[批] 蓄血发寒热。(《本草经疏辑要·卷五》)

吴钢《类经证治本草》

肉桂 辛、甘，热，微毒。纯阳气厚，入肝肾血分，平肝，补肾命相火，益阳消阴。治沉寒痼冷，通血脉，发汗，导百药，疗腹冷痛，咳逆结气，抑肝风，扶脾土。从治目赤肿痛，脾虚恶食，湿盛泄泻，补劳明目，通经堕胎。时珍曰：治惊痫小腹作痛，秋冬下部腹痛。《外台秘要》疗小儿睡中遗尿不自觉，肉桂、雄鸡心肝等分，为丸小豆大，温水下，日二服。《千金方》治失音，肉桂研末，着舌下细咽之。《经验后方》治食杂果积致腹胀气急，桂丸小豆大，下五丸，大人十丸，不知再服。产合蒲、交趾为上，安南次之，云贵者不堪用。以色紫肉厚味辛甘气香为佳。用去粗皮杀毒，其毒在皮。（《类经证治本草·足少阴肾脏药类》）

桂心 苦、辛。能化脓化汗，内托痈疽，行血，暖腰膝，续筋骨，治风痹癥瘕，噎膈腹满，腹内冷痛，九种心痛。一虫、二疰、三风、四惊、五食、六饮、七冷、八热、九去来痛，皆邪乘于少阴之络，邪心相激，故令心痛，桂心能治之。同丁香，治痘疮灰陷。士材曰：理心腹之恙，补气虚之脉，五劳七伤，宣气血之壅利关节。时珍曰：治鼻瘜，横行手臂，治痛风。心腹胀痛，中恶心痛，寒疝心痛四逆，产后心痛，瘕痛，食米腹胀，熨婴儿脐肿，涂外肾偏肿，解蛇蝮、芜青、钩吻、闭口椒、草木毒。诚斋曰：治心寒，行营卫气血为长。若膈间有热，热结腹痛，俱不宜用。得人参、甘草、麦冬良，忌生葱、石脂。《圣惠方》治风头痛，每阴雨必作，用桂心末酒调，涂顶心并额角。又方治九种心痛妨闷，用桂心一分为末，以酒一大盏，煎半盏去渣，稍热服，立效。又方治寒疝心痛，四肢逆冷，全不欲食。用桂心一两，捣罗为散，热酒调下一钱匕，未效再服。《外台秘要》疗小儿睡中遗尿不自觉，桂心末、雄鸡肝等分为末，丸小豆大，温水下，日二服。《千金方》治失音，用桂末着舌下，渐咽咽汁。（《类经证治本草·手少阴心脏药类》）

📖 张德裕《本草正义》

肉桂 辛甘，味重，大热。补命火，温通血脉、肺寒咳嗽、霍乱转筋、脐腹疼痛、痘疮虚寒、作痒不起、一切沉寒痼冷，尤为引火归元之要药。孕妇酌用。

桂附甘而带辛，故能补命门之火，其余辛热苦热，止能祛寒不能益火，误用散阳耗阴。

官桂 辛而大热，阳中之阳，取其带甘者佳。善能助阳，尤入血分，四肢有寒疾者非此不达。（《本草正义·卷下》）

翁藻《医钞类编》

肉桂 气味纯阳，辛甘大热。直透肝肾血分，大补命门相火相火即两肾中之真火，先天之祖气也。人非此火不能有生，故水谷入胃，全借此为蒸腐，益阳消阴赵养葵云：益火之原，以消阴翳，八味地黄丸是也。凡沉寒痼冷，荣卫风寒，阳虚自汗，腹中冷痛，咳逆结气，脾虚恶食，湿盛泄泻时珍治寒痹风湿，阴盛失血，泻痢惊痫，皆取辛温散结之力也。古方治小儿惊痫及泄痢病，宜五苓散以泻内火，渗土湿，内有桂，抑肝风而扶脾土，引利水药入膀胱也，血脉不通，死胎不下肉桂辛散，能通子宫而破血调经，目赤肿痛，因寒因滞而得者宜之。盖因气味甘辛，其色紫赤，有鼓舞血气之能，性体纯阳，有招导引诱之力。昔人云：此体气轻扬，既能峻补命门，复能窜上达表，以通荣卫的解。非若附子，气味虽辛，复兼微苦，自上达下，止固真阳，而不兼入后天之用耳。故凡病患寒逆，既宜温中，及因气血不和，欲其鼓舞痘疮不起必用，则不必用附子。惟以峻补血气之内，加肉桂以为佐使，如十全大补、人参养荣之类，即是此意。但精亏血少，肝盛火起者，切忌。桂出岭南，色紫肉厚、体松皮嫩、辛甘者佳。得人参良。忌生葱、石脂。锉入药，勿见火出交趾者难得，浔州者亦可。其毒在皮，须去皮用。

桂心 本于肉桂，去外粗皮，取当中心者，为桂心。味甘辛热，专温荣分之里药。凡九种心痛、腹内冷痛、疝癖等证，皆能奏效。以其所治在心，故治亦在里，而不在躯壳之外。（《医钞类编·卷二十四》）

杨时泰《本草述钩元》

桂 桂林桂岭，因桂得名，从岭以南际海，尽有桂枝。藏器：移植岭北，则气味殊少辛辣，不堪入药。三四月生花，九月结实，二八月采皮，九月采花，并阴干不可近火。颂：桂有三种，箘桂牡桂性止温，不可以治风寒之病，独有一字桂，《本经》止有箘桂牡桂，《别录》又重出单字桂。甘辛大热，正合于《素问》辛甘发散为阳之说。是以海藏、丹溪俱言桂有三种，而以肉桂、桂心、桂枝皆归之一字桂，其一字桂之所取者，乃大枝皮肉理粗虚如木，脂少味薄，名曰木桂，亦云大桂。别说以箘桂养精神，以牡桂利关节，又有一种柳桂，乃桂之嫩小枝条也，尤宜入上焦药用。

皮 按肉桂、桂心、桂枝、薄桂皆属桂皮。如肉多而半卷，味极辛烈，为肉桂；就肉桂去其皮之甲错者，取其近木而辛美之皮，为桂心；至桂枝乃肉桂之细条，非干枝也，就其嫩细而极薄者为薄桂。俱以味辛甘气热求之，特其气有厚薄，而投之各适于用耳。

气味甘辛大热，有小毒。气之薄者，桂枝也。气之厚者，桂肉也。气薄则发泄，桂枝上行而发表，气厚则发热，桂肉下行而补肾，此亲上亲下之道，东垣。桂枝入肺膀胱二经，肉桂入肾肝二经，桂心入心脾二经士材。桂心入手少阴经血分，桂肉入足少阴太阴经血分好古。桂枝入足太阳经，治邪客表分之为病，桂心入手少阴厥阴经血分，桂肉入足少阴厥阴经血分，治命门真火不足阳虚，寒动于中，及一切里虚阴寒，寒邪客里之为病仲淳。麻黄偏彻皮毛，故专于发汗而寒邪散辛走肺，肺主皮毛。桂枝透达营卫，故能解肌而风邪去甘走脾，脾主营，辛走肺，肺主卫。肉桂下行，导火之原，东垣所谓肾苦燥，急食辛以润之，开腠理，致津液，通其气者也，桂心入心引血，化汗化脓，盖手少阴君火厥阴相火与命门同气，《别录》云桂通血脉是矣濒湖。桂以刹帝利梵言王也种功齐火大对治，以寒为本，以阴为标，以寒水为化，或水寒亢害而厥逆洞注，或阴火乘阳而血逆妄行，或火不归元而外焰内寒，或火失炎上而盲聋暗哑，此皆宣扬宣摄火大之体，宣扬宣摄燎原之用，灰心冷志人，内无暖气，外显寒酸，更当饵服，乃若驱风，捷如影响，所谓木得桂而枯也之颐。《别录》言有小毒，又云久服神仙不老，虽有小毒，亦从类化好古。与芩连为使，小毒何施。与乌附为使，热性全取。与巴豆、硇砂、干漆、穿山甲、水蛭等同用，则化为大毒。与人参、麦冬、甘草同用，则调中益气，便可久服。又得参、甘、芩、麦、大黄，调中益气。得柴胡、紫石英、干地黄，疗吐逆。忌生葱、石脂，之才。得芍药、炙草、饴糖、黄芪则建中，兼止营弱自汗。得石膏、知母、人参、麦冬、竹叶，治阳明疟，渴欲引饮，汗多，寒热俱甚。得白芷、当归、川芎、黄芪、生地、赤芍、僵蚕，治金疮为风寒所袭，名破伤风。得朴、硝、当归，下死胎。得蒲黄、黑豆、泽兰、益母草、红花、牛膝、生地、当归，治产后少腹儿枕作痛，甚则加乳香没药各七分。得吴茱、干姜、附子，治元气虚人，中寒腹痛不可忍，虚极则加人参。佐参、芪、五味、当归、麦冬，治疮疡溃后，热毒已尽，内塞长肉，良。得姜黄、郁金，治怒气伤肝胁痛。得当归、牛膝，治冬月难产，交骨不开。得当归、牛膝、生地、乳香、没药、桃仁，治跌扑损伤，瘀凝作痛，或恼怒劳伤，蓄血发寒热，热极令人不得眠，腹不痛，大便不秘，小便赤，亦不甚渴，脉不洪数，不思食，食亦无味，热至天明，得汗暂止，少顷复热，此其候也。和童子小便服之，立除。曾世荣言，小儿惊风及泄泻，并宜用五苓散，以泻丙火，渗土湿，内有桂，能抑肝风而扶脾土也。《医余录》，有人患赤眼肿痛，脾虚不能饮食，肝脉盛，脾脉弱，用凉药治肝，则脾愈虚，用暖药治脾，则肝愈盛，但于温平药中，倍加肉桂杀肝而益脾，故一治两得之。桂温脾虚而化肝风，故去两得。木得桂而枯，《别录》故云利肝肺气，且与牡桂治胁痛胁风之义相符也。桂性辛散，能通子宫而破血，故《别录》言其堕胎，庞安时云：炒过则不损胎。

肉桂　至厚如脂，肉质松，色紫，味极辛辣，而甘又过之。气热，味大辛，纯阳也。补命门不足，益火消阴，温脾胃虚寒，愈完谷不化，利肺气使下行，通血脉，导引阳气，散经中寒，纾筋利肝气，除风凝冷痹，筋骨挛缩，秋冬下部腹痛奔豚，疝瘕辛热而润肾，治肾积发满小腹上至心下如豚之状，或上或下。寒湿腰痛，下部腹痛秋冬病此，非桂不除。疗一切里虚阴寒沉痼之病，宣导百药无所畏。春夏为禁药。桂辛热补阳，阳从地底出，故下焦虚寒，阳火不足，以此补之。

桂心　去外皮之粗厚无味者，止留近木一层，味极甘辛者，故名曰心。治九种心痛九者系气不逸而血不和，中焦虚寒，结聚作痛，通脉利关窍，治一切内风壅痹，手麻脚痹，疗风癣失音喉痹，消瘀血，破痃癖癥瘕，内托痈疽痘疮寒气外覆者，并能消其浮冻之气。能引血化汗化脓，通利月闭，胞衣不下，并产后恶血冲心，气闷欲绝。入桂心三二分于补阴药中，能行血药凝滞而补肾，由味辛属肺而能生水行血故也丹溪。外肾偏肿痛者，亦验。性最烈，不可多服。配二陈，则行气之效大，配四物，则行血之功速能。按心为火主，气者火之灵也，心主血脉者，血之府也。桂补阳以和血，取其精者，入手少阴主血之脏，能疏理不足之阳，而通其为壅为结之疾，故主疗如上。

牡桂　扁阔平薄，另是一种。其味淡，其气不辛烈，以之温上焦虚寒，能和气血壅逆，故此种亦不概置，不若箇桂仅为昔人食料之用。

气味辛温。主治上气咳逆结气，喉痹，吐吸，利关节，疗胁风痛，补中益气。不治沉寒痼冷之证。桂字从圭，叶文如之，圭者阴阳之始，自然之形也。桂之妙用，宣扬宣摄，靡不合和。牡桂主气结喉痹，神明不通，关节不利，此病之欲宣扬者也。牡则先宣摄中气而后宣扬焉。又主上气咳逆不能吸入，反吐其吸，此病之欲宣摄者也，牡则先宣扬中气而后宣摄焉调气之道，尽于二义，故能补中益气也之颐按温者气之始，绝与热不同，牡桂惟得其气之温，而兼以辛与一字桂定非一种，所以为中气虚寒之用，至其治胁风痛者，气温而和，则木承金气以下行，故风病于胁者，自当首及也。

［论］桂禀天地之阳，洁古谓为纯阳，东垣目为阳中之阳，故取其用于气之浮，而精专在皮，其就一种而用有不同者，原非性之殊也。阳火出于地，真阳之气，自归于地，第赋气有厚薄，即是以分亲上亲下之用耳。夫桂心入手心血分，桂肉入肾与脾血分，何以纯阳性品，反能入血？盖纯阳而更禀气之厚，则直趋三焦命门之真火，而归乎至阴之阳。血者真阴之化醇，特其味厚而趋阴者，入足少阴血分，消阴翳以发阳光是为阴中之阳。其味精而趋阳者，入手少阴血分，达阳壅而行阴化是为阳中之阴。苏颂云：不可近火，亦恐伤其化原耳。即桂枝之气薄上行，用以谐营卫而治中风者，又岂能离乎血哉？好古以桂枝为手少阴心之剂，则桂枝之用本于血分以亲上者也。知此则桂分厚薄，以行上下，皆能调卫和营，虽曰纯阳，欲必如是而后纯阳之用，乃不可胜穷耳。顾何以平肝风最捷，盖命门元阳，与足厥阴相火相通，而手厥阴包络，又与足厥阴同其生化，惟足厥阴司风木而为独使，禀阴中之阳以升，复承阳中之阴以降者，故下之营卫和，则风不郁于地藏，上之营卫和，则风不飚于天表，所谓木得桂而枯者，是平其不平之戾气也风脏即血脏，故和营卫，则阳得宅于阴而风静。然则非真阴亏损以致肝阳鼓风者，桂固为平肝要剂矣。桂禀纯阳，就益气而即和血，即就和血而还调气，乃营卫之剂，非风寒之药，又补元阳虚寒，即可祛外受凝寒，亦非专司外寒之药也。但就气之厚者，走里而入阴分，则凡在里之阴滞而阳不足者，皆可治，气之薄者，走表而入阳分，即凡在表之阳壅而阴不和者，皆可治。审乎此旨，将所谓入经散寒，出表祛风，用者当以意逆之矣。桂性独热偏阳，表里俱达。和荣气，散表邪，出汗实腠理，则桂枝为长。

肉桂桂心走里行血，除寒破血，平肝入右肾命门，补相火不足，其功能也。然用桂大忌于阴虚暑热温病，及一切内热伏热阳厥脱阴等证，若误投之，祸不旋踵，谨察病因，万无行所疑也，慎之慎之仲淳忌生葱，忌火。

【修事】收之不可见火日，用时刮去粗皮。旋切，有余以纸重裹，使不泄其辛气。妊娠不得已而用之，须火焙过。

按：肉桂、桂枝、桂心都属于桂皮。肉桂气厚，下行补肾，入肾经和脾经，善补火助阳，引火归元，散寒止痛，活血通经。用于阳痿、宫冷、心腹冷痛、虚寒吐泻、经闭、痛经、温经通脉。肉桂配香附，温肾暖宫；配附子，温肾助阳；配黄柏，祛湿止带；配延胡索，温下止痛；配当归，活血止痛；配地龙，散寒通络；配当归、熟地，暖下温经；配山药、熟地，引火归元；配鹿角胶，温阳散寒；配大黄，攻里解毒；配细辛，温下止痛。桂枝气薄，上行发表，入膀胱经，善发汗解肌，温通经脉，助阳化气，平冲降气。用于风寒感冒，脘腹冷痛，血寒经闭，关节痹痛，痰饮，水肿，心悸，奔豚。桂枝配生姜，发散风寒；配芍药，解肌和营；配细辛，温经止痛；配当归，温经养血；配饴糖，温阳建中；配桃仁，温经活血；配黄芪，温经通痹；配甘草，温通心阳；配附子，温阳散寒；配茯苓，御水气之上犯以保心；配龙骨，使肾由经脉以出表；配黄芩，转少阳之枢；配人参，发阴经之阳；配干姜，开阳明之结；配石膏，和表邪之郁；配白术、茯苓，温阳化痰；配瓜蒌、薤白，温阳通痹；配芍药、知母，温经通痹；配桃仁、大黄，破血下瘀。桂心则入心脾经，善温心阳。（清·杨时泰《本草述钩元·卷二十二》）

📖 王世钟《家藏蒙筌》

官桂 味辛甘，性热，阳也。其虚如木，虽厚而理精，内少脂肉，味淡而薄，能入血分。治腹中冷气，寒湿泄泻，四肢有寒，胁风胁痛，内有伏寒，但宜温散者，俱可用之。

肉桂 辛甘，大热，气厚纯阳。入肝肾血分，补命门真火之不足，益阳消阴。治痼冷沉寒，能宣导百药，去营卫风寒，表虚自汗，腹中冷痛，咳逆气结。木得桂而枯，又能抑肝风而扶脾土，及脾虚恶食，湿盛泄泻等症，亦能

引火归原，但宜温补者，俱可用之。刮去粗皮用，若去尽皮而用，即为桂心。（《家藏蒙筌·卷十五》）

📖 邹澍《本经疏证》

牡桂 味辛，温无毒。主上气，咳逆，结气，喉痹，吐吸心痛，胁风，胁痛，温筋通脉，止烦，出汗，利关节，补中益气。久服通神、轻身、不老。生南海山谷。

箇桂 味辛，温，无毒。主百病，养精神，和颜色，为诸药先通骋使。久服轻身不老、面生光华媚好，常如童子生交址、桂林山谷岩崖间，无骨正圆如竹，立秋采。

《本经》桂有两种，有牡桂，有箇（音俊）桂，诸家论之纷如，愚谓皆有所未确，盖古人采药，必以其地，必按其时，决不以非法之物施用，乃后世专嘤嘤于此，不知古人每以形似名物，按"箇，大竹也"，桂之本根，去心而留皮者象之，今所谓肉桂是也。牡对牝而言，门之轴所藉以辟阖者，曰门牡，箇桂去心而卷似牝，则桂之尖但去粗皮而不去心者，象牡矣，今所谓桂枝是也。仲景书用桂，而不云枝者二处，桂枝加桂汤，理中丸去术加桂。一主脐下悸，一主脐下筑，皆在下之病。东垣曰："气之薄者，桂枝也；气之厚者，桂肉也。"气薄则发泄，桂枝上行而发表；气厚则发热，桂肉下行而补肾。此天地亲上亲下之道也。刘潜江曰："亲下者，趋阴也，以消阴翳而发阳光；亲上者，归阳也，以达阳壅而行阴化。"又曰："气之厚者亲下，即走里而入阴分，凡在里之阴滞而阳不足者，皆可治也；气之薄者亲上，即走表而入阳分，凡在表之阳壅而阴不和者，皆可治也，则桂枝、桂肉之用，岂不彰明较著哉！

凡药须究其体用，桂枝色赤条理纵横，宛如经脉络系，色赤属心，纵横通脉络，故能利关节、温经通脉，此其体也。《素问·阴阳应象大论》曰："味厚则泄，气厚则发热。辛以散结，甘可补虚。"故能调和腠理，下气散逆，止痛除烦，此其用也。盖其用之之道有六，曰和营，曰通阳，曰利水，曰下气，曰行瘀，曰补中，其功之最大，施之最广，无如桂枝汤，则和营其首功也。夫风伤于外，壅遏卫气，卫中之阳与奔迸相逐，不得不就近曳营气为助，是以营

334

气弱卫气强，当此之时，又安能不调和营气，使散阳气之郁遏，通邪气之相迸耶！桂枝汤、桂枝麻黄各半汤、桂枝二麻黄一汤、桂枝二越婢一汤、桂枝加葛根汤、桂枝加厚朴杏仁汤、桂枝加附子汤、桂枝去芍药汤、桂枝去芍药加附子汤、葛根汤、葛根加半夏汤、麻黄汤、大青龙汤、小青龙汤、桂枝新加汤、柴胡桂枝汤、柴胡桂枝干姜汤、桂枝人参汤、桂枝附子汤、甘草附子汤、桂枝加芍药汤、当归四逆汤、当归四逆加吴茱萸生姜汤、半夏散及汤、瓜蒌桂枝汤、麻黄加术汤、侯氏黑散、风引汤；《古今录验》续命汤、白虎加桂汤、黄芪桂枝五物汤、桂枝加龙骨牡蛎汤、薯蓣丸、小青龙加石膏汤；《千金》桂枝去芍药加皂荚汤、厚朴七物汤、黄芪芍药桂酒汤、桂枝加黄芪汤；《外台》黄芩汤、竹叶汤、小柴胡去人参加桂汤。心为众阳之主，体阴用阳，其阳之依阴，如鱼之附水，寒则深藏隐伏，暖则踔跃飞腾，古人谓有介类伍之，乃不飞越，故凡有风寒，汗之，下之，火之，或不得法，则为悸，为烦，为叉手冒心，为起卧不安，于是以桂枝引其归路，而率龙骨、牡蛎介属潜之也桂枝甘草汤、柴胡加龙骨牡蛎汤、桂枝去芍药加蜀漆龙骨牡蛎救逆汤、桂枝甘草龙骨牡蛎汤、炙甘草汤、防己地黄汤、桂枝芍药知母汤、四逆散。水者，火之对。水不行，由于火不化，是故饮入于胃，由脾肺升而降于三焦、膀胱。不升者，心之火用不宣也；不降者，三焦、膀胱之火用不宣也。桂枝能于阴中宣阳，故水道不利，为变非一，或当渗利，或当泄利，或当燥湿，或当决塞，惟决塞者不用桂枝，余则多藉其宣化，有汗出则病愈者，有小便利则病愈者，皆桂枝导引之功也茯苓桂枝甘草大枣汤、茯苓桂枝白术甘草汤、五苓散、茯苓甘草汤、木防己汤、木防己去石膏加茯苓芒消汤、防己茯苓汤、茵陈五苓散、茯苓泽泻汤、桂枝汤去桂加茯苓白术汤、桂枝加桂汤、理中丸。若夫赤能入血，辛能散结，气分之结散，则当降者自降桃核承气汤、乌梅丸、泽漆汤、桂枝生姜枳实汤、乌头桂枝汤、桂苓五味甘草汤、蜘蛛散、竹皮大丸、枳实薤白桂枝汤、四逆散、防己黄芪汤、桂苓五味甘草去桂加干姜细辛汤。血分之结散，则当行者自行，皆自然而然，非可勉强者鳖甲煎丸、桂枝茯苓丸、温经汤、土瓜根散。至补中一节，尤属义精妙而功广博，盖凡中气之虚，有自馁而成者，有为他脏克制而成者。自馁者，参术芪草所主，非桂枝可施，惟土为木困，因气弱而血滞，因血滞而气愈弱者，必通血而气始调，气既调而渐能旺小建中汤、黄连汤、黄芪建中汤、桂甘姜枣麻辛附子汤、《千金》内补当归建中汤。此其所由，又非直一补气可概也。

愚谓窥古人用药之意，于加减间尤为亲切，今计两书中除桂枝加桂汤、理中丸已具论外，其余小柴胡以不渴，外有微热加，四逆散以悸加，防己黄芪汤以上气加，其和营通阳下气之功，已显然无可疑矣。若夫"服桂枝汤或下之，仍头项强，翕翕发热，无汗，心下满微痛，小便不利者，桂枝汤去桂加茯苓白术汤主之。""服桂苓五味甘草汤后，冲气低，反更欬，胸满者，桂苓五味甘草汤去桂加细辛干姜以治其咳满。"二条，前一条表证明明未罢而去之，后一条冲气仅低亦去之，颇为费解，殊不知甘能增满，则两条皆有胸满也，且病之互相牵属者，必并力解其一面，则所留一面，自无所依，不能为大患，如前条之表邪也，水饮也，是水饮为表邪之根，故去其饮，邪遂无所容。后条之上气也，支饮也，是上气由支饮而发，故但温宣其饮，上气可不论矣。可见治病用药，贵乎审其前后缓急，经服何剂，不得执一药之气味功能，而遂用之。若二病者，非忌桂枝，实用桂枝后，权其不得更用，故不用也。

或问："桂枝与白虎，寒热天渊，安可兼用，且论中谆谆以表不解禁用白虎，既可兼用则何不加此，而必待表解耶？"曰："表不解不可与白虎条，上文言：'脉浮，发热，无汗。'乃麻黄证，非特不得用白虎，且不得用桂枝矣。白虎证者，脉大也，汗出也，烦渴欲饮水也，三者不兼即非是。今云其脉即平，身无寒，但热，时呕，皆非白虎证，亦未必可用桂枝，特既与白虎，则三者必具，再加骨节疼烦之表，则无寒不得用柴胡，有汗不得用麻黄，热证多又不得用附子，不用桂枝和营通络而谁用哉！且古人于病有分部，非如后世多以阴阳五行生克为言。伤寒有伤寒用药之例，温疟有温疟用药之例，盖伤寒自表入里，故有一毫未入，则有一毫未化之寒，即不可与全入者并论，温疟自内出外，里既全热，但有骨节疼烦一种表证，即不得全认为热而单用白虎，则兼用桂枝使之尽化，又何不可耶！是白虎加桂枝汤之用桂枝，不过和营，并无甚深妙义也。"

水气不化之因甚多，利水之物亦甚多，当审其何因，观其所用何药，而后药之功能可见也。统观两书中，凡猪苓汤、茵陈蒿汤、栀子檗皮汤、真武汤、泽泻汤、己椒苈黄丸、小半夏加茯苓汤、十枣汤、栝蒌瞿麦丸、蒲灰散、滑石白鱼散、茯苓戎盐汤、葵子茯苓汤、大黄甘遂汤等方，莫不利水，皆不用桂枝，则或由热阻，或由血阻故也。桂枝之利水，乃水为寒结而不化，故用以化之，使率利水之剂以下降耳，是故水气不行，用桂枝者，多兼表证如五苓散、茯苓甘草汤等是也及悸，桂枝加桂汤、茯苓桂枝甘草大枣汤等是也上气，苓桂术甘汤、木防己汤等是也振，苓桂术甘汤、防己茯苓汤等是也等候，不如是，概不足与也。以是知用桂枝者，仍用其和营通阳下气，非用其利水也。

攻瘀之方不皆用桂枝，浅言之，则云："瘀因寒阻则用，因热阻则不用。"殊不知有不然者，观《伤寒》攻瘀仅三方，除抵当汤、抵当丸品味相同外，其一则桃仁承气汤也。桃仁承气汤证谆谆以表证未罢，为不可用，抵当汤反有表证仍在之文，则可知因寒而用，为不然矣。夫抵当汤丸似峻而实不峻，桃仁承气似不峻而实峻，何者？水蛭、虻虫究为血肉之品，较之芒消、桂枝反有去邪不伤正之能，故《金匮要略》诸方，凡瘀血之涉于虚者，皆不用桂枝，如大黄䗪虫丸、下瘀血汤可验也。其桂枝茯苓丸之有癥瘕，温经汤之因瘀生热，皆非虚证，盖惟有余，故能成形且生火也。桃仁承气证云："血自下，下者愈。"桂枝茯苓丸证云："妊娠血不止者，症不去也。"土瓜根散证云："少腹满痛，经一月再见。"以此知非特血盛乃能结，惟其血盛乃能既结而仍行，此桂枝专破血虽行而结自若者也。

或问："酒客不喜甘，故不可与桂枝汤，得汤则呕。"则呕吐者不可用桂枝汤矣。又"凡服桂枝汤吐者，其后必吐脓血也。"又"呕家不可用建中汤。"乃五苓散证、乌梅丸证、桂枝芍药知母汤证、茯苓泽泻汤证皆有呕吐，皆用桂枝，何故？"夫用药当审病之大端，大端当用则不得顾小小禁忌，犹之大端不当用，不得以小小利益遂用之也。大端不当用，如前之桂枝去桂加茯苓白术汤证、桂苓五味甘草去桂加干姜细辛汤证，不以桂枝和营下气之能，牵掣宣饮专一之力是也。大端当用，如桂枝汤证、桂枝芍药知母汤证，不当因其鼻鸣干呕，温温欲吐，而忘其和营通经之大力是也。若夫位居佐使，则自有主持是方者，为之弃其瑕而用其长，此乌梅丸所以用桂枝也。五苓散证、茯苓泽泻汤证亦然，二方淡渗多而甘缓少，又岂能使吐脓血哉！且《金匮要略·呕吐篇》已发凡起例于前矣，曰："先呕却渴者，此为欲解；先渴却呕者，为水停心下。"呕家本渴，若有支饮，则得温药反不渴，于此见药随时用，虽不可犯其所忌，亦不可守禁忌而失事机，又不可不明君臣佐使间有去短从长之妙矣。（《本经疏

证·卷四》)

佚名《本草分队》

肉桂 去粗皮研

甘辛，大热，大温。入肝、胆、肾、血分。补命门相火之不足，平肝降气，引火归元，益火救元阳之痼冷，温中扶脾胃之虚劳，定惊痫，通血脉，下焦腹痛能除，奔豚疝瘕立效，宣通百药，善堕胞胎。(《本草分队·肝部药队》)

姚澜《本草分经》

桂心 辛，甘，大热，大燥。补阳，入心、脾、血分。活血，能引血化汗化脓，为内托疮疽之用。(清·姚澜《本草分经·足太阴脾》)

肉桂 辛、甘，纯阳大热，入肝、肾、血分。补命门相火之不足，能抑肝风而扶脾上，引无根之火降而归元，治痼冷沉寒，疏通血脉，发汗去营卫风寒。(《本草分经·足厥阴肝》)

何本立《务中药性》

肉桂纯阳性大热，肝肾血分两经捷；
补益命门相火亏，调和营卫通血脉；
能引真火宿丹田，发汗止汗利关节；
腹中冷气咳逆气，痼冷沉寒湿盛泄。

肉桂辛甘，大热，气厚纯阳，入肝肾血分，平肝补肾，补命门相火之不足。两肾中间，先天祖气，乃真火也。人非此火，不能有生。无此真阳之火，则无以蒸糟粕而化精微，脾肾衰微，气尽而亡矣。能益阳消阴，治痼冷沉寒。又以发汗，疏通血脉，宣导百药，辛则善散，热则通行，去荣卫中风寒，止阳虚自汗，疗腹内冷痛，咳逆结气。咳逆亦由气不归元，桂能引火归宿丹田。木得桂则枯，削桂钉木根，其木即死。故能抑肝风而扶脾土，肝木盛则克土。辛散肝风，甘益脾土，从治。目赤肿痛，以热攻热，名曰从治。又脾虚恶食，命火不足，湿盛泄泻，土为木克，不能防水。古行水方中亦多用桂，如五苓散、滋肾丸之类。补劳明目，通经堕胎，辛热能动血敌也，得人参、甘草、麦门冬良。

桂心

桂心委实桂木心，纷纷论论失其真；

以心入心调营血，内寒腹冷和气温；

通利关节开九窍，腰膝风痹续骨筋；

疮痘脓浆引血化，九种心痛手少阴。

桂心，有云即肉桂去内外皮者，非也，委实桂树之木心也。以心入心。尤茯神之心，名黄松节也。其味微辛、主治九种心痛，腹内冷气痛，脚不仁；补劳伤，调荣卫，通九窍，利关节，续筋骨。治腰膝风痹，疮痘引血化脓浆也。(《务中药性·卷八》)

📖 赵其光《本草求原》

玉桂 辛甘而热，下行。入肝、肺、肾血分。补命门相火导火归源，所谓肾苦燥，辛以润之也。一名菌桂，菌者根也。本乎下者亲下，故能引肺气归宿于肾，内则通达脏腑阴跻督脉。散能养精神君火之气流行。消阴寒，止腰腹冷痛，治奔豚疝瘕皆肾积寒病。冷痰，利肺气使下行。外则通利血脉以和营卫卫气弱则营血不运，桂助气上行阳道，使气血同行，故十全大补于八珍加之。故治寒痹，筋骨挛缩舒筋，利肝气。和颜色，除风湿，阳虚自汗，为诸药之先导。主百病辛香能分达于经络也，凡阴盛与药相拒者，非此不能入。温脾胃，消食，补火以生土。咳逆结气气不归元，须桂引火归宿丹田。阴盛失血。木得桂而枯削桂钉木根，其本即死。又能抑肝扶脾肝脉盛，脾脉弱，不能饮食，若凉肝，则脾愈虚；暖脾则肝愈盛。但于温脾药中加芍、倍桂，辛以平肝，甘以益脾。从治目赤肿痛以热攻热，名曰从治。惊痫湿泻土为木克不能防水，古行水方中亦多用桂，如五苓散、滋肾丸之类。痘疮灰塌，同丁香、北芪温托化脓。补虚劳，明目，通经辛散能通子宫而破瘀调经。内托阴疽，溃痛久不敛，动血堕胎然胎下坠，非此不安。脉弦细，或浮革，服苓、术而腹愈痛，非桂附十全不应。又昔人以亡血不可用桂，然虚阳上乘，面赤戴阳，吐血、衄血，脉来虚大无力、或大而紧，吾每用桂、附而效；惟阴虚失血，脉弦细数者忌之，不得概以其动血而置之也。同石灰掺膏药上，贴癖块效，亦取辛温散结之力也然必皮肤粗厚者宜之。

出岭南桂州者良，色紫、肉厚、味甘甜而微辛者胜。又名箘桂，其形狭长，半卷而松厚者良；若坚厚太辛者为西桂，又名板桂，不堪用。近有以丁皮混充，不可不辨。去粗皮用，忌生葱、石脂，勿见火。炒用则不犯胎，其说谬。

桂心 去外皮，存中心深紫油润者。苦通心阳，辛入肺生水以行血，能引血化汗、化脓，内托痈疽痘疮同丁香治痘灰塌。消瘀，通经、通脉，利关窍，治风痹瘕癥、喉痹解见桂枝、玉桂。生肌。张石顽曰为九种心痛、腹内冷痛及破痃癖之要药皆阳气不足，而血壅瘀结之疾。非若玉桂兼通经脉、和营卫，以治经络、躯壳之病。然辛皆横行，皆走络，不得谓心而专温营分之里也。(《本草求原·卷之七》)

吴其濬《植物名实图考》

箘桂 《本经》上品。牡桂，《本经》上品。《别录》又出桂一条，牡桂即肉桂，箘桂即筒桂，因字形而误。今以交趾产为上。湖南猺峒亦多，不堪服食。桂子如莲实，生青老黑。

蒙自桂树 桂之产曰安边、曰清化，皆交趾境，其产中华者独蒙自桂耳。亦产逢春里土司地。余求得一本，高六七尺，枝干与木樨全不相类。皮肌润泽，对发枝条，绿叶光劲，仅三直勒道，面凹背凸，无细纹，尖方如圭。始知古人桂以圭名之说，的实有据，而后来辨别者，皆就论其皮肉之腊，而并未目睹桂为何树也。其未成肉桂时，微有辛气，沉檀之香，岁久而结，桂老逾辣，亦俟其时，故桂林数千里，而肉桂之成如麟角焉。江南山中如此树者，殆未必乏，惜无识其为桂者。爨下槱拙，馨气满坞，安知非留人余丛，同泣其豆间耶？玉兰着而木莲微，木犀咏而山桂歇，古之赏者其性，后之赏者其华，草木

名实之淆，亦世变风移之一端也。虽然人不至滇，亦乌知桂之为桂哉？（《植物名实图考·第三十三卷》）

📖 叶志诜《神农本草经赞》

牡桂 味辛温，主上气咳逆，结气，喉痹，吐吸，利关节，补中益气，久服通神，轻身不老，生山谷。

山启招摇，百药备使，丰肉结心，茸毛细齿，枣实孰传，主形差拟，辛螫中存，成林卓峙。

《山海经》：招摇之山多桂。《说文》：桂，百药之长。《左传》：寡君使盖备使。郭璞曰：一名肉桂。一名桂心。李时珍曰：叶坚硬有毛如锯齿。《拾遗记》：暗河紫桂，实大如枣。《桂海虞衡志》：凡木叶心皆一纵理，独桂有两文形如圭。《吕氏春秋》：桂枝之代无杂木，味辛故也。曹值文：殊略卓峙。

箘桂 味辛温，主百病，养精神，和颜色，为诸药先聘通使，久服轻身不老，面生光华媚好，常如童子，生山谷。

聘通特达，品着南交，简规圆竹，香杂申椒，呼父称祖，易髦还髫，炊薪喻贵，生柿莫淆。

徐陵书：圭璋特达，通聘河阳。《名医》曰：生交趾，正圆如竹。苏恭曰：大小枝皮，俱是筒。《离骚》：杂申椒与箘桂兮。《水经注》：桂父象人也，服桂得道。《搜神记》：彭祖七百岁常食芝桂。周伯琦诗：击壤喧髦髫。《战国策》：楚国薪贵于桂。李时珍曰：叶如柿叶而尖。杨万里诗：满山柿叶正堪书。（《神农本草经赞·卷一》）

📖 屠道和《本草汇纂》

肉桂 专入命门、肝。气味纯阳，辛甘大热，有小毒。直透肝肾血分，大补命门相火，除血分寒滞。惟味辛甘，故能散肝风而补脾土，凡肝邪克土而无火者，用此最妙。益阳消阴，治沉寒痼冷，去营卫风寒，阳虚自汗，阴盛失血，目赤肿痛，喉痹，格阳，鼻齆，头痛，咳逆，结气，脾虚恶食，腹中冷

341

痛，湿盛泻泄，疏通血脉，宣导百药，胁痛惊痫，寒热久疟，奔豚，疝瘕，通经、催生、堕胎，秋冬下部腹痛，养精神，和颜色，为诸药先通聘使，久服轻身不老，面生光华，常如童子。凡木见桂而枯，然能引无根之火降而归原，既峻补命门，尤能窜上达表，以通营卫。凡病患寒逆，既宜温中，及因血气不和，欲其鼓舞，则不必用附子，惟于峻补血气之内，加肉桂以为佐使。精亏血少，肝盛火起者忌。出交趾者最佳，今甚难得。出浔州者，庶几必肉厚气香色紫，有油味辛甘，尝之舌上极清楚者方可用；若尝之舌上不清，及切开有白点者是洋桂，大害人。去粗皮，剉入药，勿见火。得人参、甘草、麦冬良。忌生葱、石脂。(《本草汇纂·卷二》)

📖 佚名《本草明览》

官桂 味辛、甘，气大热。浮也，阳也。有小毒。曰官桂，曰箇桂，曰牡桂，种类有三，治亦稍别。世俗所用，一字桂也。箇桂即今筒桂，养精神，和颜色，为诸药宣聘通使。牡桂即今木桂，利关节，补中气，通神，耐老轻身。一字桂，利肝气、肺气而温中，止头痛腰痛而解表。疗转筋霍乱，去心腹冷痛。出汗止烦，利肺痛而止咳嗽；必定堕胎，消瘀血而骨节坚。宣导百药，疏理诸虚。身干厚实者为肉桂，气味重而功专在下；去皮近里者为桂心，性略守而治多在中。小条枝梗则名桂枝，气薄而治头目，以发散风寒；嫩小枝梢则名柳桂，味淡而治上焦，及横行两臂。柳桂、桂枝主疏散，经云气薄则发泄也。肉桂、桂心主于温。经云气厚则发热也。其言小毒者，亦从而类化，与芩连为使，小毒何施？与乌附同行，性全得热。与人参、甘草、麦门冬，能调中益气，实卫护荣；与柴胡、地黄、紫石英，却除吐逆。若与巴豆、硇砂、干漆、穿山甲、水蛭、虻虫之类，则小毒为大毒矣。秋冬宜用，春夏禁之。

按：《本经》谓桂止烦出汗，而仲景治伤寒乃云无汗不得服桂枝。又云汗过多者，服桂枝甘草汤。是又用其闭汗，何与经义相反耶？盖桂枝性善通血脉，《本经》言止烦出汗者，非谓能开腠理而发汗也。以之调其荣血，则卫气自和，邪无容地，遂自汗出而解矣。仲景言汗多用桂枝者，亦非谓桂枝能开腠理而止汗也，以之调和荣卫，则邪去而汗自止耳。医者不解出汗、止汗之意，凡遇伤寒，惟桂枝汤是用。幸遇太阳伤风自汗者，固可获效；倘系太阴伤寒无汗而服之，为害岂浅哉。犹有谓仲景之治表虚，而概用以敛汗者，此又大失经旨矣。(《本草明览·卷三》)

📖 张仁锡《药性蒙求》

肉桂

肉桂辛热，善通血脉；

腹痛虚寒，温补可得。

辛甘大热有小毒，气厚纯阳。入肝肾血分。补命门相火之不足，治痼冷沉寒，疏通百脉，抑肝风而扶脾土，引无根之火降而归元，治上热下寒等症。又能通阴跷督脉。张路玉云：去粗皮用，凡桂皆忌忽见火，以辛香得火转烈恐动阴血也，色深紫而甘胜于辛，其形狭长丰卷而松厚者良。若坚而味淡者，曰板桂，今名西桂不入汤药，近人以丁皮混充不可不辨。去粗皮为肉桂，去里外皮为桂心，但存中心深紫切之油润者，是桂心也，既去苦燥之性，独取中心甘润之味，入心、脾、血分，专温营分之里药。故治九种心痛，腹内冷疼、破疯癖等症与经络躯壳之病。非若肉桂之坚筋骨通血脉，有寒湿风痹等治也，其桂心又能治五劳七伤补阳活血。药将煎好，方入煎一二沸，即服或研末饭丸药送亦可。

官桂辛温，专行胁腹；

胀满痛疼，因寒宜服。

即筒桂，《从新》谓即牡桂。辛而不熟，薄而能宣有辛温之功，无壮火之患也，专行胁腹为胀满之要药，凡中焦寒邪拒闭胃气不通呕吐酸水奔豚死血风寒痛痹等症。(《药性蒙求·草部》)

📖 陆懋修《本草二十四品》

肉桂 辛、甘，大热，有小毒。入肝、肾、血分。三、五分，刮去粗皮，后入三、四沸；饭丸、蜜丸，研冲。

大燥，补命门火，平补肝木，通血脉，引火归元，益阳消阴。

入肝、肾、血分，气厚纯阳，治虚寒恶食、湿盛泄泻、下焦腹痛。又能抑肝风而扶脾土，能发汗，去营卫风寒，宣导百药，引无根之火降而归元。从治咳逆结气、格阳喉痹、上盛下寒等症。以热攻热，名曰从治。

桂心 入心脾血分，能引血化汗。大燥补阳，活血补虚寒，宣气血，利关节，治风痹癥瘕、噎膈腹满、心腹诸痛。入桂心二、三分于补阴药中，能行血药凝滞而补肾。

桂性偏阳，阴虚之人，一切血证，不可勿投。(《本草二十四品·气血并补》)

📖 闵钺《本草详节》

桂 味甘、辛，气大热。有小毒。纯阳而浮。生交趾、桂林者名箘桂；皮薄而卷若筒，又名筒桂；生广南者，名牡桂；味薄皮厚、肉理粗虚如木，又名木桂；其名肉桂者，即箘牡去皮是也；其名桂心者，即箘牡去内外皮是也；其名桂枝者，即箘牡之枝梗也；其名官桂者，即箘牡上品供官之桂也，余月桂等不入药。桂枝入膀胱经，桂心入心经血分，桂肉入肾、脾经、血分。忌生葱、石脂。凡使，勿见火。

肉桂 主沉寒痼冷，益火消阴，温中健胃，坚骨强筋，咳逆上气，喉痹，定吐，止泻，破瘀，堕胎，下胞衣。

按：肉桂、桂心，甘入血分，辛能横走，大热则通行，尤益命门真火。盖天非此火不能生物，人非此火不能蒸糟粕而化精微，脾胃之气立尽，不能有生矣。所以一切阴寒之证资消阴翳，而病属火热者，毫不可用也。又能疏导肝气，以破血瘀；大热行血，故堕胎产；直入肝肾，故利筋骨；补阴药中用二三分，可行□滞；至于喉痹咳逆，则从治而引火归元也；内托痈痘，引血化脓，亦必痈痘阴寒，血脉凝滞，用其热以通迅而已。曾世荣言：小儿惊风及泄泻，并宜用五苓散泻丙火、渗土湿，内有桂，能抑肝风而扶脾土。《医余录》云：有人患赤眼肿痛，脾虚不能食，肝脉盛，脾脉弱，用凉药治肝则脾愈虚，用暖药治脾则目愈痛，但于温平药中倍加肉桂，制肝而益脾，一治两得之，故曰木得桂而枯是也。有孕者炒用，乃不堕胎。

桂心　主风寒痛痹，心腹冷痛，破血结、疰癖癥瘕，膈噎胀满，内托痈疽，引血化脓，喉痹。

按：桂心、桂肉，只是一物，主治原同，但兼入心稍别。古人不分症治，而后人分之。姑存之可也。(《本草详节·卷之五》)

王士雄《随息居饮食谱》

桂皮　辛，温。暖胃，下气，和营，燥湿，祛风，杀虫，止痛，制鸟兽、鳞介、瓜果诸毒。

血虚内热、温暑、时邪诸病均忌。(《随息居饮食谱·调和类》)

凌奂《本草害利》

肉桂

【害】其气大热，偏胜阳气，表里俱达。和营气，散表邪，出汗，实腠理，则桂枝为长，故仲景以治冬月伤风寒病邪在表者。肉桂、桂心实一物也，只去皮耳，此则走里行血，除寒、破血、平肝，入右肾命门，补相火不足。然大忌于血崩，血淋，尿血，阴虚，吐血，咯血，鼻衄，齿衄，汗血，小便因热不利，大便因热燥结，肝热，咳嗽，肺热，气不下行，每上见热症，下见足冷，产后去血过多，产后血虚发热，小产后血虚寒热，阴虚五心烦热，似中风，口眼歪斜，失音不语，语言謇涩，手足偏枯，中暑昏晕，中热腹痛，妇人阴虚，少腹痛，一切温病，热头疼，口渴，阳症发斑发狂，小儿瘀疹，腹疼作泻，痘疮血热，干枯黑陷，妇人血热，经行先期，妇人阴虚内热经闭，妇人阴虚，寒热往来，口苦舌干，妇人血热，经行作痛，男妇阴虚，内热外寒，中暑泻利，暴注如火，一切滞下纯血，由于心经伏热，肠风下血，脏毒便血，阳厥似阴，梦遗精滑，虚阳数举，脱阴目盲等三十余症，法并忌之。误投则祸不旋踵。谨察病因，用舍在断，行其所明，无行其所疑，其慎毋尝试也。忌生葱、石脂。

【利】甘辛，大热大温，气厚纯阳，入肝肾血分。补命门相火之不足。益

345

阳消阴，治痼冷、沉寒、平肝、降气、引火归元，益火救元阳，温中扶脾胃，通血脉，下焦腹痛能除，奔豚疝瘕立效。宣通百药，善堕胞胎，得人参、甘草、麦冬良。

【修治】去粗皮用，或研末冲入药煎，勿令泄气，或用米掺捣和为丸，先吞，或用枣肉糊丸，如前法吞，随症施用。去肉外皮，为桂心，枝小气薄者，为桂枝。又有一种观宾桂，今书官桂，但能温里和营。(《本草害利·肝部药队》)

📖 汪昂《本草备要》

肉桂 大燥，补肾命火。

辛、甘，大热，气厚纯阳。入肝肾血分平肝补肾。补命门相火之不足两肾中间，先天祖气，乃真火也。人非此火，不能有生，无此真阳之火，则无以蒸糟粕西化精微，脾胃衰败，气尽而亡矣。益阳消阴，治痼冷沉寒。能发汗疏通血脉，宜导百药辛则善散，热则通行。去营卫风寒，表虚自汗阳虚。腹中冷痛咳逆结气，咳逆亦由气不归元，桂能引火归宿丹田。木得桂而枯削桂钉木根，其木即死。又能抑肝风而扶脾土肝木盛则克土，辛散肝风，甘益脾土。从治目赤肿痛以热攻热，名曰从治。及脾虚恶食命火不足，湿盛泄泻土为木克，不能防水。古行水方中，亦多用桂，如五苓散、滋肾丸之类。补劳明目，通经堕胎辛热能动血故也。出岭南桂州者良州因桂名。色紫肉厚，味辛甘者为肉桂入肝、肾、命门。去粗皮用，其毒在皮。去里外皮，当中心者为桂心入心。枝上嫩皮为桂枝入肺、膀胱及手足。得人参、甘草、麦冬良。忌生葱、石脂《本草》有箘桂、筒桂、牡桂、版桂之殊，今用者亦罕分别，惟以肉厚气香者良。

桂心 燥，补阳，活血。

苦入心，辛走血。能引血化汗化脓，内托痈疽痘疮同丁香，治痘疮灰塌。益精明目，消瘀生肌，补劳伤，暖腰膝，续筋骨。治风痹癥瘕，噎膈腹满，腹内冷痛，九种心痛一虫、二疰、三风、四悸、五食、六饮、七冷、八热、九去来痛，皆邪乘于手少阴之络，邪正相激，故令心痛。(《本草备要·卷三》)

📖 程曦等《医家四要》

肉桂　平肝补命，更能引火归元。

【香木】去粗皮，不见火。同人参、炮姜、附子，治中寒腹痛；同姜黄、枳壳、甘草、姜、枣，治左胁痛胀；同当归、牛膝，治冬月产难，产门不开。桂心入心、脾血分，同丁香，治痘灰疮塌。（《医家四要·卷四》）

📖 戴葆元《本草纲目易知录》

肉桂　辛甘，大热，纯阳。入足少阴、太阴血分。补三焦命门不足，去痼冷沉寒，利肝肺气，益火消阴，温中止渴，坚筋骨，通血脉，理疏不足，宣导百药，无所畏。去营卫中风寒，表虚自汗，头痛腰痛，腹中冷痛，寒热冷痰，霍乱转筋，春夏慎用。秋冬下部腹痛，非此莫止。木得桂而枯，能抑肝风而扶脾土，从治。目赤肿痛，阴盛失血，脾虚恶食，泻痢惊痫，寒痹风暗，止烦，止唾，咳嗽，通经堕胎，开喉痹鼻齆，忌生葱、石脂。去粗皮用。足躄筋急，桂研末，酒和涂。中风失音，肉桂切片，着舌下咽汁；喉痹不语，方同。九种心痛，桂心末酒服二钱。产后心痛，恶血冲心，气欲闷绝，桂心末、狗胆汁丸，芡子大，酒送一丸。死胎不下，肉桂末二钱，待痛紧时，童便温热酒下；产难横生同方，加麝香少许，酒下。小二遗尿，桂末，雄鸡肝等分捣丸小豆大，早晚温水下。外肾偏肿，桂末水调涂。寒疝心痛，四肢逆冷不食，肉桂末热酒调服。小儿久痢赤白，肉桂去皮，以姜汁、炙黄连，以吴萸炒等分，末；紫苏、木瓜煎汤服。食果腹胀，不拘多少桂末。饭丸绿豆大，白汤送六丸，未消再服。乳癖肿痛，肉桂、甘草各六分，乌豆三分，炒末醋调涂昏覆住，脓化为水。重舌、鹅口，肉桂末、姜汁调涂。血崩不止，肉桂砂锅煅炭末，每空腹水饮服一二钱，名神应散，屡效。

桂心　苦辛，入手少阴经血分。暖腰膝，续筋骨，通九窍，利关节，止下痢，杀三虫，益精明目，消瘀生肌。治风痹，骨节挛缩，破痃癖癥瘕，通利月闭，胞衣不下，疗一切风气，补五劳七伤，治九种心痛，腹内冷气，痛不可忍，咳逆，结气，脚痹不仁，鼻中息肉，失音，喉痹，阳虚失血，内托痈疽痘疮，能引血化汗、化脓。杀草木毒，解蛇蝮毒敦曰，用肉桂紫色厚者，去外粗皮，并内薄皮取中心，味辛者谓之桂心，附方述前。

筒桂小桂　辛温，治百病养精神，和颜色，为诸药先通聘使恭曰，此桂嫩而易卷如筒，故名筒桂，以其小名小桂。(《本草纲目易知录·卷四》)

📖 佚名《本草衍句》

肉桂

辛甘大热，有鼓舞气血之能；

气厚钝阳，具先聘导引之力疏血通脉，宣导百药。

利肺平肝，直入肝肾血分。

益阳消阴，大补命门真火。

抑肝风而扶脾土，通月闭而堕胞胎。

除腰膝之沉冷，暖脏温中，

去营卫之风寒，表虚自汗。

治风痹骨节挛缩，消恶血疢癖癥瘕。

下部腹痛非此不除，九种心痛必需，

疝气奔豚，失音喉痹并治得紫石英、柴胡、干地黄疗吐逆。

九种心痛用桂心二钱半，为末酒一盏半，煎服立效。

心腹胀痛，中恶心痛，气短欲绝，桂二两，水煎服。

寒疝心痛，四肢逆冷，全不饮食，桂心研末一钱，熟酒调下，取效。

产后心痛，恶血冲心，气闷欲绝，桂心为末，狗胆汁丸，芡子大，每熟服一丸。

产后瘕痛，桂末酒服方寸匕取效。死胎不下，桂末二钱，待痛紧时，童子小便温热调下，名观音救生散。亦治产难横生，加麝香少许，酒下……

小儿遗尿，桂末、雄鸡肝等分，捣丸，小豆大，温水调下，日二服。

(《本草衍句》)

📖 戈颂平《神农本草经指归》

牡桂　气味辛温。无毒。主上气，咳逆，结气，喉痹，吐吸，利关节，补中益气，久服通神，轻身不老。

牡，阳也，即今之桂枝、桂皮也。菌，竹名也。释名，筒桂，即今之肉桂厚桂也。然生发之机在枝干，故仲圣方中所用俱是桂枝，即牡桂也。时医以桂枝发表禁不敢用，而所用肉桂，又必刻意求备，皆是为施治不愈，卸罪巧法。

按：桂枝得子水之阳而冬荣，其枝色紫赤，得子水之阳而化生，气味辛温之言新也。得子水之阳化而日日新也，取其枝条象经络之形，温通表里，经络之阴日日化气泛新而偏也。曰牡桂，气味辛温，无毒。亥水之阴欠藏，留半里气道，阻在上之气下降，呼吸不利而咳逆，以桂枝辛温，气味无偏，运半里欠藏之水阴，曰主上气咳逆，喉候天气清降，水之阴气，里结于中，地气不温升，天气不能清降，喉中作闭，以桂枝辛温无偏，运半里、中里结之阴。地气温升，天气清降，喉中闭解，曰结气喉痹，吐谓阴阳之气泛，子辰之左吐出半表，吸谓阴阳之气泛，午辰之右吸入半里，吐吸之气相和，关节之阴气利，以桂枝辛温无偏，化子水之阴泛，子辰吐出泛。午辰吸入而气化日新，关节自利也。曰吐吸利关节，中土得火生，即谓之补，曰补中。水得阳气运行，即谓之益，曰益气。阳气日藏，不失其常，表之阳得阴明，里之阴得阳明，而神明通，曰久服通神。阳得阴助，阴得阳助，其身轻健，不觉老形，曰轻身不老。（《神农本草经指归·卷二》）

📖 钱雅乐《汤液本草经雅正》

牡桂上品

气味：辛，温，无毒。

主：上气咳逆结气，喉痹，吐吸，利关节，补中益气。

桂犹圭也，宣导百药之先聘通使，如执圭之使也佃。一名梫《尔雅》，桂枝之下无杂木《吕览》，以桂钉根，其木即死敩，能侵害他木也佃。凌冬不凋，其色紫赤，气味辛温隐庵。牡，阳也。牡桂即桂枝也。具生发之机修园，性温，上行而散表，透达腠理营卫，解肌祛风，通利三焦时珍，而行太阳阳气鞠通。启水之生阳，上交于肺隐庵。温少阴而泻阴寒晋三，且振心阳以退其群阴，如离照当空则阴霾全消，而天日复明修园。驱阴凝之伏痰，化作阳和之津液兆张。肺气下行，则上气平而咳逆除矣隐庵。辛滑散结，结散痹通，不吐而能吸天士。直行为奔豚之先导，横行为手臂之引经士材。出入于机关，流行于骨节，故利关节隐庵。能疏理不足之阳，而通其为壅为结之疾若金。畅达肝气，肝舒则疏泄令行《鸡峰》，真气流而下上受益矣隐庵。如脾虚肝乘，瘀凝作痛，木得桂则枯，故温脾虚而抑肝风世荣，是平其不平之戾气也。故益气而即和血，和血而还调气，故能益气补中，乃营卫之剂也若金。

　　肉桂，其皮也时珍。以黑油投开水中，其沸立止，其泡立平，因知真桂。黑油能滋润入肾，引火归原，以其能止水沸也章矩。气味俱厚石顽，益火消阴冰，直入丹田隐庵，大补阳气石顽。下行而入肾仲淳，真阳之气，自归于地若金。解阴寒凝结洪绪，消阴翳以发阳光，达阳壅以行阴化若金。宣扬宣摄，靡不合也子由。使秉阴中之阳以升，复承阳中之阴以降若金。治痼冷沉寒，奔豚疝瘕，腹痛诃庵。春华秋英曰桂尸子，为平肝之圣药世荣。由肝入肾，故阳虚肝火上浮者，服之则纳惟详，又能入心养荣晓澜。《礼》云姜桂以为芬芳，杀草木毒也大明。出交趾、合浦舍，浔洲之瑶，纯甘油黑者良章矩。（《汤液本草经雅正·卷六》）

📖 陈蕙亭《本草撮要》

　　肉桂　味甘辛，入足厥阴经，功专疗沉寒痼冷，益火消阴，通经催生，得人参、麦冬、甘草能益中气，得紫石英治吐逆，得二苓、泽泻、白术行水，去粗皮用。得人参、甘草、麦冬良，忌生葱、石脂。足躄筋急，桂末和白酒涂；外肾偏肿水调涂均效，产交趾者良。

　　肉桂心　味苦，入手少阴、足太阴经。功专引血化汗，内托痈疽。同丁香治痘疮灰塌，消瘀生肌，补虚寒，宣气血，利关节，治风痹癥瘕，噎膈腹满，心腹诸痛。桂枝去皮为桂心。（《本草撮要·卷二》）

350

📖 张秉成《本草便读》

肉桂 辛甘大热，补命门助火消阴；紫赤多香，益肝肾通经行血；腹痛疝瘕等疾，可导可温；风寒痹湿诸邪，能宣能散。

肉桂，产南方粤西、安南等处，种类甚多，大抵以色紫、肉厚、味甜有油者佳，然甜中带辛，自有一股香窜温暖之气。入心、肝、脾、肾四经血分，温散血分寒邪，破血结，除瘕癖。同补肾药用，能补命门元阳不足，如格阳、戴阳等证，又能引火归原。如欲补心阳、益脾阳，均可各随佐使。桂水炒白芍，大能平肝。肉桂，皮也，观其性味，察其主治，无论内寒外寒，在于营分者，皆可治之。（《本草便读·木部》）

📖 陈明羲《本草韵语》

肉桂 辛甘大热，气厚纯阳，入肝肾，血分及命门。

肉桂辛温肝肾药平肝补肾，纯阳大热血中行；

虚风条畅平阴木肝为乙木，乙阴木也，肝虚生风以桂治之。相火资生补命门两肾中间先天祖气，乃真火也，人非此火，不能有生，无此真阳之火则无以蒸糟粕而化精微，脾胃衰败，气则尽矣。

荣分有寒能发汗辛则善散，故能发汗去风寒。腹中时痛善驱阴；

疏通血脉扶脾土热则通行故能疏通血脉，宣导百药，木盛则克土，平肝正以扶脾。积冷沉寒不少停。

其二：

表虚自汗终须桂表虚即阳虚。热可回阳妙剂施；

气结不难除咳逆咳逆亦由气不归元，桂能引火归宿丹田，脾虚终可啜膻酏命火不足故脾虚恶食，膻粥也，酏酒也。

月经通后劳兼补，寒湿悄时泄并医土为木克，不能防水，故湿盛濡泄，古行水方中亦多用桂，如五苓散滋肾丸之类。

目赤暂遵从治法以热攻热，名曰从治。胎防辛热究宜知辛热能动血故也。

出岭南贵州者良州因桂名。色紫肉厚，味辛甘为肉桂入肝肾命门。去粗皮用其寿在皮。去里外皮，当中心者为桂心入心。枝上嫩枝为桂枝入肺，膀胱及手足。得人参，甘草，麦冬良，忌生葱，石脂。本草有箘桂，筒桂，牡桂，板桂之殊，今用者亦罕分别，惟以肉厚气香者良。

桂心，苦辛入心

桂有心兮专走血，化脓化汗血消融；

益精便觉明生目，起痘无难毒去痈同丁香治痘疮灰塌；

腰膝不寒风自治，骨筋相续血常充；

腹疼腹满兼心痛，九种心痛，一虫、二痒、三风、四悸、五食、六饮、七冷、八热、九去来痛，皆邪乘于手少阴之络，邪正相激，故令心痛。噎膈癥瘕悉有功。(《本草韵语·卷之下》)

📖 庆恕《本草类要》

肉桂 味甘辛，气香，性温，入足厥阴肝经。温肝暖血，破瘀消癥。逐腰腿湿寒，驱腹胁疼痛。(《本草类要·补药门》)

📖 黄彝鬯《药性粗评全注》

箘桂 养精神。箘桂即肉桂，辛温无毒，入足少阴太阴经血分。《本经》云：主百病，养精神，和颜色，为诸药先聘通使。久服轻身不老。而生光华媚好常如童子。(《药性粗评全注》)

📖 王象晋《本草撮要类编》

肉桂《得宜本草》云，味甘、辛，入足厥阴经，主治沉寒痼冷，益火消阴，得人参、麦冬、甘草，益中气，得紫石英疗吐逆。

肉桂，辛甘大热，入肝肾血分。益阳消阴，补命门之火不足，抑脾肝扶土，引无根之火归元，去痼冷沉寒，并医湿泻，止奔豚腹痛，兼愈疝瘕，阴盛格阳用之从治，温经活血，最损胎元。

肉桂，去粗皮，不见火，得人参、甘草、麦冬良，忌生葱、石脂。……

肉桂出交趾安南者为上，今真者难购，所用多是猺桂纲目肉桂，后又有桂心，即肉桂去外皮裹膜，其功用多与肉桂相等，故未录。

肉桂出交趾安南者为上，今真者难购，所用多是猺桂。《纲目》肉桂后又有桂心，即肉桂去外皮裹膜，其功用与肉桂相等，故未录。桂枝以川产者为上，用宜略去外面粗皮，又有一种官桂用之化气导水，及祛寒止痛，亦效。（《本草撮要类编》）

📖 莫枚士《神农本经校注》

牡桂 味辛，温。主上气咳逆，结气，喉痹，吐吸。利关节，补中益气。久服通神，轻身不老。

案：此即今之桂花树。气出为呼，入为吸。"吐吸"者，一吐一吸，连发不已也。

箘桂 味辛，温。主百病，养精神，和颜色，为诸药先聘通使。久服轻身不老，面生光华，媚好常如童子。

案：菌，当为"箘"。此桂圆而中通如箘簵之竹状。自汉以来单呼桂，云此桂出交趾。

附：桂说

余友姚二宗，喜栽花木，尝为余言：桂枝自有一种空心者，其皮亦厚，花与实心枝者同，各有金银两色，皆别称木犀。曾亲见之，不足异也。二宗素不习训诂及本草家言，当非皮傅。余以其说，准之训诂本草，乃知《本草经》与《说文》本合，而诸家释本草者自误。试历论之：《说文》"桂，江南木，百药之长""梫，桂也"，是单称桂者桂之正，其称梫者桂之别。《尔雅》"梫，木桂"，注谓"叶如枇杷"，知梫即《本草经》牡桂。牡、木一声之转，所以称牡、称木者，以其实心也。凡物阳牡阴牝，阳道实，阴道虚，象卦之有一一、一也。《本草经》箘桂为诸药先聘通使，与《说文》桂为百药长义合。知单称桂者即箘桂。箘本箘簵，竹名。竹枝空心，以竹名名。桂则箘桂，为空心矣。《别录》所谓桂，即此无疑。其云宣导百药者，即先聘通使之谓。陆佃《埤雅》

云"桂者，圭也"，圭为执聘之物是也。《别录》必变菌桂，单称桂者，随时代言之。神农时称菌桂，

汉以来称桂凡《别录》与《本经》同物异称者，皆如是。《别录》以《本草经》不显著菌桂主治何病，故复列桂名而详论之，非于菌桂外别增一桂也。《本草经》《别录》皆列桂两种，与《说文》列桂、梫两篆同。《仲景书》桂枝汤方单称桂，但云去皮，不云去梗，是菌桂。故成注《伤寒》及徐灵胎《本草百种》中，皆主菌桂，的系可信。自陶隐居谓桂未见有正圆如竹者，而唐宋以来诸家本草始歧。《别录》之桂枝于《本草经》"菌桂"外，遂起桂有三种之说。至明·李时珍《纲目》又合《别录》之桂，于《本草经》"牡桂"中而谓菌桂为木犀之专称，有金银两色，令人闻见混淆矣。其实诸家本草所列诸桂名，不外菌、牡两种，特立文加详耳。

若今药肆之桂枝，则《纲目》"牡桂"下所附之"柳桂"也。余讲求久之，得友人之助作此说。

又《别录》之药，往往有已载《本草经》者，如羊乳即《本草经》沙参、萎蕤即女萎、酸赭即地榆，皆是经李时珍并正者不少。余昔考定《别录》鹅膏，即《本草经》雁肪。今又考定桂枝即菌桂枝，由是推之，恐可并者尚多矣。

又凡药称木者，皆别于同类之草种也。如有芙蓉，即有木芙蓉；有天蓼，即有木天蓼；有蒴藋，即有木蒴藋；有藜芦，即有木藜芦。不可胜举。此木桂乃从桂荏称之。桂荏，即苏。苏与木桂性皆发汗而不上升，是亦同类也。若菌桂，则介乎草木之间。夫介乎草木之间者，竹也，故"菌桂"从"箘簬"为义，而其字从竹。(《神农本经校注·卷上》)

📖 沈文彬《药论》

肉桂入肝、肾。

补肾脏之元阳而厥寒陡息，温胃家之虚冷而泄泻遂宁。结气、逆气能除，心痛、肋痛可疗。泛上之浮阳藉斯从治，郁滞之水府仗以宣通。

桂心　理心腹之恙，三虫九痛皆瘥；补气脉之虚，五劳七伤多验。宣气

血而无壅，利关节而有灵。托痈疽痘毒，能引血成脓。

牡桂 补中益气而利关节，通脉止烦而去邪汗。结气逆气而能消，心痛胁痛而立止。温胃调经，消瘀散气。

菌桂 主百病而养精神，逐寒邪而悦颜色。薄而能宣，为诸药之通使；温而不热，行三焦之结滞。（《药论·散剂》）

📖 陈葆善《本草时义》

牡桂 气味辛、温，无毒。主上气咳逆，结气，喉痹，吐吸，利关节，补中益气。久服通神、轻身不老。

箘桂 气味辛、温，无毒。主百病，养精神，和颜色，为诸药先通聘使。久服轻身不老，面生光华媚好，常如童子。

按：今市肆所尚，多用瑶桂出广西僮瑶间，而以容县为最。以其价廉今数年，顿昂数倍，而货色转低。六七年前，每两一元者，今则须三元矣，易购，油厚而紫，易于动目，而得善价也。他处用桂，不甚求备，唯温州则刻益求精，不嫌重值，甚有每桂心一分，价值洋圆四五角者。每年桂客自广西至甬，其最上品，必先请温班开盘，此亦风气使然也。闻他处多用安南东京桂即所谓交趾桂者。而温州反不通行。细寻其故，大约因此桂出产不多，价较瑶桂为昂近瑶桂价昂，至此，颇有人复议用此桂。枝板阔大而厚，油水反淡红而薄，用之不大合算故也。予尝细加体验，觉安南桂胜于瑶桂者有数事：瑶桂虽极佳，紫油过三五年未有不渐渐燥去者；而安南桂即极淡之油看去微红色，较瑶桂则似油而非油然，亦有极紫者。藏之十年亦不变色，可贵者一也此等红油，若瑶桂如此，非但不能历过次年，炎暑即腊尽，春初油已燥尽矣。瑶桂油虽似足，而香匀〔韵〕不胜；安南桂则无论如何油色，以数分入煎，香闻数室，为贵者二也名肆多用安薄丸药，故香韵特胜，安薄即极薄桂皮，全无油水者。瑶桂若真上品，其味必甜辣均重，若皮淡味者，断不能久藏，甚有味极辣，且有带苦者；而安南桂则甜多而辣少，亦有纯甘者。两者煎成尝试，瑶桂觉暴烈动火，而安南桂则如饮醇醪，虽醉而不觉其害，可贵者三也。有此三胜，则优劣定矣。（《本草时义·箘桂》）

📖 刘鹗《要药分剂补正》

桂 俗名肉桂

味辛甘大热。有小毒。主温中，利肝肺气，心腹寒热冷疾，霍乱转筋，头腰痛，出汗，止烦，止唾，咳嗽鼻衄。能堕胎，坚骨节，通血脉，理疏不足，宣导百药。《本经》补下焦不足，治沉寒痼冷之病，去荣卫中风寒，表虚自汗。春夏为禁药，秋冬下部腹痛非此不能止元素。补命门火不足，益火消阴好古。木得桂而枯，又能抑肝风而扶脾上，脾虚恶食，湿盛泄泻，补劳通经㓤庵。治寒痹风喑，阴盛失血，泻痢惊痫时珍。

【经络】禀天地之阳气，兼得土金之气以生。木之纯阳者也。洁古谓其气热，味大辛，纯阳。东垣谓其辛热有毒。浮也，阳中之阳。气之薄者为桂枝，气之厚者为肉桂。气薄则发泄，故桂枝上行发表。气厚则发热，故肉桂下行补肾。桂枝入足太阳经，桂心入手少阴厥阴经血分，桂肉入足少阴厥阴经血分。《经疏》入肾肝命门三经。为下行温补之品，兼补剂。肝肾血分药，芊绿。

【合化】《得宜》曰：得人参、麦冬、甘草能盖中气。得紫石英疗吐逆。《和剂》曰：得茯苓治暑月解毒。《全幼心鉴》曰：得姜汁炒黄连、茱萸、紫苏、木瓜治小儿久痢。

桂心 味苦辛，热，无毒。主一切风气，补五劳七伤，通九窍，利关节，益精明目，暖腰膝，破痃癖癥瘕，消瘀血，治风痹骨节挛缩，续筋骨，生肌肉日华。主九种心痛，腹内冷气痛不可忍，咳逆，结气，壅塞，脚痹不仁；止下利，杀虫，治鼻中息肉，破血通利月闭，胞衣不下甄权。主引血化汗化脓，内托痈疽痘疮，治噎膈腹满《备要》。

【经络】入心、心包二经。为补阳活血之品，兼补剂。手少阴血分之要药，芊绿。

【合化】《圣惠》曰：酒煮桂心末，能涂偏正头风。煎服，治九种心痛，亦治寒疝。

柳桂 味辛甘，温，无毒。主善行上焦，补阳气，散风邪《医鉴》。

【经络】入肺经。为表散之品，而兼轻剂，专入上焦之品。能横行于肩臂，芊绿。

【合化】不著。参观桂条。

官桂 味辛，温，无毒。主结气，利关节。《本经》心痛，胁痛，胁风，温经通脉。《别录》祛冷风疼痛甄权。祛皮肤风湿，元素。泄奔豚，散下焦畜血，利肺气。无已治痛风丹溪。

【经络】入脾经，兼入肝经。为通利之品芊绿。

【合化】《肘后》曰：单用浓煎，能治心腹胀痛，气短欲绝。《千金》曰：亦治中恶心痛。

【论说】苏颂曰：箘桂正圆如竹，有二三重者，即今之筒桂。牡桂皮薄色黄少脂肉，即今之观桂。半卷半脂者，即今之板桂。又云今观、宾、宜、韶、钦诸州所出种类之殊，惟箘桂大小成筒，与宾州所出相类。牡桂止嫩枝半卷多紫，与韶、宜所出相类。桂皮黄心赤，与钦州所出相类。芊绿曰：苏氏既晰桂及箘牡之殊，复即他州所出之相类者，一一辨之，可云精矣。此可据以为依者也。乃海藏不考官桂之由，缪据《图经》之语《图经》云，今观宾、宜诸州出者佳。妄断为官桂本是观桂，世人以观字画多，故写作官。此已觉鄙理可笑矣。而时珍驳之，复云今观乃今视之意。曰官桂者乃上等供官之桂，不更觉鄙理，更觉可笑乎。盖官字之称，诚不知何据，然只因其名以别其物可耳，何必纷议其名之所由乎。如必议其名之由，将所谓牡桂者，牡与牝对，是凡物雄者之称，以此名桂，岂此为雄桂而复有雌桂乎？且即李氏上等供官之说，夫供官固须上等但牡桂皮薄色黄少脂肉，固非上等也。如以官桂非牡桂，别有其上等者，又何以今时所用官桂，竟是皮薄色黄少脂肉者乎？余故序列诸桂之后，而以官桂次之，反复辨论，以告世之学者。

【论说】海藏曰：桂枝入足太阳，桂心入手少阴血分，肉桂入足少阴厥阴血分。细薄者为嫩为枝，厚脂者为老为肉，去其皮与里，当其中者为桂心。希雍曰：《本经》主利肝肺气，头痛出汗，止烦，止唾，咳嗽，鼻䶊，理疏不足，表虚自汗，风痹骨节挛痛者，桂枝之所治。以其病皆得之表虚，不任风寒，寒邪客之所致，故悉主之，以能实表祛邪也。其主心腹寒热冷疾，霍乱转筋，腰痛，堕胎，温中，坚筋骨，通血脉，宣导百药，无所畏者。肉桂之所治，以其病皆得之命门真火不足，阳虚寒动于中，及一切里虚阴寒，寒邪客里也。芊绿曰：《本草》有菌筒桂、牡桂、板桂、天竺桂之殊。今所用者亦罕分别，惟以肉厚味辛甘气香者为主可耳。至于肉桂、桂心不过一去粗皮，一并内外皮都去为异。故缪氏但分列肉桂、桂枝二种。主治不另出桂心，明以肉桂桂心为一物也。海藏则分肉桂、桂心、桂枝为三项，明其各有归经。故汪韧庵宗之，著《备要》，竟三项平列。此非缪之略而王与汪之详也。不观于缪，不知肉桂、桂心为一物，恐为《本草》繁称箇筒牡、板天竺等名者之所淆。不观王与汪，不知肉桂、桂心虽一物，恐为《本草》繁称菌筒牡、板天竺等名著之所淆。不观王与汪、不知肉桂？桂心虽一物？而主治经络，毕竟有异。余故分列三味，如主说。并录缪氏分隶两项之说于前，更特表之，以明其故。庶用桂者知所以也，但按《东医宝鉴》详列桂心、肉桂、桂枝之下，复有柳桂一条，其注云，枝者枝条，非身干也。盖取其枝上皮，取其轻薄而能发散、正合《内经》辛甘发散为阳之义。又云，柳桂者，乃桂之嫩小枝条极薄者。据此则桂枝、柳桂又是一物而有大小之异。盖桂枝者是桂树之枝，别乎身干之最大最厚而言，不必尽小。柳桂乃枝条上纷出之细枝，曰柳者，言如柳条之细也。但今时所用桂枝，皆是柳桂，何则所云桂枝？不过较身干上之肉桂为嫩为薄，不尽是细条。今所用桂枝皆极细条，是柳桂也。且古人于桂枝，又有薄桂之名。今并以此伪充肉桂矣，其得伪充肉桂者，以所用桂枝既皆是柳桂。人但泥枝之一字，只指柳桂为桂枝。不复知桂枝虽嫩薄，不尽细小，并不知桂枝之外，更有柳桂之名，故市肆得以混之，而人亦不觉也。不知肉桂补，桂枝散，欲补而以散剂用之，未有不为害者。因愈咎肉桂之不可用，竟不知属市人之罪，可慨也已。《宝鉴》又曰：筒桂厚者，宜入治脏及下焦药；轻薄者，宜入治头目发散药；如柳桂嫩小枝，宜入治上焦药。则言其厚者固统肉桂、桂心在内；言轻薄者，乃专指桂枝；言嫩小者，则柳桂也。余故并列柳桂于桂枝、桂心、肉桂三者之后，而特申其说如此。

【禁忌】《经疏》曰：桂性偏阳，法并忌者计有三十余症。一经误投，祸不旋踵，惟在医家谨察病因以施治乃可。之才曰：忌生葱、石脂。

【出产】《图经》曰：箇桂生交趾山谷，牡桂生南海山谷，桂生桂阳。今岭表所出则有筒桂，肉桂、桂心、官桂、板桂之名，医家用之，罕有分别。旧说箇桂正圆如竹，有二三重者，即所谓筒桂也，或云即肉桂也。牡桂皮薄色黄少脂肉，气如木兰，味亦相类。削去皮名桂心，今之官桂疑是此。半卷多脂者，今之板桂疑是此。桂叶如柏叶而泽黑，皮黄心赤。今钦州所生者，叶密而细，亦恐是其类。其木俱高三四丈，生深山蛮洞，人家植于圃中者，移植于岭北，殊少辛辣之气，不堪入药。二八月采皮，九月采花，并阴干用。

【炮制】雷公曰：凡使要紫色厚者，去上粗皮，取心中味辛者用之。如未用时，即用重蜜熟绢并纸裹，勿令见风，且不可近火。（《要药分剂补正·卷十》）

仲昴庭《本草崇原集说》

桂　气味辛，温，无毒。主上气咳逆，结气，喉痹，吐吸，利关节，补中益气。久服通神，轻身不老。

《本经》有牡桂、菌桂之别，今但以桂摄之，桂木臭香，性温其味辛甘。始出桂阳山谷及合浦、交趾、广州、象州、湘州诸处，色紫暗，味辛甘者为真。仲祖《伤寒论》云：桂枝去皮，去皮者，只取稍尖嫩枝，外皮内骨皆去之不用。今以桂为桂枝，干为桂皮，为官桂，即《本经》之牡桂也。根为肉桂，去粗皮为桂心，即《本经》之菌桂也。然生发之机在枝干，故录《本经》牡桂主治，但题以桂而总摄焉。

《崇原》桂木凌冬不凋，气味辛温。其色紫赤，水中所生之木火也。上气咳逆者，肺肾不交，则上气而为咳逆之证。桂启水中之生阳，上交于肺，则上气平而咳逆除矣。结气喉痹者，三焦之气不行于肌腠，则结气而为喉痹之证。桂禀少阳之木气，通利三焦，则结气通而喉痹可治矣。吐吸者，吸不归根即吐出也；桂能引下气与上气相接，则吸入之气直至丹田而后出，故治吐吸也。关节者，两肘、两腋、两髀、两腘皆机关之室，周身三百六十五节，皆神气之所游行；桂助君火之气，使心主之神而出入于机关，游行于骨节，故利关节也。补中益气者，补中焦而益上下之气也。久服则阳气盛而光明，故通神明。三焦通会元真于肌腠，故轻身不老。

《经读》桂，牡桂也，牡阳也，即今之桂枝、桂皮也，菌根也。菌桂即今之肉桂、厚桂也。然生发之机在枝干，故仲景方中所用俱是桂枝，即牡桂也。时医以桂枝发表，禁不敢用，而所用肉桂，又必刻意求备，皆是为施治不愈，卸罪巧法。

徐忠可云：近来肾气丸、十全大补汤俱用肉佳，盖杂温补于滋阴药中故无碍。至桂枝汤，因作《伤寒》首方，又因有春夏禁用桂枝之说。后人除有汗发热恶寒一证，他证即不用，甚至春夏则更守禁药不敢用矣。不知古人用桂枝取其宣通血气，为诸药向导，即肾气丸古亦用枝，其意不止于温下也。他如《金匮》论虚损十方而七方用桂枝：孕妊用桂枝汤安胎；又桂苓丸去癥；产后中风面赤，桂枝、附子、竹叶并用；产后乳子，烦乱呕逆，用竹皮大丸内加桂枝，治烦热之附方，于建中加当归为内补。然则，桂枝岂非通用之药乎？若肉桂则性热下达，非下焦虚寒者不可用，而人反以为通用，宜其用之而多误矣。余自究心《金匮》以后，其用桂枝取效，变幻出奇，不可方物。聊一拈出，以破时人之惑，修园曰：《金匮》谓气短有微饮，宜从小便去之，桂苓甘术汤主之，肾气丸亦主之。喻嘉言注：呼气短，宜用桂苓术甘汤以化太阳之气；吸气短，宜用肾气丸以纳少阴之气。二方俱藉桂枝之力，市医不晓也。

【批】市民不晓也之下有一大段治案，深叹桂枝遇人不淑，今删去，缘市医之虚妄，诛不胜诛，与其挂一漏万，不如浑括。今引张隐庵之注，字字精确；又引徐忠可之论，透发无遗。庶几桂枝之功用，从此大彰矣。

又按：仲景书桂枝条下有去皮二字，叶天士《临证指南》方中每用桂枝木甚觉可笑。盖仲景所用之桂枝奋只取稍尖嫩枝，内外如一，若有皮骨者去之，非去枝上之皮也。详见《崇原》小注。又曰：菌桂性同牡桂，养精神者，内能通达脏腑。和颜色者，外能通利血脉也。为诸药先聘通使，辛香能分达于经络，故主百病也。与牡桂有轻重之分，上下之别，凡阴邪盛与药相拒者，非此不入。

仲氏曰：经方不论有桂无桂，总与病情丝丝入扣，所以药到病除。市医疑桂枝过温，绝不试用，间或试用，而所配君、臣、佐、使，又甚离奇，反以败事。经论不熟，药不为之用也。然市医利在行道，何暇知道，不知道则医者如瞎马，就医者，亦如盲人骑瞎马而已矣。(《本草崇原集说·卷上》)

📖 王鸿骥《药性选要》

肉桂 辛温，和色养神；主除百病，引药通经。

养精神者，内能通达脏腑也。和颜色者，外能通利血脉也。为诸药先聘通使者，辛香能分达于经络，故主百病也。性用同桂枝，与桂枝有轻重之分，上下之别。(《药性选要·卷一》)

📖 **李震甲《本草须知》**

桂心 甘苦辛，热入少阴、厥阴、足太阴血分。忌、使同肉桂。理心腹之疾，骨挛九疼九种心痛，皆除，补气脉之虚，五劳七伤多验，宣气血而无壅，利关节而有灵，托痈疽疮毒，能引血成脓。

按：桂心即用紫色厚者，去上粗皮，内薄皮，而取其心中近里之味辛而最精者，惟略守治多在中，故能止心疼。入心引血化汗化脓，盖手少阴君火、厥阴相火与命门同气者也。《别录》云，桂通血脉是矣，入二三分于补阴药中，则能行地黄之滞而补肾，由其味辛属肺而能生肾水；性温行血，而能通凝滞也，行血破血乃其能事。

又 官桂即在中之次厚者，味稍淡于肉桂，皮薄少脂，因桂多品而取其品之最高乃上等供官之桂也。入足厥阴、太阴经，主中焦有寒，结聚作疼。有草桂似桂心，以丹杨木皮煮壳者，须辨之。(《本草须知·木部》)

📖 **徐燉《药性诗解》**

肉桂 辛甘大热，皮有小毒。入肝肾二经。忌石蜡，葱，去皮用见火无功。
辛甘肉桂气芬芳，补肾平肝又益阳；
引火归元功最捷，沉寒痼冷尽消亡。
【眉批】大燥补命门火，平肝；通血脉，引火归元。
桂心味苦，辛热入心脾二经血分。
桂心辛热治虚寒，活血温脾噎膈宽；
化汗又能消肿毒，腹心诸痛亦平安。
【眉批】燥补阳活血。(《药性诗解·草部》)

丁泽周《药性辑要》

桂 辛甘大热，入肾与肝。

益火消阴，救元阳之痼冷；温中降气，扶脾胃之虚寒。坚筋骨，强阳道，乃助火之勋；定惊痫，通血脉，属平肝之绩。下焦腹痛，非此不除，奔豚疝瘕，用之即效。宣通百脉，善堕胞胎。

桂，无毒，畏石脂。忌生葱。去粗皮用，见火无功。

桂心 辛甘大燥，入心与脾大燥二字，从《本草从新》增。

理心腹之恙，三虫九痛皆瘳；

补气脉之虚，五痨七伤多验。

宣气血而无壅，利关节而有灵，

托痈疽痘毒，能引血成脓。

桂心，无毒。

肉桂乃近根之最厚者；桂心即在中之次厚者；桂枝则顶上细枝，以其皮薄，又名薄桂。肉桂在下，主治下焦；桂心在中，主治中焦；桂枝在上，主治上焦。此本乎天者亲上，本乎地者亲下之道也。王好古云：仲景治伤寒有当汗者，皆用桂枝。又云汗多者禁用，两说何相反哉？本草言桂辛甘，出汗者，调其血而汗自出也。仲景云：太阳中风，阴弱者汗自出，卫实营虚，故发热汗出。又云：太阳病，发热汗出者，为营弱卫强。阴虚阳必凑之，故皆用桂枝发汗。乃调其营则卫自和，风邪无所容，遂自汗而解，非桂枝能发汗也。汗多用桂枝者，调和营卫，则邪从汗解，而汗自止，非桂枝能闭汗也。不知者，遇伤寒无汗亦用桂枝，误矣。桂枝发汗，发字当出字。汗自然出，非若麻黄之开腠发汗也。

桂性偏阳，不可误投。如阴虚之人，一切血证，及无虚寒者，均当忌之。（《药性辑要·木部》）

曹炳章《增订伪药条辨》

肉桂 真肉桂出桂阳山谷及广州、交趾者最佳，必肉厚气香，色紫黯，有油，味甘，尝之舌上极清甜者，方可用。若尝之舌上不清，及切开有白点者，是洋桂，大害人。洋桂尚不可用。近日有伪造肉桂者，闻用杨梅树皮，其形似桂，晒干，以薄桂熬取浓汁，浸润透心，再晒再浸，以香油润过，致色香即无以辨，屡以此等假桂远贩外府县及穷乡僻壤各小肆混售，害人无算，安得有心人，为之严行禁绝乎？

炳章按：肉桂为樟科樟属植物，常绿乔木，种类甚多。产越南、广西热带，当分数种：曰清化，曰猛罗，曰安边（产镇安关外），曰窑桂（产窑川），曰钦灵，曰浮桂。此总名也。又有猛山桂（即大油桂），曰大石山，曰黄摩山，曰社山，曰桂平（即玉桂），产云南曰蒙自桂，产广东曰罗定桂，曰信宜桂，曰六安桂。最盛产外国者，为锡兰加西耶，皆名洋桂。

大抵桂之鉴别：一辨皮色，二辨气味。辨皮之法，皆以形状比喻，相似名之：曰荔枝皮，曰龙眼皮，曰桐油皮，曰龙鳞皮，曰铁皮，曰五彩皮，曰朱砂皮，曰绉纱皮。皮以二色，惟野生无定形，总不外结、实、滑、润、净、洁六字为要。桂性直上，身如桄榔，直竖数丈，中无枝节，皮纹直实，肉如织锦，纹细而明者为上桂。然野生者，间有横纹，其形状必苍老坚结，横直交错，斑点丛生，皮色光润，纹细而滑，亦为野生佳品。若横纹多而色红，皮粗纹粗，如荆棘滞手，皆为下品。此辨皮色之大要也。辨气，观其土产皮色，既知其外，又须嗅其气，尝其味，以知其内。辨气亦有六法：如醇、厚、馨、燥、辣、木虱臭是也。凡试桂闻气，以手摸桂肉数转，闻之即知。如清化桂，则气醇而馨；猛罗桂，则气厚而馨；安边桂，则气馨而不燥；浮桂，或燥或辣，或气如木虱臭者；亦有气醇而微带木虱臭者，若收藏年久，燥辣之气消，惟木虱臭卒不能革除；或有馨香，得人工所制，亦带木虱气，皆属伪种。要以馨而纯，如花之清香不杂。若似花椒、丁香气而燥，如山奈、皂角气而辣，皆下品也。辨味、嗅气之外，当试以味。试味之法，以百沸汤冲水少许，凉而尝之。当分醇、厚、燥、辣，为四味，且汤汁入口，分辨较鼻嗅更易明，必须味醇厚不燥辣者为最佳。不辣之中，先以水辨其味，曰清，曰浊，曰淡茶色，曰米汁，曰乳汁，曰绿汁，曰白水。凡白水、淡茶色、清者，味必醇。惟米汁、乳汁、绿水，皆有清浊之分。清者味醇，浊者味燥。然红水间，有清浊难分，必尝其味厚而醇者，为野生猛罗之类；味燥者，为钦灵、浮桂之类。绿水亦不一类，如猛罗种，油黑者，水必绿，味多苦。亦有油薄者，水亦不绿；如浮桂之油浓者，则水亦绿，其味必兼燥。清化、安边，其得气清，其油必薄。神桂之油，虽亦厚薄不一，惟五味俱全，有甜辣苦酸，亦有甜馨，而馨总以微带苦酸为正。总之，不得以油之厚薄为定，见水绿红为贵贱，须要别其水之清浊、味之醇燥辛辣，斯可为分辨的确耳。再辨口刀：

（一）清化桂：荔枝皮，朱砂肉，刀口整齐，皮肉不起泡点，不见花纹，皮缩肉不凸，实而不浮，皮肉分明，或皮肉之界有线分之，曰银线，最为清品。

（二）猛罗桂：龙眼皮，或五彩皮，或朱砂皮、绉纱皮。固有肉缩、肉凸、肉不起、泡点不现、花纹正而不浮，亦为正品。

（三）钦灵桂、浮桂（即窨桂）二种：皆粗皮横纹，刀口边口起泡，凸皮缩肉，凸红色，泡点花斑皆燥烈，此为下品。

（四）神桂：桐油皮，龙鳞铁甲，绉纱肉，气厚而馨，味厚而醇，为野生神桂之正品。玉板桂，今之蒙自桂也，片平而厚，边卷而浅，肉色黯黄，皮粗而厚，油脂不多，亦称上品。他如皮色青黄，层卷如筒，亦名筒桂，即今安桂是也。又有官桂一种，桂枝即其枝也，出罗定，形如安桂，味淡性薄，卷作二三层者，皆次。

此辨桂之种类优劣，参考前哲名言，征以实验，约略从形态气味言之，惟效用不及再详。据郑君所辨之种，皆非上品。如下品已贱，何必再作伪品，此我浙尚无之。（《增订伪药条辨·卷三》）

📖 郭敬纶《药性韵语》

紫油肉桂，山川精粹；
气香性纯，温暖融会；
善通经络，善调肺胃；
周旋水火，调剂丁癸；
气血阴阳，交互其精；

血中温气，长生之根；

欲求长生，必救阳神；

阳神之根，仍胎于阴；

阴中活泼，全在阳气；

气血交需，中含生意；

阳根一固，精神乃秘；

扶阳养阴，培其根蒂；

肉桂一物，温润和畅；

引火归元，妇随夫唱；

肝脾舒衡，浊降清升；

气煦血妪，化为阴神；

阳神司命，阴邪无权；

欲病延年，祖气全完；

温气失根，邪正相争；

邪一胜正，疾病丛生；

经络瘀涩，脏腑固结；

关节不灵，心腹寒厥；

血分寒冱，上脱下泄；

九窍不守，久渍干血；

内烧一作，咽干津竭；

男女同源，其标各别。

君子知机，切勿柔移；

润泽温燥，四法相须；

二冬二甲，参术培基；

芪苓姜桂，早治咸宜。

肉桂有辛桂、苦桂、甜桂之别，惟辛辣性同，皆能暖血中之温气，驱血中之寒凝，男女失血果属虚寒，悉宜服之。(《药性韵语·总序》)

📖 张锡纯《医学衷中参西录》

肉桂解 肉桂味辛而甘，气香而窜，性大热纯阳。为其为树身近下之皮，故性能下达，暖丹田，壮元阳，补相火。其色紫赤，又善补助君火，温通血脉，治周身血脉因寒而痹，故治关节腰肢疼痛及疮家白疽。木得桂则枯，且又味辛属金，故善平肝木，治肝气横恣多怒，若肝有热者，可以龙胆草、芍药诸药佐之。《本经》谓其为诸药之先聘通使，盖因其香窜之气内而脏腑筋骨，外而经络腠理，倏忽之间莫不周遍，故诸药不能透达之处，有肉桂引之，则莫不透达也。

按：附子、肉桂，皆气味辛热，能补助元阳，然至元阳将绝，或浮越脱陷之时，则宜用附子而不宜用肉桂。诚以附子但味厚，肉桂则气味俱厚，补益之中实兼有走散之力，非救危扶颠之大药，观仲景《伤寒论》少阴诸方，用附子而不用肉桂可知也。

【附案】奉天警务处长王连波夫人，年三十许，咳嗽痰中带血，剧时更大口吐血，常觉心中发热，其脉一分钟九十至，按之不实，投以滋阴宁嗽降火之药不效。因思此证若用药专止其嗽，嗽愈其吐血亦当愈。遂用川贝两许，煎取清汤四茶杯，调入生山药细末一两，煮作稀粥，俾于一日之间连进二剂，其嗽顿止，血遂不吐。数日后，证又反复，自言夜间睡时常作恼怒之梦，怒极或梦中哭泣，醒后必然吐血。据所云云，其肝气必然郁遏，遂改用舒肝泻肝之品，而以养肝镇肝之药辅之，数剂病稍轻减，而犹间作恼怒之梦，梦后仍复吐血。再四踌躇，恍悟平肝之药以肉桂为最要，因肝属木，木得桂则枯也，而单用之则失于热；降胃止血之药以大黄为最要，胃气不上逆，血即不逆行也，而单用之又失于寒。若二药并用，则寒热相济，性归和平，降胃平肝，兼顾无遗。况俗传原有用此二药为散治吐衄者，用于此证，当有捷效，若再以重坠之药辅之，则力专下行，其效当更捷也。遂用大黄、肉桂细末各一钱和匀，更用生赭石细末六钱，煎汤送下，吐血顿愈，恼怒之梦亦无矣，即此观之，肉桂真善于平肝哉。

济南金姓，寓奉天大西关月窗胡同，得吐血证甚剧，屡次服药无效。其人正当壮年，身体亦强壮，脉象有力，遂用大黄末二钱，肉桂末一钱，又将赭石细末六钱，和于大黄、肉桂末中，分三次用开水送服，病顿愈。后其方屡试皆效，遂将其方载于三期二卷，名秘红丹，并附有治验之案可参观。（《医学衷中参西录·肉桂解》）

📖 何炳元《实验药物学》

桂心 香木类。即肉桂去内外粗皮，但存中心深紫，切之油润者是。

味甘而辛，性温质润。除心腹之痼冷，三虫九痛皆瘥；消络脉之凝疼，五劳七伤多验。利关节而续筋骨，宽拘挛而破瘕癥，去鼻齆而宣脚痹，通月经而下胞衣。兼治噎膈痞胀，善托痈疽痘毒。

按：桂心入心、心包络二经，为补阳活血、通络消瘀之药。轻用一分，重用三分。配陈酒，治九种心痛；合川椒，治三虫腹胀；配麝香、童便，能下死胎；合黄连、茱萸，能止久痢。李时珍曰：《圣惠方》谓桂心入心，引血化汗化脓，盖少阴君火、厥阴相火与命门同气者也。《别录》云：桂通血脉是矣。但能通子宫而破血，故又云堕胎。庞安时乃云：炒黑则不损胎。张路玉曰：既去外层苦燥之性，独取中心甘润之味，专温营分之里药，故凡九种心痛、腹内冷痛，破痃癖等病，与经络躯壳之病无预。非若肉桂之兼通经络、和营卫、坚筋骨，有寒湿风痹等治也。沈芊绿曰：肉桂、桂心，特一独去粗皮，一并内外皮为异，故缪氏但列肉桂、桂枝，不分桂心，明以二者为一也。海藏则列桂肉、心、枝三项，明以枝入足太阳，心入手少阴血分，肉入足少阴、厥阴血分，各有归经。厥后着本著李士才、汪讱庵、张石顽辈皆宗其说。庶用桂者，知桂心、肉桂经络主治毕竟有异。惟阴虚火旺及一切血症而不虚寒者，均忌。

官桂 香木类。一名写观草，一名箇桂，又名筒桂。皮薄、色黄、少脂油。

味辛甘，性温和。养精神，和颜色，利关节。治痛风，止呕酸，除奔豚。轻疏上焦之气胀，缓消下焦之血瘀。无牡桂之气雄，为诸药之先导。

按：官桂，入胃、肝、心、脑四经，为行气活血、温经通脉之药。轻用二分至三分，重用五分至六分。配葱汁、云母，蒸化为水，能面生光滑；合龟脑、陈酱，煎取清汤，能步履轻健。李时珍曰：筒桂主治与桂心、牡桂迥然不同，昔人所服食者，盖此类耳。张路玉曰：筒桂辛而不热，薄而能宣，为诸药通使。凡开提之药、补益之药，无不宜之。久服和颜色者，以质性轻和，无肉桂、牡桂等雄烈之气，力胜真阴之比。《别录》治心痛、胁痛、胁风，温经通脉、止烦出汗，皆薄则宣通之义。《纲目》乃以《别录》、元素之言，皆混列牡桂之下。盖牡桂是桂之大者，功用与肉桂相类，专行气中血滞；筒桂则专行胸胁，为胀满之要药。凡中焦寒邪闭拒，胃气不通，呕吐酸水，寒痰水痢，奔豚死血，风寒痛痹，三焦结滞，并宜筒桂。盖味厚则泄，薄则通也。若血虚火旺者忌。(《实验药物学·卷八》)

📖 曹荫南《药性精髓》

肉桂　辛甘，大热，气厚纯阳。甘益脾土，辛散热行。入肝平木，入肾补火，收纳肾气，益阳消阴，主痼冷沉寒，又能发汗，疏通血脉，治阳虚自汗，腹中冷痛，阴寒湿泄及虚热为患，目痛赤肿，以热攻热，引火归源。辛而大热，又主动血，堕胎。得人参、甘草、麦冬良，忌生葱、石脂。

桂心　苦入心，辛走血，能引血化汗化脓，内托痈疽、痘疮灰塌。益精明目，消瘀生肌。补劳伤，暖腰膝，续筋骨，治风痹、癥瘕、噎膈、腹满、腹内冷痛、九种心痛。(《药性精髓·木部》)

📖 孙子云《神农本草经注论》

桂　气味辛温。无毒。主上气咳逆，积气，喉痹，吐吸，利关节，补中益气。

注：桂，气味辛温而厚，辛入肺，通太阴之气。秉春气而生，又入少阳，故色赤益少阳之火气，味沉厚而降浊。浊降则上气咳逆平，肺通则气结散，喉痹开，吐呼定，关节利，浊降清升，中土自和，而中州得补，其气自益。

附论：桂指桂木而言，至于桂心，得春气最厚降浊有力。桂枝附干而生，质轻气薄，解肌功大。(《神农本草经注论·本经上品》)

📖 秦伯未《药物学讲义》

肉桂

【气味】甘辛，大热。有小毒。

【归经】入肝肾二经。

【主治】补命火，温血脉。

【用量】二分至五分。

【杂论】气味俱厚，阳中之阳，能抑肝木而扶脾土，通百脉而补下焦，则下行，温补之品也。性最燥烈，若阴虚失血，脉弦细数者忌。(《药物学讲义·药物分论》)

📖 孟继元《药物学》

桂《别录》上品，香木，燥剂，补火。

【别名】牡桂(《本经》；梫。《尔雅》所谓梫者，能侵害他木也，故《吕氏春秋》云：桂枝之下无杂木。《雷公》：云桂钉木根，其木即死。

【产地及形状】桂生桂阳，牡桂生南海山谷。本高三四丈，叶如柏叶，三四月生花，花白蕊黄，类茱萸，九月结实。二八月采皮，阴干用，不可近火。其大枝皮肉理粗，虚如木而肉少味薄名曰木桂即牡桂。小桂皮肉多而半卷，中心皱起，其味辛美，名肉桂去粗皮并内薄皮者，名桂心。

肉桂

【气味】甘辛，大热，有小毒。元素曰：气热味辛，纯阳也；杲曰：辛热有毒，阳中之阳，浮也；好古曰：入足少阴太阴血分。入命门、肝二经。为补命门火，除血分寒滞之品。

【主治】利肝肺气，心腹寒热冷疾，霍乱转筋，止唾，温中，坚筋骨，通血脉，补下焦不足，治沉寒涸冷之病，渗泄止渴，去营卫中风寒，补命门不足，益火消阴，治寒痹风喑，阴盛失血，泻痢，惊痫。

桂心

【气味】苦辛，无毒。入心、心包二经。为补阳活血之品。

【主治】九种心痛，腹内冷气痛不可忍，咳逆结气，破血，通利月闭，胞衣不下，治一切风气，补五劳七伤，通九窍，利关节，益精明目，暖腰膝，杀草木毒，内托痈疽痘疮，能引血化汗化脓，解蛇蝮毒。

【学说】李杲曰：桂辛热有毒，阳中之阳，浮也，气之薄者桂枝也，气之厚者肉桂也，气薄则发泄，桂枝上行而发表，气厚则发热，桂肉下行而补肾，此天地亲上亲下之道也。

王好古曰：桂枝入足太阳经，桂心入手少阴经血分，桂肉入足少阴、太阴经血分。细薄者为枝为嫩，厚脂者为肉为老，去其皮与里，当其中者为桂心。桂枝入肺膀胱二经，为上行发表之品。

【宜忌】忌生葱、石脂，得人参、麦门冬、甘草良。有火者忌之。

【用量】每服二三钱。

【处方】专用桂心末酒调，涂敷额上及项上，治偏正头风，天阴风雨即发。桂心末一两，酒调涂之《圣惠方》。

专用桂心以酒煎服，治九种心痛。桂心二钱半为末，酒煎饮立效《圣惠方》。

专用桂末二钱，童便温热调下，名观音救生散，治死胎不下，遇产难横生者，加麝香少许亦效何氏方。

合黄连、紫苏、木瓜煎服，名金锁散，治小儿久痢。桂去皮以姜汁炙紫，黄连以茱萸炒过，等分为末，紫苏、木瓜为引，煎汤服之立效《全幼心鉴》。（《药物学·卷二》）

📖 王一仁《分类饮片新参》

肉桂

【形色】色紫红。

【性味】甘香辛温。

【功能】温肾阳，散寒瘀，止痛泻。

【分量】三分至一钱。

【用法】研末冲服。

【禁忌】内热烦渴者忌用。(《分类饮片新参·上篇》)

📖 郑守谦《国药体用笺》

肉桂香木类 兼参桂枝条

桂之去外面粗皮者。辛甘大热。补命火，消阴翳，治痼冷沉寒，散结气，通经脉。其与桂枝殊功者，以气之厚薄为别，有上行下降之不同耳。

仲景用桂而不云桂枝者有二方，一治烧针核起微赤必发奔豚者，灸其核上各一壮，与桂枝加桂汤，即桂枝汤中加肉桂二两也。一治霍乱寒多不欲饮者理中丸，如脐上巩者，肾气动也，方中去术加肉桂四两是也。

《局方》大顺散治暑月过食生冷，阳气不伸，腹痛吐利者，方用肉桂、建姜、杏仁、甘草。(《国药体用笺·寒药类之二》)

📖 张仁安《本草诗解药性注》

甜肉桂辛甘大热入肝肾二经血分，得人参，甘草，麦冬良。忌生葱，石脂，火灸。产越南，老挝，柬埔寨及我国云南、两广等地。树高大，皮入药，以色紫肉厚气香油黑，味甜多辣少者良，去粗皮用。

辛甘大热肉桂芳大热下行，故入肝肾命门，

补肾平肝又益阳气厚纯阳，入肝肾血分。补肾抑肝，助命门相火之不足，

引火归元功最捷性下行，故能引元根之火降而归元。

沉寒锢冷尽消亡益阳益阴，故治沉寒锢冷。

【眉批】燥补命火平肝疏通血脓引火归元。

甜桂心即肉桂之次厚者，去里外皮取当中心者为桂心。入心脾血分。能引血化汗，排脓内托疮疽，消瘀生肌补虚寒，宣气血，利关节，治风痹，癥瘕，噎膈，腹满，心腹诸痛。

大牡桂一名木桂，一名大桂，味薄而淡。禀离火纯阳之气，辛胜于甘而微苦，性偏温散而上行，治心腹冷痛，筋骨拘挛，不减肉桂，但其力不能直达下焦，为稍逊耳。

小箘桂一名简桂，一名小桂，一名官桂。辛甘性温。入经髓而宣通百脉，导引诸药，有行散之功，无壮火之患，寒痹最宜之。(《本草诗解药性注·卷四》)

📖 冉雪峰《大同药物》

肉桂 辛温。主治百病，养精神，和颜色，为诸药走聘通使，久服面生光华，媚好常如童子。

《本经》上品。前桂枝条主治，系《本经》牡桂条文。本条主治、系《本经》箘桂条文。

选注：

1.李东垣曰：桂辛热有毒，阳中之阳，浮也。气之薄者，桂枝也；气之厚者，肉桂也。气薄则发泄，桂枝上行而发表；厚则发热，肉桂下行而温肾。此天地亲上亲下之道也。

2.黄宫绣曰：肉桂气味纯阳，辛甘大热，宜透肝肾血分，大补命门相火，益阳治阴，凡沉寒痼冷，营卫风寒，阳虚自汗，腹中冷痛，咳逆结气，脾虚恶食，湿胜泄泻，血脉不通，死胎不下，目赤肿痛，因寒因滞而得者，用此治无不效。盖因气味甘平，其色紫赤，有鼓动血气之能。性体纯阳，有招导引诱之力。昔人云：此体气轻扬，既能峻补命门，复能窜上达表，以通营卫。非若附子气味虽辛，复兼味苦，自上达下，只固真阳，而不兼入后天之用耳。故凡病患寒逆，既而温中，及因气血不和，欲其鼓舞，则不必用附子。惟于峻补气血之内，加肉桂以为佐使，如十全大补、人参养荣之类，用此即是此意。今人不细体会，徒以桂附皆属辛温，任意妄投，不细辨别，岂卫身救本者所应尔欤。

参考：

1.陈存仁《药学辞典》曰：肉桂成分，为挥发油树脂、胶质、单宁等，其效能散寒止痛，化瘀活血，用作健胃强壮药。其作用入胃，能使胃液及唾液之分泌增加，振起其消化机能。胃内之胆汁，一遇肉桂，即与肉桂内之单宁酸和胃内未消化之蛋白质化合，成为蛋白单宁酸，此物有收敛制醇之功。余一部之单宁酸，由肠壁吸入血中，有凝固白血球之力。而肉桂精在胃中，与睟液化合，至小肠始被吸收而至血中，有促进血液，振兴精神之功。且同时能使肠内膜之微血管收缩，阻止过量之分泌。

2.《伪药条辨》曰：肉桂种类甚多，产越南、广西、云南、广东，暨外国锡兰加西耶等。大抵桂之鉴别，一辨皮色，二辨气味。辨皮之法，曰荔枝皮、曰龙眼皮、曰桐油皮、曰龙鳞皮、曰铁皮、曰五彩皮、曰朱砂皮、曰绉纱皮，惟野生者无定形，总不外结、石、滑、润、净、洁六字为要。皮纹直实，肉如织锦，纹细而明者为上桂。野生者间有横纹，其形状如苍老结实，横直交错，斑点丛生，皮色光润，纹细而滑，亦为野生佳品。若横纹多而色红，皮粗纹粗，如荆棘滞手，皆为下品。此辨皮色之大要也。辨气亦有六法，如醇、厚、馨、燥、辣、木虱臭是也。凡试桂闻气，以手摸桂肉数转，闻之即知。如清化桂则气醇而馨，猛罗桂则气厚而馨，安边桂则气馨而不燥，浔桂或燥或辣，或气如木虱臭。亦有气醇而带木虱臭者，若收藏年久，燥辣之气消，惟木虱臭卒不能革除。或有馨香得人工所制，亦带木虱气，此属伪种。要以馨而纯，如花之清香不杂。若似花椒、丁香气而燥，如山奈、皂角气而辣，皆下品也。嗅气之外，当试以味，以百沸汤冲桂少许，凉而尝之，当分醇、厚、燥、辣为四味，汤汁入口，分辨较鼻嗅更易明，必须味醇厚不燥辣者为佳。不辣之中，先以水辨其味，曰清、曰浊、曰淡茶色、曰米汁、曰乳汁、曰绿汁、曰白水。凡白水淡茶色，清者味必醇。惟米汁、乳汁、绿水，皆有清浊之分，清者味醇，浊者味燥。然红水间有清浊难分，必尝其味厚而醉者，为野生猛罗之类，味燥者为钦、灵、浔桂之类。绿水亦不一类，如猛罗种。油黑者，水必绿，味多苦。亦有油薄者，水亦不绿。如浔桂之油浓者，水亦绿，其味必兼燥。清化、安边，其得气清，其油必薄。神桂之油，虽亦厚薄不一，惟五味俱全，有甜辣苦酸，亦有甜馨，而馨总以微苦酸为正。总之不得以油之厚薄为定见，水红绿为贵贱，须要别其水之清浊，味之醇燥辛辣，斯可为分辨的确耳。

冉雪峰曰：《本经》只有桂，不分牡桂、菌桂，不知何时加以牡菌之名。仲景《伤寒》《金匮》并无牡菌字样，可见汉时尚无牡菌名称。然诸家本草，均有牡菌两条主治条文，是否出自《别录》，始于陶隐居《集注》，其条文亦陶氏增修移窜，未可知也。牡菌之辨，濒湖《纲目》较为明晰，但谓卷者为菌桂，半卷或板者为牡桂。又谓牡桂皮薄者为桂枝，仍无定说。桂之种类虽多，以其实考之，总归桂枝、肉桂两种，故本编即分两条。以牡桂主治条文属桂枝，以箘桂主治条文属肉桂，昭其实也。考桂《尔雅》名梫。《吕氏春秋》云：桂之下无杂木。稽含《南方草木状》云，其类自为林，更无杂树，盖桂能侵害他木也。雷敩《炮炙论》云：以桂钉木根，其木即死，是其明验。凡木叶心皆一纵理，独桂有两道，如圭形，故字从圭。陆佃《埤雅》云：桂犹圭也，是桂在植物中，亦俱特别异禀者已。桂枝、肉桂虽分二项，功用大略相同；特枝性条达，生气独旺，利于感证。根皮性强味浓，温厚凝重，利走中下。细玩牡箘两项主治条文，曰上气，曰结气，曰益气，是从性能方面发挥；曰养精神，曰和颜色，曰面光华好，是从功用方面推阐。两条须合看，分而不分，庶为得之。善用者桂枝亦可治里，肉桂亦可治表。气不能达，可用之以出汗；气不能固，又可用之以止汗；气不能化，可用之以利尿；气不能含，又可用之以摄尿；气虚而陷者，可用之以升；气滞而逆者，又可用之以降。无论为虚为实，为气为血，药理与病理相合，不宁佐使，即一味单用，亦有左宜右有之妙。经谓主治百病，若曰开阖升降，虚实气血，投之得当，因应咸宜耳。他药含兴奋油质，但曰挥发油，此则加桂皮二字，曰桂皮挥发油以别之。是本品以质论，亦是普通挥发中之特殊挥发。且味辛而甘，有糖原质。辛而酸，有单宁酸。宣而有补，发而能收。新说谓其促进血液，振奋精神。又谓其凝固白血球，收缩血管，实质气化。中西学理说两两可通。向只以用之者之精义入神，而不知本品自身之具有此项性质功能也。要之肉桂以气胜，附子以质胜。肉桂化阳，附子回阳，桂枝、肉桂不必过分，肉桂、附子不能不分，不同而同，同而不同，学者均当猛下一参，而求其所以然之故也。（《大同药物·卷二》）

📖 王含阳《鉴戒药性》

肉桂甘辛性大热，直入肝经血分强。
专补命门真相火，消阴散冷去沉寒。
壮阳助热能出汗，疏通血脉经络良。
荣卫风寒皆可治，能引虚火归还乡。
此药乃祛寒之圣品。专治胸腹冷痛，咳逆气喘结者。更能抑肝风扶脾土，有从热治之妙。能治虚火犯上，目赤肿痛之疾，有以热化热之良能。尚治脾虚恶食者，湿盛便溏泻者。然性热则通经，故能堕胎，孕妇忌之。出于岭南，产云、贵两省者良。去粗皮之蛀为桂心，则专心君之火。株上枝为桂枝，得泡参、甘草、麦冬为良。恶葱、蒜和赤石脂。本草分为蒙桂、筒桂、玉版桂，普通为肉桂，产安南国者为安桂。

洞明注：肉桂和胡椒为专治表热里寒之妙品，其证乃唇干不渴，皮烧似热，惟出冷气为里寒，故宜以椒桂以温中，此乃假热从治之法也。

安桂歌曰：

安桂性热味甘辛，能补虚痨治心疼。

四肢麻木血凝痛（指关节痛），发散寒痹补命门。

此药气厚而下行，性燥热而伤胎，配天雄性尤烈，专散痼冷之沉寒，气凝结之疼痛。功能胜过肉桂，产于安南，故名安桂。

官桂歌曰：

官桂辛温治中寒，咳逆头痛呼吸难。

补中又治心胁痛，温经通脉利肢宽。

此药土产，处处能植，善治邪寒伤中之疾。反五灵脂、赤石脂。（《鉴戒药性·药物分类》）

何舒《研药指南》

桂

1.经文便读

肉桂辛温，主治百病，养精神而和颜色，为诸药通使之先聘。桂枝辛温，上气咳逆，结气喉痹，兼治吐吸，且利关节，补中益气。

2.功用

（1）肉桂：气厚发热，下行补肾，能消阴翳，而发阳光。

气之厚者亲下，即走里而入阴分，凡在里之阴滞而阳不足者皆治之。

（2）桂枝：气薄发泄，上行发表，能达阳壅，而行阴化。

气之薄者亲上，即走表而入阳分，凡在表之阳壅而阴不和者皆治之。

3. 宜忌

（1）呕家忌用桂枝，甘令人满。

（2）瘀血之涉于虚者忌用桂枝，如大黄䗪虫丸、下瘀血汤皆不用桂枝。

（3）水为寒结而不化者宜桂枝以化水，水由热阻或湿阻者则忌之。

（4）血虽行而结自若者血盛乃能结，血盛乃能既结而仍行宜桂枝以攻之。

4. 制方大法

（1）以桂和营：桂枝汤及诸加减法。

（2）以桂通阳：桂枝引介属以潜阳。凡有风寒，治不得法，则为悸为烦，为叉手冒心，为卧起不安，宜桂枝引其归路，而率介属以潜之。

（3）以桂利水：五苓散、茯苓桂枝甘草大枣汤桂枝能于阴中宣阳，故以利水。

（4）以桂下气行瘀：桃仁承气汤、桂枝生姜枳实汤等、鳖甲煎丸、温经汤、土瓜根散桂枝入血散结，气分之结散则当降者自降，血分之结散则当行者自行。

（5）以桂补中：小建中、黄芪建中等。土为木困，因气弱而血滞，因血滞而气愈弱者，必以桂通血而气始调，气既调而渐能旺。

5. 维摩法语

桂甘辛热，阳中之阳。补脾生血是其特效，益火消阴又其专长。何以平肝，桂为木王。

桂治百病，体用当明，其体色赤，条理纵横，色赤属心，故利关节桂助君火之气出入游行于骨节，纵横通络，温经和营，调和腠理，其用自如。除烦止渴，逆气能疏，缘其气味、俱厚有余，辛以散结，甘可补虚。

桂枝气薄发泄，故发表而上达，肉桂气厚发热即，壮阳之意，故补肾而下行。气厚走里入阴，气薄走表入阳，故在表之阳壅而阴不和者，桂枝能达阳壅而行阴化，其在里之阴滞而阳不足者，肉桂则消阴翳而发阳光。

辛温香烈，补虚逐邪，虽以气胜，功在血家，以其暖气中之阳，气得暖而血华。

肺肾不交而咳，桂启生阳上朝。结气而为喉痹，桂能通利三焦。吐吸不能归根，引气下行功超。何以又利关节，以其助君火出入游行而骨节自调。

脾家虚寒不食，肝热乘之而成，

凉肝而脾愈虚，暖脾而肝益横，

温平倍加肉桂，杀肝脾得以平。

胎息虚寒下堕，桂附并佐参芪。

若欲下降虚火，参附萸地同施。

至引浮火下归，兼用苦寒则宜连桂并用，能交心肾于顷刻。

呕家桂枝忌用，瘀血涉虚勿尝。

水为寒气所结，宜桂枝以化水；

水由热阻血阻，均非桂枝所长。

惟血行而结自若，用桂枝攻瘀则良。

桂枝何以利水，能于阴中宣阳。

良以水气不行，由于火用不张：

饮入于胃而不升。乃心家之火用不宣；

水在于肺而不降，其治在三焦膀胱宜宣三焦膀胱之火。

桂能行瘀下气，以其散结入营味辛散结，色亦入营，盖气分之结散，当降者自降，血分之结散，当行者自行。

桂枝何以补中，病由肝木乘脾土为禾困则中气虚馁；气弱血滞，惟桂能医，气因血滞而愈弱，桂通血脉而气持。(《研药指南·上卷之一》)